U0294761

脑性瘫痪——现代外科治疗与康复

主　编 徐　林

副主编 洪　毅　穆晓红　俞　兴　刘小林　高晓群　李建军

编　委（按姓氏笔画为序）

王正雷　王安庆　王逢贤　刘小林　许世刚　孙　旗
李建军　李晋玉　李智勇　吴卫红　张　芳　周　莉
宓　燕　柯　海　俞　兴　洪　毅　袁海斌　贾育松
徐　林　高　歌　高晓群　唐　涛　曹　旭　焦　勇
穆晓红

插　图 张玉玲　付玲玲

人民卫生出版社

图书在版编目（CIP）数据

脑性瘫痪：现代外科治疗与康复 / 徐林主编 . —北京：人民
卫生出版社，2018

　ISBN 978-7-117-26226-2

　Ⅰ. ①脑⋯　Ⅱ. ①徐⋯　Ⅲ. ①小儿疾病 – 脑病 – 瘫痪 – 神经
外科手术②小儿疾病 – 脑病 – 瘫痪 – 康复训练　Ⅳ. ①R748

中国版本图书馆 CIP 数据核字（2018）第 075586 号

人卫智网　**www.ipmph.com**	医学教育、学术、考试、健康， 购书智慧智能综合服务平台	
人卫官网　**www.pmph.com**	人卫官方资讯发布平台	

脑性瘫痪——现代外科治疗与康复

主　　编：徐　林

出版发行：人民卫生出版社（中继线 010-59780011）

地　　址：北京市朝阳区潘家园南里 19 号

邮　　编：100021

E － mail：pmph @ pmph.com

购书热线：010-59787592　010-59787584　010-65264830

印　　刷：保定市中画美凯印刷有限公司

经　　销：新华书店

开　　本：787×1092　1/16　印张：20　插页：4

字　　数：487 千字

版　　次：2018 年 5 月第 1 版　2018 年 5 月第 1 版第 1 次印刷

标准书号：ISBN 978-7-117-26226-2/R·26227

定　　价：80.00 元

打击盗版举报电话：010-59787491　E-mail：WQ @ pmph.com

（凡属印装质量问题请与本社市场营销中心联系退换）

主编简介

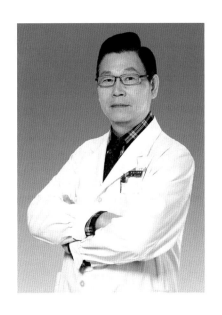

　　徐林，国家二级教授、主任医师，医学博士。博士/博士后导师。北京中医药大学东直门医院骨科中心主任、骨科教研室主任。享受国务院政府特殊津贴。是国内外著名骨科与显微外科专家、中国科学院院士陈中伟教授带出的我国第一位骨显微外科博士。2015年荣获"中国好医生"荣誉称号。

　　曾工作于中国康复研究中心，北京大学人民医院，担任过骨科、骨神经科主任。兼任中国康复医学会骨与关节专业委员会主任委员；中国医师协会骨科培训委员会主任委员；全国小儿脑瘫外科协作委员会主任委员；全国脊柱非融合学组组长；国际脊髓学会中国分会副会长，美国科学进步学会国际会员。

　　中华医学科技奖评审专家，科技部重大专项评审专家，科技部重点实验室评审专家。

　　主持或承担过国家自然科学基金，以及"863""973""十五""十一·五""十二五"攻关等项目，发表论文200余篇，并主编与参编十几部专著。完成各类骨科手术3万余例，其中脑瘫手术2万多例，被国内外同道誉为"东方SPR手术创始人""亚洲脑瘫外科之父"。多次被中央电视台《新闻联播》《焦点访谈》《东方之子》《人物》《走进科学》等栏目、"英国广播公司""美国之音"以及《人民日报》等宣传报道。

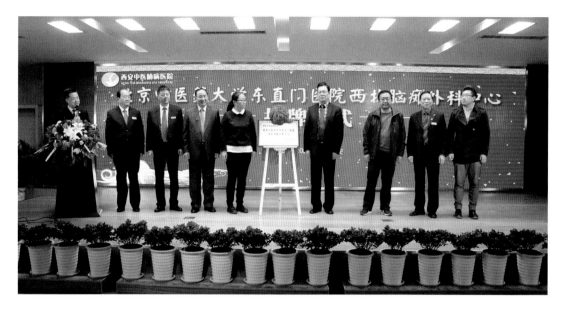

2017年10月22日,北京中医药大学东直门医院与西安中医脑病医院(陕西中医药大学附属西安脑病医院)联合建立的"北京中医药大学东直门医院西北脑瘫外科中心"在西安中医脑病医院揭牌成立

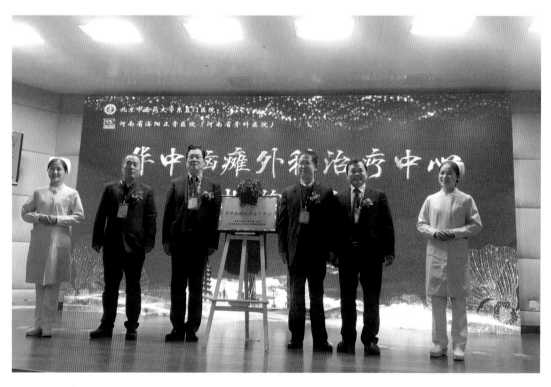

2018年3月24日,由北京中医药大学东直门医院与河南省洛阳正骨医院(河南省骨科医院)联合建立的"华中脑瘫外科治疗中心"在洛阳正骨医院郑州院区揭牌成立

近年来,随着产科技术、围生医学、新生儿医学的不断进展,新生儿救治后的存活率有所提高。然而有资料表明,小儿脑性瘫痪的发生率并没有明显降低,甚至还有增加的趋势,目前尚未有完全治愈脑性瘫痪的有效方法,国内外常以康复训练为主,另外也有手术及药物治疗等手段。据国外文献报道,脑性瘫痪在基本生活需要支持方面列第三位,在残疾原因方面列第五位。由此可见,它对个人、家庭和社会,以及经济和精神心理上都产生巨大影响。尽管国内已有很多专科医师为此付出了不懈努力,但相关医疗资料的缺乏还不能满足脑性瘫痪外科发展的需求,更需要详尽的脑性瘫痪专著为当代医生提供脑性瘫痪治疗的理论和实践的指南。《脑性瘫痪——现代外科治疗与康复》正是为了适应脑性瘫痪外科发展的这一需求而编写。

本书主编徐林自20世纪80年代后期开始了脑性瘫痪外科治疗的研究。1990年他们在亚洲首先将选择性脊神经后根切断术(selective posterior rhizotomy,SPR)用于临床治疗脑性瘫痪下肢痉挛,并且完成国际上首例颈段选择性脊神经后根切断术治疗手与上肢痉挛。迄今,徐林共接诊各类脑性瘫痪患者4万余例,完成2万余例的手术并积累了丰富经验,被国内外同行誉为"东方SPR手术创始人""亚洲脑瘫外科之父"。徐林提出了脑性瘫痪治疗的三项基本原则——解除痉挛、矫正畸形、实用康复,即脑性瘫痪治疗"三部曲",这是他们成功经验的总结。

本书的编著者由骨科、神经外科、脊柱脊髓外科、显微外科、小儿骨科、矫形外科、小儿神经内科、临床解剖学及康复医学等领域的专家组成,经过多年的资料整理及病例随访,结合国内外文献和20余年在国内治疗脑性瘫痪的经验,编写完成《脑性瘫痪——现代外科治疗与康复》一书,这无疑为致力于脑性瘫痪治疗和康复的医务工作者及脑性瘫痪患儿家属带来了福音。本书内容翔实,是从事脑性瘫痪治疗和研究的医务工作者必读之书。

我承邀为本书写序,荣幸之至。期待早日出版,并向所有为其付出努力的编者、出版者表示热烈祝贺,并致以崇高敬意。

潘少川

2018年2月

前　言

　　脑性瘫痪是指出生前至出生后早期(一般是指出生后 4 周之内),在脑发育尚未成熟阶段受到损害,形成以运动障碍和姿势异常为主的综合征,这是一种非进行性但永久存在的脑损害。由于脑病变不可回逆,患病儿童往往遗留严重的残疾,故一直是国内外医疗和康复领域尚未完全解决的难题之一。

　　自 1851 年英国骨科医生 Little 首次描述此病以来,世界各国对脑性瘫痪的研究一直没有停止过。在 20 世纪初,国外就已经开始尝试使用外科手段解决肌肉痉挛问题,Foerster(1908)首先采用脊神经后根切断术治疗肢体痉挛,由于他将整根脊神经后根完全切除,虽然肢体痉挛得到解除,但由于不能保留肢体感觉,该手术没有被广大医师所接受。半个世纪后,法国学者 Gros(1967)对其进行了改良,按照一定比例切除脊神经后根。尽管保留了部分肢体感觉,但肢体痉挛依然存在。直到意大利学者 Fasano 等(1978)最先采用术中电刺激法进行选择性脊神经后根切断术(SPR),在解除肢体痉挛的同时又保留了肢体感觉,这是脑瘫外科治疗的重要突破。20 世纪 80 年代,SPR 手术传入北美,Peacock(1983)进一步改进此技术,将 SPR 手术平面由胸腰段下降至腰骶段,使手术风险大大降低,故 SPR 技术在北美得到推广。经过多年的临床实践,多数专家认为若适应证选择适当,SPR 是解除痉挛和改善功能最有效的一种方法,在痉挛型脑瘫的治疗与康复中占有极其重要的地位,并被认为是脑瘫治疗史上重要的里程碑。

　　本书主编自 20 世纪 80 年代后期就开始了脑性瘫痪的研究,积累了 2 万余例的手术资料和经验,也积累了 2 万余例脑瘫康复治疗的体会。我们认为,在整个治疗过程中,手术占三分,康复占七分;没有手术,单纯康复效果并不理想;做了手术,不进行康复训练,效果也不会满意。虽然近年来在脑性瘫痪外科治疗中有相当一部分病例取得了成功,但现有的与脑性瘫痪外科治疗的相关资料、书籍中有很多理念和传统技术已然过时或者过于落后,有的甚至起到了相反作用。因此,亟需一部能够反映当前脑性瘫痪外科治疗进展的临床参考书,在这种情况下,国内最先开展脑瘫治疗和康复的医生们自发组成了强大的编写团队,结合大量参考文献,利用 10 余年时间跟踪国内外脑瘫治疗的最新动态,最终完成了这部脑性瘫痪治疗的专著,相信本书将成为有助于脑性瘫痪治疗和康复的重要参考书。

　　作为本书的主要编著者,我更应当感谢我的导师陈中伟院士,为我从事骨科神经学奠定了坚实的基础。感谢冯传汉、潘少川、朱家恺、朱盛修、周天健、张光铂、于肇英、崔寿昌、宁志杰、任玉珠等老一代专家的悉心指导和全力支持! 同时也要感谢早期为脑性瘫痪外科治疗提供肌电诱发电位神经监测仪器的陈力医师以及研制神经阈值测定仪的薛岩工程师！感谢曾经为脑性瘫痪治疗付出努力的同道们！感谢本书的编写团队以及给予我们大力支持的朋友和家人！

　　本书即将出版之际，心中自有"滚滚长江东逝水，浪花淘尽英雄"的感觉。感慨之余，填词一首，与古人追和兼赠同道。

临江仙·悬壶

学海深沉沧浪里，
不论谁是英雄。
流金岁月转头空。
人生成一梦，
回首夕阳红。

济世悬壶凭正气，
徒留两袖清风。
杏林桃李喜相逢。
替天行道事，
又付此篇中。

徐　林
二〇一八年二月于北京

目　　录

上篇　脑性瘫痪概述

第一章　脑性瘫痪概论 ···2

　第一节　脑性瘫痪的概念和历史演变 ···2

　第二节　脑性瘫痪的发病率 ···3

　第三节　脑性瘫痪的病因学 ···4

　第四节　脑性瘫痪的影像学改变 ···6

第二章　脑性瘫痪病理学 ···11

　第一节　颅内出血 ···11

　第二节　缺血缺氧性脑病 ···13

　第三节　胆红素脑病 ···15

　第四节　肌肉骨骼的继发性改变 ···16

第三章　脑性瘫痪的分型和特征 ···19

　第一节　按照运动功能障碍类型分型 ···19

　第二节　痉挛型脑性瘫痪的解剖部位分型 ···21

第四章　脑性瘫痪的诊断和患儿评估 ···24

　第一节　高危婴儿的筛查 ···24

　第二节　发育诊断(运动发育落后和异常) ···25

　第三节　反射和姿势反射异常 ···29

　第四节　肌张力异常 ···47

　第五节　早期症状和早期诊断 ···52

　第六节　患儿评估的原则和方法 ···56

　第七节　步态分析 ···68

　第八节　成人脑性瘫痪 ···68

第五章　脑性瘫痪的鉴别诊断 ···70

　第一节　脑性瘫痪鉴别诊断概论 ···70

　第二节　与脑性瘫痪相鉴别的疾病 ···72

第六章　脑性瘫痪的神经解剖学基础 ···80

第一节　中枢神经系统大体解剖 ……………………………………………80
第二节　脊髓调控躯体运动神经元网络 ……………………………………93
第三节　大脑皮质对躯体运动的调控 ………………………………………100
第四节　脑干网状结构对躯体运动的调控 …………………………………107
第五节　脊神经概述 …………………………………………………………108
第六节　选择性脊神经后根切断术的神经解剖学基础 ……………………111
第七节　腰骶部脊神经后根应用解剖学研究 ………………………………113

中篇　脑性瘫痪外科治疗

第七章　脑性瘫痪外科治疗总论 ……………………………………………118
第一节　脑性瘫痪外科治疗目的 ……………………………………………118
第二节　手术时机和方案的选择 ……………………………………………120
第三节　选择性脊神经后根切断术与矫形手术的关系 ……………………121
第四节　手术与康复训练的关系 ……………………………………………121
第五节　多学科协作问题 ……………………………………………………122
第八章　选择性脊神经后根切断术 …………………………………………124
第一节　历史和现状 …………………………………………………………124
第二节　手术机制 ……………………………………………………………129
第三节　手术适应证和禁忌证 ………………………………………………130
第四节　神经根的选择 ………………………………………………………131
第五节　腰骶段选择性脊神经后根切断术的手术方法 ……………………133
第六节　腰段选择性脊神经后根切断术手术前后的康复训练 ……………136
第七节　腰段选择性脊神经后根切断术的并发症及处理 …………………137
第八节　颈段选择性脊神经后根切断术 ……………………………………139
第九节　其他适合选择性脊神经后根切断术治疗的疾病 …………………144
第九章　颈动脉鞘交感神经网剥离术 ………………………………………147
第一节　历史演变 ……………………………………………………………147
第二节　应用解剖和手术机制 ………………………………………………148
第三节　手术方法 ……………………………………………………………150
第四节　疗效观察 ……………………………………………………………151
第十章　脑性瘫痪的术中麻醉管理 …………………………………………154
第一节　脑性瘫痪患儿的生理特点 …………………………………………154
第二节　脑性瘫痪的术中麻醉管理 …………………………………………156
第十一章　脑性瘫痪手和腕部畸形的手术治疗 ……………………………161
第一节　前臂和腕部畸形的手术治疗 ………………………………………161
第二节　手部畸形的手术治疗 ………………………………………………164
第十二章　脑性瘫痪肩和肘部畸形的手术治疗 ……………………………167
第一节　肩部畸形的手术治疗 ………………………………………………167

第二节　肘部屈曲挛缩畸形的手术治疗 ……………………………………………170
第十三章　脑性瘫痪足部畸形的手术治疗 ………………………………………173
　第一节　马蹄内翻足的矫正 ………………………………………………………173
　第二节　跟行足的手术治疗 ………………………………………………………176
　第三节　外翻足的手术治疗 ………………………………………………………176
　第四节　高弓足的治疗 ……………………………………………………………177
　第五节　踇外翻的手术治疗 ………………………………………………………180
第十四章　脑性瘫痪膝部畸形的手术治疗 ………………………………………186
　第一节　脑性瘫痪膝关节屈曲挛缩畸形的矫正 …………………………………186
　第二节　脑性瘫痪膝反屈畸形的手术治疗 ………………………………………194
　第三节　股骨和胫骨旋转异常的处理 ……………………………………………199
第十五章　脑性瘫痪髋部畸形的手术治疗 ………………………………………202
　第一节　概述 ………………………………………………………………………202
　第二节　髋屈曲畸形的矫正 ………………………………………………………205
　第三节　髋内收畸形的矫正 ………………………………………………………205
　第四节　髋脱位的手术治疗 ………………………………………………………208
　第五节　骨盆倾斜的手术治疗 ……………………………………………………210
　第六节　脑性瘫痪髋脱位的人工关节置换 ………………………………………211

下篇　脑性瘫痪康复和其他治疗

第十六章　脑性瘫痪康复训练 ……………………………………………………214
　第一节　康复治疗总论 ……………………………………………………………214
　第二节　运动疗法 …………………………………………………………………218
　第三节　作业疗法 …………………………………………………………………225
　第四节　语言障碍的矫治 …………………………………………………………237
第十七章　干细胞移植治疗脑性瘫痪的现状和研究方向 ………………………241
　第一节　干细胞分类与来源 ………………………………………………………241
　第二节　神经干细胞移植 …………………………………………………………242
　第三节　骨髓干细胞移植 …………………………………………………………245
　第四节　脐带间充质干细胞及脐带血干细胞移植 ………………………………248
　第五节　干细胞移植的时机和途径 ………………………………………………249
　第六节　干细胞移植的安全性 ……………………………………………………250
第十八章　脑性瘫痪的传统医学康复疗法 ………………………………………255
　第一节　概述 ………………………………………………………………………255
　第二节　针刺疗法 …………………………………………………………………257
　第三节　推拿疗法 …………………………………………………………………258
　第四节　中药疗法 …………………………………………………………………259
第十九章　脑性瘫痪的药物治疗 …………………………………………………261

第一节　总论 ·······261
第二节　治疗脑性瘫痪的药物 ·······261
第三节　脑性瘫痪伴随疾病的药物治疗 ·······263
第二十章　脑性瘫痪常用矫形器及辅助器具 ·······269
第一节　矫形器及辅助器具的应用目的与作用 ·······269
第二节　应用矫形器及辅助器具的注意事项 ·······270
第三节　矫形器及辅助器具的分类及其应用 ·······270
第四节　辅助坐位的用具 ·······276
第五节　辅助立位的用具 ·······276
第六节　步行及移动用辅助用具 ·······277
第七节　日常生活活动辅助用具 ·······279
第二十一章　脑性瘫痪的主要康复治疗方法 ·······282
第一节　总论 ·······282
第二节　Bobath 疗法 ·······283
第三节　Vojta 疗法 ·······288
第四节　Peto 疗法 ·······293
第五节　上田正法 ·······297
第六节　Rood 疗法 ·······300
第七节　脑性瘫痪其他康复治疗手法 ·······302
第二十二章　脑性瘫痪的社区康复 ·······304
第一节　社区康复的基本概念和作用 ·······304
第二节　脑性瘫痪社区康复的主要内容 ·······305
第三节　脑性瘫痪的预防和早期发现 ·······313
第四节　脑性瘫痪的社会康复 ·······315

上 篇

脑性瘫痪概述

第一章

脑性瘫痪概论

第一节 脑性瘫痪的概念和历史演变

脑性瘫痪(cerebral palsy, CP)简称脑瘫,是导致儿童运动功能障碍最常见的疾病,是指出生前至出生后早期(一般是指生后 4 周之内),在脑发育未成熟阶段受到损害,是一种非进行性但永久存在的脑损害,形成以运动障碍和姿势异常为主的综合征,其中最常见的类型是痉挛型脑瘫。尽管许多脑性瘫痪儿童可能合并智力、精神迟滞、性格变化等问题,或者伴有听觉、视觉、触觉等感觉障碍和感觉缺陷,但运动功能障碍是其最突出的特征。症状多在 2 岁以前被发现,并需除外大脑进行性疾患和一过性运动障碍,或者被认为将来可以成为正常的运动发育迟缓。

脑性瘫痪一词使用至今也就百余年历史,但对脑性瘫痪症状的描述可追溯至公元前。古希腊雕像和古埃及摆设中就可见痉挛型脑性瘫痪的形象,《新约圣经》和古希腊的圣典中也可找到脑性瘫痪形象的记载。医学史上公认首先记载脑性瘫痪症状的是英国矫形外科医生 William J.Little。Little 于 1844 年在 *Lancet* 杂志上首次提出痉挛性强直(spastic rigidity)的概念,1855 年出版了 *On the Nature and Treatment of Deformities of the Human Frame* 一书,书中 Little 已认识到脑性瘫痪患儿常可合并智力障碍和语言障碍。Little 创建的 Royal Orthopaedic Hospital 中对此类患儿采用手术、手法、按摩、温浴、涂油及辅助器具(如支具、带子等)等方法进行治疗。1861 年,Little 在伦敦产科学会特别演讲中指出,分娩过程可能引起新生儿神经、肌肉损伤,并列举了 200 余例痉挛性强直患儿和异常分娩关系密切,强调难产、未成熟儿、新生儿窒息与脑性瘫痪关系密切。此次演讲在产科医生、矫形外科医生中引起很大反响。此后,脑性瘫痪也被称为 Little 病。

"cerebral palsy(脑性瘫痪)"这个词是英国医生 Sir William Osler 于 1888 年在"155 例脑瘫病例回顾性报道"中提出的,这些病例绝大部分是痉挛性双下肢瘫。1897 年,德国医生 Sigmund Freud 在其论文《脑性瘫痪的分类》中称痉挛性双下肢瘫与早产有关,此外他首先强调脑性瘫痪症状可由多种原因所致,可划分为若干类型或亚型。随后文献中相继出现"cerebral paralysis、spastic paralysis、cerebral birth palsy、spastic diplegia、cerebral degeneration"等词。1948 年,学者们认为"cerebral palsy"意味着脑性神经、肌肉损伤,概括了脑性运动障碍概念,更为符合脑性瘫痪表现。自此以后,美国以"cerebral palsy"一词来描述脑性瘫痪并延续至今,并为世界所认可。

目前,脑性瘫痪的定义可概括为:脑性瘫痪是指神经系统发育未成熟阶段大脑受到非进行性、永久性损害,形成以运动障碍为主要特征的综合征。损害原因可能是产前、产时或产后的因素,可以是原本正常发育的神经系统受到损伤,也可能由于神经系统本身发育异常。痉挛型脑性瘫痪最为常见,痉挛是由于大脑皮质运动控制中枢受到损伤所致。

第二节　脑性瘫痪的发病率

脑性瘫痪是儿童时期最常见的一种神经系统伤残综合征。其发病率即使是发达国家也不低,发达国家新生儿的发病率在2‰~3‰,亚太地区国家为1‰~2.5‰。美国估计每年有25 000例脑性瘫痪患儿发生,1985年统计全美国脑性瘫痪患者达到75万。我国脑性瘫痪患儿的发病率在1.8‰~4‰,占小儿神经与遗传咨询门诊人数首位;脑性瘫痪就诊比例中农村患儿占70%以上,预期(20年)生存率在86.9%~89.3%。目前,国外报道脑性瘫痪在基本生活需要支持方面列第三位,在残疾原因方面列第五位。由此可见,它对个人、家庭和社会,以及经济上和精神心理上都产生很大影响。

1941年,美国总人口不到1亿,脑性瘫痪患儿有55万。当年Phelps调查了一个10万人口的地区,结果是:每年出生7名脑性瘫痪患儿,其中1名婴儿期死亡,存活婴儿中2名伴有智力低下;按身体障碍程度分,1名为轻症、2名为中等症、2名为重症。

ToHzapol等在列宁格勒(圣彼得堡)的调查结果为:1971—1972年脑性瘫痪发病率为2.5‰。1977—1979年莫斯科小儿神经内科门诊资料统计脑性瘫痪发病率为3.3‰;1980—1982年统计结果为2.2‰。

在1959—1970年间,瑞典脑性瘫痪发病率由1.9‰下降至1.4‰,1975—1978年上升至2.0‰,其中低出生体重儿最多。丹麦出生体重低于1000g的婴儿中,脑性瘫痪为2.08‰,挪威为2.34‰。日本池田等通过8年随访调查一人口流动度很小的城镇,发现9岁以下脑性瘫痪患儿现存率2.235%,10~14岁者为1.76%,15~17岁者为1.38%,15~29岁者为0.736%,40~45岁者为0.45%,50~59岁者为0.117%。此结果说明,随着年龄的增长,脑性瘫痪患者的现存率在逐渐减少,并且各年龄组中都有脑性瘫痪患者。这说明脑性瘫痪是整个社会问题,要减少脑性瘫痪的发病率必须从围生期做起。

李树春等(1986)调查佳木斯郊区脑性瘫痪发病率为2.4‰,桦南县区为2.1‰。肖侠明调查西南地区脑性瘫痪发病率为2.4‰。宁夏银川地区马慧珍(1996)报道脑性瘫痪发病率为1.9‰。蒋维国等报道,1994—1996年在甘肃定西地区7县进行小儿脑性瘫痪流行病学调查发现,脑性瘫痪发病率为1.94‰,0~3岁发病率最高,为3.37‰,男性发病率高于女性,分别为2.4‰和1.39‰。李正秀等(1997)在吉林地区流动调查0~7岁儿童30876名,农牧区脑性瘫痪发生率为3.5‰、化工工业区为2.4‰、市区为1.3‰。

总体而言,随着脊髓灰质炎后遗症发病率日渐减少,脑性瘫痪成为儿童肢体致残的最主要疾病。脑性瘫痪发病率没有城市、农村地区差别,与经济发达程度关系不大,发达国家发病率也不低,发病性别差异不显著。

第三节　脑性瘫痪的病因学

脑性瘫痪发病原因可能是产前(妊娠期内)、分娩过程中、产后的各种因素之一或者是两种以上原因。有些因素也不宜划分在哪一个时期,可以发生在不同阶段,有时病因很难察觉。一般认为,脑性瘫痪的常见原因是缺氧。据一组城市调查统计资料表明:68% 的脑性瘫痪有缺氧因素。最新资料表明,我国每年有 11.3 万新生儿死于窒息,31 万新生儿因此致残。早产占32%,难产占12%,分娩损伤占7%,先天性缺陷占9%。临床上总结为早产、难产、窒息、黄疸为脑性瘫痪的四大致病因素。脑性瘫痪主要病因见表1-1。

表 1-1　脑性瘫痪的主要病因

产前因素	基因异常、染色体异常
	胎儿期的外因而致脑形成异常、脑损伤:
	感染:风疹、巨细胞病毒、弓形体病、梅毒等
	理化因素:放射线、有机汞、一氧化碳等
	胎儿期缺血、缺氧症:母亲重度贫血、妊娠中毒症、胎盘异常等
围生期	围生期的循环障碍(缺氧性、缺血性、淤血性脑损害等)
	早产儿各种因素而致的脑损伤
	围生期窒息、过强阵痛、迁延分娩、胎盘异常、脐带绕颈、小儿的心肺异常等
	新生儿期呼吸障碍、惊厥
	高胆红素血症(胆红素脑病)、新生儿低血糖症、分娩外伤而致颅内出血
	围生期的中枢神经系统感染症
产后因素	中枢神经系统感染、急性脑病、头部外伤、呼吸障碍、心跳停止、持续惊厥、脑血管障碍、急性小儿偏瘫

一、产前因素

1. 母体因素　据美国 1959 年开始的前瞻性研究——围生期协作研究组(NCPP)对54 000 例孕妇、婴儿,妊娠前至新生儿期 400 个可能引起脑性瘫痪的因素,进行观察分析,认为母亲智力低下是脑性瘫痪重要的危险因素之一,占脑性瘫痪的 2.7‰。母亲分娩过程障碍也是新生儿脑性瘫痪的危险因素。母亲吸烟虽与后代脑性瘫痪无直接关系,但与不吸烟的妇女相比,吸烟孕妇出生低体重儿的危险性增加 1 倍。母亲患癫痫、妊娠前患甲状腺功能亢进症,或有 2 次以上死胎者与脑性瘫痪明显相关。母亲乙醇或药物依赖也可使脑性瘫痪发病率明显增加,妊娠期间母亲吸食可卡因所生子女可出现持续性肌张力低下。母亲的代谢性疾病如糖尿病、甲状腺疾病同样是引起脑性瘫痪的产前因素。在母婴 ABO 系统或 RH 系统血型不合病例中,婴儿甚至胎儿红细胞会发生同种免疫反应,即产生溶血状态,血液中细胞被破坏,婴儿甚至胎儿将会发生重症黄疸,胆红素脑病损害神经核造成脑性瘫痪。母亲患肾炎、结核、淋病、梅毒、平滑肌病、哮喘、器质性心脏病、风湿热与脑性瘫痪关系不大。

2. 遗传因素　近年来的研究认为,遗传因素在脑性瘫痪中影响越来越重要。Monnreal在一项对比研究中发现,近亲有癫痫、脑性瘫痪及智能低下中的 2 种因素者占脑性瘫痪的65%。瑞典的调查表明,有明显产前因素的脑性瘫痪中,1/6 为遗传因素所致。日本报道,出

生体重 >2500g,无分娩时及分娩后异常的脑性瘫痪患儿中,父母属近亲结婚者占 17.6%,同胞发生脑性瘫痪的风险为 2.4%。有人认为,虽然遗传因素不是脑性瘫痪的主要原因,但存在着与脑性瘫痪有关的易感因素;此种易感性不能单纯用孟德尔定律表示。

染色体异常,常表现为畸形、伴有肌张力异常和失调而构成许多综合征,如 Down 症、骨形成不全病、Hunter 症、眼 - 齿 - 指综合征等。肌张力异常多表现为肌张力低下。患者如有运动障碍、肌张力异常,伴有内脏畸形或体表小畸形情况,一定要怀疑染色体异常。

3. 妊娠期其他因素 妊娠期的感染、理化因素、胎儿期的缺血缺氧,以及母体营养障碍都可以影响胎儿。

胎儿脑在妊娠期前 3~4 个月内发育最快,此期间若受损害比妊娠后期重,病变残留程度不仅严重而且范围亦广泛。例如妊娠初期母亲被流行性感冒病毒等侵袭,可波及胎儿脑组织,重者生后可能出现脑性瘫痪症状;同样,妊娠 8~9 个月时患上呼吸道感染,就没有这样严重了。美国 NCPP 报道应用甲状腺素、孕酮、雌激素,妊娠后期重症蛋白尿,妊娠 6~9 个月阴道流血是脑性瘫痪重要危险因素,非子痫性惊厥、严重毒血症、子宫颈松弛、妊娠 6~9 个月高血压为可疑危险因素。调查证实,孕妇患泌尿道感染、高热、哮喘、妇科肿瘤、梅毒、腮腺炎,以及应用抗生素、磺胺类药、利尿剂、抗高血压药、巴比妥及非巴比妥类催眠药、抗惊厥药等均与脑性瘫痪无关。

妊娠期营养障碍、低氧血症也是间接或直接的致脑性瘫痪原因。Hegberg 报道,妊娠中出血、胎盘梗死、妊娠中毒症、蛋白尿、高血压、子痫前状态、子痫等病症,长时间的母亲和胎儿之间营养物质、氧的代谢障碍,则会产生胎儿发育延迟,表现为小于胎龄儿。小于胎龄儿的脑性瘫痪发生率相当高。Jone 报道小于胎龄儿出生时窒息、羊水误咽、低血糖、低体温、多血症等发生率较胎龄儿高,Hegherg 推测,小于胎龄儿和围生期异常作为发生脑性瘫痪的要因,有相加作用。因此,胎儿期的营养障碍、低氧血症其本身可作为损伤的直接原因或作为恶化因素。胎儿期的物质代谢障碍、脑功能障碍和脑性瘫痪的关系如图 1-1 所示。

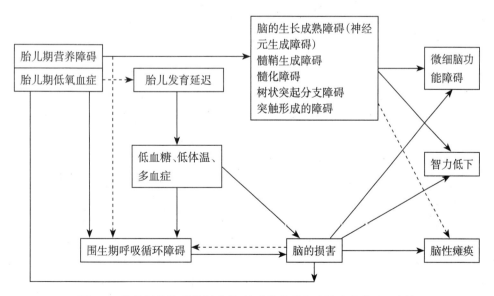

图 1-1 胎儿期的物质代谢障碍、脑功能障碍和脑性瘫痪关系示意图

二、围生期因素

早产(胎龄 <32 周)、臀先露、出生低体重(体重 <2000g)及胎儿畸形是脑性瘫痪最重要的危险因素。窒息、羊膜炎、胎位异常及脐带过短亦为重要高危因素。早产儿的脑组织发育未成熟,易受窒息损害,呼吸系统也未发育良好,支气管肺泡系统可能吸收氧气功能受损,窒息引起呼吸抑制,进而使窒息加重,脑部的损害更加广泛。双胞胎分娩时,后出生的婴儿常因产程延长而发生窒息;同时双胞胎又常为早产儿,早产儿血管脆弱,易发生破裂,尤其在急产程、压力突然变化时。低体重儿常见的胚胎发育异常可能引起类似原发性窒息的表现。

三、产后因素

新生儿期惊厥是脑性瘫痪最重要的危险因素之一,在脑性瘫痪患儿中的所占比例为12.2%。出生体重 <2500g 需要特殊护理者,新生儿呈抑制状态是脑性瘫痪的重要因素。新生儿期呼吸窘迫综合征和吸入性肺炎、败血症、脑膜炎、血清胆红素高于 16mg/dl 均与脑性瘫痪明显相关,尤其是在新生儿期经过全身性应用抗生素者,患脑性瘫痪的风险相当高。围生期协作研究组统计,有 10% 以上婴儿在新生儿期有全身性抗生素治疗史,如联合应用青霉素、链霉素,其中仅有 2% 有明确或疑似感染的记录。这些婴儿与既无感染又未用抗生素的婴儿相比,有感染且应用抗生素治疗者第一年死亡的可能性增加 2 倍,存活者患脑性瘫痪的可能性增加 3 倍,新生儿惊厥发病率为正常对照组的 7 倍。

大部分产后因素所致的脑性瘫痪是可以预防的,至少对某些严重的脑性瘫痪患者是这样。只有建立起满足儿童需要的社会机制(儿童预防性护理、安全保健问题等),产后脑性瘫痪的发病率才会显著降低。

第四节　脑性瘫痪的影像学改变

尽管脑性瘫痪的诊治过程主要依靠临床病史和体格检查,但神经影像学在进一步诊断过程中也占有重要的地位。CT、MRI 检查除了可以显示颅脑先天发育畸形,还有助于脑瘫的早期诊断和鉴别诊断,既可以前瞻性地估计预后,也可以给临床医生包括流行病学专家更多关于病因和发病机制的提示,对于指导康复治疗有重要价值。这也有助于我们选择行之有效的治疗方案,采取相关的早期干预措施。在过去的十几年里,MRI 成像和其他神经影像学检查方法已经开始为我们评价预后、探讨病因打下了坚实的基础。临床医生可以有一系列诊断手段去评价脑的结构和功能,如超声、CT、磁共振(MRI)、磁共振波谱学(MRS)、弥散加权成像(DWI)、磁共振扩散张量成像(DTI)和磁共振功能成像(fMRI)等。

由于导致脑瘫的病因及危险因素是多方面的,既可发生于出生时,也可发生在出生前或出生后新生儿期,而神经影像学的研究可以把患儿出生前、出生后引起的进行性脑损害的特异性改变清楚地描述出来。尤其是 fMRI 可以通过功能形态学改变来描述区域性认知过程和大脑皮质的可塑性,70%~90% 的脑瘫患儿在 MRI 上有异常。同病史和神经系统体格检查联系起来,影像可以深入了解病因、发病机制(损伤部位的选择性、特异性以及遗传疾病的特征),达到提高诊疗水平、估计预后、重现高危因素的目的。适当的影像检查方法的选择,要综合考虑到其局限性、成像特点、副作用等。目前,最常用的是超声、CT 和 MRI。

一、脑部超声

超声波利用高频探头通过婴儿的前囟和后囟良好的透声窗产生图像,超声检查可以连续地完成,最小限度地影响婴儿,使之成为高危新生儿中最主要的检查手段。尽管脑部超声对于微小的白质改变和出血性病变的敏感性不如 MRI,但它却容易鉴别侧脑室周围白质病变以及脑出血和后颅凹的病变等。近年来,有脑部超声用于识别胎盘功能不足所致的白质损伤报道。

二、脑性瘫痪儿童头颅 CT 特征

CT 获得的 X 线图像依靠组织的原子序数和电子密度,依靠计算机提供的运算法则显示图像密度差异,新的多排 CT 扫描机可以在半秒内获得满意的图像。CT 图像可以不用镇静就可以获得。CT 检查的一个重要优势是显示钙化及范围,钙化在 MRI 上无信号,但在 CT 上很容易显示。CT 扫描价格低,检查时间短。然而 CT 是利用 X 线穿透人体后依据人体组织对 X 线吸收系数不同产生影像,由于其电离效应对患儿及父母有生物损害,应慎重使用,尤其是重复检查。

脑瘫的病理改变非常广泛,主要为脑干神经核、皮质、灰质团块的神经元结构明显改变,白质中神经纤维变化及髓鞘分离等,影像学检查能反映出这些结构的细微变化。头颅 CT 是脑组织形态学变化的影像学反映,脑瘫儿童颅内病灶常表现为异常的 CT 密度,脑瘫患儿因先天性原因导致的脑发育障碍或后天因素所致颅脑的器质性病变常能在头颅 CT 影像上显示出来,其 CT 表现因脑瘫的类型、病因及并发症不同而异。日本一项研究以 0~1 岁脑瘫儿童为对象分 5 组做了头颅 CT 检查,结果发现:痉挛型脑瘫 CT 改变是以皮质萎缩为主(55%),主要表现有大脑皮质运动区(额顶部)低密度区,侧脑室扩大及中央部异常;四肢瘫痪时可见弥漫性萎缩(皮质及中心部萎缩),脑积液及双侧贯通或空洞,双重偏瘫可见脑室周围白质软化症(PVL)改变;偏瘫时可见对侧半球明显脑萎缩;局限性低密度区,脑室扩大及侧脑室中央部周围分割性萎缩。不随意运动型脑瘫改变以脑室扩大为主(64%),主要表现为第三脑室扩大(与基底核病变有关)及皮质萎缩;失调型脑瘫则以小脑萎缩及第四脑室扩大为主,单有小脑低密度区时为共济失调,若合并第四脑室扩大可出现痉挛表现。

陈虞恒对 282 例脑瘫患儿做了头颅 CT 检查,结果显示:痉挛型脑瘫的轻重度与侧脑室扩大的程度相关,双侧瘫与四肢瘫没有本质不同,区别只是因脑损伤程度而不同,偏瘫时常见对侧一脑室扩大或局限性低密度区。但他发现不随意运动型无 CT 改变,而不随意运动型合并痉挛,即混合型脑瘫,常见侧脑室及第三脑室扩大,失调型多见小脑低密度区及第四脑室扩大,且病变重者,临床症状也越重,康复时间长,预后较差。

三、脑性瘫痪儿童头颅 MRI 特征

MRI 目前成为儿科临床医生最常选用的检查手段。它应用质子本身的特性,多平面灰阶成像的原理。信号和图像产生基于组织间质子密度的差异和纵向弛豫时间和横向弛豫时间的不同。MRI 图像反映的是 MRI 信号强度的不同或弛豫时间的长短。T1 和 T2 弛豫时间,描述核子的恢复和延迟。钆,一个惰性元素,可用于 MRI 对比增强检查,在诊断上显示病变敏感,有确定病变位置及定量诊断准确等优势。图像以 T1 和 T2 弛豫特性为基础产生的。

T1 加权指纵向弛豫时间,成熟的白质是短 T1,在 T1 加权序列是白影,灰质是灰影,而脑脊液是黑影。T1 图像通常在矢状面和横断面上用于显示解剖结构的异常。T2 加权指横向弛豫时间,脑脊液在 T2 加权像是白影,白质是黑影。T2 加权包括快速自旋回波成像、梯度回波脉冲序列和 Flair 序列,使肉眼观察到的脑组织的病理学改变显示更清楚。

MRI 在很多方面优于 CT,包括较好的组织对比度,多平面成像,没有电离辐射。然而,磁共振成像价格昂贵,需要儿童镇静,有个别镇静需要采取麻醉的方式。

MRI 检查较 CT 更为敏感,具有多方向切、多参数成像的特点,能更精确地显示病变部位、范围大小及组织学特性,是发现脑瘫儿童脑内结构病变的首选方法,但价格较为昂贵。CT 检查正常者做头颅 MRI 检查可显示异常。头颅 CT 可能遗漏对脑白质的髓鞘化程度尤其是对脑白质轻度变化、中线结构较小病灶的显示,MRI 较之 CT 更能洞察入微。有报道 2/3 脑瘫患儿表现为脑 CT 异常,而 MRI 异常率高达 92.5%,较 CT 阳性率高。MRI 不仅能显示出头颅 CT 所能显示的脑萎缩、脑软化等,而且可多方位扫描,对大脑灰质、白质分辨清楚,对脑干及颅底显影均优于 CT,对髓鞘病变更有诊断价值。MRI 是目前唯一能在活体显示髓鞘影像的检查方法。近年来,国外学者利用 MRI 技术对脑瘫患儿进行影像学研究,报道 MRI 异常率为 80%~100%,侯梅等报道 104 例脑瘫患儿头颅 MRI 异常率为 84.6%。各型脑瘫的异常率不同,其中痉挛型偏瘫四肢瘫异常率 100%,痉挛型双瘫和失调型脑瘫 MRI 异常率接近 90%,而不随意运动型脑瘫 MRI 异常仅占一半。各型脑瘫的 MRI 表现各异,双瘫表现为 PVL,早产儿以双瘫多见(90%),PVL 改变重的脑瘫症状重,重则成为四肢瘫,不随意运动型表现为基底核病变或 PVL,其中,缺氧缺血性损伤病变位于背侧丘脑和壳核,胆红素脑病位于苍白球和下丘脑,失调型绝大部分表现为先天性小脑发育不全,偏瘫型突出表现为对侧单侧脑损伤。痉挛型四肢瘫是重度双瘫,病理损伤和临床症状均严重,预后较差。

脑性瘫痪患者常见颅脑发育异常 MRI 影像见图 1-2。

四、其他颅脑影像学检查

先进的成像手段逐渐发展完善,包括磁共振波谱图(MRS)、弥散加权成像(DWI)、磁共振功能成像(fMRI)。神经活动和脑功能之间的关系有望被发掘出来,勾画出白质发育情况使高危早产儿早期诊断、早期治疗更容易。

MRS 是目前唯一无创的通过生化代谢产物观察活体组织生化信息改变的方法。以磁共振质子波谱应用最为广泛。当水信号被抑制时,以低浓度浓聚形式存在的代谢物会以波谱的形式表现出来。最为广泛、应用最成熟的领域是颅脑。MRS 可用于鉴别线粒体疾病,像线粒体脑病、乳酸中毒、突发脑卒中等。

DWI 利用水分子的弥散为缓慢随机的布朗运动,常规用于鉴别发生在儿童和成人的缺氧性脑损伤。DWI 可早期诊断新生儿脑病的脑损伤,有助于早期保护神经细胞的干预治疗。

fMRI 是一种在运动和认知过程中了解脑组织的方法,充分利用去氧血红蛋白的顺磁效应,利用血氧相关水平成像出局部血管去氧血红蛋白浓度变化产生的图像,在偏瘫患儿中显示皮质的再生,预计 fMRI 有助于提高对于运动中神经通路的理解。

五、脊柱 MRI 检查

部分脑瘫儿童可合并脊髓异常,尤其是痉挛型脑瘫拟行选择性脊神经后根切断术前,最

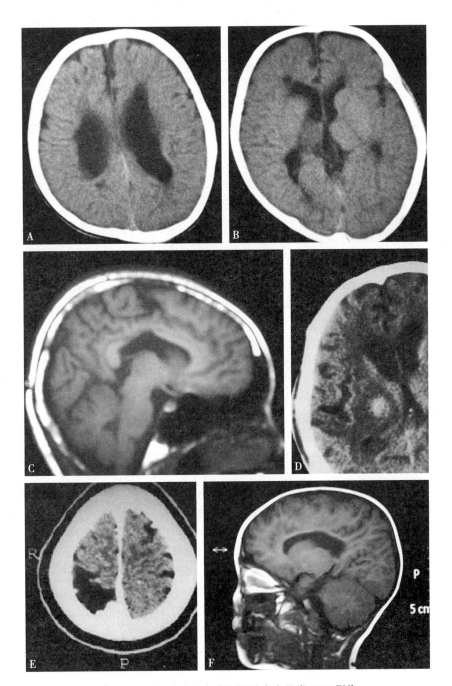

图 1-2　脑性瘫痪患者常见颅脑发育异常 MRI 影像

A. 大脑皮质脑沟、裂浅,侧脑室扩大,发育差,两侧大脑不对称　B. 基底灰质核团变形　C. 大脑皮质运动区局部软化,脑裂增宽　D. 右侧基底核亚急性期脑出血　E. 右顶叶动静脉畸形血管团;F. 大脑皮质脑沟、裂浅,发育差

好行手术节段脊柱 MRI 检查，了解相应部位脊柱、脊髓情况。

　　总之，脑瘫的诊断主要靠临床表现，而影像学（CT 及 MRI）检查对脑瘫的诊断及脑病变的判定起重要作用。痉挛型双瘫以 PVL 改变为主，多见于早产儿；不随意运动型表现为基底核病变或 PVL；失调型大部分表现为先天性小脑发育不全；偏瘫型主要突出在对侧单侧脑损伤。头颅 MRI 是发现脑瘫儿童脑内结构病变的首选方法，但价格较为昂贵。笔者认为，基层医院脑瘫儿童可选用头颅 CT 检查，但异常率低，有条件应首选头颅 MRI 检查，通过影像学（CT 及 MRI）检查有助于脑瘫的诊断及脑病变的判定，为脑瘫儿童及其医生家长关心的预后问题提供可靠依据。

（俞　兴　徐　林）

参考文献

1. Herring MD, John A.Tachdjian's Pediatric Orthopaedics［M］. Philadelphia：Saunders/Elsevier, 2008.

2. John P.Dormans. 小儿骨科核心知识［M］. 潘少川, 主译. 北京：人民卫生出版社, 2006.

3. 徐林. 关于开展脑瘫 SPR 手术的若干问题［J］. 中国矫形外科杂志, 1995, 2(2)：141-142.

4. David L. Skaggs, John M. Flynn. 小儿骨科规避后患要略［M］. 潘少川, 主译. 北京：人民卫生出版社, 2008.

5. 陈秀洁, 李树春. 小儿脑性瘫痪的定义、分型和诊断条件［J］. 中华物理医学与康复杂志, 2007, 29(5)：309.

6. 徐开寿, 麦坚凝. 脑性瘫痪的诊断、评价与治疗［J］. 中华实用儿科临床杂志, 2010, 25(12)：950-952.

7. 唐久来, 秦炯, 邹丽萍, 等. 中国脑性瘫痪康复指南(2015)：第一部分［J］. 中国康复医学杂志, 2015, 30(7)：747-754.

8. 杨李, 吴德, 唐久来. 小儿脑瘫病因学的研究进展［J］. 中国实用儿科杂志, 2008(9)：710-712.

9. Bax M, Goldstein M, Rosenbaum P, et al. Proposed definition and classification of cerebral palsy, April 2005［J］. Developmental Medicine & Child Neurology, 2005, 47(8)：571-576.

10.《中华儿科杂志》编辑委员会. 小儿脑性瘫痪的定义、诊断条件及分型［J］. 中华儿科杂志, 2005, 43(4)：262.

11. 王辉. 脑瘫研究现状［J］. 中国康复理论与实践, 2004, 10(5)：289-292.

12. 李晓捷, 唐久来, 马丙祥, 等. 脑性瘫痪的定义、诊断标准及临床分型［J］. 中华实用儿科临床杂志, 2014, 29(19)：1520.

13. 王雪峰. 小儿脑性瘫痪定义、诊断分型及最新指南——附：瘫痪性疾病针灸治疗［C］// 第三届中西医结合儿童康复学术会议论文集. 西安：2015.

第二章

脑性瘫痪病理学

脑性瘫痪(cerebral palsy,CP)定义为出生前到出生后1个月内发育期间非进行性脑损伤所致的综合征,主要表现为中枢性运动障碍和姿势异常。脑性瘫痪的基本病理变化为大脑皮质神经细胞发生变性坏死,脑组织软化、纤维化、萎缩,脑沟增宽,脑室扩大,脑白质丧失,神经细胞不同程度减少。机械损伤、代谢紊乱(缺氧或毒素)可能是引起该种损伤的主要原因。但各种因素如何具体影响和其在此过程中的重要程度仍然不是很清楚,新的评估方法如胎儿监护、全程超声监测和神经诱发电位等可能有助于评定胎儿产前、分娩过程中和产后的神经系统功能状况。虽然产程胎儿心率监测可了解胎儿是否有窒息等异常,但不能预测围生期胎儿致死率或儿童神经致残程度。目前研究表明合并脑损伤的早产儿是否出现脑性瘫痪可通过早期 MRI 发现,其改变包括室管膜下出血伴脑实质损害、脑室周围信号改变、大范围的脑梗死。损伤因素作用所产生的基本病理过程涉及两类病理改变。一类为出血性损害,室管膜下或脑室内出血,多见于妊娠少于 32 周的未成熟儿,可能由于此期脑血流量相对较大,而血管较脆弱,缺乏调节脑血流量的能力所致;第二类损害为缺血性损害如白质软、皮质萎缩,这类损伤多见于缺氧窒息患儿。出血和缺血性损害均可损伤中枢神经系统多个部位,根据脑病变损伤范围不同可出现各种各样的临床表现。当病变部位在大脑皮质及锥体系,临床表现为肢体痉挛与肌张力增高;当病变影响锥体外系及基底核时,临床表现主要为手足徐动;当病变累及小脑时,表现为共济失调;当病变损伤范围较大,则表现形式复杂,除痉挛、手足徐动等症状混合在一起外,常伴有语言、视力、听力、智力障碍及癫痫发作等。

第一节　颅　内　出　血

颅脑出血分为颅脑内出血和外出血两种,其中颅脑外出血包括帽状腱膜下出血、头皮血肿两种。颅内出血分为硬膜外出血、硬膜出血、硬膜下出血、蛛网膜下出血、脑实质出血、脑室内及周围出血。从临床表现来分析,颅脑出血可分为 4 种:硬膜下出血、蛛网膜下出血、脑实质出血和脑室内及周围出血。Fritsch 认为,超过 50% 的颅内出血与创伤或缺氧有关,蛛网膜下出血比脑实质出血或硬膜下出血的预后好。

一、硬膜下出血

大部分硬膜下出血是由于分娩时受压导致的损伤。引起分娩时受压的因素有多种,如小而硬的产道、颅骨顺从性过大的早熟儿、足月儿相对产道直径而言体积较大;产道未充足扩张而急匆分娩;延时分娩导致小儿头过度变形;臀位、产钳、扭转引起的难产。出血往往源自脑表面和硬膜下静脉窦之间相连的静脉撕裂,脑表面的静脉端最易损伤。其他容易损伤部位为大脑幕,包括直窦、横窦、大脑镰部及相邻部位、枕骨分离处的枕窦等。血液聚集在硬膜下间隙环绕撕裂的血管形成血肿。大的颅后窝血肿是比较危险和致命的,但对于婴儿来讲,脑组织凸面血肿可能成活而没有后遗症。虽然大部分新生儿硬膜下血肿发生在足月婴儿,但随着产科水平提高,发生概率呈下降趋势。

二、蛛网膜下出血

由软脑膜血管损伤引起的在蛛网膜下隙局灶或弥散血液集聚,被命名为原发蛛网膜下隙出血。由硬膜下出血、脑实质出血及脑室间出血弥散至蛛网膜下腔引起的蛛网膜下隙出血称为继发性蛛网膜下隙出血。原发弥散的蛛网膜下隙出血的量可为薄片状和较大量,在未成熟儿和足月成熟儿都可以发生。其原因仍然不太清楚,但缺氧和创伤都可能是导致蛛网膜下隙出血的原因。其中,创伤可能与足月成熟儿的出血关联较大,而缺氧与未成熟儿蛛网膜下隙出血的影响有关。厚的局灶性新生儿蛛网膜下隙出血常常发生在颞叶和枕叶,其原因可能是凝血功能紊乱和交叉输血。新生儿蛛网膜下隙出血临床特征不太确定,Volpe 将蛛网膜下隙出血的临床表现分为 3 类:轻度或无临床症状者、中度损伤者、严重脑功能恶化和快速致死者。如果不合并明显缺氧或创伤性脑损伤,前两种蛛网膜下隙出血患者大部分可完全恢复而无残存神经功能障碍。

三、脑实质出血

大部分新生儿大脑实质出血不是原发性脑出血,而是由于动脉或静脉栓塞引起。原发性大脑实质出血是较不常见的,与下列因素有关,包括凝血功能障碍、创伤、血管畸形和原发性肿瘤。新生儿小脑实质出血可能由于枕骨分离引起的创伤性撕裂、静脉梗塞、脑室或蛛网膜下隙出血弥散和原发性小脑出血引起。其中,后三种因素是引起小脑实质出血的主要原因。病理生理因素包括难产、缺氧和早产。采用面罩通气引起小脑静脉梗塞的未成熟儿的脑实质出血可能与枕部吊带固定面罩的使用有关。小脑实质出血的预后是不确定的,从小脑实质出血的分类角度考虑,早产儿的小脑实质出血可能是致命的,足月儿可能成活。

四、脑室周围或脑室内出血

对于早产儿而言,脑室周围或脑室内出血是引起神经功能障碍和婴儿死亡的主要原因。影像学研究表明,35%~45% 的不足 35 周的早产儿可出现脑室周围或脑室内出血,对于足月儿而言,只有 2%~3% 的足月儿出现脑室周围或脑室内出血。出血时间常常发生在出生后72 小时内。子宫内的胎儿脑室周围或脑室内出血也有报道。一般来说,婴儿常常出现呼吸窘迫综合征。尸检显示,血块可填满和扩散到整个脑室,并通过第四脑室孔到小脑延髓池、小脑和脑干的蛛网膜下隙。

在早产儿,脑室内血液集聚是由于室管膜下的生发基质出血进入脑室腔所致。这些基质出血可是单发部位或多发部位,可是脑单侧或多侧的。基质出血可发生在基质存在的脑室任何部位,甚至包括侧脑室的外侧缘或第四脑室顶部。但是,基质出血往往发生在 Monro

孔水平的尾状核的头部腹侧或发生在尾状核的体部。脑室脉络丛出血比较少见,但也是引起脑室出血的原因之一。在某些病例中,基质出血和脑室脉络丛出血是同时存在的。当然,也存在基质出血但不表现脑室内出血的情况。足月儿存在相对比较少的生发基质,因此脑室内出血往往来源于脑室脉络丛。

脑室周围和脑室内出血的病理生理是比较复杂的,并没有完全认识清楚。几种因素,包括血流、血压和血量紊乱,窒息和呼吸窘迫,凝血功能紊乱,生发基质带的代谢紊乱,血管不成熟和脆性增加,可能与之有关。

临床上,脑室周围及脑室内出血可分为急性(几分钟至几小时内)和亚急性(超过 24 小时)神经功能恶化两种情况,包括意识和肌张力改变、呼吸困难等。对于某些病例,可能出现较少的神经功能紊乱。诊断有无脑室出血可通过超声检查来明确。脑室内出血的短期致死率与出血的严重性有关,中度到重度出血的致死率为 20%~60%。在成活的婴儿中,神经系统的后遗症(运动功能障碍、智力障碍)的出现概率为 15%~40%。在同时存在脑实质出血和脑室内出血的婴儿中,神经系统后遗症的发生概率可达 90%。

到现在为止,如果出现脑室周围及脑室内出血病变,婴儿很少能够成活到 1~2 天,因此脑室周围及脑室内出血神经病理检查很难做深入研究。在尸检研究中,Armstrong 等观察到脑室周围及脑室内出血病变与脑实质损伤一样,与脑缺血和缺氧有关。出血的主要后遗症为脑积水。出血后脑积水的主要形成机制为:脑室内出血向蛛网膜下隙延伸使蛛网膜下隙消失和第四脑室孔闭塞。较少见的机制为脑室内出血导致的胶质增生可引起中脑水管的堵塞。除表现脑室扩张外,室管膜带和软脑膜的含铁血红素染色是明显的。其他出血后遗症包括含铁血红素染色阳性的室管膜下囊肿。其形成原因为生发基质出血没有破裂至脑室内,只是引起基质的损伤。

第二节　缺血缺氧性脑病

与脑室周围及脑室内出血一样,缺血缺氧引起脑实质坏死是引起新生儿神经功能失衡和致死的主要原因。在脑神经元的保护方面,有不少学者做过研究。Ohmura 观察到低温治疗可通过减少细胞凋亡和坏死保护新生儿大脑的缺血缺氧损伤。McAdoo 发现载脂蛋白 E(apoE)可减少缺血缺氧损伤。Sameshima 通过动物实验证实长效硫酸镁对新生鼠的缺血缺氧损伤有神经保护作用。Gidday 发现低氧预处理可有效保护新生鼠的缺血性脑损伤。Sarkozy 采用替代性 T3 激素虽然不能预防兴奋性毒性细胞死亡,但可减少进行性神经元凋亡。这些研究只是在动物实验取得一定效果,但在临床方面仍然无进展。

一、缺血缺氧性坏死

缺血和缺氧可发生在产前、分娩过程中及产后各个时期。其主要原因包括心脏或循环功能不全伴宫内窒息、复发性呼吸暂停、心脏或大血管的原发性畸形、脓毒性休克、呼吸功能不全或呼吸衰竭伴随经胎盘呼吸气体交换紊乱、呼吸窘迫综合征、严重右向左血管分流。围生期窒息被认为是导致永久性神经功能障碍的高危因素,但并不是说围生期窒息出现就不可避免导致神经功能障碍,许多婴儿存在明显的围生期窒息并不出现永久性神经功能障碍。Biagas 认为兴奋性毒性氨基酸、蛋白分解酶、自由基、一氧化氮和白细胞等参与缺血缺氧损伤的形成机制,并认为存在两种神经元死亡形式,包括神经元坏死和凋亡。这些观察显示,评估由于缺血缺氧引起的坏死病灶是一个复杂的过程,可受多种仍然没有证实的因素影响。

急性和慢性中枢神经损伤都可能是缺血缺氧引起。急性损伤形式可表现为脑室周围白质软化和灰质坏死。其中,灰质坏死可波及多种脑组织,包括大脑、脑干及小脑。慢性损伤可表现为瘢痕性脑回和大理石纹理状。至少部分婴儿的空腔性损伤改变如积水性无脑、多囊性脑软化、脑穿通畸形可由于脑缺血缺氧脑实质破坏引起。

二、脑室周围的白质软化

Back 认为脑室周围白质损伤是早产儿脑损伤的最主要原因,慢性损伤病理分为局灶囊性坏死(脑室周围白质软化)和弥散性髓鞘紊乱。目前,神经成像研究显示脑室周围白质软化的发生率下降,而弥散性非囊性损伤占主要地位。在未成熟期导致脑室周围白质软化的因素包括缺氧、缺血和母婴感染。Svedin 证实对未成熟和接近成熟儿采用脂多糖可诱导脑白质损伤,因此认为脑白质损伤与宫内感染有关。另外,缺血性脑白质损伤可能与自由基导致的损伤有关,主要对未成熟的少突胶质起作用,可破坏少突胶质前体的髓鞘形成。最近研究表明,急性缺血缺氧损伤可导致 IL-1β 和 TNF-α 基因的表达增加,认为细胞因子基因调控异常和血凝固蛋白核多形性可能参与脑室出血和脑室周围软化损伤。

虽然对脑室周围白质软化的认识可追溯到 1 个世纪前,但这种损伤一直未能受到重视,直到 Banker 和 Larroche 出版他们的经典研究描绘其病理特征,包括该损伤明确解剖分布。早产儿最易出现脑室周围白质软化,然而,足月儿和超月儿也可能出现该种病损。与脑室周围白质软化有关的临床背景包括早产、产后数天的婴儿成活状况,心血管呼吸紊乱及与其相关的各种情况如原发性心脏病、脓毒性休克、呼吸窘迫综合征。Kohelet 观察到 545 例低出生体重儿,通过超声诊断为脑室周围白质软化,102 例(18.7%)有脑损伤表现。影响脑损伤程度的因素包括孕周下降、脑室内出血、出血后脑积水、脓血症、坏死性肠炎。Folkerth 目前尸检研究显示白质软化与自由基损伤、细胞毒性和兴奋性毒性有关。在容易导致白质软化损伤的窗口期(妊娠 24~34 周),少突胶质在脑室周围分布较多,是自由基作用的目标。因为在未成熟白质中,过氧化歧化酶是相对缺乏的。自由基通过影响蛋白质硝化和脂肪过氧化的免疫细胞化学标记起作用。同时,小神经胶质细胞在脑室周围软化损伤的白质增加可导致细胞损害。其他细胞因子如肿瘤坏死因子、白介素 -2 和白介素 -6、干扰素也对脑室周围软化损伤有影响。典型急性脑室周围白质软化的大体病理表现为在脑室外侧角的半卵圆中心、视辐射和听辐射区域有一个或多个不规则的白色或黄色病灶,一些病灶是出血性的。镜下病理显示,其特征为凝血性坏死内含有肿胀神经轴索,伴有组织细胞、吞噬细胞、反应性星形胶质细胞浸润和血管增生。在陈旧病灶中,可以看到纤维性星形细胞、矿物质沉积,甚至空腔形成。发病机制研究主要聚焦在动脉边缘带或动脉末梢供血的白质,在灌注失效后引起的缺血改变是白质坏死的基础。但 Gilles 等在新生儿尸检研究中描述另一类白质改变,包括星形细胞增生、两染性小体、急性损害的神经胶质。其中,神经胶质损害可单独出现,或与白质坏死病灶同时出现。他们称此种白质病变为围生期端脑白质软化病。临床和实验研究显示,内毒素在诱导此种损伤时扮演重要角色。围生期端脑白质软化病和脑室周围白质软化的确切关系仍然不是十分清楚。也许围生期端脑白质软化病代表损伤的早期阶段或后者不太严重时的表现,Grunnet 提出脑室周围白质软化复合体(periventricular leukomalacia complex,PLC)概念,认为其包括脑室周围白质、灰质、海马和海马旁回下脚、小脑和脑桥基底的坏死灶,临床过程与脑室内出血相似,但预后明显较差。新生儿期脑室周围白质软化的临床特征仍然不明确,主要是因为临床病理资料缺乏,就目前临床影像学的发展,对临床诊断的证实仍然比较困难。出现脑室周围白质软化后,其远期的神经障碍多为痉挛性双下肢瘫。

三、脑灰质坏死

在合并围生期窒息的足月儿中,灰质坏死是一种特征性发现,可同时合并一定程度的脑白质软化。如果是少数细胞受累,病灶可无明显改变。如果大量细胞受累,急性期在受损区可明显肿胀、变软、苍白、充血或出血。组织学变化如嗜酸性神经元坏死的发生,但这种神经元的坏死很难辨认,因为婴儿神经元的核周体太小,同时脑皮质的神经元紧密堆积在一起。随后,星形胶质细胞和吞噬细胞被激活,坏死的神经细胞被清除,神经纤维网形成空泡。特别是在背侧丘脑的坏死神经元,对酸性 -Schiff 染色和铁钙等染色呈现阳性。四种灰质坏死的解剖模式如下:大脑皮质、纹状体、间脑 - 菱脑、脑桥下脚。这些模式经常可重叠而被认为是区域性损伤加重。Takizawa 观察脑桥下脚神经元坏死可表现为细胞凋亡,在低血糖和脑组织未成熟情况下,缺血缺氧更易导致细胞凋亡。Robinson 发现除外少突胶质细胞丢失、轴索破损、凋亡,端脑 GABA 神经元表达的明显丧失可在灰质出现。

大脑皮质坏死的大体病理可呈现弥散的、带状的、按动脉分布的三种形式。镜下病理显示皮质坏死可为局灶的、层状的和经皮质的三种。锥状细胞层、海马下脚和下脚前部的海马神经元常常出现坏死。在纹状体和丘脑部位可出现斑片状或弥散的神经元受累。明显坏死病灶部位是下丘脑核、外侧膝状体、下丘、脑神经核。在小脑的齿状核、浦肯野细胞、内侧颗粒层可出现明显受损的小脑神经元。偶尔在脊髓前角也可观察到坏死的神经元。

缺血缺氧引起的脑灰质坏死的慢性损伤可呈现脑萎缩、星形胶质细胞纤维增生(有时可伴有大或小的空腔)、瘢痕性脑回、大理石纹理。从开始损伤到最后病灶定型,脑萎缩、星形胶质细胞纤维增生、空腔、瘢痕性脑回等演化是可追踪和合理推断的。但这种分析却变复杂,是因为这些脑受损的婴儿在成活的数月或数年中,可能遭受到另外的缺血缺氧损伤。精细的神经影像的应用可解决上述难题。

新生儿脑萎缩和胶质增生损伤不同于成人的脑损伤改变。因为婴儿脑组织的含水量较高,脑组织空腔程度也比成人的空腔明显。

瘢痕性脑回表现为萎缩的蘑菇状,在其相邻处为增宽的脑沟,以顶枕凸处最明显。镜下观察显示延髓沟的脑实质缺失比脑回顶处明显,因而形成蘑菇样改变。

大理石状纹理改变往往出现在背侧丘脑、新纹状体、大脑皮质。因为损伤表现为不规则的、交切的髓鞘带和异常的星形细胞突,所以称为大理石状纹理。在髓鞘染色的切片上,其大体和镜下病理的迷乱结构似大理石表面,星形胶质细胞迷乱突起形成异常髓鞘。此种损伤与缺血缺氧损伤的确切关系仍然不是很明确。瘢痕性脑回和大理石状纹理改变经常同时存在。

第三节　胆红素脑病

核黄疸是胆红素脑病的外在表现形式。胆红素可选择性对灰质和神经元坏死染色,是由相对较高血清浓度未结合的胆红素引起。胆红素浓度升高的原因有溶血紊乱、巨大血肿吸收、原发性或获得性胆红素结合功能缺失。胆红素浓度大于 20mg/dl 是行交换输血预防胆红素脑病的适应证。其他因素如早产、低白蛋白（清蛋白）浓度、窒息、酸中毒、脓毒症可降低血清胆红素阈值，使胆红素浓度为 10~15mg/dl 就可导致核黄疸。一些资料显示，较低血清浓度胆红素也可以引起较轻的胆红素脑病。

胆红素的致病机制是由于神经元中毒和死亡导致胆红素进入脑组织。不成熟血 - 脑屏障允许胆红素神经实质的观点不再被认可。内皮细胞受损可由窒息、颅内感染等因素引起，由于内皮细胞受损或血清渗透压提高导致血 - 脑屏障渗透性提高，从而有利于胆红素的进入。胆红素与磷酸酯类结合形成亲脂复合体，该复合体可轻易通过完整的血 - 脑屏障。胆红素的神经毒性主要作用在脑细胞的线粒体，同时，缺氧和低血糖可对线粒体损伤起作用。但对胆红素选择性作用于特定神经核和灰质等部位的原因仍然不清楚，可能是血管因素、结合部位或结合部位生化过程等原因。

胆红素脑病的主要病理特征是肉眼可见对称的灰质部位胆红素染色和该部位神经元坏死。主要受累部位为苍白球、背侧丘脑、下丘脑、脑神经核、下橄榄核、薄束核和楔束核、小脑顶核。较少受累部位为海马、豆状核、外侧膝状体体部和前角。在新鲜脑组织和 10% 甲醛固定的脑组织中都可以明显看到黄颜色改变。大体染色组织学显示在皱缩神经元内含有固缩的细胞核。甚至在石蜡切片中，胆红素色素仍然容易辨认，可能是胆红素色素与细胞膜存在结合。缺血性神经元坏死可出现在色素沉着处。在急性胆红素脑病时期成活而后来死亡的婴儿脑组织中，神经元丧失和星形胶质细胞纤维增生是普遍的。在 1 岁内，这些儿童可表现为肌张力低下、腱反射活跃、持续性颈紧张反射、运动功能发育迟缓，以后可表现为锥体外系症状和视觉障碍。

（刘小林　李智勇）

第四节　肌肉骨骼的继发性改变

脑瘫患者肌肉骨骼系统的改变属于继发性改变，在婴幼儿阶段改变不明显，年龄越大，继发性病理改变越明显。

一、肌肉改变

痉挛是锥体系上运动神经元（大脑皮质运动区、脑室周围白质、中脑或脑桥，以及皮质脊髓束）损伤的结果。脊髓失去上级运动中枢的抑制后牵张反射兴奋性增强。痉挛限制了肢体功能活动，痉挛状态持续存在不利于日常生活护理，肌肉发育落后于骨骼发育，还可以引起继发性骨骼肌肉畸形。

肌肉生长发生在肌肉肌腱移行部位。作为对反复牵张应力刺激的反应，不断增加肌小节实现肌肉生长。脑瘫患儿，特别是受累程度严重的患儿，与同龄健康儿童相比肢体活动明显减少。因此，承受的牵张应力刺激减少，肌肉生长受限，导致肌肉 - 肌腱短缩（肌静态性挛缩）。

长期痉挛状态下肌肉发生改变，主要表现为筋膜增厚和肌肉纤维脂肪化。肌肉弹性下降、僵硬，出现肌肉挛缩。

二、骨骼改变

肌静态性挛缩可以改变作用于骨骼的肌肉力量,引起骨骼生长受限,出现成角、关节屈曲挛缩和旋转畸形。最常见的如膝关节屈曲挛缩、髋关节内收畸形、髋臼发育异常和踝关节马蹄内翻足等畸形等。痉挛性偏瘫患儿经常会出现渐进性的非对称性肢体长度的差异。偏瘫患者肢体发育的成熟度也受到了影响,表现在长度和周径的差异。原因与儿童的总体营养状态无关。Roberts 等的一项研究表明,患侧骨骼的成熟度比健侧平均延迟 7.3 个月。Van Heest 等发现患侧肢体的生长损害程度与感觉损害的严重程度有关。

三、骨质疏松

骨质疏松(osteoporosis,OP)指单位体积内正常矿化骨的骨量减少,骨基质和无机盐平行减少,是以骨强度下降、骨折风险性增加为特征的骨骼系统性疾病。

脑瘫患者骨质疏松问题在重症患者尤其严重。脑瘫患者容易发生长骨骨折。骨密度测定表明脑瘫患者骨密度减少,最严重的骨质疏松见于营养差和卧床患者。42% 的重度脑瘫儿童维生素 D 水平低。其他人并没有发现维生素 D 水平与骨质疏松和骨软化症相关。病人服用抗惊厥药物后,维生素 D 缺乏症的出现频率增加。缺乏阳光照射,是丧失行走能力患者骨折和佝偻病的原因之一。高达 74% 的骨折发生在股骨,特别是在股骨髁上水平。关节僵直和近期手术是引起骨折增加趋势的另一个重要因素。有研究发现,在未经治疗的髋关节脱位患者股骨骨折发生率高达 20%。然而,接受髋脱位手术的病人最有可能在石膏拆除后的几个月出现股骨骨折。1993 年的一项研究发现,29% 的髋关节不稳定术后卧床儿童,石膏拆除后 3 个月内出现股骨骨折。

(许世刚)

参考文献

1. Kohelet D,Shochat R,Lusky A,et al. Risk factors for seizures in very low birthweight infants with periventricular leukomalacia [J]. Journal of Child Neurology,2006,21(11):965-970.

2. Folkerth RD.Neuropathologic substrate of cerebral palsy [J]. Journal of Child Neurology,2005,20(12):940-949.

3. Takizawa Y,Takashima S,Itoh M.A histopathological study of premature and mature infants with pontosubicular neuron necrosis:Neuronal cell death in perinatal brain damage [J]. Brain Research,2006,1095(1):200-206.

4. Ohmura A,Nakajima W,Ishida A,et al. Prolonged hypothermia protects neonatal rat brain against hypoxic-ischemia by reducing both apoptosis and necrosis [J]. Brain & Development,2005,27(7):517-526.

5. McAdoo JD,Warner DS,Goldberg RN,et al. Intrathecal administration of a novel apoE-derived therapeutic peptide improves outcome following perinatal hypoxic-ischemic injury [J]. Neurosci Lett,2005,381(3):305-308.

6. Sameshimá H,Ikenoue T.Long-term magnesium sulfate treatment as protection against hypoxic-ischemic brain injury in seven-day-old rats [J]. American Journal of Obstetrics & Gynecology,2001,184(2):185-190.

7. Back SA.Perinatal white matter injury:the changing spectrum of pathology and emerging insights into pathogenetic mechanisms[J]. Mental Retardation & Developmental Disabilities Research Reviews,2006,12(2):129-140.

8. Sárközy G, Griesmaier E, He X, et al. T3 replacement does not prevent excitotoxic cell death but reduces developmental neuronal apoptosis in newborn mice [J]. European Journal of Paediatric Neurology, 2007, 11 (3): 129-135.

9. Graham EM, Petersen SM, Christo DK, et al. Intrapartum electronic fetal heart rate monitoring and the prevention of perinatal brain injury [J]. Obstetrics & Gynecology, 2006, 108 (1): 656-666.

10. Robinson S, Li Q, Dechant A, et al. Neonatal loss of gamma-aminobutyric acid pathway expression after human perinatal brain injury [J]. J Neurosurg, 2006, 104 (6 Suppl): 396-408.

11. Svedin P, Kjellmer I, Welin AK, et al. Maturational effects of lipopolysaccharide on white-matter injury in fetal sheep [J]. Journal of Child Neurology, 2005, 20 (12): 960-964.

第三章

脑性瘫痪的分型和特征

脑性瘫痪是导致儿童运动功能障碍最常见的疾病,是指神经系统发育未成熟阶段大脑受到非进行性、永久性损害,形成的以运动障碍为主要特征的综合征。在治疗脑性瘫痪患者过程中,临床医生应牢记其病变原发于脑部损伤或畸形,患者的骨骼、关节、肌肉、肌腱或周围神经并没有任何固有的或原发的解剖学或生理性异常。只是,目前我们不能修复损害的脑组织,只好被迫治疗脑性瘫痪所表现出的继发病如关节挛缩和肌肉失衡等。

第一节　按照运动功能障碍类型分型

要选择正确的治疗方法,临床医生必须诊断清楚脑性瘫痪的类型,错误地选择针对其他类型的治疗方法,不但达不到功能改善的目的,反而会降低肢体原有的功能。例如,对原发性共济失调型脑性瘫痪治疗如选用跟腱延长,则只能使患者由共济失调步态转变为共济失调加蹲距步态。不管是康复训练、支具或手术,临床医生在进行任何治疗之前必须耐心地确定患者脑性瘫痪的类型。

因脑部受累的部位不同,大部分脑性瘫痪患者都表现出可以辨认的特定形式的动作障碍。这些表现形式就成为脑性瘫痪临床分型的基础。但是儿童在18个月龄之前可能不表现出各类脑性瘫痪常见的特征性运动障碍。患儿多在1岁后找专家就诊,就诊时多表现肌张力降低、身体和发育延缓。脑性瘫痪典型的特征在学步婴儿、儿童及成年人容易辨认。当儿童表现为发育迟缓,仅有的脑性瘫痪体征可能就是婴儿反射的持续存在,而1岁内脑性瘫痪最有意义的预兆可能是异常的围生期病史。因为,不是所有的早产儿或脑室出血的婴儿都会出现脑性瘫痪,所以对围生期有异常病史的患儿应密切随访,及时发现发育迟缓及婴儿反射持续存在的证据。

一般情况下,脑瘫不影响寿命,按照美国脑瘫协会制定的标准,按照运动功能障碍一般将其分成8型,简述如下。

一、痉挛型脑性瘫痪

痉挛型是最常见的一种脑性瘫痪类型,占60%左右,是大脑皮质或锥体束损害的结果。常表现为肌张力过强,即痉挛。肢体痉挛的特点是:①肢体的灵活性下降,关节僵硬;②肌力不能充分发挥;③肌腱反射亢进;④肌肉被牵拉伸展时出现强烈的阻力;⑤常出现过强的屈肌反射。痉挛肌肉是主动肌和拮抗肌同时过强收缩,或者肌张力高的拮抗肌抑制主动肌发挥功能。根据肢体障碍部位,痉挛型脑瘫又分为四肢瘫、三肢瘫、截瘫、偏瘫、单瘫、双重瘫、双侧偏瘫等类型。四肢瘫型在婴儿期开始就明显地不能随年龄正常发育,抬头坐立弛缓。偏瘫型侵及一侧肢体,有时上肢比下肢重。截瘫型则侵及双下肢,如内收肌痉挛严重时,表现为抱起患者其双下肢交叉畸形,可行走的患者则表现为剪刀步态。跟腱挛缩将出现尖足畸形,合并胫骨后肌挛缩则表现为马蹄内翻足畸形,在行走或站立时足跟不能着地。双重瘫一般痉挛下肢重于上肢。临床检查痉挛型表现为肌张力增高,腱反射亢进,病理反射存在,出现踝阵挛和髌阵挛阳性。若不进行有效治疗,就可能造成肌腱和关节囊的挛缩,出现肢体不可能被动矫正的僵硬畸形。年龄越小,痉挛越重,肌腱挛缩则发生越早。肌腱挛缩最早可发生在2岁,一般在3岁以后,有的4~5岁就有可能成为严重固定畸形并抑制骨骼正常发育。

二、手足徐动型脑性瘫痪

手足徐动型是占第二位的脑性瘫痪类型,多为胆红素脑病后遗症,占25%;是基底核损害所致,病理变化主要集中在纹状体,并侵犯到尾状核、豆状核和苍白核。出现眼肌、躯干肌和肢体肌肉活动异常。肌张力为摇摆性,即肌张力在低张力和高张力之间摇摆,正常的主动肌和拮抗肌在一定时限上不能协同收缩。肌张力变化表现在不自主或无目的性地徐动,互不协调,有目的性地随意运动或精神紧张时徐动程度明显增加。手足徐动型在紧张性反射活动,特别是紧张性颈反射的影响下,非对称性紧张性颈反射成为固定的形式,难以完成手持食物放入口中动作。在关节活动范围内控制运动动作和保持对称性的姿势也有困难。有时由于类似振动病样抖动,难以完成上肢随意运动。在婴幼儿发育初期,因主动肌对拮抗肌相反的神经抑制过强,导致主动肌和拮抗肌协调性同时收缩的功能发育不全。不随意运动的表现并不明显,随着发育的进展、年龄的增加,不随意运动日趋明显。手足徐动型又可划分为张力型、张力障碍型、舞蹈病型、剧烈颤搐型、僵硬型。

1. 张力型手足徐动　此亚型脑性瘫痪是由于胆红素沉积在基底核引起,患者肌张力增高,但反射不亢进、没有阵挛及其他痉挛型体征,肌肉的张力可以形象地描述为"抖出来的"。张力型手足徐动可伴有耳聋和斜视。

2. 张力障碍型手足徐动　此亚型患者出现一种持续的、迂曲的、缓慢的、扭曲的动作,常累及所有的肢体以及颈部和躯干。

3. 舞蹈病型手足徐动　比张力障碍型手足徐动常见,其特征为患者的腕部、手指、踝、足趾及舌头出现持续性运动。

4. 剧烈颤搐型手足徐动　此亚型手足徐动的特点是患者清醒时产生持续的躯干摇摆,由于这种躯干或近端肢体的持续性剧烈运动,患者可能伤及自己或护理人员。

5. 僵硬型手足徐动　此亚型患者在所有脑性瘫痪患者中肌张力最强,但患者无痉挛体征,无阵挛和反射亢进。患者的肌肉极为僵硬,可表现为铅管样或齿轮样僵硬,矫形外科医生在对此类患者进行肌腱松解或神经切断手术时应慎重,以免因过度降低协同肌的张力而使拮抗肌将僵硬的肢体拉向相反方向,产生固定的与原方向相反的畸形。

三、共济失调型脑性瘫痪

此型占4%,主要是小脑受损的类型,除此之外,可能有锥体系、锥体外、深部感觉系统的重复病变。特点是不能持续性姿势控制,协调运动障碍。表现为平衡失调,肌肉本体感觉、关节的位置觉丧失,肌张力下降,易疲劳,可伴有距离测定障碍,眼球和肢体震颤,可能有智力低下等。在婴幼儿发育初期平衡失调并不明显,随着发育程度提高,这种失调就日趋变得明显。临床类型有单纯共济失调型,合并痉挛型和合并手足徐动型的两种混合型脑瘫。由于痉挛或手足徐动的程度使共济失调也有相应改变。

四、僵直型脑性瘫痪

此型占 4%,病变累及广泛,病变脑损害的范围说法不一,可能是大脑皮质运动区病变为主或广泛的基底核损害造成的,一般认为由于苍白球的损害造成了全身肌肉张力极度亢进,肢体呈僵直状态。常常看到角弓反张,肢体被动活动犹如铅管,反射和阵挛均不易引出。生长、发育和预后均差。

五、震颤型脑性瘫痪

此型是一种非常罕见的脑性瘫痪类型。此类患者的震颤是一种小幅度的、摇摆的、重复性的不自主运动,常发生于脑炎之后。

六、低张力型脑性瘫痪

此亚型患儿围生期病史的特征是妊娠和分娩均正常,但在分娩后约 1 天内患儿可能出现缺氧发作,表现肌张力轻度或极度低下,肢体松软。护理此类患者,合适的助坐系统极为重要。

七、无法分类型

多为年龄较小的患儿,早期各种临床表现不明确,随年龄增长可向其他类型转化。

八、混合型脑性瘫痪

病变部位不恒定,两种以上类型临床表现合并存在,以痉挛型与手足徐动型为多见。

第二节　痉挛型脑性瘫痪的解剖部位分型

按解剖部位分型或称为按瘫痪部位分型,大多数情况下这种分型方法应用于痉挛型脑性瘫痪患者,但其他类型如手足徐动型也可能累及特定的解剖区域而不是广泛累及(图 3-1)。

一、单肢瘫

单肢瘫患者只有一个肢体受累,或上肢或下肢。这是一种极为罕见的类型,多见于脑膜炎之后。有些患者被误诊为单肢瘫,但如果要求患者奔跑则会发现患者真正的瘫痪类型是偏瘫,患儿通常用患侧的足趾负重,上肢姿势特殊,表现出偏瘫的特征。

二、偏瘫

偏瘫患者同侧上下肢同时累及,上肢被累的严重程度一般甚于下肢,这种运动障碍因

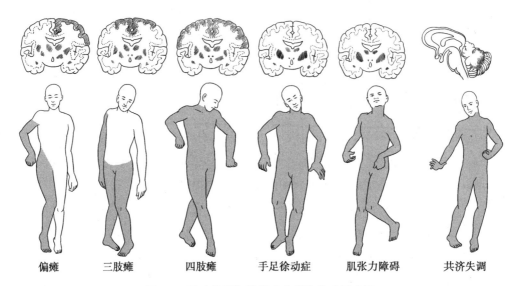

图 3-1　脑瘫分型与脑部病变部位关系示意图

偏瘫系对侧大脑运动皮质受损。三肢瘫与四肢瘫系双侧大脑运动皮质受损,但损害范围不同。手足徐动型脑瘫和肌张力障碍系基底核病变。共济失调系小脑损害的结果

大脑中动脉出血影响一侧大脑半球的中部所引起,由于感觉回和运动回均有损害,痉挛型偏瘫患者常出现瘫痪肢体的感觉障碍,这种感觉障碍并非一定影响痛、温觉,更多损害的是精细感觉。在考虑对上肢进行广泛手术时,应该考虑到上肢精细感觉缺失是预后不佳的征兆。偏瘫患者常见的伴随疾病包括癫痫和患侧下肢短缩 1~2cm。这种短缩在大多数情况下是有利的,因为它为安装足踝支具留下了余地,也使患者在步态摆动相足部不受阻碍。

三、截瘫

截瘫指两下肢局限性瘫,真正痉挛型截瘫较少见,常合并上肢轻度障碍。真正的痉挛型截瘫,患者上肢的粗运动控制和精细运动控制完全正常。如果见到此类患者,应该询问家族史,以除外家族性痉挛性截瘫。此外,还需检查脊柱,包括 MRI 检查,以除外脊髓畸形、受压或病变。一般不用来描述脑瘫。

四、双肢瘫

典型的痉挛性双肢瘫见于低体重的早产儿,但并非所有低体重的早产儿均出现双肢瘫。痉挛性双肢瘫由脑室周围区域血流障碍引起,早产儿分娩时此区域正处于胚胎时期两个血管系统的分界区。瘫痪部位是双侧对称的,而且下肢被累及的程度重于上肢。患痉挛性双肢瘫的儿童,体格检查时容易发现双上肢的粗运动和精细运动控制障碍,尽管上肢的体征不如下肢明显。

五、三肢瘫

我们认为三肢瘫并不存在,因为中枢神经系统损害不可能只累及三肢。在我们所见的几乎每一例三肢瘫病例,体检时容易发现其瘫痪形式是三肢严重瘫痪和一肢轻微瘫痪。这

类患者的外科治疗比较困难,因为上肢和下肢的瘫痪缺乏对称性,难以维持一种总体的肌肉平衡。

六、四肢瘫

四肢瘫患者四个肢体出现瘫痪,一般情况下患者仍能控制颈部和躯干。

七、双重偏瘫

一侧上、下肢障碍重于另一侧上、下肢者。此型瘫痪见于大脑中动脉破裂引起的脑室出血患者,与偏瘫类似,上肢累及的程度重于下肢。

八、全身瘫

全身瘫痪患者四肢和颈部、躯干肌肉全都发生瘫痪,此类患者常完全丧失生活能力,需要完全由他人护理,通常伴有流涎,并需要特殊的助坐系统帮助护理。

严格区别双重偏瘫和四肢瘫比较困难。临床上有上肢的功能相当好、躯干也能控制的双瘫,即使这种情况不能走的也不少。另外,尽管走得不好但还能走,可上肢功能相当差的四肢瘫,给人一种重度感不一致的印象。

所有这些形式的瘫痪与儿童的认知能力和感情的成熟都没有关系,通过分析脑性瘫痪患者的临床类型和瘫痪部位的类型,临床医生可以做出恰当而准确的诊断,这对患儿的治疗、康复、教育都有很大的帮助,使他们能充分发挥出智能上和体能上的发育潜能。脑性瘫痪儿童的康复护理应该着眼于他具备的潜能,而不是他的残疾。

（俞兴　徐林）

参考文献

1. Herring JA. Tachdjian's Pediatric Orthopaedics［M］. Philadelphia：Saunders/Elsevier,2008.

2. John P. Dormans. 小儿骨科核心知识［M］.潘少川,主译.北京:人民卫生出版社,2006.

3. 徐林.关于开展脑瘫 SPR 手术的若干问题［J］.中国矫形外科杂志,1995,2(2):141-142.

4. David L. Skaggs,John M. Flynn. 小儿骨科规避后患要略［M］.潘少川,主译.北京:人民卫生出版社,2008.

5. 陈秀洁,李树春.小儿脑性瘫痪的定义、分型和诊断条件［J］.中华物理医学与康复杂志,2007,29(5):309.

6. 徐开寿,麦坚凝.脑性瘫痪的诊断、评价与治疗［J］.中华实用儿科临床杂志,2010,25(12):950-952.

7. 唐久来,秦炯,邹丽萍,等.中国脑性瘫痪康复指南(2015):第一部分［J］.中国康复医学杂志,2015,30(7):747-754.

8. Bax M,Goldstein M,Rosenbaum P,et al. Proposed definition and classification of cerebral palsy, April 2005［J］. Developmental Medicine & Child Neurology,2005,47(8):571-576.

9.《中华儿科杂志》编辑委员会.小儿脑性瘫痪的定义、诊断条件及分型［J］.中华儿科杂志,2005,43(4):262-262.

10. 王辉.脑瘫研究现状［J］.中国康复理论与实践,2004,10(5):289-292.

11. Erasmus CE,Van HK,Rotteveel JJ,et al. Clinical practice:swallowing problems in cerebral palsy［J］. European Journal of Pediatrics,2012,171(3):409-414.

12. Kantarcigil C,Sheppard JJ,Gordon AM,et al. A telehealth approach to conducting clinical swallowing evaluations in children with cerebral palsy［J］. Research in Developmental Disabilities,2016,55:207-217.

第四章

脑性瘫痪的诊断和患儿评估

第一节　高危婴儿的筛查

高危因素是指容易导致脑性瘫痪的各种危险因素。脑性瘫痪的致病因素,往往是早期诊断脑性瘫痪的重要线索,主要有以下三个方面。

一、母子因素

母子因素是指母亲在妊娠及分娩过程中的危险因素,可分为妊娠因素和分娩因素。

1. 妊娠因素(产前因素)　16岁以下和40岁以上分娩,35岁以上临产,习惯性流产、多胎、未成熟儿、畸形儿及巨大儿分娩史。妊娠3个月以内的致畸因素——病毒感染,如巨细胞病毒、风疹病毒等;妊娠初期流血;X线照射;吸烟、糖尿病等内分泌疾病;肥胖;RH及ABO血型不合、严重妊娠中毒症。妊娠中患感染性疾病,如弓形虫病、梅毒、结核、慢性尿路感染及单纯疱疹等。妊娠中患严重疾病,如心脏病、精神病、肾病等,妊娠初期服药,做大手术,贫血;四次以上反复妊娠,反复阴道流血等。

2. 分娩因素(产时因素)　产程长——初产24小时以上,经产12小时以上,第二产程2小时以上;早期破水——分娩前24小时破水;前置胎盘,胎盘早剥;羊水异常——羊水混浊,过多;脐带异常——脱垂、绕颈;宫内缺氧;双胎、多胎;臀位、颜面位;高位和中位产钳;胎盘功能不良,重症窒息;剖宫产等。

二、新生儿因素(产后因素)

出生体重在2.5~4.1kg,特别是2.0kg以下的极小未成熟儿,34周以内的早产及43周以上的过期产。胎龄和出生体重不相适应,窒息Apger评分在4分以下,吸吮无力及无吸吮;新生儿痉挛,2周以上的黄疸,交换输血;呼吸障碍和发绀;畸形,产伤,出血;贫血;感染(中耳炎、气管炎、肺炎、脑膜炎等);早期呕吐,低血糖;中枢神经异常;未熟儿网膜症;酸中毒,无颌状,易激惹,产后第1周重症营养不良;出生时体重恢复延迟等。

三、家族因素

在家族或直系亲属内有先天性遗传性疾病,如家族性脑性瘫痪、变性疾病、精神障碍、智力障碍、家族性先天畸形、晚期妊娠、频繁流产、死产等。

一般来说，高危因素越多、越重越易发生脑损伤，但没有高危因素的小儿也可能因遗传、畸形及代谢障碍等低危因素而致病，不能忽视。

对于有以上有高危因素，尤其是出生时低体重、窒息、重症黄疸、抽风等高危病史的婴儿，医院应在治疗的同时建立定期随访，注意其发育、姿势和运动是否异常。各地儿童保健单位对生后 2 个月、4 个月、6 个月的婴儿健康检查中，重点应放在运动和姿势的异常。

第二节　发育诊断（运动发育落后和异常）

发育诊断在脑性瘫痪的诊断中占有十分重要的地位，因为脑损伤发生在成熟的脑组织时，可以出现与损害部位相关的神经功能缺失的症状和体征，即所谓的定位诊断。而损害未成熟、未分化的脑时，由于内在和外部诸多因素的影响，使脑本来的神经通路形成和分化过程发生改变，出现相应的发育障碍和异常。运动发育的异常表现在随着中枢神经系统的成熟过程而不断变化的各种症状，包括自发活动性（自发运动）、姿势反应、发育性肌紧张等。

运动发育异常：指自主运动型（行动）、姿势反应、抗重力肌装置等随中枢神经系统成熟过程变化表现出多种症状。

肌活动异常：指伸张反射、肌张力异常，不随意运动等神经学的症状而言。

运动异常和肌活动异常两方面的因素决定脑瘫的诊断

一、正常运动发育

小儿运动发育的规律，表现为由上而下，由近而远，功能由低级到高级、由简单到复杂、由不协调到协调的过程。

1. 粗运动的发育　民间的谚语把婴儿的运动发育归纳为“二抬四翻六会坐，七滚八爬周会走”，比较真实地反映出婴儿发育的规律，简要的描述见表 4-1。

(1) 头部控制的发育：在婴幼儿所有运动的发育过程中，头部控制是一个重要的先决条件。只有头部克服重力影响，建立正确姿势之后，才能发展眼手的控制以及视觉的正确性和对抗重力的各种平衡，否则，他无法协调地翻滚、起坐、行走，甚至无法采用正确方式进食。头部可以控制好发育，预示着所有平衡运动的发展。

婴儿的头部控制运动发育，开始俯卧位，然后才是仰卧位，2 个月时在俯卧位时已经克服重力抬头。4~5 个月时头部控制已经有了较好的发育，在这个阶段当他仰卧位被拉着坐起时，头部不会向后奄拉，而且能及时地使头部与躯体保持直线；当母亲伸手拉他起来时，可以看到明显的头部上抬运动；甚至在母亲尚未抓住他的手之前，就在抬头的趋势。6 个月之后，婴儿能在仰卧位本能地抬手，举脚步，观看自己的脚趾。

(2) 运动能力的发育：婴儿从一种姿势变为另一种姿势，从一个地方转到另一个地方，取决于重心的调节，平衡能力的发展。

处于俯卧位的新生儿为了避免窒息，会将头转向一侧。直至 2 个月，婴儿才逐渐发展了伸展头部和躯干的能力。到了 3 个月能将头抬至与地面成 90°，到了 4 个月他能用前臂支撑负重。5 个月后，他能伸展肘关节，用掌支撑负重，使上部躯干离地。至此，婴儿的上肢已经几乎具有了对抗重力、充分伸展的能力。6 个月的婴儿已经能在俯卧位将重心从一只手转移到另一只手，从而能腾出一只手来玩玩具。不久，他便尝试着用爬行的方式在地上行走，

表 4-1 婴幼儿粗运动发育的时间顺序

动作 ＼ 时间	时间顺序									
	0~3月	3~6月	6~9月	9~12月	12~18月	19~24月	2~2.5岁	2.5~3岁	3~4岁	4~5岁
抬头(俯卧)	→									
翻身		→								
扶坐		→								
独坐			→							
爬			→							
扶站			→							
独站				→						
扶走				→						
独走					→					
跑、跳						→				
上下楼梯							→			
骑车							→			
独脚站平衡								→		
双脚跳障碍									→	
接传球									→	
熟练骑车									→	
熟练传接球										→
边跑边踢球										→

但由于没有能力在上肢伸展的同时协调地将膝、髋关节屈曲结合起来,因此它只能靠运用上肢的运动,拖着身体前进。婴儿到了 9 个月已经学会了爬行。当然他首先学会的是手、膝爬行的姿势,然后必须掌握处于这个姿势的重力调节平衡,以便将躯体一侧的重心转移到另一侧,他通过前后摇晃身躯或在爬行姿势时举起一只手的动作来练习,继而他便能腾出一只手去抓他想要的玩具。此时,他已经具备了爬行运动的条件,10 个月的婴儿,在爬行运动中已经具有较出色的平衡能力。

为了达到直立运动,婴儿必须对抗重力,发展躯体的伸展能力。8 个月的婴儿,开始拉着小床,尝试使自己直立地站起来,此时他的髋、膝部和躯体的伸展已经得到较好的发育。他又有能力在手的扶持下站立,但他缺乏随意使髋、膝关节从伸展变成屈曲的能力,他的手掌抓握能力虽已发展,但还不能及时松手,因此他无法使自己坐下,只能在大人的帮助下,或因自己不小心跌落来获得坐位。在这个阶段,他会重复这样的表演,直至自己学会协调运动,能独立地从站位变成坐位。11 个月的婴儿能从侧坐转移到蹲坐,再站起。13 个月婴儿能通过半跪位站起。婴儿在开始独立行走前,常自己扶着小床或家具横向学步,偶然他会跌倒成坐姿,但通过不断的实践,他会逐渐掌握平衡。婴儿最初的行走是试探性的,往往走几步即投入父母的怀抱,以后由于及时练习,他能依靠自己从一个地方走到另一个地方。开始行走时他总是双臂外展并屈曲,双脚也分得很开,以此来补偿平衡反应的缺乏,经过一段时间的实践他将掌握平衡反应,行走时可以双手拿物,因为这时他不需要用双臂来保护行走平衡。

2. 精细动作的发育 新生儿不会应用手,总是握着拳头,这种手指的屈曲实际上是新生儿普遍存在的屈曲过度的一部分。一直到4周后,当他处于放松状态时,手才张开,这在喂奶时或睡着时可以看到。由于缺乏肘关节的伸展,他无法伸出手来。出生1个月的婴儿,可以短暂地用眼睛瞪一个方向较近的物体,这将成为眼和手联系的一种先兆,是婴儿发展手的应用的开端。

3~4个月的婴儿,握拳的双手已经放开,此时,自主的抓握动作才开始发展。3个月的婴儿会将手放到胸前并有时玩弄自己的双手。4个月的婴儿,会伸出手去抓一个色彩鲜艳的玩具,但动作很不协调。当他将双手放到中线位置时,他的眼睛会注意自己的双手。6个月的婴儿在仰卧位时能自如地用手抓自己的脚,并能将脚趾放在自己的嘴里,此时他已经能将拿在双手内的两块积木互相敲击。7个月的婴儿已经能独立并用手玩玩具,还会将一只手转移到另一只手中。8个月的婴儿能在坐位旋转躯干,伸手拿取身后的玩具且能保持身体的平衡。9个月的婴儿能试着用食指指出自己的眼睛、鼻子和耳朵。在这个阶段,只要他能拿到的东西都要抓着放到嘴里,而且抓的动作有了改进。他开始用拇指的第一关节对着食指的第二关节抓东西。一直到12个月,他能用拇指端和食指端拿取东西,逐渐地试着撕纸并扔东西,试着将一地积木放在另一块积木的顶上。18个月的幼儿会试着脱自己的背心。2岁以后会穿短袜,并会画垂直线。2岁半时会模仿着画水平线和圆。3岁时会穿鞋并将10块积木叠成塔。4岁以后能会画人,并学会识别颜色、数字和识字。整个精细动作的发育简要描述见表4-2。

3. 有关运动发育的各种因素 发育是生命体按其遗传信息,不断适应其所处环境,获得个体的行动模式。在胎儿期已经可以观察到与意识无关的感觉刺激诱发的反射而出现的运动。用显微镜可以观察到神经轴突髓鞘化、树突的生分化。功能上则以整合、分化作用的姿势反应、自主运动的发育阶段来制定。

姿势是非自觉的、稳定的,表现一定位置关系,反映肌紧张、中枢神经的活动状态,为运动做准备。运动为其结果,姿势的变化为运动,运动与姿势统一考虑。

肌肉、骨骼和关节是运动系统的基本组成部分,它们在人体的皮肤、代谢、内分泌以及神经系统状态均为正常的情况下,通过神经系统来控制运动,即通过锥体系及锥体外系来控制运动。

(1) 锥体系:皮质脑干束和皮质脊髓束是锥体系的基本组成部分,其功能为管理随意运动,而锥体外系则为保持肌张力的,保持正常姿势,保证锥体系的随意动作能够达到完全协调、平衡和精确。

(2) 锥体外系:是另外一个控制运动及其重要的组成部分,包括锥体系以外的运动神经核和运动传导束。主要部分是位于基底核的纹状体;另外一部分是红核、黑质、丘脑底核和网状结构。大脑皮质锥体外系的运动区主要在中央前回的4区和6区。前庭神经和小脑系统也与平衡运动有关,被列入锥体外系的范畴。

锥体外系以纹状体为中心,接受大脑皮质、丘脑和小脑的传入纤维,传出纤维途经丘脑底核、红核、黑质等中继站,下行网状结构,下达脑干与脊髓的下级运动神经元,控制脑神经

表 4-2　婴幼儿精细运动发育的时间顺序表

时间 / 动作	时间顺序									
	0~3月	3~6月	6~9月	9~12月	12~18月	18~24月	2~2.5岁	2.5~3岁	3~4岁	4~5岁
眼随物转	→									
手抓物	→	→								
玩具换手			→							
打简单的方块				→						
拇、食指抓物				→						
玩汽车玩具				→						
握笔乱涂					→					
插棍					→					
近似物相配					→					
插几何图形						→				
搭积木						→	→			
拼图							→			
描图								→		
画人									→	→
认颜色									→	→
数数字										→
认字										→

运动核及脊髓前角运动细胞。

以上两系包括各种分工不同的结构部分,控制各种运动,促使小儿发育,逐渐形成小儿正常生活能力和社交活动。

二、运动发育的异常

发育异常主要表现为发育落后和解离。

1. 发育落后　脑性瘫痪、智力低下、先天性神经和肌肉疾病等患儿发育落后几乎是必然的症状。这些可以作为诊断参考条件之一。Vojta 认为,落后 3 个月以上则为异常。Cardwell 材料可以参考,见表 4-3。

2. 发育的解离　发育的解离是指与发育相关的各个领域的发育阶段与正常儿童有明显的差异。脑性瘫痪患儿可有运动和精神发育之间的解离,出现运动发育和精神发育的不平衡现象。如超过 1 岁 6 个月的患儿,智能发育正常,神经学上也没有异常,姿势反应发育也无明显落后,可是下肢抗重力的活动性和交替运动不发育,坐位时用侧屈肌同时移动,两腿瘫痪,只能坐着向前蹭行。这就是步行延迟儿的解离现象。自发运动落后,解离移行于正常之间,故除极端延迟外,对婴幼儿期的延迟诊断一定要慎重。

表 4-3　脑性瘫痪患儿运动发育项目的平均出现月龄

正常发育 （月龄）	发育项目	脑瘫的出现月龄 （均数）	研究对象数	和正常儿童的 平均月龄差
1~3	俯卧位抬头	12.4	74	9.4
4~5	伸手抓东西	14.5	28	9.5
6~7	独坐	20.4	73	10.4
7~8	爬	26.4	21	18.4
9~11	抓握	17.2	16	6.2
9~12	说单词	27.1	65	15.1
12~13	独站	27.5	43	14.1
12~18	独步	32.9	57	14.9
24~30	说 2~3 个短词句	37.4	39	7.9

三、脑性瘫痪患儿的发育特征

脑性瘫痪患儿的发育特征之一,为一期(3 个月)以上的发育迟缓;而且必然有异常发育,呈病态运动发育,脱离正常发育过程。异常发育是指由于异常的姿势、运动模式决定的病态发育。可以概括为:

1. 四肢躯干的左右差,呈非对称性。
2. 只以某种固定的运动模式运动。
3. 抗重力运动困难。
4. 做分离运动困难。
5. 发育不均衡(上肢、下肢、仰卧位、俯卧位、左右)。
6. 肌张力不平衡(异常姿势的肌紧张,姿势变化时肌张力增高、低下及动摇)。
7. 6 个月以上患儿原始反射残存。
8. 正常感觉运动发育不足,异常感觉运动的存在。
9. 有联合反应、代偿运动。

观察婴儿自发运动,其中是否有异常模式,对诊断很重要,还要经过一段时间观察这种异常模式是改善,还是恶化。动态的观察非常重要,异常模式改善,正常化的可能性就高;如果恶化进展,则成为病态的可能性高,病态固定成型,便为脑性瘫痪。

第三节　反射和姿势反射异常

反射和姿势反射异常是脑性瘫痪患儿诊断上重要的神经症状。在脑性瘫痪患儿身上主要的反射异常除包括 Vojta 七种姿势反射异常外,还有新生儿期原始反射残存和一些该出现的生理反射(如平衡反射、翻正反射)不出现。这些都是婴幼儿期诊断的必要条件,而且也是小儿神经学中要求必须掌握的检查手段,对小儿神经(脑)的发育和脑损伤的早期发现、评价效果判定都有实用价值。将脑性瘫痪诊断上必要的神经检查介绍如下。

反射(reflex)是刺激感觉感受器—传入神经纤维—中枢—传出神经纤维—效应器而产生的应答,上述构成亦称反射弧。传入神经纤维和传出神经纤维在脊髓连接,最简单的为单突触反射。具有多突触的多突触反射,则由高级中枢统筹支配,有明显的附属性。由刺激诱发的一定应答称为反射,由于情况不同、概念不定的因素称为反应。严格地讲,反射和反应很难区别。

作为发育指标的反射、姿势反应,在脑性瘫痪的诊断上特别重要。按神经成熟可分为原始反射和各种姿势反射(反应),以及正常诱发不出来的病理反射等。

一、Vojta 姿势反射

Vojta 姿势反射是 Vojta 博士经过多年实践及反复研究先后创立的,用于早期诊断脑瘫等脑损伤性疾病的 7 种姿势反射,统称 Vojta 姿势反射。Vojta 利用每个小儿在不同的空间位置表现出不同姿势反应性的特点,随着月龄的增长又表现出一定的规律和特点,在各种姿势下观察小儿姿势反应的状态,这是一种简单、快捷、准确的检查方法,可以早期发现异常,对早期诊断脑瘫等脑损伤性疾病十分便利,并有重要的诊断价位。Vojta 七种姿势反射已经得到各国学者认可而被广泛采用。

(一)Vojta 七种姿势反射

1. 拉起反射(traction reflex,Tr)　诱发方法:小儿仰卧位,检查者面对小儿,把两手的拇指从小儿尺侧送入小儿手掌中,用其余四指固定小儿腕部,注意勿碰小儿手背。当检查者确定小儿发生把握反射,并紧握检查者拇指时,将小儿从床上拉起,使躯干与床面呈 45° 夹角,观察小儿头部与下肢变化。反应分 5 相(图 4-1)。

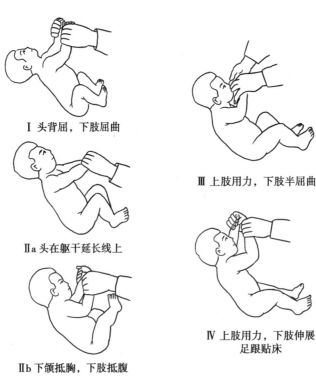

Ⅰ 头背屈,下肢屈曲

Ⅱa 头在躯干延长线上

Ⅱb 下颌抵胸,下肢抵腹

Ⅲ 上肢用力,下肢半屈曲

Ⅳ 上肢用力,下肢伸展
足跟贴床

图 4-1　拉起反射

Ⅰ相:小儿头背屈,两下肢轻度屈曲外展。

时期:0~6周。

Ⅱa相:拉起时,头在躯干延长线上,双下肢屈曲。

时期:7周至3个月。

Ⅱb相:拉起时头颈前屈,下颌抵胸,躯干屈曲,下肢屈曲抵腹部,标志着第2屈曲期发育成熟。

时相:4~6个月。

Ⅲ相:躯干伸展,肩外展,上肢被拉起时有用力的表现,下肢呈半屈曲半伸展状态。

时期:7~8个月。

Ⅳ相:躯干伸展,上肢用力主动拉起,下肢轻度外展、伸展,足背屈,足跟贴床。

时期:9~10/12个月。

拉起反射的异常姿势(图4-2):

(1) 头极度背屈,多为肌张力低下型脑瘫拉起时的表现。

(2) 一侧或两侧下肢将硬性伸展,内收、内旋,尖足,全身发硬,拉起时呈棒状,角弓反张,多为痉挛型脑瘫的拉起姿势。

(3) 头背屈、下肢屈曲。

(4) 各项较同龄儿延迟。

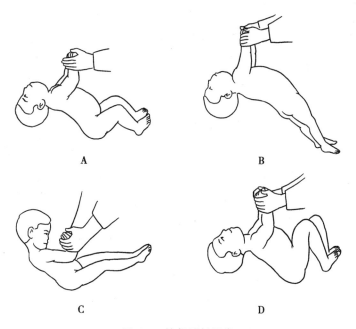

图 4-2 拉起反射异常

A. 头极度背屈 B. 角弓反张 C. 下肢伸展 D. 下肢屈曲

2. 立位悬垂反射(axillar suspension reflex,AX) 诱发方法:小儿俯卧,检查者用双手扶持其腋下,将小儿垂直提起,注意不要碰背部,观察两下肢动作。反应分3相(图4-3)。

Ⅰa相:两下肢呈弛缓性半屈曲、半伸展状态。

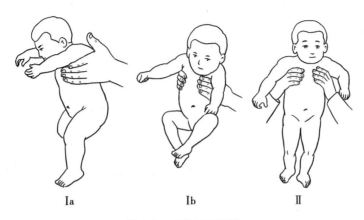

Ia　　　　Ib　　　　II

图 4-3　立位悬垂反射

时期:0~3 个月。

Ⅰb 相:两下肢主动屈曲向腹部。

时期:4~7 个月。

Ⅱ相:两下肢主动自由伸展。

时期:8~12 个月。

立位悬垂反射的异常姿势(图 4-4):

(1) 下肢内收、内旋,硬性伸展,有时交叉或尖足,多见于痉挛型脑瘫。

(2) 两侧下肢一侧伸展、一侧屈曲且非对称性,由于受非对称性紧张性颈反射的影响。

(3) 下肢屈曲,上肢伸展或上下肢全呈痉挛性屈曲状态。

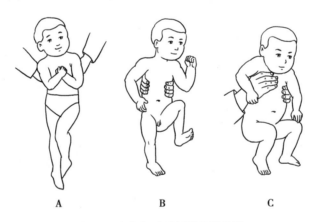

A　　　　B　　　　C

图 4-4　立位悬垂反射的异常姿势
A.下肢交叉伸展　B.一侧伸展一侧屈曲　C.下肢屈曲

3. 俯卧位悬垂反射(landon reflex,L)　诱发方法:小儿俯卧位,检查者用双手扶持小儿腋下并水平状提起,观察头部、躯干及四肢的变化。反应分 3 相(图 4-5)。

Ⅰ相:头、躯干与四肢依重力呈自然下垂及轻度屈曲状态。

时期:0~6 周。

Ⅱ相:头颈伸展达躯干延长线上,脊柱也较前伸展,四肢呈轻度屈曲的状态。

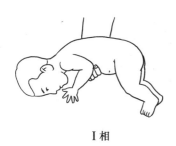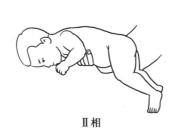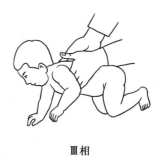

Ⅰ相 　　　　　　　Ⅱ相 　　　　　　　Ⅲ相

图 4-5　俯卧位悬垂反射

时期:7 周至 3 个月。

Ⅲ相:抬头,躯干伸展,6 个月可伸展到骶尾部,上肢自由伸展,下肢轻度屈曲或伸展。

时期:6 个月以后。

俯卧位悬垂反射的异常姿势(图 4-6):

(1) 手握拳,上肢屈曲紧贴胸部,下肢硬性伸展。

(2) 上、下肢均呈伸展状态,受紧张性颈反射的影响。

(3) 头与四肢下垂,脊柱上凸,呈倒 U 字形,多为肌张力低下型脑瘫或脊髓性肌营养不良的特点。

(4) 头背屈,脊柱与下肢呈硬性伸展,下肢交叉尖足,呈角弓反张状态,多为痉挛型脑瘫或强直型脑瘫的特点。

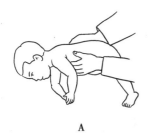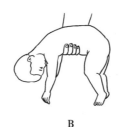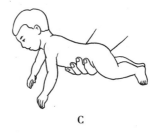

A 　　　　　　　　　B 　　　　　　　　　C

图 4-6　俯卧位悬垂反射的异常姿势
A. 手紧握拳,上肢屈曲　B. 脊柱上凸,呈倒 U 字形　C. 手背屈,脊柱与下肢伸展

4. Collis 水平反射(Collis horizont reflex,Ch)　诱发方法:小儿仰卧位或侧卧位,手指伸开,检查者位于小儿身后或一侧,一手握住上臂,另一手握住小儿下肢大腿根部,从检查台上向上水平提起,观察另一侧上、下肢的姿势变化。反应分 4 相(图 4-7)。

Ⅰa 相:上肢突然伸展,手指张开呈拥抱反射样,下肢呈屈曲状态,头下垂。

时期:0~6 周。

Ⅰb 相:手指张开但不呈拥抱样,上肢轻度屈曲或伸展,下肢轻度屈曲,头与躯干几乎呈平行状态。

时期:7 周至 3 个月。

Ⅱ相:手指张开支撑在检查台上,下肢屈曲或略伸展。

时期:3~8 个月。

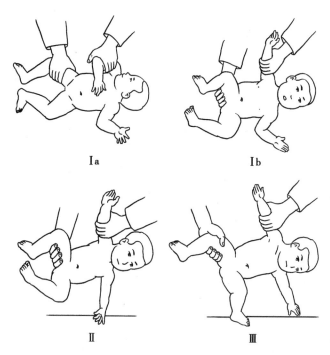

Ia   Ib

Ⅱ   Ⅲ

图 4-7　Collis 水平反射

Ⅲ相:上、下肢对检查台侧呈支撑功作。

时期:6~12 个月。

Collis 水平反射的异常姿势(图 4-8):

(1) 头背屈,手握拳紧贴胸部,上肢呈屈曲状态。

(2) 上肢呈拥抱反射样动作,上肢伸展,下肢硬性伸展。

(3) 上肢与下肢无支撑动作,均至伸展状态。

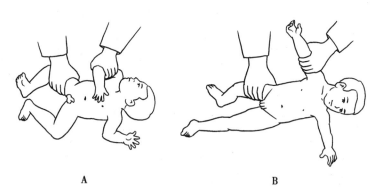

A   B

图 4-8　Collis 水平反射异常

A. 拥抱样或手握拳、头背屈　　B. 上、下肢硬性伸展,上肢无支撑动作

　　5. Collis 垂直反射(Collis vertical reflex,Cv)　诱发方法:小儿仰卧位,头部对着检查者,足部在远端使身体与检查者成直线。检查者用手握住小儿一侧大腿,待肌紧张发生后,向上提起,使小儿呈垂直倒立姿势,观察自由侧下肢的状态,反应分 2 相(图 4-9)。

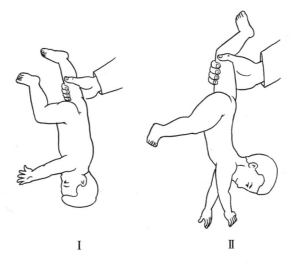

Ⅰ   Ⅱ

图 4-9　Collis 垂直反射

Ⅰ相:自由侧下肢屈髋、屈膝呈 90° 的姿势。

时期:0~6 个月。

Ⅱ相:髋关节屈曲,膝关节伸展,上肢呈保护性伸展,反射样出现双手支撑动作。

时期:6~12 个月。

Collis 垂直反射的异常姿势(图 4-10):

(1) 自由侧下肢呈硬性伸直姿势,尖足,上肢呈屈曲或伸展姿势,这种异常的 Collis 垂直反射最常见,多为痉挛型脑瘫。

(2) 自由侧下肢呈屈曲状态。

(3) 肌张力低下时,患儿呈倒垂状,无头、颈、躯干的伸展及双手的伸展及支撑动作。自由侧下肢呈无力的伸展状态。

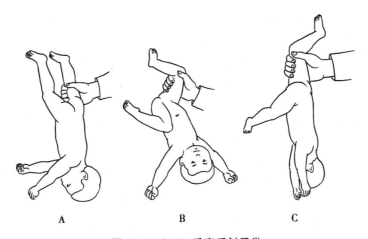

A   B   C

图 4-10　Collis 垂直反射异常

A. 下肢硬性伸展　B. 下肢屈曲　C. 无头颈躯干伸展,下肢呈无力性伸展

6. 倒位悬垂反射(peiper isbert reflex,P)　诱发方法:5 个月以内的小儿取仰卧位,5 个月以上的取俯卧位,多数检查者取俯卧位,使小儿足底对着检查者,头在远端,躯干与检查者成垂直状态。检查者双手握住小儿两侧大腿上提起呈倒立悬垂状态,观察头、颈、躯干的伸展状态,观察上肢与躯干所呈角度。反应分 5 相(图 4-11)。

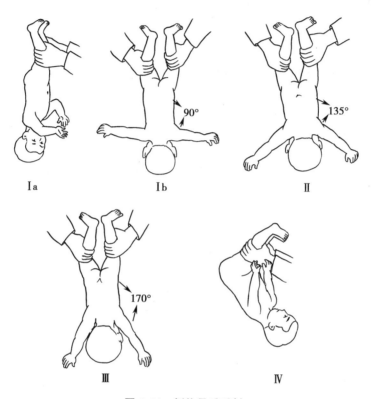

图 4-11　倒位悬垂反射

Ⅰa 相:小儿头朝下呈倒立悬垂后,上肢出现拥抱样反射,头颈部无伸展动作。

时期:0~6 个月。

Ⅰb 相:两上肢呈拥抱反射伸展样动作,上臂与躯干成 90°,颈部正中位稍有伸展,骨盆稍屈曲。

时期:7 周至 3 个月。

Ⅱ相:头颈伸展到胸腰部,骨盆也有伸展,上臂与躯干成 135°。

时期:4~6 个月。

Ⅲ相:头、颈、躯干均伸展到骶尾部,上肢向下肢伸展,有保护性伸展样动作,上肢与躯干成 170°。

时期:6 个月。

Ⅳ相:自发的随意运动,当小儿头朝下呈倒立悬垂后,小儿躯干屈曲有主动抓住检查者的抓人动作。

时期:9~12 个月。

倒位悬垂反射的异常姿势(图 4-12):

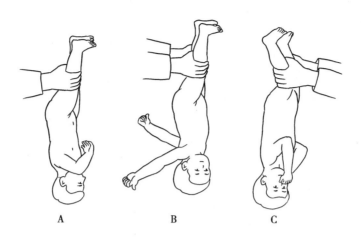

图 4-12 异常倒位悬垂反射
A. 手握拳,上肢屈曲于胸前 B. 肩后伸,上肢后伸 C. 吃手

(1) 手紧握拳,上肢屈曲紧贴胸部,头颈部、躯干无伸展动作。

(2) 双手伸展,肩后伸,上肢向后或呈非对称性姿势。

(3) 上肢屈曲于胸前或呈吃手姿势。

7. 斜位悬垂反射(Vojta reflex,Vo) 诱发方法:小儿俯卧位,检查者用双手握住小儿胸部上提呈垂直位后,迅速向一侧倾斜,观察上侧上、下肢的变化及头部与脊柱的变化。反应分 5 相(图 4-13)。

Ⅰ相:上肢呈拥抱反射样动作,上侧下肢屈曲,足背屈、内旋,趾张开,下侧下肢伸展,脊柱侧弯上凸,足背屈,趾屈曲。

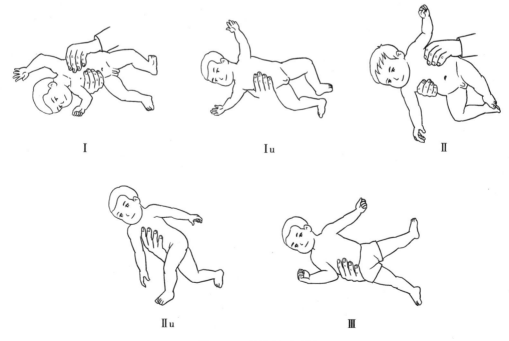

图 4-13 斜位悬垂反射

37

时期:0~10 周。

Ⅰu 相:是Ⅰ相与Ⅱ相的过渡相,表现为上肢呈拥抱样,下肢屈曲,头颈部比Ⅰ相有伸展。

时期:11~22 周。

Ⅱ相:上、下肢对称性屈曲,手指伸展,下肢屈曲略外展,足呈中间位时有外旋。

时期:4~7 个月。

Ⅱu 相:为Ⅱ相与Ⅲ相的过渡相,上肢稍外展,下肢缓慢地屈曲或伸展。

时期:7~9 个月。

Ⅲ相:头立直,上侧上、下肢充分伸展外展,下侧上、下肢轻度屈曲。

时期:8~12 个月。

斜位悬垂反射的异常姿势(图 4-14):

(1) 上肢呈拥抱样反射的姿势,下肢呈硬性伸展状态。

(2) 手紧握拳,紧贴胸部,下肢伸展。

(3) 上肢屈曲,吃手,下肢伸展。

(4) 头背屈,肩后伸,四肢伸展,下肢内收、内旋,交叉,尖足。

(5) 头下垂,脊柱上凸,上、下肢呈弛缓性伸展状态。

(二) Vojta 姿势反射特点

1. Vojta 姿势反射与婴儿反射相同,是随着神经系统的发育而逐渐发育完善,表现出明显规律性。如新生儿或 3 个月之内的婴儿,大脑皮质发育不完善,运动由皮质下控制,由原

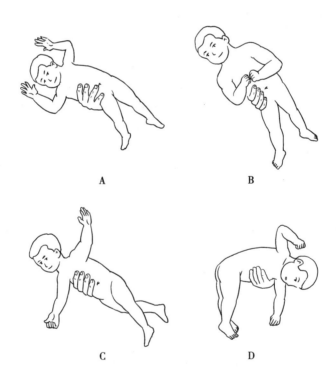

图 4-14 异常斜位悬垂反射

A.上肢 moro 样 B.手紧握,手贴胸部,下肢伸展 C.头背屈,四肢伸展,下肢内收、内旋,尖足 D.头下垂,脊柱上凸,上、下肢呈弛缓性伸展

始反射支配,所以早期多表现为原始反射的特点,由于神经系统不断发育,立直反射与平衡反射的发育,小儿才开始出现头、颈、躯干的伸展以及为调节平衡而出现的上、下肢保护性伸展动作。所以 Vojta 姿势反射可准确反映小儿神经系统发育的程度。Vojta 七种姿势反射可以客观衡量小儿神经系统发育的情况,方法简单,容易掌握而又非常准确。

2. Vojta 姿势反射是早期诊断脑瘫或超早期诊断脑瘫最重要的方法　Vojta 博士提出了利用 Vojta 七种姿势反射检查,可以早期诊断脑瘫,提出了用于早期诊断脑瘫的中枢性协调障碍概念。

3. Vojta 反射与月龄的关系　Vojta 姿势反射随着小儿月龄的增长而逐渐发育完善,不同的月龄有一定的特点。

1~2 个月:由于小儿神经发育不完善,运动反映出皮质下控制受反射支配,表现为原始反射的特点。如拉起时颈与腕部的反应很弱;斜位悬垂时,呈上侧肢体屈曲、下侧肢体伸展的非对称性姿势;倒位悬垂时出现拥抱样原始反射。

4~6 个月:这一时期是全身屈曲姿势优势,如拉起反射的Ⅱb 相,腕部和颈部向前用力屈曲,下肢也屈曲;斜位悬垂反射的Ⅱ相、立位悬垂反射的Ⅰb 相、Collis 垂直反射的Ⅰb 相,也都表现屈曲优势的特点。以后出于上肢支撑抗重力伸展的发育,由屈曲向伸展的发育以及躯干回旋的发育,逐步实现翻身的动作。在 Vojta 姿势反射中,倒立悬垂反射、俯卧位悬垂反射与 Collis 水平反射最能说明这一点。

7~9 个月:这一阶段是由屈曲优势过渡到伸展优势。由于躯干的伸展、上肢的支持,平衡功能逐渐发育并逐渐完善,从坐位、爬行、站立到步行,需要脊柱的伸展,才能维持人的基本功能。

10 个月以后:下肢可以支撑体重,上肢与下肢共同完成平衡及各种保护性防御功能。拉起反射,上肢的主动用力;俯卧位悬垂反射,躯干的伸展;Collis 水平反射,手与下肢的支撑,都说明了这一点。

(三) 检查 Vojta 姿势反射时的注意事项

1. 检查时小儿应处于清醒、非饥饿状态,动作要轻,尽量不使小儿哭闹,因哭叫发生肌紧张,影响检查结果。

2. 检查 Vojta 反射前,对小儿姿势、反射、肌张力、精神状态、视听功能等要进行全面了解。

3. 早产儿要减去早产的月份,然后再与同月龄儿进行比较判定。

4. 婴儿早期在正常情况下,也可见到下肢呈伸展状态,这是因为受非对称性紧张性颈反射的影响,并非病态,但如果检查拉起反射时,出现下肢伸展则为异常,如再伴有下肢的内收、内旋,可以肯定地评定为异常。

5. 很多小儿在发育过程中往往上半身发育差,如拉起时颈部不伸展,头背屈,倒立悬垂反射头颈也不伸展,比正常小儿明显落后,这时难以判断。遇到这种情况,要结合其他方法,如姿势、反射、肌张力等综合判定。

6. 检查时注意身体左右侧的差别,偏瘫常表现左右的不一致。

7. Vojta 姿势反射不但可以用于健康检查、脑瘫的早期诊断,也可用于对治疗效果的评估。

（四）异常 Vojta 姿势反射的判定见表 4-4

表 4-4 异常 Vojta 姿势反射判定表

姓名 _____ 出生 ____ 年 ___ 月 ___ 日 检查 ____ 年 ___ 月 ___ 日 年龄 _____

异常反射	正常反应（项）	判定
Tr 1. 下肢内收、伸展、尖足、内旋及过度交叉 2. 颈部和头部反应性分离 3. 躯干角弓反张 4. 8~9 个月以后,伸展、外展的下肢过度抬高,同时躯干震颤(小脑性共济失调) 5. Ⅰ相(3 个月)以后的婴儿,拉起时手紧握、握力有异常变化者(手足徐动) 6. Ⅰ相以上的延迟	肌张力 低下 髋关节 外展	
Ax 1. 两下肢平行内收,足尖交叉,硬性伸展 2. 常见一侧下肢伸展(左右不对称)		
B 1. 头、躯干不对称,伴有上肢屈曲,躯干歪斜 2. 头过度背屈(角弓反张),伴有上肢屈曲,下肢伸展 3. 头、躯干弛缓,伴有上肢伸展或下肢屈曲 4. 颈部弛缓,伴有下肢伸展及上肢向前伸出,手握拳	躯干迟 缓,但 头背屈	
Vo 1. 上侧上肢呈硬性屈曲位,手握拳 2. 上侧上肢肘关节硬性伸展,有时手握拳 3. 上侧上肢肩回缩,肘屈曲,手张开 4. 上侧下肢呈内旋、伸展位 5. 躯干肌张力低下 6. 上侧下肢屈曲延迟 7. Ⅰ相以上的延迟		
Ch 1. 自由侧下肢呈硬性伸展位,伴有尖足 2. 自由侧上肢硬性伸展,手握拳 3. 5~6 个月以后自由侧上、下肢末端出现不规则运动,手及手指运动,足内旋、外旋回转运动,足趾挠动(手足徐动) 4. 自由侧下肢缓慢和延迟的伸展屈曲运动,伸展时内旋,足趾分开,4 个月以后伸展倾向有意义 5. 自由侧上肢肩回缩,肘硬性屈曲,手握拳		
Cv 1. 自由侧下肢与握持下肢平行,硬性伸展,伴有尖足 2. 自由侧下肢的伸展倾向(提起时伸展,屈曲延迟)		
P 1. 上肢向前硬性伸展,手多握拳 2. 上肢硬直,手握拳向头上伸展 3. 躯干角弓反张 4. 头颈不伸展 5. 上肢常屈曲,手握拳 6. 头及躯干不对称 7. Ⅰ相以上的延迟		

最低水平 ___ m( )异常

最高水平 ___ m

肌张力(高 低 正常)

判定(重度 中度 轻度 及轻度)

小儿状态(哭闹 饥饿 激动)

病型 _____

延迟(≤3m) _____

　　(<3m) _____

正常 _____

MR

判定者

（五）Vojta 姿势反射标准月龄及正常量表

Vojta 博士经过大量调查研究,将 Vojta 姿势反射经过统计学处理制成 Vojta 姿势反射标准月龄,并绘制成 Vojta 姿势反射标准量表图(图 4-15)。这个量表图集标准月龄与各项检查

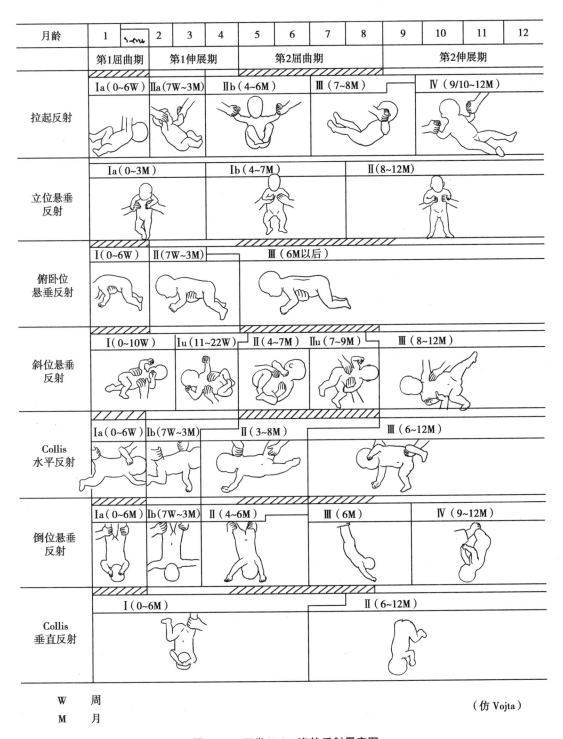

W　周
M　月

（仿 Vojta）

图 4-15　正常 Vojta 姿势反射量表图

表示法图形于一体,简单明了,被世界各国学者广泛采用。

二、原始反射

在新生儿期、婴儿早期存在,以后随着脑发育成熟而逐渐消失的反射称为原始反射(primitive reflex),是婴儿期特有的一过性反射。原始反射的中枢位于脊髓、延髓和脑桥。原始反射是胎儿得以娩出的动力,是婴儿初期各种生命现象的基础,也是后来分节运动和随意运动的基础。在新生儿,原始反射已经高度发育。原始反射多于2~6个月内消失,原始反射的缺如、减弱或残存都是疾病的表现。所以检查原始反射,无论是在脑性瘫痪的早期疗育实践中或新生儿期脑损伤的诊断上,还是以后在婴幼儿的脑成熟度的判断方面都是必要的。常见的原始反射主要有:

(一) 与哺乳、摄食相关的反射

1. 觅食反射(rooting reflex)　触碰婴儿口唇或正中线的上下部分,婴儿会出现张口寻找母亲乳头的动作,头也能屈曲,上肢屈曲,头伸展向刺激侧回旋。基本功能是为了生存。生后3个月仍存在则提示脑内病变。

2. 吸吮反射(sucking reflex)　将手指或乳头放入小儿的口腔内,即被口唇、舌包起,出现有节律的吸吮、咽下动作。一般是0~6个月时存在。它的主要目的是生存和促进口部肌肉和舌肌的动作,吞咽和抑制呕吐反射的发展。该反射缺如时常常提示有脑干或神经肌肉疾病。需注意该反射在饱食后不易引出。延迟存在(6~8个月以后)提示有脑脂质代谢缺陷或锥体束的损伤。

此两种反射在足月新生儿都存在。未成熟儿反应不完全、无力,故可反映成熟度。新生儿期的反射减弱或消失应怀疑脑损伤,6个月以后仍存在则为异常。脑瘫患儿若两种反射存在1年以上,则提示摄食障碍。

(二) 抓握反射

1. 手抓握反射(palmar grasp reflex)　检查者将手指从尺侧放在婴儿手中,注意不要碰触手背,手指屈曲,肌本体伸张,会导致中指→无名指→小指→示指→拇指顺序紧握;轻轻向上方拉时紧张性向上肢、颈部扩延,几乎可以提起几秒,牵引反应力量往往强到能举起体重。反射的存在时间为出生至4个月。生后2个月开始减弱,向随意抓握发育。婴儿早期手抓握反射减弱或消失,见于重度脑损伤或上脊髓损伤。偏瘫、臂丛神经损伤时不对称出现。脑性瘫痪时失去上位中枢抑制,反射残存妨碍抓握动作发育,大拇指卡在拳头里,手-眼协调的发育差,由于缺乏随意运动而减少感觉输入。有人认为拇指内收为婴儿脑性瘫痪早期指征之一。

2. 足抓握反应　检查者用拇指有力地压在小儿踇趾与第2趾间的趾蹼上,会导致5个足趾的屈曲,有抓握检查者手指样动作,其力量比手抓握的力量弱。新生儿期至生后10个月存在,后作为平衡反应的背屈反应出现而消失,临床意义同手抓握反应。

3. 惊吓反应　任何突然而来的外来感觉、本体感觉、前庭或声音刺激会导致小儿上肢伸直、外展,接着立即屈曲和内收;下肢也会表现出同样程度比较低的反应。有一些脑性瘫痪患儿在惊吓反应后接着将出现非对称性的紧张性颈反射。

本反应的应激反应有以下几种:①小儿仰卧位,将头突然落下;②持仰卧位的小儿两腕关节,将小儿头部自床上抬起,以后松手使之快速回到原来的位置;③仰卧位睡时,突然抽出小儿身下的被单或被子,使水平位移动;④敲击枕头。

有人将此反应的诱导结果分为以下两种:①拥抱相:为双上肢对称性外展,抬向前方,伸展,肩和上肢也伸展,足趾展开,小儿多有惊吓表情;②伸展相:双上肢突然向外伸展,迅速落在床上,小儿稍有不快感。

此反应在新生儿期中出现,3~4个月变弱,6个月消失。本反射为小儿逃避有害刺激,促进上肢和手指伸肌肌张力的发育。新生儿期反射减弱或缺失,说明中枢神经系统功能低下,或因产伤、窒息等原因使中枢神经系统处于抑制状态。不对称者说明有偏瘫、臂丛神经损伤、肌肉损伤等。惊吓反射残存说明有脑损伤或感觉运动障碍。在低钙早产儿及胆红素脑病患儿此反射亢进。

4. 背反射、加伦反射、躯干侧弯反射　小儿俯卧位,头于中线,下肢伸直,上肢伸过头。以指尖触摸第12肋骨和胸骨棘突间脊柱两旁的皮肤,会导致躯干侧屈(向刺激侧)。此反射出生时出现,以后头尾方向渐减弱,生后9个月兰道反射完成时消失。一般可以在做兰道反射检查时测定。此反射打破对称性完全屈曲和伸直的模式,揭示躯干侧屈曲肌开始活动,用于躯干的旋转。此反射残存会阻碍正常抗重力伸仰肌的发展,躯干不能稳定。若左右反应强度不均衡,就会产生不对称的躯干动作和姿势。偏瘫时一侧减弱或消失,徐动型脑性瘫痪呈特征性亢进,有重要临床诊断意义。

5. 耻骨上伸展反射　压迫小儿耻骨联合部位,可以出现双下肢紧张性伸展反射。0~6周出现,2个月消失。如有脊髓损害、末梢神经损伤、偏瘫时反射减弱或消失;延迟提示脑损伤。

6. 自动步行　让小儿处于站的姿势,将其躯干向前倾,将出现小儿足向前迈步。开始时足跟会踏地,脚背屈。稍屈曲的足和足趾伸直,没有平衡反应。此反应出现于生后至2个月时,可观察下肢是否有障碍。

7. 放置反射　双手握住小儿的上部躯干,使小儿的手背沿着桌缘移动,小儿会屈曲手并把手带到桌上,而后手伸直,握着的手张开。这个反应是保护腕伸直的预备情况下手的支撑,6个月时会减弱消失。简单的测验情况可用下述方法,即握住小儿的前臂,被动地让桌缘刷他的手背。

脚的放置反应诱导方法为抱持小儿,足背沿着桌缘移动,小儿会屈曲自己的脚,并自动带到桌上,而后会伸直碰到桌面。这是脚预备来支撑载重的,生后2周出现,6个月时减弱、消失。

三、姿势反射

人生后就具有抗重力维持立位和能立位移动的能力。这种抗重力维持姿势的平衡、修正姿势的反射总称为姿势反射,大多是无意识的反射活动。人在活动中保持姿势是多个反射协调的结果,所以姿势反射可反映神经系统的成熟度,是运动发育诊断的良好指标。观察到异常的姿势反射可以作为脑损伤所致运动障碍的根据,和脑性瘫痪关系极大。

(一)紧张性颈反射

紧张性颈反射是头部位置变动时,影响四肢肌张力、眼位变化的反射。颈部肌肉、关节的固有感受器的兴奋冲动,从第1~2颈神经后根进入颈髓内,在第1颈髓 - 脑干整合,做出应答而使四肢出现紧张性变化。神经冲动上达中脑的动眼、滑车、展神经核团,头部的回旋和逆方向的眼位变化亦显露出来。脑性瘫痪的运动障碍是上位中枢受损、下位中枢症状释放的结果。

1. 非对称性紧张性颈反射　仰卧位旋转头部,颜面侧上、下肢伸肌张力增高呈伸展位,后头侧屈肌张力增强,上、下肢屈曲。正常新生儿生后 1 周出现,2~3 个月呈优势,以后受上位中枢控制而逐渐消失。它的功能是打破新生儿完全对称性的屈曲和伸展模式,而使其能够分别使用每一侧的身体,是轴扭转的前期。这一反射是建立用眼观察物体及手 - 眼协调的基础,它是颈部旋转、视觉固定和伸手拿东西的整合预备;它和迷路张力反射协调用来做很原始的身体旋转。脑性瘫痪患儿中常不能正常保持此反射,成长中构成脑性瘫痪的临床症状。因为阻碍了两边载重的发展,它的稳定只会存在两侧肢体,以致会影响四点位置、站和走,都可见到向一侧的颈部张力反射的异常姿势。另外,超过 4 个月后的强制性反射会阻碍视觉固定于手中某个物品:患儿不能随意抓东西,而是两手一起玩,吸吮大拇指及手指,自我进食都变成不可能,手、眼无法协调。如果左右两边的不对称部张力反射强度不平衡,就会引起脊柱侧弯和头后仰的脱臼。脊柱侧弯的曲线往往是朝向后头侧方向的。

2. 对称性紧张性颈反射　仰卧位呈头部前屈时,上肢屈曲、下肢伸展;后仰时则上肢呈伸展相、下肢屈曲模式,为日常捕获猎物的四足兽的姿势反射。正常期为出生到生后 6 个月。此反射和非对称性紧张性颈反射同样支配姿势运动,有助于发展屈曲和伸直间的平衡,用来稳定抗重力的姿势。俯卧位时,前臂支撑手、膝及跪坐所需的伸直张力。脑性瘫痪患儿四爬位时,头前屈则上肢屈曲、下肢伸展而倒下;头部后仰则上肢伸展着床,下肢折屈呈猎犬姿势位。如果头部再屈曲则会致上肢屈曲而失去支持性,躯体倒向前方。这说明不正常保留,会阻碍四点支持位置进一步的发展,从爬位或四点支持位置到站立时,没有交互的动作。对称性紧张性颈反射支配了所有稳定和活动形式,如跪坐、兔子跳(在跪坐的姿势下,双手伸直向前,头伸直抬起,脚屈曲、拖延向前)长期的姿势,会引起髋、膝和足畸形。

(二) 紧张性迷路反射

紧张性迷路反射又称前庭脊髓反射,是由于头部位置变动及其引起的重力方向改变,为迷路半规管所感知,其信号经延髓的前庭核、前庭脊髓束下达脊髓,使四肢、躯干的肌张力紧张的反射。正常婴儿阳性反射持续到 4 个月左右。俯卧位头稍前屈时,可见全身的屈曲肌张力增加,可见四肢屈曲,双下肢屈于腹下,保持臀高头低特殊姿势;仰卧位姿势导致全身的伸展肌张力增加,表现为颈过度伸直、脊柱僵硬的伸直、肩后缩、下肢内收和内旋,重者可呈角弓反张姿势。本反射在俯卧位表现出完全屈曲张力,以预备俯卧的发展;仰卧的迷路张力反射发展出完全伸直能力,以预备仰卧的发展。在肢体于身体中线交叉和使自己身体开始旋转时,若有不正常保留,完全屈曲或伸直型模式会使头的控制不好。尤其是俯卧位时,肩前屈阻碍手从身体下拿出来,妨碍俯卧的发展。仰卧位时,肩后缩和头无法抗重力抬起,阻碍了肢体到正中线的动作,翻身和从仰卧位到坐的发展亦受限制。

(三) 翻正反应

人、动物可以通过视觉、迷路、固有知觉、皮肤感觉等感觉信息而知道头在空间中的正常位置;如脸垂直时,眼与口是水平的,而且不管身体的姿势如何,头翻正反应会把头回复到这个位置。翻正反应于生后一直发育,而所有翻正反应包括在体轴内的旋转;所有的早期翻正反应,会被以后较成熟的平衡反应抑制或修饰。翻正反应是自动反应,它维持着:①头在空间中的正常姿势;②头颈和躯干间的正常序列关系;③躯干与肢体间的正常排列。

翻正反应可分为以下几种：

1. 视翻正反应　高等动物视翻正反应发育良好，和迷路性、固有知觉性、浅表感觉共同维持正常姿势，是在睁眼情况下出现的头翻正反应。其中枢在大脑皮质，由枕叶皮质整合。将小儿抱起前后左右倾斜，小儿头和躯干能主动保持垂直位置。若无头部控制，则不能在没有协助情况下达到坐、爬、立和步行。若肌张力异常，原始反射持续存在，可强烈抑制翻正反应。3 周至 5 岁存在，6 个月以后仍阴性有意义。

2. 迷路性翻正反应　为了除外视觉性翻正反应，需要蒙住小儿眼睛，支持躯干将小儿垂直竖起，前后左右倾斜，观察头部翻正情况。生后 2~3 个月出现，4~6 个月几乎都呈阳性。反射阴性或明显落后为异常，说明中枢神经系统障碍。中枢在中脑以上脑性瘫痪患儿对这两种反应会不正常，为延缓或被阻碍。徐动型只有当颈部张力反射突然发作时，头开始会翻正，以后借着颈僵硬的过分伸直翻正，后颈伸直会完全垮掉。低张力型缓慢起动无法完成。痉挛型会把伸直痉挛和颈翻正一并伸直，比较不严重者可能会有较慢或较弱的翻正形式。

3. 颈翻正反应　颈翻正反应是保持头部对躯干正常位置关系的一种反应，由于头部和躯干间的扭转，对固有知觉感受器刺激产生应答，发生非对称性肌收缩。小儿表现为仰卧位时头正中位、四肢伸展，向一侧回旋头时，可见肩、躯干、骨盆及四肢同时向头的同侧回旋，表现为整体动作。婴儿颈翻正反应于生后 1 周出现，随紧张性颈反射影响的减弱而增强，6 个月左右消失，在完成翻身上起重要作用，对自己坐、步行等体轴回旋方面有很大影响。

4. 躯干翻正反应　小儿仰卧位、头正中，检查者抓住患儿双下肢，使下肢与骨盆向一侧回旋。出现反应如下：

(1) 小儿主动抬起头称之为躯干头位翻正反应。

(2) 当小儿翻至侧位时，由于皮肤的非对称刺激，身体又主动回到仰卧位，称为躯干位翻正反应。

上述两种翻正反应在 3 个月至 5 岁存在，6 个月以后阴性为异常。

上述的翻正反应，它们都表现为很自然的旋转，使头和身体、重力有着正常关系。它们是平衡反应和正常姿势反射功能发展的基础，而且会被原始反射不正常的保留阻碍或延缓。治疗的主要观念在于抑制原始反射，使肌张力正常化，并诱发翻正反应的出现。

（四）抬躯反应

抬躯反应是由迷路性翻正反应、身体作用于头的翻正反应、视翻正反应复合而成。随着月龄增长，脊柱从上方已变为弓状的上方凹。看见胸腰部的伸展时可以认为完成了这第 I 相。一般生后 6~18 个月，将处于第 I 相的小儿头部被动前屈，可以见伸展的紧张性弛缓、躯干屈曲、下肢也下垂，为第 II 相。抬躯反应在 6 个月时仍为阴性、非对称姿势、四肢紧张异常者，要怀疑发育障碍、运动障碍。

（五）平衡反应

当倾斜小儿身体支持面，移动其身体重心时，小儿为了保持平衡，四肢发生代偿运动，调节肌张力保持整体的正常姿势的反应，称为平衡反应。平衡反应是由迷路诱发出头动作的改变，而导致身体重心的改变或是一些动作的出现，来保持被干扰的平衡。它是最复杂、最高层次的反射（反应）、足皮质水平的反应，小儿皮质下基底核、中脑、脑桥、小脑必须是正常的。平衡反应的成熟发展，使得一个人能够在任何姿势下维持他的姿势。

平衡反应的判断：平衡反应可以从卧位、坐位、立位检查来判定。

1. 仰卧位平衡反应 将小儿仰卧于倾斜台上时,小儿手脚伸直,头中线。当突然倾斜到一边时,可见小儿头、胸会回到原来位置,抬高侧的上、下肢会有外展和伸直的平衡反应,而下侧的上、下肢会有保护反应。此反应于 6 个月以后开始出现。俯卧位测验的方法和意义同仰卧,左右两侧都要进行检查。

2. 坐位(跪立)平衡反应 使患儿放松地坐在椅子上,握住小儿的一只手,同时突然地拉向一边。反应是头胸翻正,对侧手足会外展、伸直。被拉侧手足会有保护反应。前方 6 个月、侧方 7 个月、后方 10 个月出现。跪立位测验的方法和意义与坐位相同。正常小儿 15 个月出现无反应或延迟有病理意义。

3. 立位平衡反应 使立位小儿前后左右倾斜。前后倾斜时,主动前后迈步;左右倾斜时,一侧下肢会向另一侧跨一步,以获得平衡,支持身体不倒。当平衡反应完成后方可抓站及迈步。一般前方平衡出现在 12 个月,侧方平衡在 18 个月,后方平衡在 24 个月出现,终生存在。

脑性瘫痪患儿显示出平衡反应发育异常,不能正常出现。严重的痉挛型脑性瘫痪患儿平衡反应几乎不能建立。中、轻度痉挛型显示平衡反应建立不完全,可能被不正常或原始动作形态干扰,平衡反应开始较慢。徐动型患儿无法控制翻正和平衡反应,干扰平衡。虽然大部分的姿势都有反应但不协调,且不直接。这是由于肌张力改变和缺乏协调所致。

(六) 保护伸展反应、降落伞反应

如果患儿受到突然的外力而致重心移动,其平衡很快被破坏,无法恢复平衡及避免跌倒,这时就会刺激上肢的保护伸展反应。根据外力施加方向的不同,可分为前方、后方、侧方保护性伸展反应。此反应出现的时期为前方 5~6 个月,侧方 7~8 个月,后方 10 个月。此反应会持续终生。坐位反应、手支撑反应会在保护伸展反应出现前出现。

当支持小儿腋下,使其俯卧于空中时,突然将小儿的头朝向地面、接近地面,小儿表现为首先手伸直、手指张开、腕伸直碰到地面,其次支持的手会载重支撑反应来保护头部,也称为降落伞反应。此反应的出现说明小儿已经可以抓站。若 10 个月后还不出现即有病理意义。偏瘫者出现左右差异,脑性瘫痪患儿常常有不正常的保护伸展反应。比较严重的痉挛型保护伸展反应完全消失,而且非对称性紧张性颈反射会干扰发展,另外,联合反应也会阻碍它的发展。中度到轻度脑性瘫痪患儿会以较慢、不适宜的反应来保护头,可能歪倒时,会以肘屈曲来支撑。他们可能会有向前反应,却没有向后反应,或是倾向左边,而没有倾向右边的反应。

(七) 背屈反应

从背后拉立位小儿使之向后方倾斜,则踝关节和足趾出现背屈;此反应为足底把握反射消失后,获得无支持的站立的恒久存在反应,在获得行走功能上相关性极大,正常小儿 15~18 个月出现。

总之,翻正、平衡和保护性伸展反应依序的发展,是正常姿势反射功能的一部分,它们提供了所有技巧性动作协调的背景。其迟延和异常妨碍正常发育,也为诊断提供依据。而且在治疗脑性瘫痪时,应尝试减少妨碍它们发展的因素,以及直接诱发更多的正常反应。

需要注意的是,上述这些和运动发育、姿势发育有关的反射(反应),很少会发现一个动作是单一反射的结果,有些比较强,部分反射会相互抑制。当你发现小儿身上有一些复发的不正常动作形式时候,一定要把小儿连续地放在不同姿势,观察其发生的不同动作形态。总之,这些反射的组织是用来思考反射间相互作用的一般架构:高层次的反射是翻正和平衡反应;低层次的反射是指那些应该在 2~4 个月就被抑制的反射。表 4-5 列举了姿势反应的正常发展过程。

表 4-5　姿势反应的正常发展

反射(应) ＼ 月龄	1	2	3	4	5	6	7	8	9	10	11	12	24
拥抱反射	+	+	+	±	非常弱	非常弱							
足的放置反应	+	+	+	+	+	+							
手的放置反应			+	+	+	+							
ATNR	±	+	+	±									
自动步行	+	+											
抓握反射 a. 手	+	+	+	±									
抓握反射 b. 足	+	+	+	+	+	+	+	+					
吸吮反射	+	+	+	±									
颈翻正反射	+	+	+	+	±	±	±	±	±	±	±		
躯干翻正反射						+	+	+	+	+	+	±	±
迷路翻正反射	±	+	+	+	+	加上视觉翻正			+	+	+	+	+
迷路翻正反射						+	+	+					
Landau 反应					±	±	+	+	+	+	+	+	±
保护性伸展反应 a. 向前方					+	+	+	+	+	+	+	+	+
保护性伸展反应 b. 向侧方					+	+	+	+	+	+	+	+	+
保护性伸展反应 c. 向后方									+	+	+	+	+
平衡反应 仰卧位						+			+	+	+	+	+
平衡反应 俯卧位					+				+	+	+	+	+
平衡反应 坐位							+		+	+	+	+	+
平衡反应 四点支持位									+	+	+	+	+
平衡反应 站												±	+

注:摘自 Bobath,B;Abnormal Postural Reflex Activity(caused by brain lesions)。

第四节　肌张力异常

清醒时正常人在安静休息状态下,全身肌肉不完全松弛,保持一定程度的紧张状态称为肌张力(muscle tone)或称肌紧张。肌张力是肌肉在静止或活动时的紧张度,其实质是一种牵张反射。肌张力作为说明肌的状态用语,其含义既有生理安静时、肌肉运动开始前,保持反射的准备紧张状态,也表明临床上被动的牵拉时感到抵抗及触动时肌肉的硬度。

　　肌张力的发育也是发育神经学的一个内容,是按照一定的规律进行的,从肢体近端开始,从尾向头的方向发育。胎儿 28 周前肌张力非常低,肢体相对松弛,随着胎龄的增长,当达到 40 周接近分娩时,肌张力逐渐增强,屈肌表现得最明显,呈屈曲体位,到出生时,屈肌张力更强,表现为上肢屈曲、内收,手握拳、拇指内收,下肢也同样,表现为髋关节屈曲、轻度外展,膝关节屈曲,表现出明显屈肌优势的屈曲姿势,称为第 1 屈曲期。出生后 2~3 个月屈肌张力逐渐减弱,伸肌张力逐渐增强,小儿伸展的姿势增多,以后由于非对称性紧张性颈反射的消失,手、口、眼协调,主动活动肌张力增强,小儿姿势向对称性伸肌张力增强的自由伸展阶段发展。胎儿肌张力发育与胎龄的关系见图 4-16。

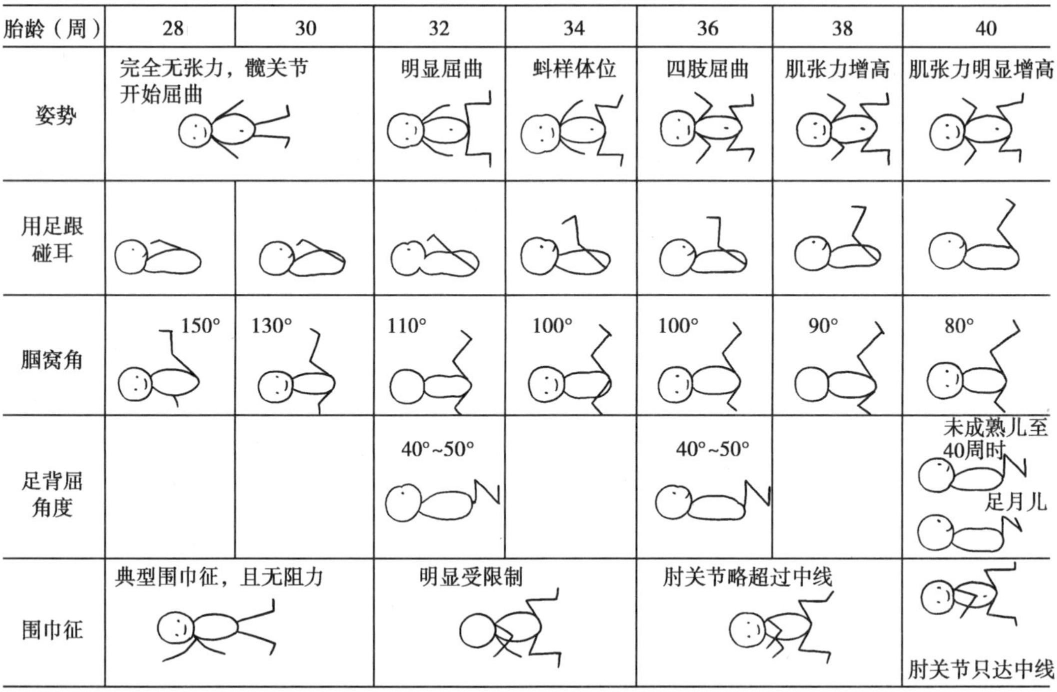

胎龄（周）	28	30	32	34	36	38	40
姿势	完全无张力,髋关节开始屈曲	明显屈曲	蛙样体位	四肢屈曲	肌张力增高	肌张力明显增高	
用足跟碰耳							
腘窝角	150°	130°	110°	100°	100°	90°	80°
足背屈角度			40°~50°		40°~50°		未成熟儿至40周时　足月儿
围巾征	典型围巾征,且无阻力		明显受限制		肘关节略超过中线		肘关节只达中线

图 4-16　肌张力发育与胎龄的关系

　　小儿脑性瘫痪的姿势、运动异常,实质上是损害了网状结构、基底核等肌紧张调节系统,皮质脊髓束的损伤而导致牵张反射系统异常,姿势反射的异常基本属于肌张力异常。而且脑性瘫痪的运动障碍是大脑损伤后产生的肌肉收缩不协调所致。所以一般无法做肌力的测定,多采用肌张力的测定。

　　维持身体各种姿势及正常运动的肌张力有多种表现形式:

　　1. 静止性肌张力　指人在安静休息时,身体各个部位所具有的张力,称静止性肌张力。静止性肌张力以颈肌最明显,当静卧时颈肌仍有一定张力,熟睡后颈肌的张力才逐渐降低。

　　2. 姿势性肌张力　人在站立时,虽然看到肌肉的收缩,但是躯干却保持一定的肌张力,以维持站立的姿势,称为姿势性肌张力。当人体姿势变化、重心移动时,姿势性肌张力立刻发生变化,调节活功,维持新姿势的稳定与平衡。

　　3. 运动性肌张力　指肌肉在运动过程中的张力,称为运动性肌张力。由于运动性肌张力的作用,才能保证肌肉运动的连续性与协调性。

在日常的活动中,上述 3 种肌张力不是单独发挥作用,而是在不同的部位同时表现肌张力。例如,人在吃饭时的肌张力变化就可以说明这个问题,人坐在椅子上吃饭时,下肢肌肉的张力就是安静休息状态时的静止性肌张力,而躯干肌肉为了维持身体坐位平衡姿势的肌张力就是姿势性肌张力,为了进食,上肢与手的肌张力变化就是运动性肌张力。只有这三种肌张力有机结合、互相协调,才能维持与保证人的正常姿势与运动的顺利进行,否则就是异常。脑性瘫痪是因肌张力异常所致的运动功能障碍。

观察肌肉被动时的抵抗,除了掌握肌肉本身的物理和化学的性状、伸张反射系统活动性外,也应注意作为构成关节组织的韧带、关节囊的伸展性和弹力性。

一、肌张力的检查方法

(一) 静止性肌张力的检查

静止性肌张力指肌肉处于安静状态的肌张力,所以检查时患者应当保持安静状态,不要活动,精神不能紧张,临床多采用卧位姿势检查。检查内容包括肌肉的形态、软硬度与肢体运动幅度的改变以及关节的伸展度。

1. 肌肉形态　静止性肌张力异常时,多表现为肌肉形态上的改变,要注意观察肌肉的外观、形态,进行肌容量的测定以及肢体与关节的形态观察。静止性肌张力减低时,由于肌肉本身重力作用而失去正常的丰满度,肌肉平坦、萎缩。如三角肌、胸大肌、斜方肌的肌张力低下时,出现肩下垂。静止性肌张力增高时,肌肉硬韧,丰满隆起,肌腱凸出,发生肢体挛缩变形,上肢肌张力增高时,肘关节屈曲,腕关节内收。

2. 肌肉硬度的改变　通过触诊可以了解肌肉的软硬程度。肌张力低下时,肌肉硬度减低,变得松软,失去正常的弹力。肌张力增高时,肌肉变硬,变得坚实,可发生肌纤维挛缩,为上运动神经元损伤或锥体外系损伤。

3. 被动性(passivity)　以不同速度活动各关节时的抵抗,称为被动性。以对检查者手的抵抗感觉和肩腕关节钟摆样摆动时的振幅来判定大小。

肌张力异常时肢体运动幅度的改变,在临床上主要通过关节的摆动度进行检查,为被动运动检查方法。用手固定近端关节,被动摆动远端关节,观察摆动幅度的大小。上肢用摆手试验和摆肩试验,下肢用摆足试验。在肌张力减低时,肢体被动运动幅度增大;而肌张力增高时,肢体被动运动幅度减低。

(1) 钟摆运动测定:检测腕关节最容易。持其前臂来上下摇动手腕,如果肌张力低下则表现松软,无抵抗。紧张性高时振幅变小,极端紧张时会硬如棒状。

(2) 被动性低下

1) 痉挛性(spasticity):是锥体束障碍而导致牵张反射功能亢进的一种表现,成为痉挛型脑性瘫痪的主要症状。在检查被动性时,肌肉被动地急速伸张,检查者可感到异常的抵抗。若再持续地伸张下去,到最大抵抗后张力会突然消失,这种现象在髋关节内收肌、大腿股四头肌、小腿三头肌等抗重力肌上都能明显观察到,就是大家所熟知的折刀现象。做钟摆运动时,因为拮抗肌间的相反抑制障碍振幅减小而呈硬的状态,腱反射亢进。

2) 僵直(rigidity):为锥体外系损害所致。被动检查运动时感觉和痉挛型的抵抗性相似,只是抵抗表现为铅管或者成齿轮样感觉。腱反射不亢进是因为肌紧张难以诱发。在脑性瘫痪的病因是缺血性脑病、胆红素脑病后遗症时可见为强直性,病变广泛,锥体束和锥体外束同时受损,临床上可见两者混合型。

3)紧张低下(hypotonia):在抗重力姿势发育中,至少要有足以支持自体的肌力。对肌力越过生理阈值的紧张低下婴儿我们称之为"松软婴儿"(floppy infant)。不少脑性瘫痪患儿在婴儿期肌肉呈松软状态。此外,先天性神经肌肉疾患、末梢性麻痹,也伴有肌张力低下。智力低下婴儿可见运动发育迟滞,其原因除了缺乏心理动机和感觉信息处理功能障碍外,还有感觉传导障碍导致的肌紧张低下。

4. 伸展性(extensibility)　缓慢、被动地伸展和屈曲肌肉时,其最大的伸张称为伸展性。被动伸展屈曲关节,观察伸展屈曲的角度变化,可用做关节可动域的观察判定。肌张力低下时关节伸展过度,而肌张力增高时,关节伸展受限。常用的检查方法有以下几种。

(1)头部侧向转动试验:使小儿头转向一侧,观察颈肌活动程度和抵抗,正常时下颌可达肩峰,左右相同;肌张力低下时,下颌超过肩峰;肌张力增强时,下颌达不到肩峰。

(2)头背屈角:将仰卧的小儿用双手拉起成坐位,观察头背屈角度,肌张力增强时,头背屈角小;而肌张力低下时,头背屈角增大。但要注意在进行此项检查时必须结合年龄进行判定。

(3)臂弹回试验:使小儿上肢伸展后,突然松开手,正常时在伸展上肢时有抵抗,松手后,上肢又马上恢复原来的屈曲位置。肌张力低下时,肩弹回能力减弱;在肌紧张增强时,则难以伸展上肢,松手后迅速回弹,此法适用于新生儿或婴儿。在随意运动出现后,此反应消失。

(4)手掌屈角:检查者压迫小儿手背,屈曲腕关节,观察小儿小指掌面与前臂的角度,正常小儿为 0°~30°。

(5)腘窝角:小儿仰卧位,骨盆不抬高,一侧下肢伸展,一侧下肢屈曲髋关节并伸展膝关节,观察小腿大腿之间的夹角(腘窝角)。正常时大于 90°;如果小于 90°,说明肌张力增高;大于 130°,说明肌张力低。

(6)足背屈角:小儿仰卧,足背屈,观察足背与小腿之间的角度,正常儿 40° 左右。肌张力增高时,足背屈角增大;肌张力低下时,足背屈角减小。

(7)跟耳试验:又称跟碰耳试验。小儿取仰卧位,检查者一手固定骨盆,一手抓小儿一侧足跟向上碰小儿对侧耳廓,正常儿此试验阴性。未成熟儿及肌张力低下儿此试验阳性,肌张力增高时此试验阴性。

(8)股角:又称外展角,指两侧下肢最大外展后的角度。检查者握小儿两侧小腿,使两下肢伸直并外展,测量两侧大腿之间的角度。正常时应大于 90°;肌张力增高时,内收肌紧张,股角小于 90°;肌张力低下时股角大于 90°。

伸展性被动检查时常见的体征:

(1)围巾征(scarf sign):握拿小儿的手,像围围巾样绕着小儿的脖子。如果肌张力低下,手臂会像围巾一样,紧紧围在颈部,手臂和颈之间无空隙。

(2)窗户征(window sign):腕关节做掌屈动作时,和前臂之间会产生角度,如果肌张力低下,其角度变小。未成熟儿角度较成熟儿大,故可用于新生儿成熟度诊断上。踝关节的背屈度、膝关节的伸展度(腘窝角)也可因紧张力低下而导致角度增大。

(二)姿势性肌张力的检查

姿势性肌张力是在主动或被动运动时姿势变化产生的肌张力。姿势性肌张力在姿势变化时出现,在安静时消失。可检查四肢的肌张力及躯干姿势肌张力,观察体位变化时的肌张力变化。

检查四肢姿势肌张力时,利用四肢的各种姿势变化,观察肌张力高低。如利用下蹲试验检查下肢的姿势性肌张力。正常人下蹲时,小腿三头肌收缩,足跟稍离地面;肌张力低下时,足底全部着地;肌张力增高时,仅足尖着地。

躯干姿势性肌张力检查,主要是利用躯干与四肢各肌群的协调关系,用各种平衡反射进行观察。如立位时由后向前推,正常时出现跖屈,躯干前倾,上肢平衡功作,胫骨前肌肌腱凸起,肌张力低时则无上述表现。

同时转动小儿头部也发生姿势性改变,如头向一侧转动时,前头侧上下肢伸展,后头侧的上下肢屈曲;头前屈时,上肢屈曲;头背屈时,上肢伸展。这些姿势性肌张力变化,受非对称性与对称性紧张性颈反射的影响,在婴儿出现为正常,6个月以后仍存在异常。

(三) 运动性肌张力检查

运动性肌张力检查多在身体运动时,观察主动肌与拮抗肌之间的肌张力变化。利用主动或被动屈曲伸展四肢时检查肌张力的改变。被动运动各关节,测定肌肉有无抵抗运动。如锥体束损伤时,痉挛性肌张力增高,出现有选择性的特殊分布,上肢以内收肌、屈肌及旋前肌明显,下肢以伸肌明显,被动运动的抵抗不均匀,可有"折刀现象";而锥体外系损伤时,屈肌与伸肌增高程度相等,被动运动的抵抗表现较均匀一致,可有"铅管样或齿轮样"运动。

二、肌张力异常

(一) 肌张力低下常见异常姿势

1. 蛙状姿势 有的脑性瘫痪患儿因肌张力低下,下肢重力影响,仰卧位髋关节外展、外旋、屈曲,膝关节亦屈曲,形如蛙的下肢形状。

2. "W"状上肢 由于上肢重力的影响,在仰卧位时,肩关节外展、外旋、屈曲,肘关节屈曲呈"W"状的姿势,为典型的肌张低下。

3. 折叠样姿势 躯干肌张力低下,坐位时呈上部躯干前折,胸腹部紧贴大腿、折叠在一起的姿势。

4. 外翻扁平足 当取立位时,由于足底肌群、韧带组织的松软,足底形状不成角度,足外缘上浮成为外翻扁平足。痉挛型脑性瘫痪患儿加上小腿三头肌的痉挛,距骨向内侧落下,而伴有外展的扁平足。

5. 倒U形姿势 水平托起时,躯干上凸,头和四肢依重力下垂,形如倒写的U字。多见于无紧张型脑性瘫痪。

6. 躯干上凸姿势 水平托起时,躯干无力上凸,四肢紧张硬直,多见于手足徐动型脑性瘫痪。

7. 翼状肩胛姿势 由于肩胛带肌肌张力低下,小儿俯卧位难以用手支撑时,可见两肩胛凸出如翼状。

8. 头后垂姿势 仰卧位抬起时,头后垂,拉至坐位,不能竖头。

9. 完全性臂丛神经损伤姿势 上肢呈完全性迟缓性麻痹,肌张力低下,肌萎缩、腱反射消失(上干型损伤,上肢近端损害,上臂不能外展外旋,手指功能正常;下干型损伤呈爪型手,手指功能异常)。

10. 阳性跟耳试验 说明下肢肌张力低下。

11. 阳性围巾征 说明上肢肌张力低下。

12. 缩头抬肩征 立位悬垂,头缩回,两肩抬高,说明颈肌及肩胛带肌肌张力低下。

(二) 肌张力亢进的姿势

1. 头背屈(过伸展) 在仰卧、俯卧或坐位,都可见头颈明显背屈。

2. 角弓反张 头颈躯干下肢过度背屈,形如弓状。

3. 上肢硬性伸展,手握拳。

4. 上肢内收内旋、向后伸展。

5. 下肢内收内旋、硬性伸展交叉。

6. 足尖姿势(6 个月以后)。

7. 两下肢分开角(股角)小于 70°。

8. 跪坐、硬性伸腿坐。

9. 坐位后倾 由于下肢硬直及躯干过度伸展,小儿在坐时便向后倾倒。

10. 茶壶状姿势 一侧上肢固定伸展,另一侧固定屈曲,形如茶壶。

第五节 早期症状和早期诊断

在进行早期症状的识别和早期诊断之前,对脑性瘫痪的定义和分类作一了解是十分必要的,兹将国际和国内的最新进展介绍如下。

2005 年国际脑瘫新定义:脑性瘫痪是指一组运动和姿势发育障碍的症候群,这种导致活动受限的症候群是由于发育中的胎儿或婴儿脑部受到非进行性损伤引起的。脑性瘫痪运动障碍常伴随感觉、认知、交流、感知和(或)抽搐障碍。

2004 年国内对脑瘫的定义:出生前到生后 1 个月内各种原因所引起的脑损伤或发育缺陷所致的运动障碍及姿势异常。同时提出的临床分型如下:

1. 痉挛型(spastic) 以锥体系受损为主。

2. 不随意运动型(dyskinetic) 以锥体外系受损为主,不随意运动增多,表现为手足徐动(athetoid)、舞蹈样动作(choreic)、肌张力不全(dystonic)、震颤(tremor)等。

3. 共济失调型(ataxic) 以小脑受损为主。

4. 肌张力低下型(hypotonic) 往往是其他类型的过渡形式。

5. 混合型(mixed)。

按瘫痪部位(指痉挛型)可分为以下几种情况:

1. 单瘫 单个肢体受累。

2. 双瘫 四肢受累,上肢轻,下肢重。

3. 三肢瘫 三个肢体受累。

4. 偏瘫 半侧肢体受累。

5. 四肢瘫 四肢受累,上、下肢受累程度相似。

对脑性瘫痪患儿的早期诊断是至关重要的,只有做到了早期诊断才能做到早期治疗。早期诊断和早期治疗一直是脑性瘫痪的研究热点。而要实现这一目标,对于早期症状的识别和评估尤为重要。

一、早期症状

深入细致地了解和总结正常儿童发育的知识,有利于发现婴儿早期出现的某些重要症状。不同发育阶段的主要症状分别描述。

1. 新生儿期

(1) 哺乳困难:小儿出生后不会吸吮、吸吮无力或拒乳,或表现为吸吮后疲劳无力,故小儿多有营养不良,体重不增加或增加缓慢。

(2) 哭声微弱:小儿出生后十分安静,哭声微弱或持续哭闹。

(3) 自发运动减少:小儿出生后少动,呈无力状态。

(4) 肌张力低下:全身松软,肌肉松弛。

(5) 肌张力增强:小儿全身发硬,肌张力增强,好打挺,经常从襁褓中蹿出去,头背屈呈对称性,有时头偏向一侧,双下肢硬性伸展。

(6) 新生儿痉挛:小儿易惊,抽搐,尖叫或呈烦躁不安状态。

(7) 原始反射减弱或增强:如拥抱反射,非对称性紧张性颈反射等。

(8) 上肢内收、内旋,手握拳。

2. 1~3 个月婴儿

(1) 拇指内收,手紧握拳或上肢内收、内旋。

(2) 不注意看人,不凝视。

(3) 头部稳定,颈不能竖直,头左右摇动。

(4) 俯卧位不能抬头。抬头动作标志抗重力肌的发育情况,正常时 2~3 个月可抬头 45°~90°。

(5) 肌张力低下,全身发硬,躯干硬性伸展或全身发软,非对称性姿势。

3. 4~5 个月

(1) 不追视,不注意看人,眼不灵活。

(2) 表情呆板不灵活,逗时无反应。

(3) 不会翻身,俯卧位抬头小于 90°。

(4) 全身逐渐变硬,有轻度角弓反张或下肢交叉。

(5) 坐位呈全前倾或后倾。

(6) 手不灵活,不伸手抓物或用一只手抓物。

4. 6~7 个月

(1) 见不到手、口、眼协调姿势。

(2) 手抓物很快松开。

(3) 非对称性姿势。

(4) 头背屈、肩后伸、下肢有交叉表现。

(5) 肌张力增强,上肢有时内旋,手握拳。

(6) 原始反射残存。

5. 幼儿时期　脑性瘫痪的诊断相对容易,因为幼儿时期脑性瘫痪的临床特征逐渐明显典型,异常姿势、异常反射及肌张力都有明显变化,逐渐出现脑性瘫痪的特有变化,所以幼儿时期的诊断一般不困难。

幼儿时期主要表现小儿运动功能的未成熟性。此期患儿与同龄儿相比,运动功能的发育表现出明显的落后和停滞。原始反射残存,应该消失的原始反射不消失,应该出现的中脑水平的直立反射与皮质的平衡反射不出现,说明脑损伤后,出现反射发育障碍,也是婴儿时期脑瘫的特征之一。

但需要注意,上述症状有时在运动发育完全正常的婴儿也可以见到,不只一个症状出现在发生脑性瘫痪高危因素的婴儿时则应予重视。

二、早期诊断

对于何时诊断才认为是早期诊断,目前意见仍未统一。一般认为是指对出生后 0~6 个月或 0~9 个月脑性瘫痪的诊断,其中 0~3 个月间的诊断又称超早期诊断。超早期诊断多称为中枢性协调障碍(zentrale Koordination störung, ZKS)。当不能明确诊断为哪一种类型脑性瘫痪或是不是脑性瘫痪时,只要有姿势反应性异常,无论年龄为几个月都可诊断为中枢性协调障碍。但在临床中纯脑瘫并不多见,只占 20% 左右,多数患儿同时患有智力低下、癫痫等脑部疾病,因此脑性瘫痪的早期诊断实际上是脑损伤儿的早期诊断,确切点说是对具有脑性瘫痪要素的脑损伤儿的早期诊断。作为脑损伤后果,以后可能会发生脑性瘫痪,也可能是智力低下或者脑性瘫痪并发智力低下等,但在脑损伤早期是难以区分的。

有人认为,未成熟的脑在损伤后神经系统症状一般表现不明显。3 个月前的婴儿,大脑皮质控制下位中枢的能力极差,自发运动受大部分原始反射的影响,正常发育过程也可有落后的形式。神经系统的损伤,自然恢复到伤后 12~18 个月,所以除病因明显、症状较典型者外,不宜过早肯定诊断。Bannezz 指出,早期诊断可在生后 1 年,严重受损者可在生后 6 个月做出诊断。在美国,痉挛型双瘫的诊断平均年龄为 18~24 个月。在孕期所致的轻微脑损伤的患儿有的直到学龄前期才被诊断。建议早期诊断的目的在于早期治疗。

脑性瘫痪早期诊断的依据可参考以下方面。

(一)早期诊断的三个高危因素

1. 家庭因素　亲属中有遗传性疾病史,神经系统疾病史及近亲结婚的家庭应视为高危因素。

2. 母亲因素　高龄初产、吸毒、接触放射性物质、孕期感染及患各种疾病的孕母所生的孩子应注意定期随访。

3. 新生儿因素　对于窒息、产伤、颅内出血、缺氧缺血性脑病、低出生体重儿、早产儿、多胎儿、高胆红素血症、惊厥、新生儿肺透明膜病、感染、呼吸暂停以及新生儿哺乳困难、肌张力低下、缺乏拥抱反射等原始反射者都应视为高危因素,定期随访,注意其反射、姿势及运动的发育是否异常。

(二)早期诊断线索

1. 具备脑性瘫痪的早期临床表现,常见的有:

(1) 护理喂养困难,吸吮、吞咽不协调,常伴有喉鸣声,3 个月后俯卧位时头不能抬起。

(2) 过分安静或极易激惹,易惊、紧张不自主摇头,肢体颤抖,不易入睡。

(3) 智力发育落后,不会笑、不认人,头、手、眼运动不协调,仰卧立时,两手、肘不能伸展拿到前正中方向的物品,母亲抱着手也不能伸展开去取物。

(4) 3 个月以内的小儿出现反复惊厥,用钙剂及维生素 D 治疗无效。

（5）运动发育明显落后或停滞。有学者认为，发育落后3个月以上者则为异常。在个体发育阶段，有几个关键时期，如3~4个月能抬头、7个月会坐、12个月能立、13~14个月会走等，这些是姿势、运动发育的里程碑。可用于粗略判断小儿运动功能发育是否正常。

2. 主要体征

（1）有明显的左右肢体和运动不对称，颈、躯干或四肢存在左右差别。

（2）做蒙脸试验时手抓不下蒙脸的物品。

（3）不能从仰卧位转向侧卧位。

（4）姿势怪异，呈角弓反张状或舞剑样姿势。

（5）运动减少、不协调，可出现吐舌、张口、流涎等怪异表情。

（6）肢体僵硬紧张，哭闹或受刺激时加剧，安静入睡时过度松软。

（7）做不到手 - 手、手 - 足、口 - 足的协调动作。

（8）原始反射（如握持反射、吸吮反射等）消失延迟。

（9）肌紧张异常，4~5个月的患儿可以看到肌肉的异常收缩状态，表现为肌紧张的增高、动摇性，以及肌收缩不协调。如俯卧位，头可抬，而上肢的外展运动受限，不能外旋；下肢呈伸展、外展、外旋受限的异常姿势。也有的表现为肌肉松软，肌张力明显低下等。

（三）Vojta 姿势反射异常

Vojta博士非常重视系统发生过程中的移动运动的爬行模式。通过研究创立的Vojta七种姿势反射是早期诊断中枢性协调障碍的重要依据。不仅可早期发现运动发育迟滞，而且也可用于脑性瘫痪患儿程度的判定以及治疗前后的疗效对比。

Vojta利用Vojta七种姿势反射，早期诊断中枢性协调障碍的标准为：

1. 极轻度中枢性协调障碍，Vojta七种姿势反射中，有1~3种异常。

2. 轻度中枢性协调障碍，Vojta七种姿势反射中，有4~5种异常。

3. 中度中枢性协调障碍，Vojta七种姿势反射中，有6~7种异常。

4. 重度中枢性协调障碍，Vojta七种姿势反射全部异常并有肌张力异常者。

日本学者森百合子在1979年报道，如果有以上4种情况，且不进行治疗，将来发生脑瘫的比率分别为7%、22%、80%、100%。由此可以发现必须重视Vojta姿势反射异常，要追踪观察，必要时早期接受治疗。

我国有学者认为，如果患儿有明显的高危因素存在，如早产、窒息、黄疸等任何一项，再经过Vojta七种姿势反射检查，即使只有一种明显出现了异常，就要开始早期治疗。这样不仅可以干预脑性瘫痪异常姿势、异常运动的形成，而且对小儿神经系统的发育、运动功能的发育，都可起到良好的促进作用。对小儿有百利而无一害，方法简单，无损伤，容易掌握，应该提倡。

必要时积极采取早期治疗。如果患儿围生期有明显的高危因素存在，再经过Vojta七种姿势反射检查，哪怕只有一种出现了明显异常，就应该开始早期治疗。这样不仅可以干预脑性瘫痪异常姿势、异常运动的形成，而且对小儿神经系统的发育、运动功能的发育，都可以起到良好的促进作用。对小儿有百利而无一害。

（四）肌张力异常

1岁以内的婴儿时期，小儿肌张力的变化是随着神经系统的发育而表现为由屈曲向伸展方向的发育过程。如果小儿神经系统发育障碍，必然出现肌张力异常，将影响小儿从屈曲姿势向伸展姿势的发育。所以,Lngram 认为婴儿时期的肌张力变化是否正常,是判断小儿中枢神经系统有无损伤的重要指标。

脑性瘫痪的早期诊断,实际上就是对具有高危因素的脑性瘫痪危险儿或脑损伤危险儿的早期诊断,中枢性协调障碍就是早期诊断脑性瘫痪的代名词,这样对患儿有利,家长也能理解,可以早期开始治疗,医务人员可以在治疗期间追踪观察,当症状明显化后,再作出脑性瘫痪确定诊断。所以婴儿早期 3~6 个月之内,除非高危因素明确,小儿在姿势、反射、运动、肌张力及 Vojta 姿势反射均有异常者,诊断为脑瘫外,其他情况应诊断为中枢性协调障碍。

三、脑性瘫痪诊断的注意事项

诊断脑瘫时,必须遵守以下三大原则,有重点、有步骤地进行。

1. 有引起脑损伤的原因,指高危因素。

2. 有脑损伤时的发育神经学异常,包括姿势异常、反射异常、肌紧张异常及 Vojta 反射异常。

3. 有脑损伤时的症状,包括早期症状及临床表现。

脑性瘫痪的诊断主要依靠病史及体格检查、脑电图、CT 及 MRI 等。CT 及 MRI 能了解颅脑结构有无异常,对探讨脑性瘫痪的病因及判断预后可能有所帮助,但不能据此肯定或否定诊断,脑电图可以了解是否合并癫痫对治疗有参考价值。诊断脑性瘫痪应符合以下几个条件:①婴儿期出现的中枢性瘫;②可伴有智力低下、惊厥、行为异常、感觉障碍及其他异常;③需除外进行性疾病所致的中枢瘫痪及正常儿一过性运动发育落后;④致病因素发生在妊娠时,围生期或新生儿时期。

第六节　患儿评估的原则和方法

评估也称评定或评价,是脑性瘫痪患儿诊断、治疗、康复全过程中重要的内容之一;是对患者的功能状态及潜在能力的判断,也是对患儿各方面情况的收集、量化、分析及与正常标准进行比较的全过程。通过评估可以了解小儿身体状况、运动功能和异常的运动障碍,可以为脑性瘫痪的早期诊断与合理治疗提供重要的依据。根据评价可以为患者设计合理的康复方案,同时在治疗中又可以通过评价判断治疗的效果,为再次制订治疗计划提供客观依据。所以对小儿脑性瘫痪的评估不仅是诊断的重要线索,更重要的是为了患儿的早期康复。因此,脑性瘫痪的评估十分重要,要求医务人员进行深入细致的观察和反复多次的评定。

评估的过程一般可分为收集资料、分析研究、设定目标和制订治疗方案阶段。由于脑性瘫痪是多因素导致的脑损伤,患儿的障碍是多方面的,所以在评价时也需要多方面的专业人员来参加,如需要小儿神经科医生、整形外科医生、眼科医生、耳鼻喉科医生、心理科医生等参加,同时还需要理疗师、作业疗法师、言语疗法师、护士、保育员、教师等多方面人员参加,共同对脑性瘫痪患儿进行全面的综合评价。

目前,国内外在脑性瘫痪的评估方面尚无统一的标准,但一般来说主要包括两大方面。一方面是对患儿自身状况的评价,要从心身两个方面评定儿童哪些方面是正常、哪些方面是异常,也就是说对象儿童运动发育达到了什么样水平,表达呈现什么样的姿势和运动,再从中枢神经系统的成熟度来检查姿势反射的发育。并且在多数情况下还要对肌肉、骨骼系统运动效应器官进行检查、测定,结合神经学的检查等,评定其病型和程度,有无合并其他损害。评定结果经过综合整理后在治疗方案中制订出长期目标、短期目标,应选用哪种治疗方法,以及社区中如何指导家长配合等一系列方案。另一方面是患儿成长的环境,要对家庭状况、社会环境等进行一定的了解,以利于患儿的全面康复。

在评估时首先要理解评估的原则,然后按运动发育的测定、姿势反射测定、神经学的检查、活动范围测定、挛缩变形检查、肌力测定、日常生活活动(ADL)测定等的顺序来评价。

一、评估的原则

1. 整体发育的原则 脑性瘫痪是某种原因对脑的非选择的部位损伤,无论是成人,还是儿童,功能的障碍都是多方面的。婴儿期运动障碍常不定型,随着日龄的增长,异常发育表现逐渐显露,在幼儿期症状出现,而且一直到青春期还会受环境影响发生各种变化。因此脑性瘫痪的评估一定要以正常儿童整体发育为对照的原则来进行评价。

2. 重视脑性瘫痪发育特点的原则 脑性瘫痪的评估自然要重视脑性瘫痪患儿的发育特点。脑性瘫痪患儿的发育特点主要是未成熟性和异常性。脑性瘫痪的功能障碍包括损伤了未成熟脑的原发障碍,和以后随着发育障碍(异常发育)而来的继发障碍而形成的表现。所以必须根据这些未成熟性和异常性特点,进行评价和制订治疗方案,促进正常运动发育,抑制异常运动和姿势。原发的障碍所残留的功能因素是属于原始的、未成熟的因素,即通常评价中的发育落后或停止。继发障碍是我们评价中看到脑性瘫痪患儿正常发育过程中所见的异常症状。两者为表里关系,常难以判别。可是在对脑性瘫痪患儿多方面评价和制订治疗计划时需要留意,婴幼儿不如年长儿那样异常性明显,即使评价为轻症,也有误诊的可能。

3. 运用评价为前提的原则 整个脑性瘫痪康复治疗,应贯穿"以评价开始,以评价结束"的原则。评价是治疗的前提,而且不是一次评价就能结束,应在评价后通过治疗手段,观察症状是否改善,再行评价,再决定下一步治疗计划,循环进行,最终的结论来自最后评价。

初期评价以掌握患儿的情况、判定近期、远期目标和训练计划为目的。中期评价是为了判定治疗效果,更改治疗手法,修正目标。末期评价的目的多在出院前进行,判定医疗效果、继续恢复的可能性和出院时回归社会能力等,研究出院后家庭康复措施,社区活动。对于婴幼儿来讲,至少要每 3~4 周进行 1 次评价。

二、评估的方法

由于对小儿脑性瘫痪的年龄、病型、程度等因素的评估到目前尚无统一的评价表,也难以制订,故应结合自己的情况,从实际出发,按自己的需要来制订可行的评价项目和量表。评价的主要内容有:

(一) 运动发育的评价

婴儿运动评估的意义

1. 用以鉴别婴儿的运动功能障碍情况,为脑性瘫痪的早期诊断提供依据。

2. 为制订早期干预方案提供依据。

3. 可以监察物理治疗对运动能力低于 12 个月儿童的康复效果。

4. 通过运用同一标准的运动评价系统,有助于进行运动发育的研究。

5. 通过评估正常婴儿和有运动障碍的婴儿,学会熟练地观察运动和运动发育。

运动发育评价有各种量表可供使用,如盖泽尔(Gesell)发育诊断量表、丹佛发育筛查测验(Denver developmental screening test,DDST)、智能发育筛查试验等,我国已广泛应用。这些量表是对运动发育和社会性发育、语言发育并列的全面评价方法,都是反映儿童整体发育的大范围评价量表。

关于姿势、运动方面,十分适合的运动发育评价表为 Milani 正常儿童发育表。表中包括各种原始反射的消退,还包括翻正反应、平衡反应、保护性伸展反应的出现时间,按月龄顺序分为自发运动(spontaneous behaviour)和诱发反应(evoked responses)内容。作为发育阶段筛查,该表是现阶段最简便、利用价值最高的评价表之一。正常儿运动发育与生活年龄大体一致,伴有智能障碍运动发育迟缓儿同样地向左侧偏移,脑性瘫痪患儿通常有广幅的分散现象(表4-6)。

Milani-Comparetti 等强调小儿脑性瘫痪作为评价因素的运动模式的重要性。Bohath 一方面同意并补充对脑性瘫痪评价中至少还要重视异常肌张力的强度和性质,相反神经机构的障碍程度、姿势模式与运动模式的异常性等3个要素。

Milani 评价表以构成立位反射的翻正反应、保护伸展反应和倾斜反应及手握持反射等5项原始反射为基础,并发现了功能的运动能力和潜在的反射构造之间有着相互影响的关系。例如:①手把握反射必须在手四爬前消失;②完成躯干的反回旋,必须要非对称性紧张性颈反射消失;③保护性伸展反射及倾斜反应可能时,上肢的 Moro 反射必须消失;④能爬必须对称性颈反射消失;⑤扶站动作可能需要在足把握反射消失。

说明:图表上部为自发运动反应,下部为诱发反射(反应)。以数字的序号加以简单说明。

1. 安静状态下,拉起仰卧患儿的手,使小儿上身抬起,4 个月时头与体轴成一直线,5 个月时可与检查者协力,下肢屈曲。牵引力可引起肩、肘屈曲。后屈曲倾向消失。

2. 4 个月时脊柱伸展至第 3 腰椎水平。6 个月时手在前方支撑独坐。7 个月时不支撑可坐。8 个月产生腰椎前弯。

3. 生后 3 个半月肘支撑,躯干伸展。5 个月肘伸展手支撑、躯干伸展。是四爬的最初形态。

4. 支持反应是原始反应,在立位检查:6 个月扶助半直立,1 个月扶助直立。

5. 无扶助起身有两个不同方法。从俯卧位翻身成为四点高爬位起来,或者膝立位起来。哪一种方法都是足底着地后起立。

运动发育指数(motor development quotient,MQ):运动年龄除以生活年龄(chronological age,CA)为运动发育率(motor quotient,MQ),即:

$$MQ=MA/CA \times 100$$

通过此项评价可以了解患儿运动年龄的客观阶段、运动功能欠佳的状态和运动能力达到的比率。其次,评价出的姿势,起动模式是运动发育质的方面的表现。测定出的资料的作用有:①掌握了评价对象儿童的运动发育水平,作为获得应该具有的运动、姿势的目标指征;②分析获得的姿势、运动情况,找出小儿姿势、运动的异常性特征;③由于将运动发育月龄化,不但抽象把握对象患儿的运动发育状况,也可以作为评价的量化依据和训练效果评价指标。

当前脑性瘫痪研究进展较快,有关运动发育的正常评价,Bobath、Vojta 等学派都有自己的评价,各具特色。

表 4-6　Milani 正常儿童发育表

姓名　　　　　　　　　　　　　　　出生　年　月　日　　　　　　　　登记号

				1	2	3	4	5	6	7	8	9	10	11	12	15	18	21	24
自发反应	姿势调节	头	躯干保持垂直			保持中间位													
			俯卧位			伸展													
			仰卧位					上举											
			自仰卧位拉起	头后垂				被动	协动										
		躯干	坐位																
			四爬位				肘、膝支撑	手支撑		四肢、膝支撑			足底支撑						
			立位																
	自动运动		仰卧位向立位							体回旋及扶助		无须扶助					体回旋5岁时无		
			移动	自动步行				翻身		游泳模式				步行			上肢交互运动		跑

			1	2	3	4	5	6	7	8	9	10	11	12	15	18	21	24
诱发反应	原始反射	手把握																
		非对称 TNR																
		MORO 反射																
		对称性 TNR																
		足把握																
	翻正反应	空间的头位																
		矢状面的躯干																
		躯干反回旋																
		躯干回旋																
	保护性伸展反应	躯干下方运动																
		躯干侧方运动																
		躯干前方运动																
		躯干后方运动																
	平衡反应	俯卧位																
		仰卧位																
		坐位																
		四爬																
		立位																

月　1　2　3　4　5　6　7　8　9　10　11　12　15　18　21　24

(二) 异常姿势、运动的评价

异常肢体、运动评价时,应考虑其背景是否为某些原始的运动经过变化。如果在异常运动模式确立或习惯化以前的初期症状显露时期能评价的话,在治疗上及时阻止向异常方向发展,则可能使脑性瘫痪患儿的异常发展在最小限度。

各种体位异常姿势评价的要点:

1. 仰卧位 脑性瘫痪患儿的头多固定一侧或向一侧回旋,不能固定在正中位。

(1) 对称性:不少4个月内正常婴儿,因受非对称性紧张性颈反射影响,可以有非对称性动作。但不妨碍两上肢的协调动作,如两手合掌、吮指、抓脚和玩自己的手等。注意两下肢是否有交替性踢蹬动作。

(2) 抬头、转动时是否有上下肢、躯干的紧张性肢位,因为紧张性姿势反射残存影响,不应该出现躯干、上下肢肌肉的过紧张、低紧张、动摇性紧张。还要观察是否能从头的翻正反应(后为视觉翻正反应)向有目的运动移行。

(3) 拉起向坐位时注意有无头背屈、肩过伸展以及出现两下肢屈曲抵抗或代偿性脊柱后弯、发作性紧张。

(4) 骨盆和四肢:脑性瘫痪患儿不能完成骨盆随意抬起的头部与两上下肢的分离动作,骨盆不能完成桥形抬起,而以代偿性角弓反张动作。并因骨盆和肩胛带肌的无力,致使不能保持上下肢抬起和在空间向各个方向自由活动的能力。

还应提出在仰卧位颈部转动时,颈和其他身体部位(尤其足、躯干、上肢)之间的分离性,和翻身动作时脊柱内的分节性,以及手、足运动时髋关节的分离性。

2. 俯卧位 仰卧位主要检查抗重力姿势,运动的渐进发育过程。抗重力姿势和运动是从抬头动作开始,由肘支撑位(on elows)、手支撑位(on hands)、匍匐前进运动(command crawing)、四爬运动(on hands-knees)、腹爬运动(crawing)再向高爬运动(plantigrand walking)发展,从高爬位再来完成起立动作。这些姿势、运动的发展过程中,应注意头部和躯干的翻正能力,以及上肢和下肢的支持能力。

在俯卧位中观察分离性和主动肌与拮抗肌反复运动也很重要,即上、下肢的主动肌和拮抗肌反复运动而在四爬位表现出来的"摇摆运动",屈肌和伸肌的协调运动。

(1) 非对称性:脑性瘫痪患儿上肢和头部抬起协调性差,所以头不能保持中间位。当头抬举时,看不到脊柱和上肢、下肢保持左右对称的自发运动,甚至可见脊柱过度前弯,明显的左右不对称的肩胛带固定肢位。在其上肢向上支撑身体动作时,注意是否出现一侧下肢伸展增强和对侧屈曲姿势加重。

(2) 抬头时不能保持正中位。

(3) 用前臂支撑时手握拳,前臂过分内旋,不能保持平衡。

(4) 俯卧位时,转换方向困难。

(5) 下肢协调运动差,有与两膝、两髋关节伸展、屈曲无关的动作,踝关节缺少分离运动。

(6) 向坐位移行时,上肢不能充分支撑,躯干不能回旋,有紧张性迷路反射与对称性紧张性颈反射代偿的姿势。

(7) 俯爬时两上肢伸展,向后方移动困难。两上肢极度屈曲引体向前,两下肢伸展、内旋。

3. 坐位 脑性瘫痪患儿坐位不稳定,有代偿性的非对称性姿势及过度紧张姿势。坐位时需注意观察以下情况。

（1）非对称性地用一侧坐骨支撑体重，注意上、下肢保持平衡的状态。

（2）长坐位困难，由于股二头肌、半腱肌、半膜肌短缩，出现骨盆后倾及代偿性脊柱后弯。

（3）出现跪坐、W坐位等异常坐位姿势。

（4）坐位时无上肢保护性伸展反射。

（5）坐位移动，上肢支撑差，下肢骨盆的平衡功能差。

（6）注意坐在椅子上时是否稳定。

4. 爬行　因为患儿平衡功能障碍，所以在爬行时重心后移困难，全身屈曲。

（1）侧坐困难，因为骨盆与肩胛间回旋功能障碍，肌紧张异常。

（2）保持四点支撑时的平衡困难。

（3）注意爬行的姿势，上、下肢有无交替性移动运动。

（4）向膝立位移动的方式是否正常。

5. 膝立位与单膝立位　因为在此种姿势下，由于支持面较窄，体位移动时难以保持平衡，经常出现代偿性脊柱后弯与侧弯。

（1）向膝立位移动时，躯干不能保持平衡，骨盆回旋障碍，髋关节伸展和交替运动障碍。

（2）单膝立位时，骨盆回旋障碍，下肢肌张力增强，两下肢硬性伸展，不能维持这种姿势。

6. 立位　在立位时因为重心高，支持面窄，脑性瘫痪患儿难以维持立位姿势及在立位下变换姿势。

（1）非对称性，当支撑体重时，注意两侧是否对称，脑瘫患儿多为对称性姿势。

（2）立位时在保持平衡及抓站时，注意观察抓站、靠站、立位平衡的情况，有无代偿性的异常姿势及代偿性异常运动。

7. 原始运动与异常运动评价　原始运动在正常小儿出生后一定时期可见到，属于一种生理发育过程，但随着随意运功的出现，原始的运动将逐渐消失。如果到一定的年龄仍不消退就是异常。

脑性瘫痪患儿的异常姿势运动，主要受原始运动与紧张性反射的影响。主要的异常运动特点有：

（1）头背屈，手张开或紧握，无手指分离运动。

（2）头向一侧呈非对称性紧张性颈反射姿势。

（3）头固定，经常向一侧倾斜。

（4）向前方拉起时，头不能调节。

（5）俯卧位时，不能抬头。

（6）上肢屈曲内旋，颈部躯干屈曲时手握拳。

（7）前臂内旋，无外旋动作。

（8）当头向一侧拥抱反射时，肘不能伸展。

（9）一手能握拳，一手不能握拳。

（10）能从俯卧位翻向仰卧位，但不能从仰卧位翻向俯卧位。

（11）能从仰卧位翻向侧卧位，但不能从侧卧位翻向仰卧位。

（12）无两侧下肢的踢蹬动作及交互动作，有时只见一侧踢蹬。

（13）髋关节屈曲，膝关节与踝关节无分离动作。

（14）足趾跖屈，踝关节外翻或内翻。

（15）口唇不闭合，张口流涎。

（16）肩关节内旋，肘关节伸展。

（17）坐位时躯干后倾，拉起时头背屈。

（三）神经症候学的异常因素评估

除上述评价不同体位的异常姿势外，还要从是否有保持肢位能力和能否完成随意运动两个因素进行观察和评价，这样有助于病型诊断和预测症状的变化。

1. 原始运动和异常肢位、运动　正常婴儿发育正常，有正常的姿势反射、肢位保持性和运动性，保证了正常肢位和很好的平衡发育。而徐动型脑性瘫痪的特征是缺少肢位保持，特别是近位关节的协同收缩不全、头控制不好、运动性又过强，造成难以控制的中间位姿势，出现超越可动域的不随意动作和手足徐动运动。故评价时要注意在患儿卧位时可见较好的运动形式，但在抗重力立位肢位时先全失去了自主力，如何在异常发育过程中评价妨碍了颈部、躯干的保持肢位的能力是重点。痉挛型脑性瘫痪的特征为上位中枢支配受阻，自发运动受限制，缺少运动性，活力低下，而使沿正常发育的自发运动学习障碍，成定型的痉挛、挛缩。当肢体变动时缺少躯干的回旋运动，以及上下肢的分离运动。按这种思路来评价，有助于掌握病型特点，理解症状变化。

随着异常性确立，正常姿势反射机构的破坏即为异常姿势反射的出现。为了明确是属于正常发育过程，还是不同的异常发育过程，应该进行详细的评价。对异常姿势反射在肢体变换时运动抵抗的异常性评价，最适合应用姿势紧张评价，可以在各种体格检查中检查姿势紧张度。评价等级为：

（1）正常：对各种姿势变化很快反应，并立即进行肌调整活动。

（2）痉挛或强直：对各种姿势变化呈过度抵抗，肌的调节活动慢。强直比痉挛更重，呈僵硬状态。

（3）徐动：对各种姿势变化间歇地呈过度抵抗，可反复与抵抗消失交替发生。

（4）迟缓：对各种姿势变化缺少抵抗，呈无紧张状态，可见关节过度伸展。

2. 姿势反射的测定　姿势反射是中枢神经系统成熟度的反映。随着运动发育的正常发展，姿势反射正常消退。而在脑性瘫痪患儿表现为原始反射的残存，原始反射与正常的姿势反射互不相容。在评价中，姿势反射的重点应包括两个方面：①原始反射，特别是紧张性颈反射是否残存；②正常的姿势反射出现情况。反射和姿势反射参考本章第三节。

（四）肌张力的评估

在进行肌张力的评估时，应先观察肌紧张的情况，是否有亢进、低下或者其他变动性。其次为肌的性状，观察属于痉挛、强直、徐动或失紧张的哪种类型。在评估时要了解病损的程度和范围，还要做腱反射检查，有无阵挛和病理反射。Anolre-Tomas 从三种不同状态下观察肌张力的变化，提出了静止性肌张力、姿势性肌张力和运动性肌张力的概念。肌张力的指标量化是比较困难的。目前评价多从以下几个方面进行（表4-7）。

1. 年龄较小的患儿常做以下检查

（1）硬度：肌张力增高时肌肉硬度增加，被动活动时有发紧发硬的感觉。肌张力低下时触之肌肉松软，被动活动时无抵抗感觉。

（2）摆动度：固定肢体近位端，使远端关节及肢体摆动，观察摆动幅度，肌张力增高时摆动度小，肌张力低下时无抵抗，摆动度大。

表 4-7　肌张力评价表

		检查方法	评价	
			肌张力亢进	肌张力低下
安静时	肌肉形态	视诊:肌肉的外观	肌腹丰满	平坦
	肌肉硬度	触诊:肌肉的硬度	硬	软
	伸张性	过伸展检查、被动检查	活动受限	关节过伸展
			抗阻力↑	抗阻力↓
	摆动度	摆动运动检查	振幅减小	振幅增加
活动时	姿势变化	姿势性肌张力检查	调整迟缓	无肌紧张变化
	主动运动	主动运动检查	过度抵抗	关节过度伸展

（3）关节伸展度:被动伸屈关节时观察伸展、屈曲角度。肌张力升高时关节伸屈受限,肌张力低下时关节伸屈过度。

2. 年龄大些患儿还可采用修改的 Ashworth 痉挛评定法

0 级:无肌张力的增加。

Ⅰ级:肌张力轻度增加,受累部分被动屈曲时,在关节活动范围(ROM)末呈现最小的阻力或出现突然卡住和释放。

Ⅰ⁺级:肌张力轻度增加,在 ROM 后 50% 范围内出现突然卡住,然后在后 50%ROM 均呈现最小的阻力。

Ⅱ级:肌张力较明显增加,通过 ROM 的大部分肌张力均较明显增加,但受累部分仍能较易地被移动。

Ⅲ级:肌张力严重增高,被动运动困难。

Ⅳ级:僵直,受累部分被动屈曲时呈现僵直状态而不能动。

（五）对关节活动度及变形、挛缩的检查

关节活动度的评价(range of motion test,ROM-T)是在被动运动下对关节活动范围的测定。当关节活动受限时,还应同时对主动运动的关节活动范围进行测定,并与前者相比较。决定关节活动度的因素有 3 种:一是关节解剖结构的变化,二是产生关节运动的原动肌肌力,三是与原动肌相对抗的拮抗肌伸展性。评价应该包括关节的活动度、变形、挛缩等方面。

1. 脑性瘫痪患儿易发生挛缩的肌群和检查方法

（1）上肢

1）肱二头肌:患肢外展伸直位,如不能伸直肘关节,检查者在上臂前侧触及挛缩的肱二头肌。

2）旋前肌:患儿伸肘时,检查者一手托住肘部,一手握住腕部,患儿前臂不能旋后,而在前臂屈侧能触及索条状物,为该肌挛缩。

3）腕屈肌群:患儿伸肘时,腕呈屈曲状,向桡侧或向尺侧倾斜,不能背伸腕关节。

4）屈指肌:腕关节背侧时,手指不能伸直呈"爪状指"。

5）拇指内收畸形:拇、示指间距离小,虎口处不能开大,为拇收肌挛缩。

(2) 下肢

1) 髂腰肌(Thomas 测定):患儿仰卧,如果患侧髋关节强直,腰椎有代偿性前凸。为消除脊柱前凸,将健侧关节尽量屈曲,使大腿靠近腹壁,则患腿自动离开床面。

2) 股薄肌(内收肌)挛缩(髋关节伸直外展测验):患儿仰卧位,两下肢伸展位,检查者两手握患儿膝部,尽量外展两髋关节,此时髋关节外展受限,大腿骨侧出现长条状挛缩肌肉,即为股薄肌或内收肌群挛缩。

3) 腘肌挛缩测验:患儿仰卧位,两下肢伸直位,检查者一手按在一侧膝关节,另一手抬起对侧小腿,检查该大腿后侧腘肌。

4) 股直肌牵拉试验(eley sign):患儿俯卧位,检查者站立于患儿左侧,右下肢伸髋屈膝时,检查者右手握住患儿右踝向上提,左手掌向下按住右臀部,使髋关节后伸,若不能后伸或在大腿前方触及长条索状肌肉,则为股直肌挛缩。

5) 腓肠肌测验:患儿仰卧,两腿伸直位,检查者立于患侧,一手握住患儿足部,使踝关节尽量背屈(正常为 25°)。此时不能背伸,在小腿后方能触到痉挛的肌肉为腓肠肌。

6) 足趾屈肌群挛缩:患儿仰卧,两下肢伸直,足背伸位,如足趾不能伸直呈"爪状趾"为足趾屈肌挛缩。

2. 脑瘫患儿常见的变形、挛缩

(1) 头颈部:头颅骨变形,颜面变形,斜颈。

(2) 脊柱、胸部:脊柱侧弯、后弯,腰椎过度前弯,胸部变形("M"状变形)。

(3) 上肢

1) 肩胛带:前方屈曲,后方后伸。

2) 肩关节:伸展内收、内旋挛缩程度大于或等于屈曲、外展、外旋程度。

3) 肘关节:屈曲挛缩程度大于伸展程度。

4) 前臂:旋前挛缩程度大于旋后,桡骨脱臼。

5) 手关节:尺侧掌屈。

6) 手指:屈曲挛缩,拇指内收变形。

(4) 下肢

1) 骨盆:前倾程度大于后倾,侧方倾斜。

2) 髋关节:屈曲、内收、内旋挛缩,低紧张可以见到屈曲、外展、外旋挛缩,髋关节脱臼(半脱臼),外翻髋。

3) 膝关节:屈曲挛缩,膝反张。

4) 小腿:内扭转变形。

5) 足关节:内翻尖足或外翻扁平足。

6) 足趾:屈曲趾,外翻𝗺趾。

另外,在评价时形态的测定和变形、挛缩同样重要。形态的测定主要包括肢长和周径的测量。

(六) 日常生活活动的评价

日常生活活动(activities of daily living,ADL)是指人为了生活而必须掌握的基本的、共同的、每日反复进行的一系列身体动作群。包括摄食、更衣、如厕、入浴、清洁、乘坐轮椅、家务劳动等,学龄儿童还包括用笔写字等学习动作。脑性瘫痪患儿以上这些动作能力都有不同程度的障碍。目前很多学者将身体姿势(P)、日常生活活动(A)、移动(L)、语言听觉能力(C)、智力(I)等都列入其中,统称 PALCI 评价。该表(表 4-8)简单方便,节省时间,可以进行多次评价,可以判定治疗前后的效果及科研统计。

表 4-8 日常生活能力评价表

姓名: 　　　　　　　　　　　　　　　　出生　　年　　月　　日

[P]肢体位置

No	级别	体位保持情况	肢体位置变换情况
5	极重度	• 不能保持坐位	• 不能翻身或翻身困难
4	重度	• 可保持坐位 • 跪位不能或困难 • 不能立位	• 坐位时体位不能变换或困难 • 不能坐起或困难 • 坐位←→卧位,不能或困难
3	中度	• 用手杖可立	• 坐位时可随意变换体位 • 立位时体位变换相当受限 • 坐位←→卧位可 • 坐位←→立位可(困难或不可者级别加半) • 稳定动作不充分
2	轻度	• 不用手杖可立	• 立位时可随着变换体位动作稳定相当好 • 坐位←→立位良
1	低正常域	• 不需任何矫形器可保持安定的卧位、坐位、跪位和立位,但姿势稍差	• 体位的变换和在立位的肢体变换几乎接近正常,但速度和反应性稍差

```
┌──┬──┬──┬──┬──┬──┬──┬──┬──┬──┐
│  │  │  │  │  │  │  │  │  │  │
└──┴──┴──┴──┴──┴──┴──┴──┴──┴──┘
0    1    2    3    4    5    6    7    8    9    10
```

[A]日常生活活动

No	级别	膳食动作	排泄	更衣　整容
5	极重度	• 咀嚼、吸吮、咽下困难 • 摄食动作不可或非常困难(全扶助)	• 完全失禁 • 需完全扶助 • 不能使用便器	• 完全扶助
4	重度	• 动作相当困难,但经努力可完成(半扶助)	• 常常失禁 • 需特殊设备扶助 • 几乎不能进行便后处理	• 需相当的扶助,但经努力可完成部分,笨拙
3	中度	• 大体上可自立,但需相当的努力(部分扶助)	• 大体可自立应用便器,有时需扶助 • 经努力可完成便后处理	• 需某种程度的扶助,在本人努力下大部分动作可完成 • 精细动作不可或困难
2	轻度	• 有时需稍扶助 • 动作受限或稍困难 • 需要时间	• 可自立应用便器 • 事后处理稍显困难	• 几乎无需扶助 • 精细动作需时间且拙劣
1	低正常域	• 稍缓慢易洒落 • 动作稍笨	• 可自立	• 与年龄相应的精细动作稍笨

0　1　2　3　4　5　6　7　8　9　10　11　12　13　14　15

[L]移动

No	级别	室内床上运动	室外平地运动	移动应用动作
5	极重度	• 爬行,坐行均不可 • 不能反复翻身	• 不能	• 在阶梯上不能上、下爬行 • 几乎不能操作轮椅
4	重度	• 可设法卧位回转与爬行 • 可设法进行短距离的坐位移动	• 可设法操作轮椅,手杖步行不可或困难	• 可设法使轮椅在坡道上、下 • 无论用手杖或扶手都不能在楼梯或坡道上、下 • 床上与轮椅间的上、下不可或困难
3	中度	• 可用手杖步行 • 扶助后可短距离步行	• 同左	• 用手杖、扶手可上、下楼梯,在汽车上及在不平的路上行走 • 可进行床与轮椅间的上、下,轮椅操作相当熟练 • 外出需要扶助保护
2	轻度	• 自立步行大体上有应用性 • 但在速度及平衡方面稍差	• 同左	• 可短距离步行,不能跳跃,跑步很困难 • 在应用上速度和平衡相当差
1	低正常域	• 速度、平衡、耐久力稍差	• 同左	• 日常生活上几乎无问题,单速度、平衡及应用方面稍差

0　1　2　3　4　5　6　7　8　9　10　11　12　13　14　15

[C]语言听觉能力　　　　　　　　　　　　　　　　　　　　　[I]智力

5	极重度	• 不能使用对话	IQ<30
4	重度	• 对话的实用性非常小	IQ 31~50
3	中度	• 具有明显障碍,但对话能力大部分有实用性	IQ 51~75
2	轻度	• 发音、音调、节律、表达能力明显差,但对话实用好	IQ 76~85
1	低正常域	• 可清晰、流畅表达,能力稍差	IQ 86~100
0	正常		IQ>101

No	P	A	L	C	I
5	10	15	15	5	5
		14	14	4 5	(4 5)
9					
4	8	12 / 13 / 11	12 / 13 / 11	4	4
7					
3	6	9 / 10 / 8	9 / 10 / 8	3 / 2 5	3 / (2 5)
5					
2	4	6 / 7 / 5	6 / 7 / 5	2	2
3					
1	2	3 / 4 / 2	3 / 4 / 2	1 / 1 5	1 / (1 5)
1				0 5	(0 5)
0	0	0 / 1	0 / 1	0	0

		评级分
5	极重度	46~50
		41~45.5
4	重度	36~40.5
		31~35.5
		26~30.5
3	中度	21~25.5
		16~20.5
		11~15.5
2	轻度	5~10.5
1	低正常域	2~4.5
0	正常	0~1.5

评价分合计	判定
评价年月日	年　月　日
出生年月日	年　月　日
年龄	岁

评价者

(七) 语言障碍评价

脑性瘫痪患儿中 70%~90% 有不同程度的语言障碍,原因是多方面的,如发音器官运动功能障碍、智力低下、听觉障碍、失语等。按 PALCI 分类,分为 6 个评价级别。语言评价要专业人员进行评定,具体评价可参考表 4-9 的内容进行。

表 4-9　语言障碍评价项目表

项目	内容	
语言发育水平	1. 理解能力	2. 表现能力
听力	1. 低音测定	2. 听力记录
发音器官器质技能	1. 呼吸、发声功能	2. 构音器官运动功能
	3. 颈部及躯干的姿势	4. 全部特征

(八) 听力障碍评价

脑性瘫痪患儿有不同程度的听力障碍,特别是手足徐动型脑性瘫痪患儿。大多数是由于血型不合溶血造成的高胆红素血症所致,其听力障碍多为高音频障碍,也有皮质性或皮质下的听觉障碍。听觉障碍严重影响语言功能,因此必须早期发现听力障碍,早期采取必要的治疗,否则会影响语言和智力。

(九) 视觉障碍评价

脑性瘫痪患儿多伴有斜视、眼球运动异常、视神经萎缩、皮质性视觉障碍等,如发现视力异常,应当由眼科医生进行评价治疗。

(十) 感觉、认知方面的评价

脑性瘫痪的障碍是多方面的,运动障碍的评估是直接观测身体方面的异常,而其背景是与感觉、认知障碍相关的。尤其要掌握 1 岁以内小儿的感觉、认知发育,达到整体评估的目的。评估的方法可以参照正常婴儿发育的规律进行。

第七节　步 态 分 析

步态异常也是小儿脑性瘫痪的另一主要体征,通过对异常步态的分析,可以为诊断和治疗效果进行评估、对比。常见的步态异常有:

1. 剪刀步态　两下肢硬直、交叉,步行如剪刀样,两膝相碰,足尖拖地。

2. 偏瘫步态　瘫痪侧上肢屈曲、内收内旋。腕关节屈曲,下肢硬性伸展,骨盆抬高,足尖拖地,画圈迈步。

3. 共济失调步态　小脑损害时为醉酒样,举足缓慢,下肢过度抬高,着地过重,且左右摇摆,闭目时加重。小脑蚓部病变为步态不整,两足分离,前后跌倒。一侧小脑病变向病变侧倾倒。由深感觉障碍引起者为感觉性共济失调,行走时两眼注视地面及足尖,并出现足跟先着地、足尖后着地的脚步声分离现象。

4. 震颤麻痹步态(帕金森步态)　主要表现为头及躯干前屈,重心向前,前臂屈曲,两足擦地,步小缓慢而慌张,呈慌张步态。

5. 摇摆步态(鸭步)　由于骨盆和躯干肌肉无力,脊柱前凸,行走时臀部左右摇摆,多为肌营养不良所致,所以亦称为肌营养不良步态。

6. 足下垂步态　高抬腿,足下垂,足趾拖地。多由末梢神经损害,胫骨前肌无力所致。

第八节　成人脑性瘫痪

成人脑性瘫痪的诊断应该是明确的。除了在婴幼儿时延误治疗或其他原因所遗留的后遗症外,成人脑性瘫痪患者逐渐发生一些新的问题,主要包括慢性疲劳、肌肉骨骼疼痛及功能退化,继而影响活动和参加工作及社会生活。与普通人群相比,成人脑性瘫痪患者早期就出现显著的行走功能退化,可能的原因是严重的神经损伤、衰老等。

成人脑性瘫痪的慢性疼痛问题被认为是严重的继发问题,但疼痛的程度和部位等不尽相同。以腰部、腿以及髋关节为最常见的疼痛部位,与慢性疼痛相关的抑郁症的发生率也很高。

对于成人脑性瘫痪的继发症状可以采用对症治疗和手术治疗。如可以给予镇痛剂、抗抑郁药物等。对于肢体的畸形等,可以在全面评估后进行手术矫治。

(张　芳)

参考文献

1. 陈秀洁,李树春. 小儿脑性瘫痪的定义、分型和诊断条件[J]. 中华物理医学与康复杂志,2007,29(5):309.

2. 徐开寿,麦坚凝.脑性瘫痪的诊断、评价与治疗[J].中华实用儿科临床杂志,2010,25(12):950-952.

3. 韩伟成.脑性瘫痪儿童的治疗与康复[M].北京:华夏出版社,1992.

4. 陆晴友,王秋根.脑瘫的病因学研究[J].中国康复理论与实践,2003,9(3):191-192.

5. Bax M,Goldstein M,Rosenbaum P,et al.Proposed definition and classification of cerebral palsy,April 2005 [J]. Developmental Medicine & Child Neurology,2005,47(8):571-576.

6.《中华儿科杂志》编辑委员会.小儿脑性瘫痪的定义、诊断条件及分型[J].中华儿科杂志,2005,43(4): 262.

7. 王辉.脑瘫研究现状[J].中国康复理论与实践,2004,10(5):289-292.

8. 史惟,朱珍,王素娟,等.小儿脑瘫中四肢瘫与偏瘫的CT表现及临床意义[J].中国康复医学杂志,2003, 18(12):753-754.

9. 段涛,周水珍.小儿脑瘫的防治(Ⅱ)[J].中华医学杂志,2005,85(14):1001-1002.

10. 徐江,陆敏.成人脑瘫患者的行走功能研究[J].神经损伤与功能重建,2004,24(4):174.

11. 李志军,郭晖,谭维溢.成人脑瘫慢性疼痛的自然病程以及疼痛治疗[J].神经损伤与功能重建,2004,24 (4):155-156.

12. 贾湘谦,陈艺新,赵滨,等.高选择性周围神经切断治疗成人脑瘫手[J].实用骨科杂志,2002,8(2):102-104.

13. 高志平,贾宁.小儿脑瘫病因学研究进展[J].中国妇幼保健,2012,27(1):149-150.

14. 吴丽,宋兆普,宋毅豪.小儿脑性瘫痪病因学进展[C]//第五届全国儿童康复、第十二届全国小儿脑瘫康复学术会议暨国际学术交流会议论文集.重庆:2012.

第五章

脑性瘫痪的鉴别诊断

第一节　脑性瘫痪鉴别诊断概论

脑性瘫痪是一个涵盖性术语,包括各种明显的运动功能失调症状及体征。脑瘫是非进行性病变,但是随着患儿的生长发育临床表现却可能发生变化。脑瘫必须与其他神经系统进行性疾病相鉴别,如脑部肿瘤、退化性疾病、神经肌肉疾病、先天代谢性疾病、脊髓病变及心理智力障碍。严重的脑瘫常和认知障碍、感官知觉失调及癫痫相并存,因此,也加重了脑瘫鉴别诊断的难度。

由于婴幼儿早期(12~24 个月)脑瘫的相关症状持续变化,所以该病的诊断和鉴别诊断很困难。脑瘫的首发症状:肌张力异常(亢进或是低下)、原始反射(如莫罗反射、紧张性颈反射)持续存在、姿势发育异常或延迟、运动发育里程碑延迟。然而,这些症状也可见于智力低下和自闭症患儿,并非脑瘫特异性表现。考虑到这些异常表现逐渐发展,可能演变成真正的脑瘫,因此需要进一步了解围生期病史及神经影像学表现。从 3 岁起,肢体痉挛性偏瘫、肌张力增高、剪刀步态及腱反射亢进等痉挛型脑瘫的特征都会出现,由于这种随生长发育而表现出的持续性变化,医生应对疑似患儿进行反复临床检查、必要的血液检测、评估和随访,以确定或排除脑瘫。

常与脑瘫共存的病理改变有营养不良、固定畸形、一个或多个关节脱位、心理认知缺陷等,这些病症常常误导临床医生。确切的诊断要点如下:

一、运动成长里程碑延迟不足以支持确诊脑瘫

如果患儿 9 个月不能独坐或者说 18 个月不能行走,这种情况要明确是否还有其他运动方面的缺陷,完成身体运动还有哪些关键环节不完备,这时就需要全面的神经发育检查以明确是否存在大脑损伤的特有体征。如果这样做仍然没有明确诊断,建议临床医生观察一段时间重新评估。如果患儿合并有其他运动系统缺陷,则需进一步明确是上运动神经元损害还是下运动神经元损害。如果患者出现肌无力、肌张力减退、腱反射减弱或消失,这些体征支持后者;如果患者出现肌张力增高、腱反射亢进则支持前者。

二、心理认知障碍不足以支持确诊脑瘫

如果患儿出现心理认知障碍,则提示中枢神经系统病损,而且这也是脑瘫发病的危险因

素,但不能单纯依据该病变直接诊断脑瘫。必须牢记:虽然围生期有相关脑瘫危险因素的婴幼儿可能在日后逐渐发展为脑瘫,但是大多数都不会发展为脑瘫,相反,有些确诊为脑瘫的患儿围生期并没有出现过明确的危险因素,这一点还需要进一步深入的研究,以明确不为人知的危险因素。

三、脑瘫并不是运动发育迟缓的主要原因

多数情况下是各种原因所致的婴幼儿智力发育迟缓(智力迟钝或是智商低下)导致患儿运动功能发育迟缓。考虑到脑瘫患者也常伴有智力迟钝,因此必须鉴别上述两种情况。单纯的智力迟钝仅有轻度到中度的运动发育延迟,而没有痉挛或其他病理表现,很多情况需要不断随访才能准确区分运动发育迟缓的真正原因。如果患儿出现下述各种临床表现,则提示医生需要考虑脑瘫以外的其他诊断:精神运动性退化;巨颅或颅骨迅速增大;视物模糊或视神经萎缩,视网膜病变;皮肤病变如皮肤色素缺失或色素沉着;肝脾肿大;重度肌无力,腱反射减弱或消失;感觉缺失。

四、脑瘫必须和进行性神经病变相鉴别

脑瘫是非进行性病变,但是随着患儿的生长发育临床表现却可能发生变化,因此必须和进行性神经病变鉴别,必须详细了解患者病史、完善相关神经影像检查以及血液检测。家族中有相似症状的患者则提示遗传性疾病的可能。出生时显而易见的小头畸形和出生前的生长异常提示遗传或胎儿期病变的可能。或多或少特异性或非特异性的异常体征,尤其是多发异常,提示遗传性病变。流行病学研究显示基因异常性神经病变常合并多发的非特异性红斑,这一点常比普遍的遗传症状多见。需要仔细考察围生期病史,因为早产、新生儿窒息和围生期感染会增加脑瘫风险,当然,也有很多具备上述危险因素的婴幼儿没有发生脑瘫。如果考虑窒息所致脑瘫时,必须明确有缺血缺氧性脑病相关体征(嗜睡、昏迷、新生儿癫痫、肌张力异常)。脑瘫与进行性神经病变在婴幼儿患者中的鉴别常比想象中困难。大多数婴幼儿脑部疾病都会影响患儿的生长发育。随着患儿年龄增长,即使没有显著的功能丧失,患儿与同龄儿童间功能的差异还是逐渐显现出来。为及早察觉功能异常,家长或医生必须尽早察觉细微的功能缺失或发育迟滞。脑瘫并发的营养不良、呼吸道疾病、肢体畸形、癫痫等同样也会误导进行性神经病变的诊断。

五、MRI、CT、超声等影像检查对于脑瘫鉴别诊断非常有价值

脑瘫典型的影像表现不但有脑损害图形,而且随脑发育而呈现时间变化性。另一方面,一些脑部畸形、肿瘤、代谢性疾病的脑部病变都可经影像检查识别。多数脑瘫患者的影像检查都能有阳性病理学发现,一般都会出现弥漫或局限的脑萎缩、脑发育不良、皮质结构紊乱等病理改变。

六、安排必要的实验室检查

如果临床高度怀疑代谢性或遗传性疾病,应安排相应疾病筛查,如氨基酸、有机酸、染色体等。如果怀疑神经肌肉性疾病,则需要进行电生理检查或是肌活检等检查。

最大限度地改善脑瘫患者的功能,提高他们的生活自理能力是当前脑瘫治疗的根本目

标。然而,脑瘫病情复杂,症状多样,准确的诊断是合理治疗的前提条件。因此,每一位医生在为脑瘫患者做出诊断前都必须考虑到必要的鉴别诊断,以免贻误患者最佳治疗时机,并能为患者提供最为合理的治疗。

第二节 与脑性瘫痪相鉴别的疾病

临床医生已达成共识,脑瘫是非进行性疾病。因此,如果患儿出现原有的肢体功能丧失、或生长发育明显迟缓、或腱反射消失、或有特殊体味等表现时,就应考虑患儿可能患有遗传性疾病、代谢性疾病、神经肌肉疾病或神经退化性疾病。

所有诊断为脑瘫的患儿都需要随访,因为很多神经退化性疾病、代谢障碍、遗传性疾病都会表现出和脑瘫相似的症状和体征,个别疾病进展缓慢,很可能被误诊为脑瘫。虽然单一看来是少数,但是汇总起来数量却很多。如果能尽早明确诊断这些疾病非常有意义。首先,有些疾病完全可以治愈;其次,患儿家人可以获得疾病成因、变化发展及相关预后的精确信息;最后,有关遗传基因方面的医学建议,包括采取适时的产前检查。下面列出了一些常被误诊为脑瘫的疾病,见表 5-1。

表 5-1 易被误诊为脑瘫的各类疾病

临床分型	疾病名称	临床分型	疾病名称
与痉挛型鉴别	精氨酸酶缺乏症	与手足徐动型鉴别	多巴敏感性肌张力障碍
	染色体变性脑白质营养不良		I 型戊二酸尿症
	肾上腺脑白质营养不良		丙酮酸脱氢酶缺乏症
	遗传性进行性痉挛性截瘫		莱施 - 奈恩综合征
	全羧化酶合成酶缺乏症		雷特综合征
	脊髓病变		幼年神经元蜡样质脂褐质沉积症
	脑部肿瘤		佩利措伊斯 - 梅茨巴赫病
与共济失调型鉴别	共济失调毛细血管扩张综合征		3- 甲基戊烯二酸尿症
	慢性成人 GM1 神经节苷脂沉积症		3- 甲基巴豆酰辅酶羧化酶缺乏症
	脊髓小脑共济失调		哈勒沃登 - 施帕茨病
	桥小脑萎缩 / 发育不全	与低张力型鉴别	迪谢内肌营养不良
	C 型尼曼匹克病		贝克肌营养不良
	天使人综合征		幼儿神经轴索营养不良
			线粒体肌病
			脊髓拴系综合征

脑瘫患儿的特征性表现是肢体活动异常,具体表现为肢体瘫痪、肌无力、手足徐动、共济失调等,临床根据不同的表现产生各种分型。因此,诊断脑瘫及其分型时,实行分类鉴别更具有临床实用性。

一、与痉挛型脑瘫鉴别

1. 精氨酸酶缺乏症　常染色体隐性遗传,由尿素代谢障碍造成精氨酸酶和血氨水平间断升高。患者表现为运动和认知技能丧失、进行性双下肢瘫痪或四肢瘫痪,偶有癫痫。血浆氨基酸检测可见精氨酸水平升高,或者皮肤纤维细胞培养精氨酸酶检测阳性。

2. 染色体变性脑白质营养不良　婴幼儿后期(3 岁左右)发病者表现为行走功能延迟或破坏,进行性共济失调,最终表现为四肢瘫痪,7 岁左右死亡。有视神经萎缩,视网膜灰白样脱色和斑翳,有时可有中央红斑。青少年期(4~12 岁)发病者表现为学习能力下降和异常行为,笨拙步态和共济失调,发病 1 年以内出现下肢截瘫。实验室检查可见尿硫脂增加,硫酸酯酶 A 溶酶体减少或缺乏。

3. 肾上腺脑白质营养不良　染色体相关的脑脱髓鞘病变,X 连锁隐性遗传,95% 是男性,5% 为女性杂合子。伴有肾上腺素缺乏,5~10 岁患儿表现为智力下降,视觉减退,肢体痉挛,共济失调,少数患者伴有癫痫。青少年及成人表现为肾上腺髓质神经病,可有下肢僵硬,步态笨拙,5~15 岁发展为痉挛性截瘫。诊断可据异常脑 MR,血液检测或纤维细胞培养可见超长链脂肪酸浓聚,或 DNA 检测。

4. 遗传性进行性痉挛性截瘫　是一种大脑和脊髓遗传性退化性疾病。其特征是慢性进行性下肢痉挛性瘫痪,各个年龄段均有发病,发病后期括约肌及精细感觉受累。可表现为单纯型和复杂型,后者可伴有痴呆、癫痫、共济失调、视神经萎缩、皮肤病损和周围神经病。相同的症状体征常可在家族其他人中发生。遗传性表现为 X 连锁显性遗传(通常为单纯型)或者退化型以及基因突变型。

5. 全羧化酶合成酶缺乏症　通常表现为婴幼儿严重的代谢性酸中毒,可伴有皮肤鱼鳞状斑疹、生长迟缓、肌张力增高。所有患者对生物制剂治疗敏感,表现为皮疹和有机酸尿症迅速改善。

6. 脊髓病变　因脊髓病损节段不同,该类患者表现出完全及不完全性痉挛性截瘫,偶表现为四肢瘫,多数患者伴有感觉障碍和膀胱功能障碍,大脑功能正常。可能的具体原因有脊柱或脊髓肿瘤、围生期创伤(多见于颈胸交界处损伤)、横贯性脊髓炎。由于不同原因造成的脊髓损害的治疗方式及康复计划不同,为避免延误治疗,须尽早与脑瘫鉴别。

7. 脑部肿瘤　脑部肿瘤是儿童期肿瘤第二好发部位。主要表现为进行性中枢神经及视觉异常,伴有颅内压持续增高。通常在 2 岁以内即有相应表现,只是该病在如此低龄患儿的表现经常缺乏典型性,因而时常被误诊为脑瘫。

二、与手足徐动型脑瘫鉴别

与普遍的看法不同,手足徐动型脑瘫其实并不多,如果脑瘫患儿表现为手足徐动,一般多有围生期缺血缺氧病史。

1. 多巴敏感性肌张力障碍　又称 Segawa 病,多发于儿童期,少数在青春期发病,是以肌张力障碍或步态异常为首发症状的少见的遗传性疾病。该病症状很像脑瘫患者表现出的张力失调或运动障碍。临床特点为症状呈昼间波动性,小剂量多巴制剂对其具有快速、明显的疗效。常被误诊为精神心理异常或是"癔病"。因此,所有表现为张力失调的患儿都应给予左旋多巴试验性治疗。当 8 岁以上患儿出现口面部及下肢张力失调或者 10 岁以上患儿出现原发性、扭转性、非对称性张力失调,则需与肝豆状核变性鉴别。

2. Ⅰ型戊二酸尿症 常染色体隐性遗传,由赖氨酸、羟甘氨酸、色氨酸代谢障碍造成。通常 2 岁以后发病,合并大脑发育延迟、大头畸形、急性脑病,后期表现出肌张力失调及手足徐动。诊断依据尿液分析中戊二酸及 3- 羟基戊二酸水平升高。少数尿检阴性者可检测皮肤成纤维细胞中戊二酰辅酶 A 脱氢酶。饮食及药物治疗可能改善病情。

3. 丙酮酸脱氢酶缺乏症 是另一种线粒体细胞病变,表现为亚急性坏死性脑病,即利氏综合征。多由 X 相关基因编码的 E1a 线粒体酶复合体亚单位基因突变造成的乳酸酸中毒所致。血液、尿液、脑脊液中丙酮酸、丙氨酸浓度升高。临床表现多样,多数表现为严重的婴儿酸中毒,6 个月内死亡。部分慢性乳酸中毒患者表现不甚明显的,常出现亚急性坏死性脑脊髓病。患儿可出现肌张力失调、痉挛性四肢瘫痪、小头畸形、注意力不集中及癫痫。头颅 MRI 可见基底核、丘脑、脑干对称性损害,出现脑部急性损害或是阶段性损害,并伴随感染。线粒体呼吸链酶系异常(包括丙酮酸羧化酶缺乏、生物酶缺乏、延胡索酸酶缺乏)可能导致亚急性坏死性脑脊髓病发病。

4. 莱施 - 奈恩(Lesch-Nyhan)综合征 X 连锁隐性遗传病,病因为次黄嘌呤鸟嘌呤磷酸核糖转移酶显著缺乏或缺失所致的高尿酸血症。多在 1 岁以内发病,半岁以内发育基本正常,半岁以后迅速出现痉挛、手足徐动、学习困难。诸如易激惹、自残(嘴唇和手指)这类行为异常也很常见(图 5-1)。尿布上发现橙色尿酸结晶可能是首发异常。该酶部分缺乏可致临床轻症亚型。确诊本病可直接检测患儿培养的红细胞、皮肤或组织细胞中的次黄嘌呤 - 鸟嘌呤磷酸核糖转移酶(HGPRT)的活性是否缺乏。近年来应用人工合成的分子探针对本病进行基因诊断,具有很高的准确率。

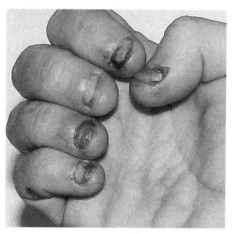

图 5-1 Lesch-Nyhan 综合征患儿自残手指

5. 雷特综合征 女孩独有的 X 连锁显性遗传病。其特征为:手足徐动、痉挛、自闭、癫痫、异常呼吸模式、后天性小头畸形,呈现洗手、搓手、捻手等刻板动作。6~18 个月前通常发育正常。通常于 10 岁左右产生动作失能表现,逐渐不能行走,有些因下肢强直,需坐轮椅,但认知、语言沟通及手部动作较稳定,注视他人能力仍能维持,少数患儿出现脊柱侧弯。

6. 幼年神经元蜡样质脂褐质沉积症 约在 8 个月时起病,有运动障碍和智力发育落后,视力障碍,逐渐出现肌张力低下、动作不协调、行走困难,2 岁左右出现失明、全身性或局限性抽搐、头围小、颅骨变厚。脑电图明显异常。晚期婴儿型在 2~4 岁起病,病程较急,智力减退快,常有脑小畸形、瘫痪、严重肌阵挛性发作,常在发病后 2~3 年内死亡。幼年型在 5~8 岁发病,有进行性的视网膜变性、视神经萎缩、视力障碍,开始为夜盲,数年后失明。10 岁以后出现痴呆、惊厥、瘫痪,有明显的语言障碍。成年型在青春期以后发病,有惊厥发作、进行性痴呆、学习成绩下降、行为和性格异常、语言减退,无眼部病变。本病诊断可进行皮肤、肌肉、直肠黏膜活检,用组织学方法和电镜检查沉积物。

7. 佩利措伊斯 - 梅茨巴赫病(Pelizaeus-Merzbacher disease) 是一种罕见的弥漫性脑白

质髓鞘形成障碍的 X 连锁隐性遗传疾病,属蛋白脂蛋白 1 相关的遗传性髓鞘形成障碍疾病谱中的一种。该病特征性病理改变为神经髓鞘不能正常形成,而非其他遗传性脑白质病那样呈脱髓鞘改变。患者均为男性,常于生后数月发现眼震、肌张力低、共济失调及运动发育落后,随病程进展渐出现肢体痉挛,患儿常可获得上肢随意运动功能,可有语言发育,可伴锥体外系症状。10 岁前运动功能可缓慢进步,之后逐渐倒退,可存活至 30~70 岁。吸气性喘鸣相对常见,是各年龄段都具备的特征。头颅 MRI 表现为明显的脑髓鞘延迟形成,对于临床疑似本病患儿需行蛋白脂蛋白(PLP1)基因检测以确诊。

8. 3- 甲基戊烯二酸尿症　常染色体隐性遗传疾病,基因缺陷导致的 3- 羟基 -3- 甲基戊二酰辅酶 A 裂解酶缺陷。患者通常在新生儿期至婴幼儿期发病,临床特征包括新生儿高氨血症、严重精神运动性发育迟缓、小头畸形、强直阵挛、肌张力低下或增高。患儿主要异常尿排泄产物为 3- 甲基戊烯二酸。应用气相色谱 - 质谱联用技术行羊水测定可做产前诊断。

9. 3- 甲基巴豆酰辅酶羧化酶缺乏症　体内亮氨酸降解过程中所需要的 3- 甲基巴豆酰辅酶 A 羧化酶(3-methylcrotonyl-CoAcazboxylase)活性缺乏,而导致血液及尿液中 3- 甲基巴豆酰甘氨酸(3-methylcrototonylglycine,3MCG)浓度增高的一种支链氨基酸代谢病。常染色体隐性遗传。尿呈猫尿臭味。多因感染、腹泻、摄入过量蛋白诱发起病,出现嗜睡、呕吐、抽搐和不随意运动,呼吸暂停等症状,急性期出现代谢性酸中毒、酮症酸中毒、低血糖等瑞氏综合征的表现。通过测定羊水中增高的 3- 羟基异戊酸浓度,以及测定绒膜绒毛标本或培养羊水细胞中 3- 甲基巴豆酰辅酶 A 羧化酶活性可完成产前诊断。

10. 哈勒沃登 - 施帕茨病(Hallervorden-Spatz disease)又称苍白球黑质红核变性、苍白球黑质红核色素变性、苍白球黑质色素变性,是铁盐沉积于苍白球、黑质及红核所引起的一种罕见疾病。属常染色体显性遗传病。多于 6~12 岁起病,男女均可患病。一般下肢先出现强直、肌张力异常或舞蹈手足徐动症等锥体外系表现,逐渐发展到上肢和面部,出现言语困难、吞咽障碍。病情进行性加重,患儿多 30 岁左右死于并发症。部分患儿伴有情绪不稳、智能障碍或视网膜色素变性。脑 CT 显示豆状核区低密度病灶。头颅 MR 显示虎眼征是该病特征性表现(图 5-2)。

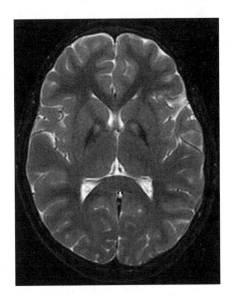

图 5-2　虎眼征

三、与共济失调型脑瘫鉴别

1 岁以内患儿的共济失调很难被发现,多数表现为躯干肌张力减退和运动发育里程碑延迟。

1. 共济失调毛细血管扩张综合征　累及神经系统、免疫系统等多系统损伤的综合征,临床表现复杂,预后不良,2/3 患者 20 岁以前死亡。3 岁以内反复的呼吸道感染,伴有进行性加重的痉挛状态和构音障碍。特征性表现为 4 岁后出现结膜及外耳毛细血管扩张。诊断依据为血清 α- 甲胎球蛋白增高,血清 IgA 水平减低,或经 DNA 检测明确。

2. 慢性成人 GM1 神经节苷脂沉积症　是由 β- 半乳糖苷酶缺乏而引起的一种遗传性溶酶体疾病。其遗传方式为常染色体隐性遗传。临床表现为进行性小脑构音障碍、共济失调、肌阵挛、痉挛状态。轻度智力障碍及肌张力失调是其特征。眼底镜检查可见黄斑部樱桃红斑点。诊断依据是血液检测 β- 半乳糖酶减少。

3. 脊髓小脑共济失调　常染色体隐性遗传病，临床表现为痉挛性双侧瘫痪，伴有眼球震颤、共济失调、锥体束征、构音困难、学习能力下降。诊断依据：CT 或 MRI 显示小脑萎缩明显，有时可见脑干萎缩；脑干诱发电位可出现异常，肌电图显示周围神经损害；脑脊液检查正常。确诊本病可经 PCR 分析，用外周血白细胞检测相应基因 CAG 启动子扩增，证明脊髓小脑共济失调（SCA）的基因缺陷。

4. 桥小脑萎缩 / 发育不全　可发病于出生后不久、儿童期、青春期或成人期。很多该病患者合并碳水化合物缺乏糖蛋白综合征或（和）脊髓前角细胞受损。出生后存活 1 年以上的患者常表现为慢性进行性共济失调、构音困难、肢端肌萎缩。诊断依据头颅 MRI、肌电图及生化检测。

5. C 型尼曼匹克病　为常染色体隐性遗传性糖脂代谢性疾病。常于 1 岁以内出现发育停滞及肝脾肿大，多数在 5~7 岁出现神经系统症状（亦可更早或推迟到青年期）。智力减退，语言障碍，学习困难，感情易变，步态不稳，共济失调，震颤，肌张力及腱反射亢进，惊厥，痴呆，眼底可见樱桃红斑，核上性垂直性眼肌麻痹。预期寿命 5~20 岁，个别可存活到 30 岁。诊断依据为骨髓象含有典型的海蓝色尼曼匹克细胞，或者皮肤成纤维细胞胆固醇酯化能力减弱。

6. 天使人综合征　是由于来自母亲的第 15 号染色体印迹基因区 15q 部分缺陷，或同时拥有两条来自父亲的带有此缺陷的第 15 号染色体。临床特征包括经常发笑，双手高举挥舞，站立不稳，患者中约 80% 会有癫痫症状，约 50% 患有小头症。该病又称快乐木偶综合征。

四、与低张力型脑瘫鉴别

通常脑瘫最终不会形成肌无力表现，但是脑瘫患儿在 1 岁以内表现出肌张力低下常被误认为肌无力，然而，2 岁以后脑瘫患儿肌张力低下会逐渐消失，转而演变为下肢肌张力升高，伴有髌阵挛、踝阵挛阳性及腱反射亢进。反之，诸如代谢性脑病、幼儿神经轴索性营养不良和桥小脑萎缩常表现为中枢神经和周围神经同时受累，常常在早期被误诊为脑瘫。一些神经肌肉病变也因出现肌无力表现而被误诊为脑瘫，包括脊髓前角细胞病变、周围神经病变、肌病、神经肌肉传递缺陷等。常需和脑瘫相鉴别的肌无力病变如下所述：

1. 迪谢内肌营养不良　又称重症假性肥大型肌营养不良，是肌营养不良中最常见的和预后最差类型。X 连锁隐性遗传，一般男性患病，女性携带突变基因。女性本身虽不发病，但所生的男孩中有 50% 发病。实际上仅 2/3 患者的病变基因来自母亲，另 1/3 患者是自身抗肌萎缩蛋白基因突变，此类患儿母亲不携带该突变基因，与患儿的发病无关。本病多在 4 岁以前发病、起病隐袭，表现为走路缓慢，容易跌倒。因髋带肌无力，走路时骨盆向两侧摆动而呈典型的鸭行步态；因背脊伸肌无力，患儿直立位时腰椎前凸，表现为上身后倾，腹部前突；因髂腰肌和股四头肌无力，患儿上楼梯困难，难以从蹲位起立；因腹肌和髂腰肌无力，患儿从仰卧位起立时，必须先翻身转为俯卧位，然后用双手支撑双小腿，继而支撑双大腿，使躯干伸直才能站起。肩胛带肌也往往同时受累，由于肩胛带松弛和前锯肌无力，形成游离肩和翼状肩胛。80%~90% 的患儿有肌肉假性肥大，这常为疾病早期症状之一，以双侧小腿腓肠肌最显著。四肢腱反射减退甚至消失。肌萎缩和肌无力进展迅速,多数病例在 15 岁以前不能单独行走,被迫卧床。晚期可能涉及面肌、肢体远端肌肉,甚至出现肌肉挛缩、骨骼变形。部分患者出现巨舌、切牙缺失和智力低下。多数患儿伴有心肌损害,心脏传导系统受影响,病程晚期可出现各种类型的心律失常,甚至心力衰竭。大多数病患儿在 25~30 岁以前死于呼吸道感染、心力衰竭或慢性消耗性疾病。肌电图检查和血清磷酸肌酸激酶(CPK)、肌红蛋白测定可帮助检出携带者,必要时也可进行肌活检。可采用克隆 DNA 序列片段作为探针进行产前诊断。

2. 贝克肌营养不良 又称良性假性肥大型肌营养不良,X 连锁隐性遗传病,其病理基因位点与迪谢内型相同。发病率约占全部性联隐性遗传肌营养不良症的 1/10。除发病年龄较晚、进展较慢之外,其临床表现均与迪谢内肌营养不良相似。起病常在 5~25 岁,平均 11 岁左右。早期即出现腓肠肌假性肥大,症状缓慢进展,多不伴有心肌受累,或仅有轻度心脏病征,血清 CPK、LDH 等也异常增高。病程可达 25 年以上,该病患者寿命接近正常人。

3. 幼儿神经轴索营养不良 是一种少见的常染色体隐性遗传病,现已确认 PLA2G6 基因突变导致 A2 磷脂酶表达异常导致发病。该病典型临床表现为 6~12 个月起病,进行性智力、运动功能倒退,对称性锥体束征,进展性病程致痉挛性四肢瘫、视力丧失及痴呆。通常 10 岁前死亡。该病以同时累及中枢及周围神经系统的神经轴索为特征,其最典型的神经病理学改变为神经轴索肿胀、呈球样改变。

4. 线粒体肌病 是遗传缺陷引起的线粒体代谢酶缺陷,致使三磷酸腺苷(ATP)合成障碍、能量来源不足导致的一组病变,所以 ATP 阈值较高的系统与组织(如神经系统、骨骼肌、心肌、视网膜、胰岛等)最易受累而表现出相应的症状。多在 20 岁时起病,也有儿童及中年发病,男女均受累。临床特征是骨骼肌极度不能耐受疲劳,轻度活动即感疲乏,常伴肌肉酸痛及压痛,肌萎缩,身体矮小,神经性耳聋,血乳酸、丙酮酸水平增高,肌活检可见破碎样红纤维(RRF 纤维),电镜下线粒体异常,线粒体呼吸链酶异常,检测线粒体 DNA 8993 位点突变可明确诊断。

5. 脊髓拴系综合征 是指由于脊髓圆锥部受到各种病理因素的纵向牵拉而引起的进行性神经损害症候群。多于幼儿期起病,少数患者成人后出现症状。临床表现:进行性肌无力、肌萎缩;腰骶部的皮肤异常,如藏毛窦;脊柱脊髓畸形,常有脊髓低位(脊髓圆锥低于 L_{1-2} 间隙)和终丝紧张增粗(图 5-3);进行性腰骶髓下运动神经元损害;排尿功能障碍,包括尿潴留、遗尿、尿失禁;下肢非根性分布疼痛,下肢感觉减退、消失,严重者可出现失神经溃疡、夏科特(Charcot)关节。由于脊髓受损节段不同,少数患者可能出现上运动神经元受损的表现。部分患者可通过显微外科手术进行拴系及硬膜粘连松解,解除脊髓拴系,神经功能有望恢复。

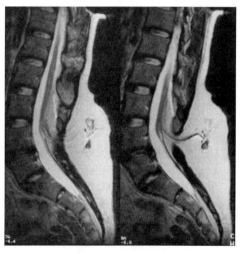

图 5-3 脊髓圆锥低于 L_{1-2} 水平、终丝紧张增粗

(孙 旗)

参考文献

1. Christos Panteliadis. Cerebral Palsy：Principles and Management ［M］. Leipzig：Thieme Medical Publishers，2004.

2. Mohamed K，Appleton R，Nicolaides P.Delayed diagnosis of Duchenne muscular dystrophy ［J］. European Journal of Paediatric Neurology Ejpn Official Journal of the European Paediatric Neurology Society，2000，4（5）：219-223.

3. Ramaekers VT，Lake BD，Harding B，et al. Diagnostic difficulties in infantile neuroaxonal dystrophy. A clinicopathological study of eight cases. ［J］. Neuropediatrics，1987，18（3）：170-175

4. Aicardi J，Castelein P.Infantile neuroaxonal dystrophy ［J］. Brain. 1979，102（4）：727-748.

5. Fryer A，Appleton R，Sweeney M G，et al. Mitochondrial DNA 8993（NARP）mutation presenting with a heterogeneous phenotype including 'cerebral palsy' ［J］.Archives of Disease in Childhood，1994，71（5）：419-422.

6. Tsao CY，Wright FS，Boesel CP，et al.Partial NADH dehydrogenase defect presenting as spastic cerebral palsy［J］. Brain & Development，1994，16（5）：393-395

7. Fletcher NA，Thompson PD，Scadding JW，et al. Successful treatment of childhood onset symptomatic dystonia with levodopa ［J］. Journal of Neurology Neurosurgery & Psychiatry，1993，56（8）：865-867.

8. Hoffmann GF，Athanassopoulos S，Burlina AB，et al. Clinical course，early diagnosis，treatment，and prevention of disease in glutaryl-CoA dehydrogenase deficiency ［J］. Neuropediatrics，1996，27（3）：115-123.

9. Stutchfield P，Edwards MA，Gray RG，et al. Glutaric aciduria type Ⅰ misdiagnosed as Leigh's encephalopathy and cerebral palsy ［J］. Developmental Medicine & Child Neurology，1985，27（4）：514-518.

10. Lissens W，Vreken P，Barth PG，et al. Cerebral palsy and pyruvate dehydrogena-sedeficiency：identification of two new mutations in the Elágene ［J］. Eur J Pediatr，1999，158（10）：853-857.

11. Christie R，Bay C，Kaufman IA，et al. Lesch-Nyhan disease：clinical experience with nineteen patients ［J］. Developmental Medicine & Child Neurology，1982，24（4）：293-306.

12. Naidu S.Rett syndrome：A disorder affecting early brain growth ［J］. Ann Neurol，1997，42（1）：3-10.

13. Carod AJ，Prats Viñas JM，Garaizar AC，et al. ［Congenital Pelizaeus-Merzbacher disease simulating infantile spastic cerebral palsy］［J］. Neurología，1995，10（1）：57-58.

14. Pantaleoni C，D'Arrigo S，D'Incerti L，et al. A case of 3-methylglutaconic aciduria misdiagnosed as cerebral palsy ［J］. Pediatric Neurology，2000，23（5）：442-444.

15. Murayama K，Kimura M，Yamaguchi S，et al. Isolated 3-methylcrotonyl-CoA carboxylase deficiency in a 15-year-old girl ［J］.Brain & Development，1997，19（4）：303-305.

16. Prasad AN，Breen JC，Ampola MG，et al. Argininemia：a treatable genetic cause of progressive spastic diplegia simulating cerebral palsy：case rep-orts and literature review ［J］. J Child Neurol，1997，12（5）：301-309.

17. Lyon G，Adams RD，Kolodny EH. Neurology of hereditary metabolic diseases of children ［M］. 2nd ed. New York：McGraw-Hill，2006.

18. Nyhan WL，Ozand PT.Atlas of metabolic diseases ［M］. London：Chapman and Hall，2005.

19. Mcdermott C，White K，Bushby K，et al. Hereditary spastic paraparesis：a review of new developments ［J］. Journal of Neurology Neurosurgery & Psychiatry，2000，69（2）：150-160.

20. Apak S，Yüksel M，Özmen M，et al. Heterogeneity of X-linked recessive（Spino）cerebellar ataxia with or without spastic diplegia ［J］. American Journal of Medical Genetics，1989，34（2）：155-158.

21. Barth PG.Pontocerebellar hypoplasias.An overview of a group of inherited neurodegenerative disorders with fetal

onset［J］. Brain & Development, 1993, 15(6):411-422.

22. 洪毅,张军卫,白金柱,等. 先天性椎管内畸形分类及手术处理［J］. 中华骨与关节外科杂志, 2010, 3(3): 187-192.

23. 常志田. 小儿脊髓栓系综合征误诊为脑瘫 1 例分析［J］. 中国误诊学杂志, 2011, 11(24):5907.

24. 王冀平,杨忠秀. 脑性瘫痪 86 例临床漏误诊分析［J］. 中国伤残医学, 2008, 16(4):69-70.

25. 闫红霞,沈鹏,倪仙玉,等. 脑性瘫痪延误治疗的因素分析［J］. 中国妇幼健康研究, 2011, 22(5):660-662.

26. 周正. 临床康复中误诊为脑性瘫痪的少见病例分析［J］. 中国中西医结合儿科学, 2011, 3(5):479-480.

第六章

脑性瘫痪的神经解剖学基础

第一节　中枢神经系统大体解剖

中枢神经系统(central nervous system)由位于颅腔内的脑和位于椎管内的脊髓组成,两者在枕骨大孔平面相互延续。

脊髓(spinal cord)是由胚胎时期神经管的尾端发育而成,为中枢神经系统中分化最低的部分。脊髓在生后仍保持其管状和节段性。脊髓与脑的各级中枢之间存在广泛而密切的联系,在正常情况下,其主要的功能活动受到脑的调控。

一、脊髓

(一)脊髓的位置和外形

脊髓位于椎管内,占据椎管的上 2/3。上端在枕骨大孔处与延髓相续,下端的位置随个体发育而有所不同,在新生儿脊髓下端约平第 3 腰椎,成年人约平第 1 腰椎下缘或第 2 腰椎上部,女性略低。脊髓全长约45cm,重 30~35g,仅占中枢神经系统全重的 2%。

脊髓的外观呈前后略扁的圆柱状,其表面有深浅不等的 6 条纵沟。前面正中的沟较深,称为前正中裂;后面正中的沟较浅,称后正中沟。在它们的两侧,各有两条不甚明显的沟,分别称为前外侧沟和后外侧沟,为脊神经前、后根丝附着于脊髓的部位。在颈髓和上胸髓,后正中沟和后外侧沟之间还存在较短的后中间沟(图 6-1)。

后外侧沟内的根丝排列整齐,属于一个节段的根丝聚成一脊神经后根,其上附有脊神经节。前根的根丝数目较后根少,由前外侧沟发出,前、后根于相应的椎间孔合成脊神经。脊髓全长共有 31 对脊神经,每对脊神经借前根和后根的根丝与脊髓相连,每对脊神经根丝与脊髓的对应部分,称为一个脊髓节。故脊髓全长可分为 31 个节段,其中颈髓 8 节、胸髓 12 节、腰髓 5 节、骶髓 5 节,尾髓 1 节(图 6-2)。

脊髓上、下粗细不等,具有两处膨大。颈膨大,自第 4 颈髓节段到第 2 胸髓节段;腰骶膨大,自第 2 腰髓节段到第 3 骶髓节段。两处膨大的出现分别与上、下肢的形成有关。

人类的上肢是劳动的器官,颈膨大比腰骶膨大显著。颈膨大中的第 5、6 颈节横径和矢状径分别为 13.2mm 和 7.7mm;腰骶膨大中的第 5 腰节和第 1 骶节,横径与矢状径分别为 9.6 和 8.0mm;中胸部脊髓,其横径与矢状径分别为 8.0mm 和 6.5mm。脊髓的下端迅速变细呈圆锥状,称脊髓圆锥,向下连于一根包有脊髓被膜的细丝,称终丝。终丝分为两段:上段长约

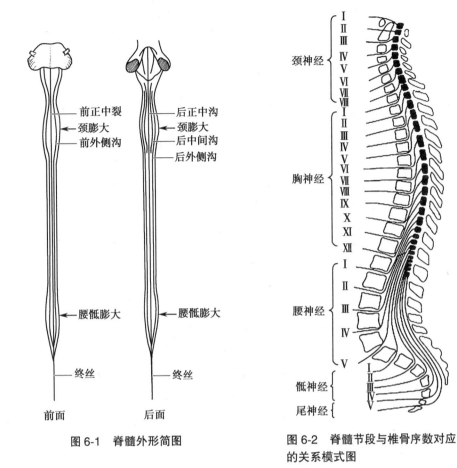

图 6-1　脊髓外形简图

图 6-2　脊髓节段与椎骨序数对应的关系模式图

15cm,悬浮于蛛网膜下隙内,为内终丝;下段长约 5cm,有硬脊膜鞘包裹,其下端附于第 1 尾椎背面,为外终丝。终丝内无神经组织,主要由软膜构成。腰、骶、尾神经的神经根,在脊髓圆锥的下方包绕于终丝周围,形成马尾。由于脊髓圆锥以下的椎管内已无脊髓,仅有马尾和终丝,故临床上常在第 3、4 或第 4、5 腰椎之间进行蛛网膜下隙穿刺或麻醉术,避免伤及脊髓。选择性腰骶神经后根切断术在腰骶部进行,可避免伤及脊髓实质,较为安全。

(二)脊髓内部结构

脊髓由灰质和白质构成。在脊髓的横切面上(图6-3),可见中央有一细小的中央管(central canal),围绕中央管是 "H" 形的灰质,灰质的外围是白质。每一侧灰质伸出前角和后角,在胸髓和上 3 节腰髓的前后角之间还有向外侧突出的侧角。连接两侧的灰质部分称灰质连合。脊髓的白质以前外侧沟和后外侧沟为界,分为 3 个索。前、后外侧沟之间为外侧索,后外侧沟与后正中沟之间的为后索。灰、白质混合交织,称为网状结构。

1. 灰质

(1)前角:前角内含有大、中、小型神经元,在脊髓全长上,各型细胞混合存在。其中大、中型细胞多为 α 和 γ 运动神经元,小型细胞为中间神经元,其中包括 Renshaw 细胞。

1)α 运动神经元:为支配骨骼肌的主要运动神经元。α 神经元发出 α 纤维经前根至骨骼肌的梭外肌,传递神经冲动,使肌肉保持紧张和产生运动。从生理上,α 运动神经元又分

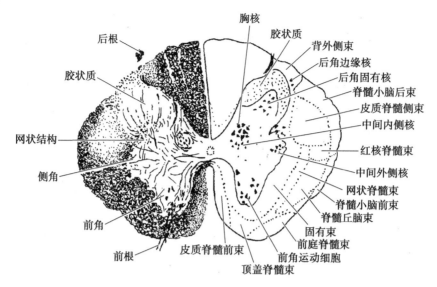

图 6-3　新生儿脊髓胸部的水平切面

为两型：紧张型（tonic），其轴突传导速度较慢，支配红肌纤维，维持肌紧张，对紧张性牵张反射起作用；位相型（phasic），其轴突传导速度较快，支配白肌纤维，能使肌肉快速收缩，对腱反射（位相型牵张反射）起作用。但这两型细胞尚无解剖上的区分标准。

2）γ 运动神经元：散在于大型前角细胞之间，为中型神经元，发出 γ 纤维经前根至骨骼肌的梭内肌，与维持肌张力和腱反射功能有关。它与肌梭内的感觉神经共同组成肌肉张力的监控系统，平稳执行正常反射和随意运动。从生理上，γ 运动神经元亦分两型：静力型（static）支配肌梭内核链纤维（γ_2 传出纤维），其感受装置对缓慢持续牵拉比较敏感；动力型（dynamic），支配肌梭内核袋纤维（γ_1 传出纤维），其感受装置对快速牵拉比较敏感。以上两型细胞亦尚无解剖上的区分标准。

3）Renshaw 细胞（图 6-4）：Renshaw 细胞位于脊髓前角腹内侧部。从电生理的研究上认为 Renshaw 细胞为一种短轴突的具有抑制性功能，主接受 α 运动神经元轴突返支的突触终末（胆碱能），而 Renshaw 细胞的轴突终末（甘氨酸能）又终止于发出返支的同一 α 运动神经元胞体上，形成抑制性突触，构成一个环路，具有反馈抑制 α 运动神经元活动的作用。当 α 运动神经元激发骨骼肌活动的同时，通过 Renshaw 细胞的反馈抑制，使 α 运动神经元自身受到抑制，从而保证肌肉运动的稳定性和准确性。

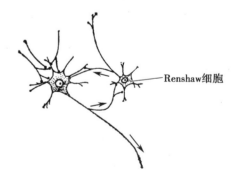

图 6-4　Renshaw 细胞
●兴奋性突触　○抑制性突触

脊髓前角运动神经元是锥体传导通路的下运动神经元，也是部分其他下行传导束和后根部分纤维的终止处。当前角运动神经元受损时，由于肌肉失去来自运动神经元的支配，表现为其所支配的骨骼肌瘫痪并萎缩，肌张力低下，腱反射消失，称迟缓性瘫痪。

（2）后角（posterior horn）：为灰质的后部，主要由中间神经元组成。后角细胞主要接受后根的传入纤维,细胞往往聚集成层,分别为:①后角边缘核,主要接受后根的传入纤维;②胶状质,此层接受后根外侧部传入纤维侧支及从脑干下行的纤维,发出纤维在周围白质中上、下行若干节段,完成脊髓节段间的联系,此层对分析、加工脊髓的感觉信息特别是痛觉信息起重要作用;③后角固有核,此层接受大量的后根传入纤维,发出的纤维联络脊髓的不同节段,并进入白质形成纤维束;④胸核(nucleus thoracicus),又称背核,见于$C_8 \sim L_3$节段,主要接受后根的传入纤维,发出脊髓小脑后束,上行至小脑。

(3) 中间带:位于前、后角间,包括:①中间内侧核(intermediomedial nucleus),占脊髓全长,接受后根传入的内脏感觉纤维,发出纤维到内脏运动神经元并上行至脑;②中间外侧核(intermediolateral nucleus),位于$T_1 \sim L_2$(或L_3)节段的侧角,是交感神经节前神经元胞体所在的部位,为交感神经的低级中枢。发出纤维经脊神经前根进入脊神经,再经交通支到交感干。在$S_2 \sim S_4$节段,有骶副交感核(sacral parasympathetic nucleus),是副交感神经节前神经元胞体所在的部位,即副交感神经的低级中枢,发出纤维组成盆内脏神经。

根据 Rexed(20世纪50年代)对猫脊髓的研究,将脊髓灰质分为10个板层,这些板层从后向前分别用罗马数字Ⅰ~Ⅹ命名(图6-5)。Rexed 分层模式已被广泛用于对脊髓灰质构筑的描述。

Ⅰ层:相当于后角边缘核;Ⅱ层相当于胶状质;Ⅲ层、Ⅳ层:相当于后角固核;Ⅴ层:相当于后角颈;Ⅵ层:相当于后角基部;Ⅶ层:相当于中间带;Ⅷ层:灰质前角除运动神经元以外的部分列为Ⅷ层;Ⅸ层:为灰质前角运动细胞;Ⅹ层:位于中央管的周围。

2. 白质　位于灰质的周围,主要由上、下行纤维束和短的固有束构成。

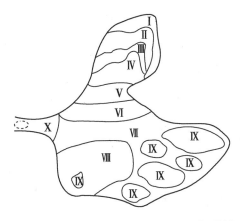

图 6-5　脊髓灰质板层模式图(M 中间内侧核)

(1) 上行纤维束(感觉纤维束)

1) 薄束(fasciculus gracilis)和楔束(fasciculus cuneatus):位于后索内,此二束是由后根进入脊髓后在同侧后索内上行。薄束纤维位于第5胸节(T_5)以下,楔束纤维来自于第4胸节(T_4)以上,薄束行于内侧,楔束行于外侧,向上分别止于延髓的薄束核和楔束核。它们的功能是向大脑传导躯干和四肢本体感觉和精细触觉。

2) 脊髓丘脑束(spinothalamic tract):位于脊髓外侧索前部和前索内,其纤维大部分斜经白质前连合交叉到对侧,在外侧索和前索内上行,经脑干终止于背侧丘脑,分别称脊髓丘脑侧束和脊髓丘脑前束。脊髓丘脑束传导痛觉和温度觉冲动,脊髓丘脑前束传导粗略触觉冲动。

3) 脊髓小脑前束(anterior spinocerebellar tract)和脊髓小脑后束(posterior spinocerebellar tract):分别位于外侧索周边的前部和后部。此束沿外侧索上行到脑干。脊髓小脑前束经小脑上脚入小脑,脊髓小脑后束经小脑下脚入小脑皮质,传导非意识性本体感觉。

(2) 下行纤维束(运动纤维束)

1) 皮质脊髓束(corticospinal tract):起自大脑皮质,下行经内囊和脑干,至延髓锥体交叉处,其中大部分纤维交叉到对侧的外侧索后部下行,称为皮质脊髓侧束,沿途陆续分支止于同侧脊髓各节段的前角运动神经元。小部分纤维不交叉,沿脊髓前索下降,称皮质脊髓前束,此束一般只下降到脊髓中胸部,在下降过程中部分纤维经白质前连合交叉到对侧(部分纤维不交叉),止于对侧或同侧前角神经元。皮质脊髓束的功能是管理躯干、四肢骨骼肌的随意运动。

2）红核脊髓束（rubrospinal tract）:位于外侧索,皮质脊髓侧束的前方。此束起自中脑的红核,纤维发出后立即交叉下行至脊髓外侧索,经后角细胞中继后终止于前角运动神经元。其功能与兴奋屈肌运动神经元有关。

3）前庭脊髓束（vestibulospinal tract）:位于前索内,起自脑干的前庭神经核,其功能与兴奋伸肌运动神经元和抑制屈肌运动神经元有关。

4）其他下行纤维束:顶盖脊髓束,位于前索;网状脊髓束,位于前索和外侧索的深部;内侧纵束,位于前索内。上述传导束主要参与完成身体平衡有关的反射。

（三）脊髓节段与椎骨的对应关系

在胚胎 3 个月以前,脊髓与脊柱等长,占据整个椎管,所有脊神经根均呈水平位直接经相应椎间孔出椎管。于胚胎第 4 个月起,脊髓的生长速度比脊柱相对缓慢,由于脊髓上端固定,因而致使脊髓各部节段相对上移。故脊髓节段和椎管的对应关系也发生了改变。了解脊髓节段与椎骨的对应关系,对临床诊断和治疗脊髓病变具有一定的指导意义。较为粗略的推算方法为:颈髓上部节段（$C_{1~4}$）与同序数的椎骨相对应;颈髓下部（$C_{5~8}$）和胸髓上部（$T_{1~4}$）比同序数的椎骨高 1 个椎体;胸髓中部（$T_{5~8}$）比同序数椎骨高 2 个椎体;胸髓下部（$T_{9~12}$）比同序数的椎骨高 3 个椎体;腰髓（$L_{1~5}$）约平对第 10 到第 12 胸椎;骶髓（$S_{1~5}$）和尾髓约平对等第 1 到第 2 椎体(图 6-2)。

二、脑干

脑（brain）位于颅腔内,由胚胎时期神经管前部分分化发育而成。

脑干（brain stem）自下而上由延髓、脑桥和中脑组成,在形态上基本保持了脊髓圆柱的外形。延髓和脑桥的腹侧邻接枕骨斜坡,背面与小脑相连,位于它们之间的室腔为第四脑室。

（一）脑干的腹侧面（图 6-6）

1. 延髓　延髓（medulla oblongata）下部与脊髓外形相似,脊髓表面的各个纵行沟、裂向上延续到达延髓。延髓下端平枕骨大孔处与脊髓相接,上端借横行的延髓脑桥沟（bulbopontine sulcus）与脑桥相隔开。在腹侧正中为前正中裂,其两侧的纵行隆起称为锥体（pyramid）,由大脑皮质发出的锥体束(主要为皮质脊髓束)的纤维构成。在锥体的下端,大部分纤维左、右交叉,形成锥体交叉（decussation of pyramid）。锥体外侧有一卵圆形隆起,称为橄榄（olive）,其深面藏有下橄榄核。

2. 脑桥　脑桥（pons）中间部隆起,称为脑桥基底部（basilar part of pons）;其向两侧逐渐细的部分,称为小脑中脚（middle cerebellar peduncle）,或称脑桥臂。在基底部正中线上的纵行浅沟,称为基底沟（basilar sulcus）,容纳基底动脉。

3. 中脑　中脑（midbrain 或 mesencephalon）上界为间脑的视束,下界为脑桥上缘。两侧粗大的纵行柱状隆起称为大脑脚（cerebral peduncle）,两脚之间的凹陷称为脚间窝（interpeduncular fossa）,窝底为后穿质（posterior perforated substance）,有许多血管穿过的小孔。

脑干的腹侧面与 9 对脑神经相连:①中脑的大脑脚内侧有动眼神经（Ⅲ）走出。②有 4

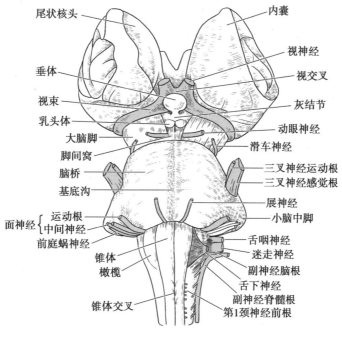

图 6-6　脑干外形(腹侧面)

对脑神经连于脑桥:三叉神经(Ⅴ),连于脑桥基底部和小脑中脚的交界处,含有粗大的感觉根和细小的运动根;在桥延沟内,由内向外依次有展神经(Ⅵ)、面神经(Ⅶ)和前庭蜗神经(Ⅷ)相连。③有 4 对脑神经连于延髓:在延髓橄榄后沟内,由上向下依次有舌咽神经(Ⅸ)、迷走神经(Ⅹ)和副神经(Ⅺ)的根丝相连;在锥体和橄榄之间的沟内有舌下神经(Ⅻ)根丝相连。

(二) 脑干背侧面

脑干的背面(图 6-7)与小脑相连,在其中份由于延髓上部中央管的敞开而形成一浅窝,即菱形窝,与小脑之间形成第四脑室。窝的下半属于延髓,上半属于脑桥。

1. 延髓下部　延髓下部的形态与脊髓相似。脊髓内的薄束、楔束向上延伸至延髓下部时,分别扩展为薄束结节(gracile tubercle)和楔束结节(cuneate tubercle),其深面分别有薄束核及楔束核。楔束结节外上方的隆起称为小脑下脚(inferior cerebellar peduncle,也称绳状体),与小脑相连。

2. 菱形窝(rhomboid fossa)　即第四脑室底(floor of fourth ventricle),位于延髓上部和脑桥的背侧。此窝的外上界为两侧的小脑上脚(superior cerebellar peduncle,也称结合臂),外下界自内下向外上依次为薄束结节、楔束结节和小脑下脚。窝的外侧角与其背侧的小脑之间为第四脑室外侧隐窝(lateral recess of fourth ventricle)。由外侧隐窝横行向内至中线的浅表纤维束,称为髓纹(striae medullares),可作为脑桥和延髓在背面的分界线。窝底的正中有纵贯全长的正中沟(median sulcus),将菱形窝分为对称的左、右两半。在正中沟的两侧,有大致与之相平的界沟(sulcus limitans)。界沟的内侧是纵行的内侧隆起(medial eminence),在靠近髓纹的上方,有一圆形隆凸,称为面神经丘(facial colliculus),深面为展神经核及面神经膝;在髓纹下方,可见两个小的三角形区域,内上方者为舌下神经三角(hypoglossal triangle),深面有舌下神经核;外下方者为迷走神经三角(vagal triangle),深面为迷走神经背核。在迷走神经三

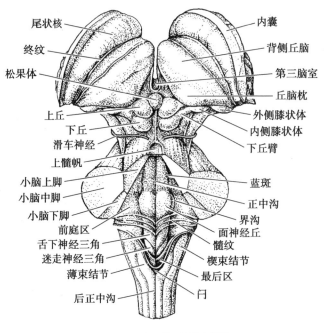

尾状核
终纹
松果体
上丘
下丘
滑车神经
上髓帆
小脑上脚
小脑中脚
小脑下脚
前庭区
舌下神经三角
迷走神经三角
薄束结节
后正中沟

内囊
背侧丘脑
第三脑室
丘脑枕
外侧膝状体
内侧膝状体
下丘臂
蓝斑
正中沟
界沟
面神经丘
髓纹
楔束结节
最后区
闩

图 6-7　脑干外形（背侧面）

角和菱形窝下外缘之间有一窄的带状区,称为最后区(area postrema)。界沟的外侧是较宽阔的三角形,称前庭区(vestibular area),其深面藏有前庭神经核;前庭区外侧角有一小隆起,称为听结节(acoustic tubercle),内含蜗神经核。在新鲜标本上,界沟上端有一呈蓝灰色的小区域,称为蓝斑(locus ceruleus)。菱形窝两侧下边界之间的圆弧形移行部称闩(obex),位于菱形窝下角尖的背侧,与第四脑室脉络组织相连。

3. 中脑　中脑的背面有上、下两对圆形的隆起,上方的称为上丘(superior colliculus),下方的称为下丘(inferior colliculus)。通常将上、下丘又称为四叠体,上丘、下丘的深面分别有上丘核和下丘核存在。上丘为视觉反射中枢,下丘为听觉反射中枢。在上、下丘的外侧,各有一横行的上丘臂和下丘臂,分别与间脑的外侧、内侧膝状体相连。在下丘的下方有滑车神经出脑,为唯一的一对连于脑干背面的脑神经。

(三) 第四脑室

第四脑室(fourth ventricle)位于延髓、脑桥和小脑之间,呈菱形,向上经大脑水管通第三脑室,向下通延髓和脊髓中央管。底为菱形窝,顶朝向小脑蚓部。第四脑室(图 6-8)顶的前部由两侧小脑上脚及上髓帆(superior medullary velum)构成,后部由下髓帆(inferior medullary velum)及第四脑室脉络组织构成。上髓帆为一薄层白质板,位于两侧小脑上脚之间,与小脑相连。滑车神经根穿行于其上部,并在其内交叉后出脑。下髓帆亦为薄片白质,介于小脑蚓的小结和绒球之间。第四脑室脉络组织(tela choroidea of fourth ventricle)由上皮性的室管膜(ependyma)、软脑膜及表面的血管构成。脉络组织内血管反复分支,相互缠绕呈丛状,夹带着软膜和室管膜上皮突入室腔,形成第四脑室脉络丛(choroid plexus of fourth ventricle),产生脑脊液。第四脑室脉络丛主要位于中线,向两侧延伸至外侧隐窝,并向腹侧经第四脑室外侧孔突入蛛网膜下隙。

第四脑室借3个孔与蛛网膜下隙相通。第四脑室正中孔(median aperture of fourth

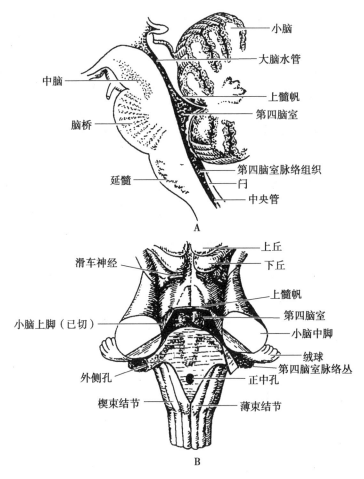

图 6-8 第四脑室
A. 正中矢状切面 B. 第四脑室脉络丛

ventricle)为单一的小孔,位于菱形窝下角的上方,通向小脑延髓池;第四脑室外侧孔(lateral apertures of fourth ventricle),又称 Luschka 孔,为成对的小孔,位于第四脑室外侧隐窝的尖端。脑室系统中的脑脊液通过这些孔注入蛛网膜下隙。

三、小脑

小脑(cerebellum)是重要的运动调节中枢,位于颅后窝,前面隔第四脑室与脑干相邻,上方隔小脑幕与大脑半球枕叶相邻。

小脑的外形:小脑两侧部膨隆,为小脑半球(cerebellar hemisphere);中间部狭窄,为小脑蚓部(cerebellar vermis)。蚓部上面略高出小脑半球之上,下面凹陷于两半球之间(图 6-9)。小脑半球上面平坦,下面膨隆,在半球的前内侧,各有一个突起,叫小脑扁桃体(cerebellar tonsil)。小脑扁桃体紧邻延髓和枕骨大孔的两侧,当颅内压增高时,小脑扁桃体有可能被挤压入枕骨大孔,造成枕骨大孔疝(或小脑扁桃体),压迫延髓,危及生命。

小脑表面有许多相互平行的浅沟,将其分为狭窄的小叶片(图 6-9,图 6-10)。其中小脑上面前、中 1/3 交界处有一略呈 V 字形的深沟,称为原裂(primary fissure,也称首裂);小脑

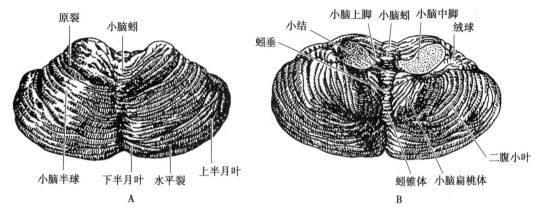

图 6-9　小脑的外形
A.上面观　B.下面观

下面绒球的后方有一深沟,为后外侧裂(posterolateral fissure)。根据小脑表面两个较深的沟以及小脑的发生,可将小脑分成 3 个叶。

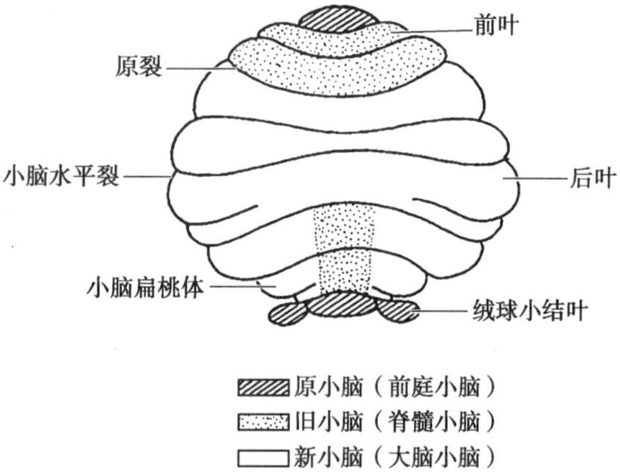

1. 绒球小结叶(flocculonodular lobe)位于小脑下面前方,由半球表面的绒球和蚓部前端的小结构成,两者之间以绒球脚相连。在种系发生上此叶出现最早,为最古老的结构,因此又称为原小脑(archicerebellum)或前庭小脑(vestibulocerebellum)。

2. 前叶(anterior lobe)　位于小脑上面,为原裂以前的结构。在种系发生上,此叶出现较晚,与属于小脑后叶的蚓垂和蚓锥体共同形成旧小脑(paleocerebellum)或脊髓小脑(spinocerebellum)。

图 6-10　小脑的分叶

3. 后叶(posterior lobe)　位于原裂以后的大部分小脑结构,在种系发生上出现最晚,叫新小脑(neocerebellum)或大脑小脑(cerebrocerebellum),不包括蚓垂和蚓锥体。

原小脑的功能是维持身体的平衡,故原小脑损伤,如肿瘤压迫绒球小结叶时,可出现平衡失调、站立不稳等。旧小脑的功能为调节肌张力,新小脑的功能是协调骨骼肌的随意运动。故当新小脑损伤时,常伴有旧小脑损伤,患者常表现为肌张力低下、腱反射减弱、共济运动失调和意向性震颤,如手的轮替运动障碍等。

四、间脑

间脑(diencephalon)由胚胎时期神经管的前端分化而来,位于端脑和中脑之间。由于大脑半球高度分化,因此间脑的两侧、后面及背面均被大脑半球所掩盖,只有腹侧部露于脑底。间脑可分为 5 部分:背侧丘脑、下丘脑、后丘脑、上丘脑和底丘脑,间脑中间狭窄的裂隙为第三脑室(图 6-11)。

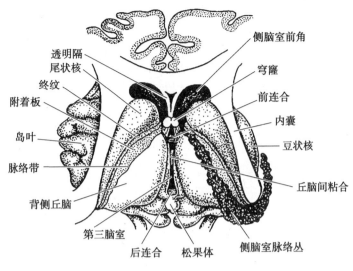

图 6-11　间脑的背面观

1. 背侧丘脑　背侧丘脑(dorsal thalamus)又称丘脑(thalamus),由一对卵圆形的灰质团块组成,两者之间借丘脑间黏合相连。前端突起为丘脑前结节,后端膨大为丘枕。背侧丘脑的内侧面和背侧面之间有丘脑髓纹相隔,其内侧面有一自室间孔到中脑水管的浅沟,为下丘脑沟(hypothalamic sulcus),分隔背侧丘脑和下丘脑;背侧面的外缘与端脑的尾状核之间有终纹。在丘枕的后下方,中脑顶盖的外上方,属于后丘脑(metathalamus),有内侧膝状体(medial geniculate body)和外侧膝状体(lateral geniculate body)。

在人类,丘脑已成为皮质下中枢,不仅是通向大脑皮质的各种特异性和非特异性投射的中继站,同时也接受来自大脑皮质的传出信息,成为复杂而重要的分析、整合中枢,汇聚躯体和内脏的感觉信息和运动信息,具有情感意识的辨别分析能力,还参与学习记忆活动。一般认为,粗略的触觉、痛觉和温度觉在丘脑即已产生,但其确切的感知则仍在大脑皮质。

2. 上丘脑　上丘脑(epithalamus)位于间脑的背侧部与中脑顶盖的移行区,包括松果体、缰三角、缰连合、丘脑髓纹和后连合。松果体(pineal body)为内分泌器官,可分泌褪黑激素(metatonin),具有抑制性腺和调节生物钟等作用。

3. 下丘脑　下丘脑(hypothalamus)位于背侧丘脑的下方,构成第三脑室的前下壁和侧壁,由前向后依次包括视交叉、灰结节、漏斗和乳头体。视交叉(optic chiasma)的前上方连接终板,向后方延续为视束(optic tract)。灰结节(tuber cinereum)向下移行为漏斗(infundibulum),漏斗下端连接脑垂体(hypophysis)。乳头体(mammillary body)为灰结节后方的圆形隆起。

下丘脑是边缘系统的重要结构之一,为调节内脏活动和内分泌活动的皮质下中枢,对体温、摄食、水代谢平衡和内分泌活动进行调节,并参与情绪行为的调节。

4. 底丘脑　底丘脑(subthalamus)位于背侧丘脑和中脑顶盖的移行区(图 6-12),内含底丘脑核(subthalamic nucleus),与黑质、红核、苍白球之间有密切的纤维联系,参与完成锥体外系的调节功能。

5. 第三脑室　第三脑室(third ventricle)是位于两侧背侧丘脑和下丘脑之间狭窄的矢状裂隙。其前界为终板,后界为松果体,底由下丘脑的视交叉、灰结节和乳头体构成,顶由两侧

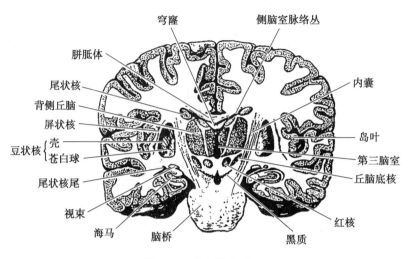

图 6-12 脑冠状切面观

丘脑髓纹之间的第三脑室脉络组织形成。脉络组织向下突入室腔,向两侧与第三脑室脉络丛相延续。第三脑室前部借室间孔与两侧大脑半球内的侧脑室相通,向后借大脑水管与第四脑室相通。

五、端脑

端脑(telencephalon)又称为大脑(cerebrum),由胚胎时期的前脑泡分化而来。在分化过程中,其两侧高度发育,形成左、右大脑半球(cerebral hemisphere),覆盖间脑和中脑,并将小脑推向后方。人脑最为发达,成年男性平均重约 1375.3g,成年女性平均重约 1305.14g。脑重与体重比值,相当于自身体重的 1/40 或 1/50,人脑最突出的特点是大脑皮质的高度发达。大脑皮质的总面积约为 2200cm²。近年来有研究证实,大脑的重量及大脑皮质面积的大小与其智力是有关系的,大脑发达是聪明才智的物质基础。两侧大脑半球之间有纵深的大脑纵裂(cerebral longitudinal fissure)相隔,纵裂的底部为一宽厚的白质板,叫胼胝体,连接两侧半球。大脑半球表面的灰质为大脑皮质(cerebral cortex),皮质深部的白质为髓质(medulla),埋藏在髓质中的灰质团块为基底核,半球内的空腔为侧脑室。

(一) 大脑半球的外形

胚胎早期,大脑表面平滑。随后胚胎脑各部的发育速度不等,快速发育的部分反复折叠,因而大脑半球表面变为凹凸不平,出现许多深陷的脑沟(sulci)以及隆起的脑回(gyri)。

每侧大脑半球可有 3 个面、3 个极和 5 个叶。3 个面为内侧面、上外侧面和下面。内侧面平坦,上外侧面隆突,二者以上缘为界。下面凹凸不平,与内侧面之间无明显分界,与上外侧面之间以下缘为界。3 个极为额极、颞极和枕极,额极为半球前端的突出部分,颞极为半球前下部的突出部分,枕极为半球后端的突出部分。5 个叶分别为额叶、顶叶、枕叶、颞叶和岛叶(脑岛)。

大脑半球表面有 3 条主要的沟。中央沟(central sulcus)位于半球上外侧面,起自半球上缘中点稍后方,行向前下方,终止于外侧沟的上方。外侧沟(lateral sulcus)深而恒定,位于半球上外侧面,在额极和颞极之间起于脑底面,自前下斜向外上方。顶枕沟(parietooccipital sulcus)位于半球内侧面的后部,并转至上外侧面,为顶叶和枕叶的分界线。大脑半球借上述3条沟分为5叶(图6-13,图6-14):额叶位于中央沟的前方和外侧沟上方;顶叶位于中央沟和顶枕沟之间,外侧沟的上方;枕叶位于半球后部,在顶枕沟的后方;颞叶位于外侧沟的下方;岛叶呈三角形岛状,位于外侧沟的深面,被额、顶、颞叶所覆盖。顶、枕、颞3叶之间无明显的分界线,可依两条假想线划界,即由枕前切迹(枕极前方4cm处)到顶枕沟的连线,为枕叶的前界;由此线的中点到外侧沟末端的连线,为顶、颞叶的分界线。大脑半球各面的主要沟、回如下所述。

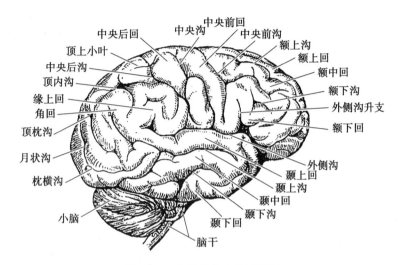

图 6-13　大脑半球上外侧面观

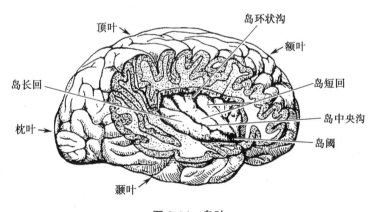

图 6-14　岛叶

(二) 大脑半球的上外侧面

1. 额叶(frontal lobe)　在中央沟的前方,有与中央沟平行的中央前沟(precentral sulcus),两者之间的脑回为中央前回(precentral gyrus)。在中央前沟的前方,有与半球上缘平行的两条纵沟,分别为额上沟(superior frontal sulcus)和额下沟(inferior frontal sulcus),将中央前回前部分为额上回(superior frontal gyrus)、额中回(middle frontal gyrus)及额下回(inferior frontal

gyrus)。额上回居于额上沟上方,并沿半球上缘转至半球内侧面;额中回居于额上、下沟之间;额下回居于额下沟和外侧沟之间(图6-13)。

2. 顶叶(parietal lobe) 在中央沟的后方,与中央沟平行的沟为中央后沟(postcentral sulcus),二者之间的脑回为中央后回(postcentral gyrus)。在中央后沟后方有一纵沟,大致与半球上缘平行,为顶内(间)沟(intraparietal sulcus),分顶叶为顶上小叶(supraparietal lobule)和顶下小叶(infraparietal lobule)。在顶下小叶内,围绕在外侧沟末端的脑回为缘上回(supramarginal gyrus),围绕颞上沟终末的脑回为角回(angular gyrus)。

3. 颞叶(temporal lobe) 具有两条与外侧沟平行的沟,分别为颞上沟(superior temporal sulcus)和颞下沟(inferior temporal sulcus),此二沟将颞叶分为颞上回(superior temporal gyrus)、颞中回(middle temporal gyrus)和颞下回(inferior temporal gyrus)。颞上回位于外侧沟和颞上沟之间;位于颞上沟和颞下沟之间的脑回为颞中回;颞下沟以下的部分为颞下回。另外,在外侧沟的后部,有数个短而横行的回,自颞上回中部卷入外侧沟内,称为颞横回(transverse temporal gyrus)。

4. 枕叶(occipital lobe) 在上外侧面体积很小,沟回不定。

5. 岛叶(insula) 埋藏在外侧沟的深面,周围被环状沟包绕,其表面有长短不等的沟、回(图6-14)。外面覆盖以额、顶、颞叶皮质。

(三) 大脑半球的内侧面与下面

在半球内侧面上,可见由纤维组成的弓形胼胝体断面(图6-15)。在胼胝体上方,有两条与之平行的沟,上方者为扣带沟(cingulate sulcus),下方者为胼胝体沟(collasol sulcus),两沟之间为扣带回(cingulate gyrus)。扣带沟末端转向背侧,为缘支。在缘支前方,中央前、后回由半球上外侧面延伸至内侧面的部分,称为中央旁小叶(paracentral lobule)。缘支与顶枕沟之间的脑回为楔前叶。在顶枕沟的后下方,有一自胼胝体后端直达枕极的沟,为距状沟(calcarine sulcus)。距状沟的上方为楔叶(cuneate lobe),下方为舌回(lingual gyrus)。

额叶的下面有短小、不定的眶沟,形成若干个眶回(图6-16)。在接近中线处有与中线平行的嗅沟,沟的内侧为直回,沟内容纳嗅束。嗅束前端膨大为嗅球,与嗅神经相连,后端扩展

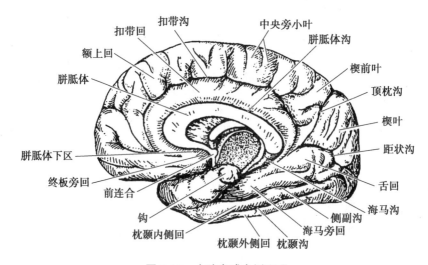

图6-15 大脑半球内侧面观

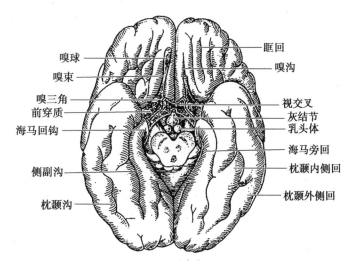

图 6-16　大脑半球底面观

为嗅三角。嗅三角后方的区域,有许多血管穿过,为前穿质。颞叶的下面有两条相互平行的沟,外侧者为枕颞沟,内侧者为侧副沟。枕颞沟的两侧分别为枕颞外侧回和枕颞内侧回,侧副沟的内侧为海马旁回(parahippocampal gyrus)。海马旁回的后端与枕叶的舌回相延续,前端卷曲成钩状,叫钩(uncus)。海马旁回的内侧为海马沟,此沟的内侧,一部分皮质卷入侧脑室下角,称为海马(hippocampus),海马内侧的锯齿状窄条为齿状回(dentate gyrus)。海马和齿状回构成海马结构(hippocampal formation)(图 6-17)。

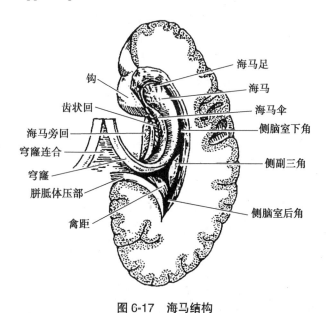

图 6-17　海马结构

第二节　脊髓调控躯体运动神经元网络

脊髓本身能产生多种四肢协调动力所需的神经冲动模式。在脊髓,由感觉传入纤维、中间神经元和运动神经元组成的神经元网络（neuronal network），能中介各种反射。应指出，只有简单的反射是由初级传入纤维直接兴奋运动神经元而产生，而绝大部分情况（为多突触反射）均需经过中间神经元的整合再影响运动神经元。

一、初级传入纤维

躯体感觉纤维都是通过脊髓的背根（脑干相应的神经根）传入的，这些传入纤维称为初级传入纤维（primary afferent fiber）。初级传入纤维进入脊髓背根后很快分成上升支和下降支，这些上升支和下降支在背柱中上行或下行途中发出许多侧支进入脊髓灰质。几乎每一根进入脊髓的初级传入纤维都既向高级中枢投射传导感觉信息，又与脊髓灰质的神经元发生突触联系，后者构成了脊髓反射的结构基础。本体感受器的传入纤维通过肌神经进入中枢，而皮肤感受器的传入纤维则通过皮神经进入中枢。

（一）肌肉传入纤维

根据肌神经中传入纤维的特点分类如下。

1. 肌肉Ⅰ类传入纤维　占肌神经有髓传入纤维的25%。Ⅰ类纤维又可分为Ⅰa和Ⅰb两类。

（1）肌肉Ⅰa类传入纤维：进入脊髓背柱的Ⅰa类传入纤维发出许多侧支进入脊髓灰质，它们的末梢主要终止于脊髓灰质的第Ⅴ~Ⅵ层、第Ⅶ层和第Ⅸ层，与这三个部位的神经元形成兴奋性的突触联系。Ⅰa类传入纤维与运动神经元存在单突触的联系，自某一肌肉的单根Ⅰa类传入纤维可与支配同名肌的80%~100%的运动神经元发生直接联系，与支配协同肌的运动神经元的直接联系的比例约为60%。

Eccles等观察到，刺激Ⅰa类传入纤维，除在同名肌和协同肌的运动神经元上引起单突触兴奋性突触后电位（EPSP）外。还在同名肌相对抗的拮抗肌的运动神经元上，引起一个双突触的抑制性突触后电位（IPSP），即产生交互抑制（reciprocal inhibition）。

（2）Ⅰb类纤维：主要投射区为脊髓灰质的第Ⅴ层、第Ⅵ层及第Ⅶ层，并在第Ⅴ层、第Ⅵ层与Ⅰa类传入纤维发生会聚。

Ⅰb类传入纤维在运动神经元上引起的反应具有交互支配特征，刺激来自伸肌的Ⅰb类传入纤维在伸肌运动神经元引起双突触或多突触的IPSP，而在屈肌运动神经元上则引起一类似潜伏期的EPSP。兴奋屈肌的Ⅰb类传入纤维在屈肌运动神经元引起IPSP，在伸肌运动神经元则产生EPSP。

2. 肌肉Ⅱ类传入纤维　主要终止于脊髓灰质的第Ⅳ层至第Ⅵ层以及第Ⅸ层。Ⅱ类传入纤维在运动神经元上引起的反应同样具有交互支配的特征，如在脊髓中，肌肉Ⅱ类传入纤维在屈肌运动神经元引起IPSP，而在伸肌运动神经元则引起EPSP，从而在屈肌和伸肌运动神经元产生不同形式的反应。

3. 肌肉Ⅲ类传入纤维　是肌神经中最细的有髓纤维，其中2/3纤维支配游离末梢，1/3纤维支配肌肉中的血管。肌肉Ⅲ类传入纤维与肌肉Ⅱ类传入纤维在运动神经元所引起的反应特征相似。

4. 肌肉Ⅳ类传入纤维　占肌神经传入纤维总数的50%。兴奋肌肉的Ⅳ类传入纤维在屈肌运动神经元引起多突触的EPSP，而在伸肌运动神经元上则引起多突触的IPSP。

（二）皮肤传入纤维

皮肤 A 类传入纤维的末梢主要终止于脊髓灰质的第Ⅲ~Ⅶ层。Aβ 纤维传导皮肤触、压感觉，Aδ 纤维则传导皮肤温度觉和快痛觉，C 类纤维则传导慢痛觉。

兴奋屈肌运动神经元和抑制伸肌运动神经元，是皮肤传入纤维和肌肉Ⅱ、Ⅲ及Ⅳ类传入纤维所引起反射的最主要作用，由这些传入纤维组成共同的反射通路，因而将这些传入纤维统称为屈反射传入（flexor reflex afferents，FRAs）。

二、脊髓中间神经元

脊髓灰质中数量最多的神经元是中间神经元，绝大部分初级传入纤维都先到达中间神经元，经过中间神经元的整合再影响运动神经元。因此，中间神经元在脊髓反射的控制中起特别重要的作用。而且，中间神经元网络也参与随意运动的组织和调控。

各类中间神经元在脊髓有一定的排列顺序，在脊髓中间区的最内侧的中间神经元投射至双侧控制躯干肌肉的运动神经元，稍外侧的中间神经元投射至同侧控制肢体近端肌肉的运动神经元，而最外侧的则投射至同侧支配肢体远端肌肉的运动神经元。

1. Renshaw 细胞　位于脊髓灰质腹角的前内侧部，在腹角运动神经元的腹内侧区。它主要接受来自同名肌和协同肌运动神经元轴突侧支的兴奋性传入。Renshaw 细胞的轴突与运动神经元形成抑制，两者组成了一个负反馈回路，产生回返性抑制。其功能是调节运动神经元的放电频率，使放电频率趋向稳定。

Renshaw 细胞还发出轴突侧支抑制Ⅰa 交互抑制中间神经元，因此 Renshaw 细胞兴奋时，不仅抑制了同名肌和协同肌的运动神经元，而且在拮抗肌运动神经元产生去抑制（disinhibition）效应。

Renshaw 细胞还接受许多高级中枢（如中脑红核、大脑皮质）的下行控制，因此，在高位中枢通过控制 Renshaw 细胞的兴奋性，可以调节运动神经元活动。

2. Ⅰa 交互抑制中间神经元　位于脊髓灰质的第Ⅶ层运动神经元核的背内侧部，主要接受来自同名肌和协同肌的Ⅰa 类传入纤维的单突触兴奋性传入，其轴突与支配拮抗肌的运动神经元形成抑制性突触，是传入侧支性抑制的神经基础。其主要功能是防止相对抗的肌肉同时收缩，以协调反射活动。

Ⅰa 类交互抑制中间神经元接受来自高位中枢的下行控制。这样，当高位中枢特定的运动神经元群发出运动指令时，同时通过Ⅰa 交互抑制中间神经元，以抑制拮抗肌群的运动神经元，使运动得以顺利进行。

3. Ⅰb 抑制性中间神经元　位于脊髓灰质的第Ⅵ层、Ⅶ层的中间内侧核的区域，接受来自腱器官的Ⅰb 传入纤维的冲动，发出轴突与同名肌和协同肌运动神经元形成抑制性突触联系，组成调节肌张力的负反馈系统。当肌肉张力超过一定阈值时，Ⅰb 的传入冲动兴奋Ⅰb 中间神经元，导致运动神经元抑制，使肌张力不会进一步升高。但当肌肉因疲劳等原因导致肌张力降低时，Ⅰb 传入纤维的放电将减少，使Ⅰb 中间神经元的兴奋性下降，对运动神经元的抑制减弱，使肌张力增大，可补偿因肌肉疲劳产生的收缩不足。

Ⅰb 中间神经元还接受肌肉Ⅰa 类传入、低阈值皮肤传入和关节传入的会聚。其作用可能是当一个运动的肢体碰到障碍时，来自皮肤和关节的传入可以兴奋Ⅰb 中间神经元抑制运动神经元，从而使肌张力降低而避开障碍。

4. 脊髓固有神经元(propriospinal neuron) 是指其纤维分布范围局限在脊髓内的中间神经元,其胞体位于灰质的中间部,而轴突在白质中上行和下行,终止于若干节段以外的运动神经元或中间神经元。在内侧的固有神经元的轴突较长,甚至可以伸展至整个脊髓,便于在姿势控制中协调各节段躯干肌肉的活动,在外侧的则分布比较局限。脊髓固有神经元接受外周的感觉传入(如肌肉 Ib、Ⅱ、Ⅲ类传入和皮肤传入)和高级中枢的下行冲动,参与多种脊髓反射,协调不同肌群的舒缩活动。

如上所述,在同类中间神经元上可以有多种下行的和传入的冲动的会聚,各类中间神经元之间又有复杂的相互联系,组成具有特殊功能的多种神经元环路。脊髓的中间神经元网络是各类传入冲动和高级中枢的下行冲动互相整合的所在地,具有极其重要的整合作用。通过中间神经元的多种联系方式,对输入信息既可起到时间和空间的放大作用,也可对兴奋性和抑制性信号起"过滤"和"闸门"作用。最后将整合结果,即指令发送给运动神经元,引起肌肉协调的舒缩活动,产生适宜的运动。中间神经元网络除中介反射活动外,也参与随意运动组织和控制。

三、脊髓运动神经元

在脊髓前角存在大量运动神经元,它们的轴突组成脊神经前根离开脊髓后直达所支配的肌肉。这些神经元可分为 α、β 与 γ 3 种类型,其中以 α 和 γ 运动神经元最为重要。

(一) α 运动神经元与运动单位

α 运动神经元的胞体大小不等。通常,大 α 运动神经元支配快肌纤维,而小 α 运动神经元支配慢肌纤维。α 运动神经元接受来自皮肤、肌肉和关节等外周传入的信息,也接受从大脑皮质到脑干各级高位中枢下传的信息,产生一定的反射传出冲动。α 运动神经元直接支配梭外肌,发动肌肉收缩;无论是反射运动或随意运动,均需兴奋脊髓运动神经元引起肌肉收缩后才能实现,因此,通常将运动神经元称为最后公路(final common path)。

(二) γ 运动神经元

γ 运动神经元胞体分散在 α 运动神经元之间,轴突经前根离开脊髓,支配梭内肌纤维,梭内肌纤维分布于骨骼肌肌梭两端。当 γ 运动神经元兴奋时,梭内肌纤维收缩,从而增加了肌梭感受器的敏感性。正常情况下,γ 运动神经元的活动主要受高位中枢的下行性调节。

此外,较大的 β 运动神经元发出的传出纤维,可支配梭内肌与梭外肌纤维。

(三) 运动神经元池活动的规律

支配一块肌肉的运动神经元共同集合成运动神经元池(motoneuron pool)或称为运动核(motor nucleus)。实验资料表明,肌肉收缩张力的增加依赖于运动神经元池活动有两种方式:①募集更多的运动神经元;②增加募集的运动神经元的放电频率。这是基于运动神经元池活动的下述两个特点。

1. 运动神经元的募集与"大小原则" 运动神经元的大小与运动神经元的兴奋性呈反变关系,小运动神经元的兴奋阈值低,大运动神经元的兴奋阈值高。因此,当牵拉刺激逐渐增强,运动神经元池活动,产生从弱到强的收缩时,往往是小运动神经元首先被募集(recruitment),然后大运动神经元才被募集,最大运动神经元则最后被募集;与之相反,运动神经元的大小与运动神经元的抑制性(inhibitability)呈正变关系。不论是何种形式的抑制(直接抑制、回返抑制、中间神经元传递的抑制),也不论原来神经元池的兴奋程度如何,只要发生抑制,总是大运动神经元先被抑制,小运动神经元后被抑制。运动神经元池的有序募集(ordered recruitment)和大小原则(size principle),有利于运动神经元能够程序化地、精确地控制肌肉收缩时的各项参数,保证肌张力平滑地增减,从而获得最佳运动模式。

2. 运动神经元放电频率的调制与肌张力的增加　运动神经元池输出的增加,还可通过增加已被募集的运动神经元的放电频率来实现。当肌肉需要产生较大的张力时,主要是依靠已被募集的高阈值运动神经元的放电频率的增加来实现。可见,运动神经元放电频率的调制对决定肌肉收缩张力有重要作用。

四、脊髓反射

脊髓是调节躯体运动的最基本反射中枢,脊髓反射是指在脊髓水平上机体对刺激外周感受器所产生的反应。通过脊髓能完成一些比较简单的躯体运动反射,包括牵张反射、屈反射等。在整体内,脊髓反射受高位中枢调节。

(一)牵张反射

受神经支配的骨骼肌,在受到外力牵拉而伸长时,能产生反射效应,引起受牵拉的同一肌肉收缩,称为骨骼肌的牵张反射(stretch reflex,图6-18),又称肌伸长反射(myotatic reflex)。

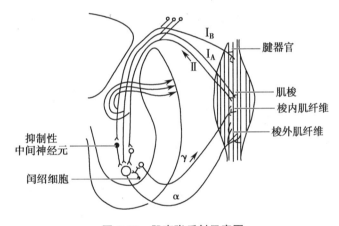

图6-18　肌牵张反射示意图

1. 牵张反射的类型　由于牵拉的形式与肌肉收缩的反射效应不同,牵张反射可分为肌紧张与腱反射两种类型。

(1)肌紧张(muscle tone):是一种缓慢持续牵拉肌腱所引起的牵张反射,表现为受牵拉肌肉发生紧张性收缩,即肌肉经常处于轻度的收缩状态,故又称为紧张性牵张反射。肌紧张为多突触反射,感受器是肌梭,效应器主要是肌肉收缩较慢的慢肌纤维成分。由于同一肌肉内不同运动单位进行交替收缩,所以肌紧张能持久维持而不易疲劳。

肌紧张是维持躯体姿势最基本的反射活动,是姿势反射的基础(尤其是站立姿势)。直立时,由于重力的影响,支持体重的关节趋向于弯曲,弯曲的关节势必使伸肌肌腱受到持续牵拉,产生牵张反射可使伸肌的肌紧张增强,以对抗关节的屈曲来维持站立姿势。

(2)腱反射(tendon reflex):是指快速牵拉肌腱时发生的牵张反射,表现为被牵拉肌肉迅速而明显地缩短,故又称为位相性反射。腱反射是单突触反射,感受器是肌梭,效应器主要是肌肉收缩较快的快肌纤维成分,这类运动单位的肌肉收缩力大,收缩速度快。临床上常通过检查腱反射来了解神经系统的功能状态,叩击不同肌腱,可分别引起不同的腱反射。

2. 牵张反射的感受装置　肌梭(muscle spindle)是牵张反射的感受器,是一种感受机械牵拉刺激或肌肉长度变化的特殊感受装置(图6-19),属本体感受器。肌梭呈梭形,其末端附着在骨骼肌(梭外肌)的结缔组织(肌内膜)中,肌梭外层为一结缔组织囊,囊内含有2~12条特殊肌纤维,称为梭内肌纤维(intrafusal fiber);而囊外的一般骨骼纤维,则称为梭外肌纤维(extrafusal fiber)。整个肌梭附着于梭外肌纤维旁,梭内肌纤维与梭外肌纤维平行排列,呈并联关系,梭内肌纤维的收缩成分位于纤维的两端。中间部是肌梭的感受装置,两者呈串联关系。因此,当梭外肌收缩时,梭内肌感受装置所受牵拉刺激减少;而当梭外肌被拉长或梭内肌收缩成分时,均可使肌梭感受装置受到牵张刺激而兴奋。

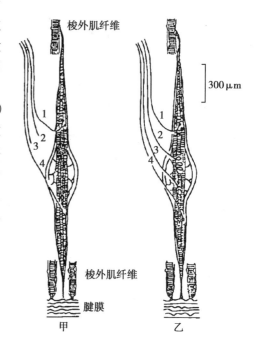

图6-19　肌梭模式图
甲.显示传出神经支配　乙.显示传出和传入神经支配模式图
1、4.传出纤维　2. Ⅰ类传入纤维　3. Ⅱ类传入纤维

梭内肌肉纤维根据其形态可分为核袋纤维(nuclear bag fiber)与核链纤维(nuclear chain fiber)两种类型。核袋纤维直径较粗,中间部膨大呈袋状,细胞核集中于袋内;核链纤维直径较细,中间无膨大,细胞核在整个感受装置内呈链状分布。

肌梭有两类感受末梢:①初级末梢(primary ending),也称螺旋形末梢,它以螺旋形式环绕于核袋和核链纤维的中间部,传入纤维为直径较粗的Ⅰa类纤维;②次级末梢(secondary ending),也称花枝状末梢,通常分布于核链纤维上,其传入纤维为直径较细的Ⅱ类纤维(图6-20)。Ⅰa类纤维和Ⅱ类纤维都终止于脊髓前角α运动神经元。

肌梭能产生动态和静态两种感觉反应模式:①静态反应(static response)的具体表现是,当肌梭感受装置被缓慢而持续牵拉时,初级末梢与次级末梢的传入冲动的频率增多,并与受牵拉的程度成正比,而且持续时间较长。静态反应的传入纤维为Ⅰa类纤维和Ⅱ类纤维,产生静态性牵张反射(static stretch reflex),即肌紧张。②动态性反应(dynamic response)的具体表现是,当肌梭感受装置被快速牵拉时,初级末梢的传入冲动立刻迅速增加,但持续时间短暂,一旦牵拉的长度停止增加,冲动发放频率立即恢复到原来的水平。动态反应的传入纤维为Ⅰa类纤维,产生动态性牵张反射(dynamic

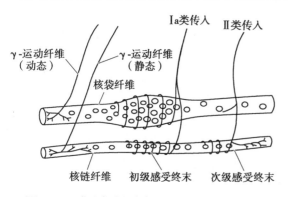

图6-20　哺乳类动物肌梭主要组成部分示意图

stretch reflex),即腱反射。Ⅰa 和Ⅱ类纤维的传入冲动进入脊髓后,除产生牵张反射外,还通过侧支和中间神经元接替上传到小脑与大脑皮质感觉区。

综上所述,当肌肉受到外力牵拉时,梭内肌感受装置被拉长,使肌梭内的初级末梢和次级末梢受到牵张刺激而发放传入冲动,冲动的频率与肌梭被牵张的程度成正比,肌梭的传入冲动沿Ⅰa 类纤维和Ⅱ类纤维传至脊髓,引起支配同一肌肉的 α 运动神经元的活动,致使梭外肌收缩,从而完成一次牵张反射。

3. γ 运动神经元对牵张反射的调节 γ 运动神经元兴奋时引起的梭内肌收缩,能牵拉肌梭内核袋纤维上初级末梢,提高其敏感性,通过Ⅰa 类纤维的传入活动,改变 α 运动神经元的兴奋状态,从而调节肌肉的收缩。由 γ 运动神经元→肌梭→Ⅰa 类和Ⅱ类传入纤维→α 运动神经元→肌肉所形成的反馈环路,称为 γ 环路(γ-loop)。可见,γ 运动神经元的传出活动对调节肌梭感受装置的敏感性与反应性,进而调节肌牵张反射具有有十分重要的作用。在正常情况下,高级中枢可通过 γ 环路调节肌牵张反射,如脑干网状结构对肌紧张的调节可能是通过兴奋或抑制 γ 环路而实现的。

(二) 反牵张反射

反牵张反射(inverse stretch reflex)的感受器是腱器官(tendon organ)。腱器官是分布于肌腱胶原纤维之间的牵张感受装置,每个腱器官与 10~15 根梭外肌纤维呈串联关系。其传入纤维是Ⅰb 类纤维,它不直接终止于 α 运动神经元,而是通过抑制性中间神经元,抑制同一肌肉 α 运动神经元的活动。

腱器官是一种张力感受器,主要感受肌肉张力的变化;而肌梭是一种长度感受器,主要感受肌肉长度的变化。当梭外肌发生等长收缩时,腱器官传入冲动发放频率增加,而肌梭传入冲动不变;当梭外肌发生等张收缩时,腱器官传入冲动发放频率不变,而肌梭传入冲动减少;当肌肉受到被动牵拉时,腱器官和肌梭传入冲动发放频率增加。腱器官的传入冲动对同一肌肉运动神经元起抑制作用,而肌梭对同一肌肉运动神经元起兴奋作用。

一般来说,当肌肉受到牵拉时,首先兴奋肌梭发动牵张反射,引起受牵拉的肌肉收缩;随着牵拉肌肉的力量增强,肌梭传入冲动的增多,引起的反射性肌肉收缩也进一步增强。当肌肉收缩的牵拉达到一定强度时,肌肉张力便作用于腱器官使之兴奋,通过Ⅰb 类传入纤维反射性地同一肌肉收缩,使肌肉收缩停止,转而出现舒张。这种肌肉受到强烈牵拉时所产生的舒张反应,称为反牵张反射(也称反肌伸长反射,inverse myotatic reflex)。通过反牵张反射可缓解由肌梭传入所引起的肌肉收缩及其所产生的张力,避免过度牵拉对肌肉的损伤。

(三) 高位中枢对脊髓反射通路各个环节的调控

脊髓反射通路,特别是多突触的反射通路,接受高位中枢的下行调节和控制,这些调控可以发生在脊髓反射通路的各个环节。

1. 初级传入纤维环节 这种调制是通过突触前抑制进行的。引起突触前抑制的纤维来自脊髓灰质背角内的中间神经元的轴突分支,这些分支的神经冲动使初级传入纤维末梢产生初级传入除极(primary afferent depolarization,PAD),导致突触前抑制。高位中枢的下行纤维可以终止于这类中间神经元,从而在初级传入纤维上引起 PAD。因此,通过突触前抑制的方式,高级中枢可以控制初级传入纤维的活动,影响反射的进行。例如,刺激感觉运动皮质或红核,可在肌肉Ⅰb 和皮肤传入纤维的末梢引起 PAD,刺激前庭核和网状脊髓束可以在肌肉Ⅰa 类、Ⅰb 类及皮肤传入纤维末梢引起较大的 PAD,但刺激皮质脊髓束或红核只在Ⅰa

类纤维上,产生较小的 PAD。

2. 脊髓中间神经元环节　由于大多数反射通路是多突触通路,高位中枢对脊髓反射的最主要和最普遍的调控途径是通过影响中间神经元,即 Ia 交互抑制中间神经元接受来自同侧的外侧前庭脊髓束的兴奋性单突触投射,而来自对侧的外侧前庭脊髓束的纤维及同侧的皮质脊髓束、红核脊髓束、则与之发生双突触或多突触的联系。通过这些下行通路的活动控制 Ia 交互抑制中间神经元的兴奋性。

此外,Ia 交互抑制中间神经元还接受来自其他脊髓中间神经元(如 Renshaw 细胞、脊髓固有神经元等)的支配。因此,来自本节段和邻近节段其他中间神经元的传入和外周感觉传入与下行控制指令,在到运动神经元之前,即在 Ia 交互抑制中间神经元进行复杂的整合。

3. 脊髓运动神经元环路　皮质脊髓束、红核脊髓束均可与 α 运动神经元发生单突触联系。这些联系主要是兴奋性的,但某些前庭脊髓束和网状脊髓束纤维也可单突触地抑制 α 运动神经元。这些下行纤维的传出冲动可直接改变脊髓 α 运动神经元膜电水平,以调节脊髓反射。皮质脊髓束和前庭脊髓束纤维也可以和 γ 运动神经元发生直接联系,通过 γ 环路影响 α 运动神经元的活动。因此,高位中枢的下行通路可以直接控制脊髓 α 和 γ 运动神经元的活动,从而在反射通路的最后一级实行对脊髓反射的控制,以使脊髓反射更加精确。

第三节　大脑皮质对躯体运动的调控

大脑皮质运动区是人类运动控制的最高层次。概而言之,大脑皮质通过皮质脊髓束和皮质脑干束,直接或间接地影响脊髓运动神经元,控制躯体运动。

一、大脑皮质调控躯体运动的结构基础

(一)大脑皮质运动区

通常,根据大脑皮质不同的输入-输出和特点,结合其功能,可大致分为运动皮质(motor cortex)、感觉皮质(sensory cortex)和联合皮质(association cortex)。运动皮质主要是由初级运动皮质(primary motor cortex)和前运动区(premotor area,或称次级运动区)构成。

1. 初级运动皮质　位于中央前回相当于 Brodmann 第 4 区(图 6-21)。主要参与肢体远端运动的控制。初级运动皮质神经元的活动和肌肉活

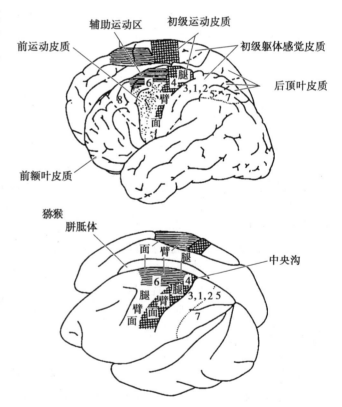

图 6-21　初级运动皮质、辅助运动区和前运动皮质在大脑皮质的位置示意图(人)

动之间有比较直接的联系,对运动的执行非常重要。刺激初级运动皮质引起特异性的运动,所需刺激的阈值最低。损伤灵长类的初级运动皮质可引起肌肉瘫痪。

2. 次级运动区 由辅助运动区(supplementary motor area)和前运动皮质(premotor cortex)组成。次级运动区位于中央前回相当于 Brodmann 第 6 区,主要参与肢体近端运动的控制。辅助运动区位于初级运动皮质之间,位于第 6 区皮质的内侧部分;而前运动皮质位于第 6 区皮质外侧部分。次级运动区和肌肉之间有更多的突触联系,在功能上比较复杂。刺激次级运动区也可引起运动,但所需刺激较强,且引起的运动多为复杂的运动。损伤次级运动区则只引起较不显著和较特殊的运动障碍。

(二) 运动皮质神经元与运动调控

运动皮质的分层和感觉皮质不同,在运动皮质中缺乏颗粒细胞层(第Ⅳ层),所以运动皮质也称为非颗粒细胞层(扣带运动区例外)。

运动皮质中的神经细胞可分为两类:锥体细胞和非锥体细胞。锥体细胞是主要的传出神经元。其特征是具有向皮质表面伸展的顶树突,大部分大锥体细胞轴突投射至皮质下结构。而小锥体细胞轴突留在皮质内。在第Ⅱ、Ⅲ层中锥体细胞投射至其他皮质区,位置较浅的锥体细胞投射至同侧皮质(如辅助运动区、前运动皮质、中央沟后的感觉皮质),位置较深的锥体细胞经胼胝体投射至对侧皮质;向皮质下结构的投射主要起源于第Ⅴ层的锥体细胞,皮质脊髓神经元发自第Ⅴ层的深部,其中包括最大的锥体细胞即贝茨(Betz)细胞。较浅的第Ⅴ层锥体细胞投射于延髓、脑桥和红核,其中最大的第Ⅴ层锥体细胞投射于纹状体。第Ⅵ层锥体细胞投射于丘脑,它们也有上行轴突侧支至皮质的各层。

非锥体细胞包括星形细胞、篮状细胞和颗粒细胞。有相当数量非锥体细胞属于抑制性神经元。

(三) 运动传导通路

运动传导通路是指从大脑皮质至躯体运动和内脏活动效应器的神经联系,由上运动神经元和下运动神经元两级神经元组成。上运动神经元为位于大脑皮质的投射至脑神经一般躯体和特殊内脏运动核及脊髓前角运动神经元的传出神经元。下运动神经元为脑神经一般躯体和特殊内脏运动核和脊髓前角运动神经细胞。躯体运动传导路主要为锥体系和锥体外系。

1. 锥体系 锥体系上运动神经元由位于中央前回和中央旁小叶前部的巨型锥体细胞(Betz 细胞)和其他类型的锥体细胞以及位于额,顶叶部分区域的锥体细胞组成。上述神经元的轴突共同组成锥体束,其中,下行至脊髓的纤维束称皮质脊髓束;至脑干内一般躯体和特殊内脏运动核的纤维束致皮质核束(图 6-22)。

(1)皮质脊髓束:皮质脊髓束由中央前回上中部和旁中央小叶前中部等处皮质的锥体细胞轴突集中而成,经内囊下行到中脑腹侧,分散地穿过脑桥核,在延髓集合成延髓锥体继续下行于延髓和脊髓交界处,在锥体下端约 75%~90% 的纤维交叉至对侧,形成锥体交叉,交叉后的纤维继续于对侧脊髓侧索内下行,称皮质脊髓侧束。此束沿途发出侧支,逐节终止于前角细胞,主要支配四肢肌。在延髓锥体,皮质脊髓束中小部分未交叉的纤维在同侧脊髓前索内下行,称皮质脊髓前束,该束仅达上胸节,并经白质前连合逐节交叉至对侧,终止于前角运动神经元,支配躯干和四肢骨髓肌的运动。皮质脊髓前束中有一部分纤维始终不交叉而终止于同侧脊髓前角运动神经元,主要支配躯干肌。所以,躯干肌是受两侧大脑皮质支配,而上、下肢肌只受对侧大脑皮质支配,故一侧皮质脊髓束在锥体交叉前受损,主要引起对侧肢体瘫痪,躯干肌运动不受明显影响,在锥体交叉后受损,主要引起同侧肢体瘫痪。皮质脊髓神经元对脊髓α运动神经元有强烈的兴奋性影响。在支配肢体远端的运动神经元上产生的 EPSP 比在肢体近侧肌肉的运动神经所产生的 EPSP 大。

实际上,皮质脊髓束只有 10%~20% 的纤维直接终止于前角运动神经元,大部分纤维须经中间神经元与前角细胞联系。

(2) 皮质核束:皮质核束主要由中央前回下部的锥体细胞的轴突集合而成。皮质核束也经内囊下行到中脑腹侧,由此向下陆续分出纤维,终止于双侧脑神经运动核。面神经核支配面下部肌神经元细胞群和舌下神经核,只接受对侧皮质核束纤维的终止。两者发出的纤维分别支配同侧面下部的面肌和舌肌。因此,除面神经核下部和舌下神经核只接受单侧(对侧)皮质核束支配外,其他脑神经运动核均接受双侧皮质核束纤维。

2. 锥体外系(extrapyramidal)　是指

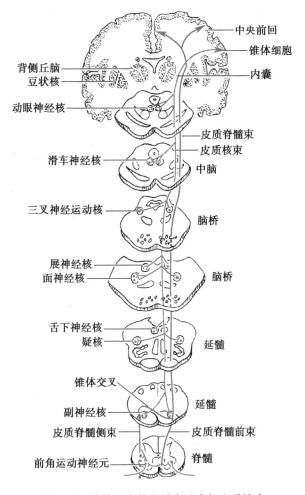

图 6-22　锥体系中的皮质脊髓束与皮质核束

锥体系以外影响和控制躯体运动所有传导路径,其结构十分复杂,包括大脑皮质(主要是躯体运动区和躯体感觉区)、纹状体、背侧丘脑、底丘脑、中脑顶盖、红核、黑质、脑桥核、前庭核,小脑和脑干网状结构等以及它们的纤维联系。锥体外系的纤维最后经红核脊髓束、网状脊髓束等下行终止于脑神经运动核和脊髓前角运动细胞。人类锥体外系的主要功能是调节肌张力、协调肌肉活动、维持体态姿势和习惯性动作(如走路时双臂自然协调地摆动)等。锥体系和锥体外系在运动功能上是互相依赖不可分割的一个整体,只有在锥体外系保持肌张力稳定协调的前提下,锥体系才能完成一切精确的随意运动,如写字、刺绣等;而锥体外系对锥体系也有一定的依赖性,锥体系是运动的发起者,有些习惯性运动开始是由锥体系发起的,然后才处于锥体外系的管理之下,如骑车、游泳等。

(1) 纹状体环路

1) 皮质 - 纹状体 - 皮质环路:额叶、顶叶 - 尾状核 - 苍白球内侧部 - 丘脑腹前核 - 丘脑腹前核和腹外侧核 - 大脑皮质运动区。

2) 纹状体 - 黑质环路:纹状体与黑质致密部之间有往返的纤维联系。

3) 苍白球 - 底丘脑核环路

(2) 小脑环路

1) 皮质 - 脑桥 - 小脑 - 皮质环路 (图 6-23)。

2) 额、顶、枕、颞叶 - 额桥束,顶枕颞桥束 - 脑桥核 - 对侧小脑中脑 - 新小脑皮质 - 齿状核 - 小脑上脚 - 对侧丘脑腹外核 - 大脑皮质运动区。

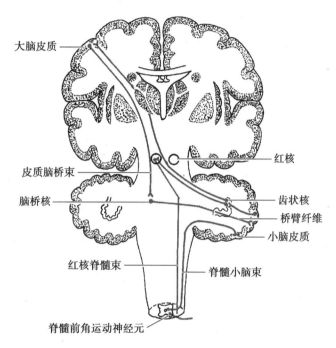

大脑皮质

红核

皮质脑桥束

脑桥核

齿状核

桥臂纤维

小脑皮质

红核脊髓束

脊髓小脑束

脊髓前角运动神经元

图 6-23　锥体外系的皮质 - 脑桥 - 小脑 - 皮质环路

(四) 大脑皮质控制运动的反馈环路

1. 大脑皮质运动区的传入　大脑皮质运动区接受三方面来的传入,即来自外周、小脑和基底核(苍白球)传入。①来自外周传入:经过脊髓到达背部丘脑的腹后外侧核吻部(VPLo)和腹外侧核尾部(VLc),再投射到初级运动皮质。②来自小脑的传入:从齿状核头端来的纤维,经过背侧丘脑 VPLo 和 VLc,也到达初级运动区。从齿状核尾端来的纤维,经由丘脑 X 区中转投射至前运动皮质。③来自苍白球及黑质的传入冲动,则经过背侧丘脑腹外侧核吻部(VLo)核投射至辅助运动区。此外,运动皮质还接受同侧和对侧皮肤的投射。

由此可见,初级运动皮质及次级运动区各自从不同的丘脑核接受传入,这些通路互不重叠。基底核和小脑齿状核的尾端部分只能通过辅助运动区和前运动皮质的中介,才能将信息传递于初级运动皮质(图 6-24)。

此外,背侧丘脑的髓板内侧核和网状核也发出纤维投射到运动皮质,这些纤维的功能可能参与调节大脑皮质神经元的兴奋性。

2. 运动皮质神经元接收关于运动执行情况的信息　运动皮质神经元通过各种感觉传入途径。接收关于运动的实际执行情况的信息。大多数运动皮质神经元也有周围受野。在清醒猴,皮质神经元可被关节移动所兴奋,对皮肤触觉、深部感觉、视觉、听觉等多种刺激起反应。

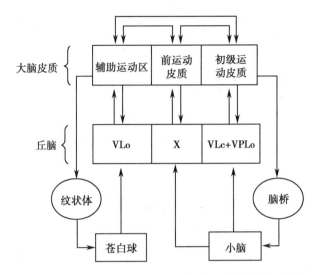

图 6-24 大脑皮质的运动区接受来自丘脑的皮质下投射的示意图

VLo. 腹外侧核吻部　X. 丘脑 X 区　VLc. 腹外侧核尾部
VPLo. 腹后外侧核吻部

运动皮质神经元的传入和传出有密切的关系。运动皮质神经元接受它所控制的肌肉内的感受器的传入信息,和脊髓运动元接受同名肌的肌梭的传入的情况十分相似,这表明可能存在一个经过运动皮质控制肌肉收缩的长反馈环。这一反馈路径将帮助运动中的肢体克服运动过程中发生的障碍。例如,当运动由于负载增加而滞后时,肌梭的初级末梢的传入放电增加。这不仅通过脊髓引起牵张反射。而且将运动皮质神经元的放电增加,从而经神经元增加肌肉收缩,以克服增加的负载。

二、初级运动皮质的运动功能

(一)初级运动皮质与运动的躯体定体

1. 初级运动皮质是按躯体定位组织　早年采用观察电刺激皮质能否引起运动的方法,确定初级运动皮质是按躯体定位组织的(图 6-25),初级运动皮质内躯体各部位肌肉代表区公布特点主要有三。

(1) 具有交叉支配的性质:即一侧运动皮质主要支配对侧躯体的运动。但头面部肌肉的运动,除面神经支配的下部面肌和舌下神经支配的舌肌主要受对侧支配外,其余多数是双侧支配的,如咀嚼肌、喉肌及上部面肌。

(2) 具有精细的功能定位:即运动皮质的一定区域支配一定部位的肌肉,其定位分布与感觉区类似,呈倒置分布,即在 4 区内侧近中线部位是下肢代表区,向外侧依次为躯干、前臂、手指,最外侧靠近外侧沟处为面部和舌代表区。而头面部内部的安排仍为正立位。

(3) 运动代表区的大小与运动精细、复杂程度有关:即运动越精细、复杂,皮质相应运动区面积越大,如手与手指所占皮质面积几乎与整个下肢所占皮质面积相等。

2. 皮质神经元群的协同活动是运动的基础　近年来利用磁共振成像、正电子发射断层扫描等脑影像学新技术的研究有一些新的发现:①拇指、示指运动和上臂肌肉收缩时在初

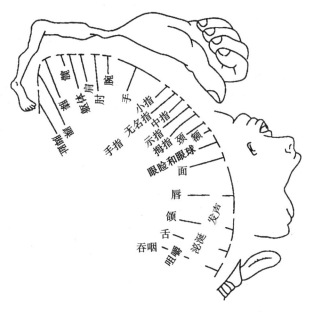

图 6-25　人的大脑皮质初级运动皮质躯体各部位肌肉代表
区公布的示意图

级运动皮质各有 2 个激活区,分别位于 4 区皮质的前部和后部;②面部、手、手臂和腿运动时,在初级运动皮质上激活区的中心位置虽然和传统的躯体定位组织的排列相符,但相邻身体部分运动时的激活区却有高度的重叠,如拇指、示指、中指、环指和腕部的代表区互相有 40%~70% 的重叠,当一个手指运动时出现好几个激活区;③身体部位的代表区并不是固定不变的,它们的位置和大小常随运动学习而改变。

可见,身体的运动在运动皮质的代表区在很大程度上是互相重叠交叉在一起的,分散在相当大区域内的许多皮质神经元群的协同活动是运动的基础。

(二) 初级运动皮质中运动参数的编码

通过初级运动皮质神经元放电活动的观察表明,初级运动皮质在运动的控制中起重要作用,并有可能通过肌力和运动方向编码。

1. 初级运动皮质参与发起运动　采用操作式条件反射的方法训练猴子,记录运动皮质单个神经元的活动和肌电活动,观察神经元的活动和运动的关系,结果表明初级运动皮质神经元的活动出现在运动有关肌肉的肌电活动前 10~100ms;也有实验表明,运动皮质和小脑神经元开始活动的时间在运动开始前数百毫秒之内,两者有很大的重叠。说明初级运动皮质确实是参与发起运动的。

2. 初级运动皮质参与运动编码　初级运动皮质有可能通过肌力和运动方向编码。

(1) 初级运动皮质通过肌力编码:实验结果证明,大多数初级运动皮质神经元的放电频率和肌力的大小呈正相关。采用"锋电位触发平均"方法证明,一些直接与脊髓运动神经元有突触联系的运动皮质神经元的放电,可以易化肢体肌肉的肌电活动。而且它们的放电频率和所需产生或维持的肌力相关。有少数初级运动皮质神经元的放电活动还和肌力的改变速度有关。

(2) 初级运动皮质通过运动方向编码:初级运动皮质神经元和运动的方向有关,以向目标点进行运动为"最适宜"的运动方向,即向"最适宜"的运动方向运动时,运动皮质神经元放电频率最高;而运动逐渐由"最适宜"的运动方向偏离时,运动皮质神经元放电频率逐渐降低;当运动向相反方向运动时,运动皮质神经元放电停止。

通常,运动的方向不是由个别神经元而是由一群神经元的活动决定的。从运动皮质同时记录数个神经元在运动时的放电时,经适宜的加权处理后,数个神经元的放电的平值,比其他任何一个神经元的放电更接近肌力变化的时程、肢体位置变化的轨迹和肌力改变的速度。

三、次级运动区的运动功能

次级运动区(辅助运动区和前运动皮质)都有纤维投射到初级运动区,而且接受来自后顶叶皮质和前额叶联络皮质的纤维。辅助运动区和前运动皮质在协调和计划复杂的运动中起着重要作用。

1. 辅助运动区的运动功能　辅助运动区在运动的编程和运动控制等许多方面具有重要作用。其中前辅助运动区与较高层次的运动控制有关,而新辅助运动区则与较为简单的运动任务有关。

在运动学习过程中受试者的前辅助运动区被激活,而在学会后的执行过程中则只有新辅助运动区被激活。

辅助运动区在多种运动任务的准备阶段就开始活动,即它和运动的准备有关。但是,最近用正电子发射断层扫描技术的实验证明,除辅助运动区外,其他运动皮质区域也对运动的准备有贡献。

2. 前运动皮质的运动功能　前运动皮质主要接受后顶叶皮质的投射,然后发出大量纤维投射至发出内侧下行系统(特别是网状脊髓系统)的脑干部位,它也有纤维投射至控制躯干中轴及近侧肌肉的脊髓部位。因此,前运动皮质可能主要参与控制躯干中轴的肌肉及肢体近侧肌肉的活动,在躯干和手臂朝向目标的运动中起作用。

在前运动皮质中,这种和设置相关的神经元比在初级运动皮质中的数量多,说明前运动皮质在运动的准备中起一定作用。

四、后顶叶皮质的运动功能

运动准备过程的重要步骤之一,是通过各种感觉传入通路获得关于外界物体(包括运动的目标)在空间位置上相互关系的信息,并将此与躯体和位置联系起来,这是运动编程的基础之一,后顶叶皮质在这个过程中可能起一定作用。

人的后顶叶皮质包括 5 区、7 区、39 区和 40 区。5 区接受躯体感觉皮质和前庭系统的投射,得到肢体和头部在空间的位置的信息。它还接受前运动皮质和边缘系统的投射,以得到关于运动的计划和动机状态的信息;7 区主要和关于物体在空间中的位置的视觉信息加工有关。在 7 区中,视觉信息可从 5 区投射来的躯体感觉信息相整合。7 区投射至前运动皮质和小脑外侧部。

通常,左侧后顶叶皮质主要和语言文字信息的加工有关,而右侧后顶叶皮质则与空间位置信息的加工有关。

综上所述,初级运动皮质神经元的活动和运动时肌力的大小编码有关,而运动方向则可通过运动神经元群体的活动来编码;而辅助运动区、前运动皮质和后顶叶皮质等皮质区域的神经元的活动,主要在复杂运动的编程、运动的准备、整合感觉信息与运动的联系等方面起着重要作用。

第四节 脑干网状结构对躯体运动的调控

脑干中央部的神经细胞和神经纤维共同组成脑干网状结构(reticular formation of brain stem,RF),其中由许多大小不等的神经细胞密集形成神经核团。RF内比较重要的运动控制核团有位于延髓的巨细胞网状核和旁正中网状核;位于脑桥的尾端脑桥网状核和嘴端脑桥网状核;脑干网状结构是一个整合中枢,负责对来自脊髓,小脑,基底神经节,小脑和大脑皮质等各级中枢所来的感觉和运动信息进行综合处理,对肌紧张和节律性运动进行调控。

据对猫和猴的实验,在网状结构内发现有一个抑制区和一个易化区(图6-26)。抑制区的范围较小,位于延髓网状结构的腹内侧区,相当于巨细胞网状核(其最头侧除外)及部分腹侧网状核。电刺激此处可抑制脊髓牵张反射,并使去大脑僵直动物的四肢变松,也可抑制大脑皮质引起的躯体运动行为。其抑制效应出现在双侧,但以同侧更明显。易化区的范围较大,居抑制区的背下侧,分布在延髓、脑桥和中脑的网状结构内,并向上延伸至底丘脑、下丘脑及丘脑板内核群。电刺激易化区的任一水平均可获得与抑制区相反的效应,而且也是双侧性的。后来的研究进一步发现,这两区主要作用在伸肌,故分别称为伸肌抑制区和伸肌易化区。

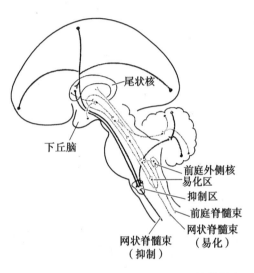

图 6-26 网状结构抑制区和易化区的范围和纤维联系

尾状核

下丘脑

前庭外侧核
易化区
抑制区
前庭脊髓束
网状脊髓束
(易化)

网状脊髓束
(抑制)

一、抑制区(inhibitor area)

抑制区(inhibitor area)主要是指脑干网状结构具有抑制肌紧张和肌肉运动等作用的区域。抑制区接受大脑皮质和小脑前叶的冲动,当阻断这些"上级"的影响后,抑制区的活动便"停止"了,说明抑制区并无"自动"发放冲动的能力,需要"上级"结构的激发。因抑制区大致相当于网状脊髓外侧束的起点,其作用主要是通过网状脊髓束的下行抑制性纤维与γ运动神经元形成抑制性突出,抑制γ运动神经元,从而削弱γ环路的活动来实现抑制脊髓的牵张反射以及由运动皮质引起的肌肉运动。

抑制肌紧张的中枢部位除脑干网状结构抑制区外,尚有大脑皮质运动区、纹状体与小脑前叶蚓部等脑干外神经结构,共同构成抑制系统。这些脑干外神经结构不仅可通过网状结构抑制区的活动抑制肌紧张,而且能控制网状结构易化区的活动,使其受到抑制。

二、易化区(facilitatory area)

易化区(facilitatory area)主要是指脑干网状结构中与加强肌紧张和肌肉运动有关的区域。易化区接受许多传入影响,其中包括①基底核;②下丘脑;③新小脑经红核传来的冲动;④从前庭神经、前庭核传来的冲动;⑤从脊髓经上行感觉通路侧支传来的冲动。其中,①可使易化区的活动减弱,②③④可使易化区的活动增强,⑤对易化区的活动有调节作用。易化区的头侧部分没有直接投向脊髓的纤维,所以它们的易化性影响是经尾侧部分中继的。去大脑(在上、下丘间横断脑干)动物,由于抑制区的大部分传入纤维被切断,而易化区的尾侧部和前庭外侧核仍起作用,抑制和易化作用失去平衡。故出现"去大脑僵直"。人类中脑的损伤也会出现这种现象。毁损去大脑动物易化区的头侧部分,尾侧部分仍能发放冲动,故动物仍呈去大脑僵直状态。如果横断平面逐渐下移,至桥延交界平面或更低一些时,动物的僵直状态将明显缓解。如果同时损毁前庭神经外侧核,侧伸肌僵直完全消失。由此推知脑桥下段的易化区和前庭神经外侧核都是伸肌易化区的重要部位。

电刺激易化区,则肌张力增加,同时又记录到肌梭感受器传入纤维的放电频率增加;反之,若破坏该区域,则肌张力显著降低。易化区的作用主要是通过网状脊髓束的下行通路来完成的,其下行兴奋性纤维主要与脊髓γ运动神经元建立兴奋性突独联系,兴奋γ运动神经元,加强γ环路的活动,从增强肌紧张与肌肉运动。此外,易化区对运动神经元也有一定的易化作用。网状结构易化区一般具有持续的自发放电活动,这可能是由上行感觉传入冲动的激动作用所引起的。

易化肌紧张的中枢部位除脑干网状结构易化区外,还有脑干之外的一些中枢结构,如前庭核、小脑前叶两侧部,以及下丘脑和丘脑中线核群等部位也具有对肌紧张和肌运动的易化作用,它们共同组成易化系统。脑干外神经结构易化肌紧张的功能是通过网状结构易化区的活动来完成的。

正常情况下,易化与抑制肌紧张的中枢部位,两者的活动相互拮抗而取得相对平衡,以维持正常肌紧张。但从活动的强度来看,易化区的活动较抑制区强,因此,在肌紧张的平衡调节中,易化区略占优势,故各肌群保持着适当的紧张。

脑性瘫痪患者,由于大脑皮质受损伤,其对抑制区的"激发"作用减弱,抑制区发放冲动的能力下降。而对易化区拮抗功能减退,易化区活动相对增强。通过下行的网状脊髓束作用于脊髓前角的γ运动神经元和α运动神经元,加强了γ环路的活动,致使脊髓牵张反射增强,肢体肌张力增高。

第五节　脊神经概述

脊神经(spinal nerves)为连接于脊髓的周围神经部分,共31对。根据脊神经与脊髓的连接关系,可将其分为5部分:颈神经(cervical nerves)8对,胸神经(thoracic nerves)12对,腰神经(lumbar nerves)5对,骶神经(sacral nerves)5对,尾神经(coccygeal nerve)1对。

每对脊神经连于一个脊髓节段,由前根(anterior root)和后根(posterior root)组成。前根连于脊髓前外侧沟,由运动性神经根丝构成;后根连于脊髓后外侧沟,由感觉性神经根丝构成。前根和后根在椎间孔处合为一条脊神经。脊神经后根在椎间孔处有椭圆形的膨大,称脊神经节(spinal ganglion),其中含有假单极感觉神经元。

脊神经都经椎间孔穿出椎管或骶管。第1颈神经干在寰椎与枕骨之间的间隙离开椎管,第2~7颈神经干经同序数颈椎上方的椎间孔穿出椎管,第8颈神经干则在第7颈椎下方的椎间孔出椎管,所有胸神经干和腰神经干都经同序数椎骨下方的椎间孔穿出椎管,第1~4骶神经从同序数的骶前孔和骶后孔出骶管,第5骶神经和尾神经则经骶管裂孔穿出。

不同部位的脊神经前、后根在椎管内的走行方向和走行距离有明显差别。颈神经根最短,行程近于水平,胸神经根较长,斜向外下走行,腰神经根最长,几近垂直下行,在无脊髓的椎管内形成了马尾(cauda equina)。由脊神经前、后根组成的脊神经干均在椎间孔处穿出椎管,因此该部位的损伤和病变都可能累及脊神经,导致感觉和运动障碍。

脊神经内含有躯体神经纤维和内脏神经纤维,躯体神经和内脏神经都含有运动纤维和感觉纤维,因此,脊神经实际含有4种纤维成分(图6-27)。

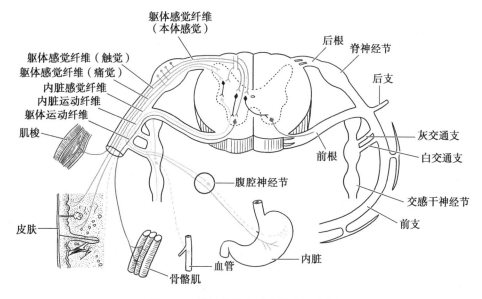

图 6-27 脊神经的组成和分布示意图

1. 躯体感觉纤维　来自脊神经节中的假单极神经元,其中枢突构成脊神经后根进入脊髓,周围突则组成脊神经分布于皮肤、骨骼肌、肌腱和关节等身体部位,将皮肤浅感觉(痛、温觉和触觉)以及肌、腱和关节的深感觉(运动觉和位置觉)信号传入中枢。

2. 内脏感觉纤维　也来自脊神经节内的假单极神经元,其中枢突组成后根进入脊髓,周围突则分布于内脏、心血管和腺体的感受器,将这些结构的感觉冲动传入中枢。

3. 躯体运动纤维　由位于脊髓灰质前角的运动神经元的轴突所构成,分布于躯干和肢体的骨骼肌,支配其随意运动。

4. 内脏运动纤维　发自胸髓12个节段和腰髓1~3节段的中间外侧核(交感神经中枢)以及骶髓2~4节段的骶副交感核。该处神经元的轴突分布于内脏、心血管和腺体的效应器,支配心肌和平滑肌的运动,控制腺体的分泌活动。

脊神经的前根和后根在椎间孔处合为脊神经干后,立即分为4支。这些分支包括前支、后支、交通支和脊膜支。

1. 前支（anterior branch）　是脊神经干发出的最粗大分支，与其他分支相比，神经纤维的含量多，分布范围广，主要分布四肢和躯干前、外侧部的肌和皮肤。胸神经前支仍然保持节段性走行和分布的特点，其余各部脊神经前支在到达所支配的器官前，相邻神经干相互交织成神经丛，共形成4个神经丛，即颈丛、臂丛、腰丛和骶丛。由这些神经丛发出神经分支分布于身体效应器和感受器。

2. 后支（posterior branch）　是脊神经干发出的一支向躯干背面走行的细小分支，经相邻椎骨横突之间或骶后孔向后走行，分为内侧支和外侧支，分布于项部、背部和腰骶部。大部分脊神经后支均可分为肌支和皮支两大类，前者分布于项、背、腰、骶和臀部的深层肌，后者则分布于相同区域的皮肤。脊神经后支的分布具有明显的节段性特点。

某些脊神经后支形成较粗大的神经干，分布于某些特定区域，具有明显的临床意义。第1颈神经后支又称枕下神经（suboccipital nerve），该支直径粗大，在寰椎后弓上方与椎动脉下方之间穿行，支配椎枕肌。第2颈神经后支的皮支称为枕大神经（greater occipital nerve），该支穿斜方肌肌腱到达皮下，分布于枕、项部皮肤。第3颈神经后支的内侧支称为第3枕神经（third occipital nerve），该支也穿过斜方肌至皮下，分布于枕部下方皮肤。第1~3腰神经后支的外侧支粗大，分布于臀上部皮肤，称为臀上皮神经（superior gluteal nerve）。第1~3骶神经后支的皮支分布于臀中区域，称为臀中皮神经（middle gluteal nerve）。

3. 交通支（communication branch）　为连于脊神经与交感干之间的细支，可分为两类：白交通支源于脊髓灰质侧角的多极神经元，由脊神经进入交感干的有髓神经纤维构成，属于内脏运动纤维；灰交通支由交感干上交感神经节内的神经元发出的节后神经纤维构成，为无髓神经纤维。

4. 脊膜支（meningeal branch）　为脊神经出椎间孔后发出的一条返回椎管内的细支。该支在椎管内分为横支、升支和降支，分布于脊髓被膜、血管壁、骨膜、韧带和椎间盘等处，每条脊膜支尚接受来自邻近灰交通支或胸交感神经节的分支。以上3对颈神经脊膜支的升支较大，可至颅后窝，分布于硬脑膜。

脊神经在走行和分布上具有一些共同的形态学特点：

（1）较大的神经干多与血管伴行于同一个结缔组织筋膜鞘内，构成血管神经束。但是某些神经在其行程中没有相应血管伴行，如成人的坐骨神经，这是因为在胚胎发育过程中其伴行血管逐渐退化所导致的。在肢体的关节处，神经与血管一样多行于关节的屈侧，并发出浅支和深支。

（2）较大的神经干一般都分为皮支、肌支和关节支。皮支从深面穿过深筋膜浅出于皮下，常与浅静脉伴行分布，主要含躯体感觉纤维和内脏运动纤维，前者与皮肤内的感受器相连，后者分布至皮肤内的血管平滑肌、竖毛肌和汗腺。肌支多从肌肉的近侧端或肌的起点附近发出，并伴随血管一起入肌，该类分支主要含有躯体运动纤维和躯体感觉纤维。关节支多在关节附近发出，一条行程较长的神经往往在其走行途中发出多条分支到达数个关节，一个关节也可同时接受多条神经发来的关节支。关节支主要由躯体感觉纤维组成。

（3）某些部位的脊神经仍然保持着进化早期节段性分布的特点，相邻分布区之间可以存在重叠现象。

第六节 选择性脊神经后根切断术的神经解剖学基础

一、颈段选择性脊神经后根切断术（SPR）的神经解剖学基础

1. 臂丛神经的组成　臂丛神经由第 5~8 颈神经前支和第 1 胸神经前支大部分纤维交织而成。组成臂丛的 5 条脊神经前支，反复分支、交织和组合，C_5 和 C_6 前支交织形成上干，C_7 单独形成中干，C_8 和 T_1 部分前支交织形成下干。上干、中干、下干各分为前股、后股，上干和中干的前股交织形成外侧束，上干、中干和下干的后股交织形成后束，下干前股形成内侧束。在腋窝内 3 个神经束分别走行于腋动脉的内侧、外侧和后方，将该动脉的中段包围在中间。臂丛的主要分支多发自这 3 条神经束（图 6-28）。

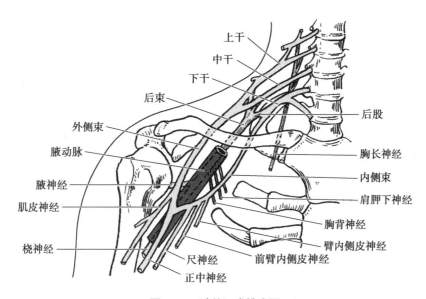

图 6-28　臂丛组成模式图

2. 颈段 SPR 的定位　脑性瘫痪患者手与上肢痉挛和肌张力过高时在严格掌握握手术适应证时，可施行颈段选择性脊髓神经后根切断术（SPR），以缓解手和上肢痉挛，降低过高的肌张力。参与组成臂丛神经的脊神经根丝即为颈段 SPR 手术的定位依据。

二、腰骶 SPR 的神经解剖学基础

（一）腰丛的组成和位置

腰丛（lumber plexus）位于腰大肌深面，腰椎横突的前方，由 T_{12} 前支的一部分，L_{1-3} 前支及 L_4 前支的一部分组成（图 6-29），由腰丛发出的分支主要分布于腹股沟、大腿前部和大腿内侧部，亦有短支支配附近的髂腰肌和腰方肌。

（二）腰丛的分支（图 6-29）

1. 髂腹下神经　由 T_{12} 的一部分和 L_1 脊神经前支组成，主要分布于腹前外侧肌群下份，亦有皮支分布于臀外侧部、腹股沟区及下腹部的皮肤。

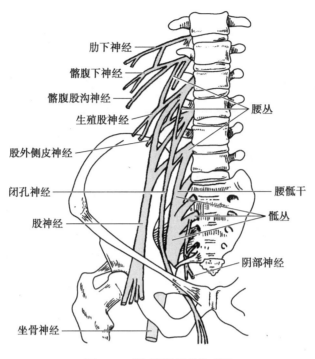

图 6-29　腰、骶丛组成模式图

2. 髂腹股沟神经　由 L_1 脊神经前支组成,其肌支主要分布于附近的腹壁肌,皮支则分布于腹沟部,阴囊或大阴唇的皮肤。

3. 股外侧皮神经　由 $L_{2\sim3}$ 脊神经前支组成,该神经支穿出深筋膜分布于大腿前外侧的皮肤。

4. 股神经　由 $L_{2\sim4}$ 脊神经前支组成,发出数条肌支,分布于大腿的前群肌。股神经的皮支有股中间皮神经和股内侧皮神经,分布于大腿和膝关节前面的皮肤。隐神经分布于膝关节、髌下,小腿内侧面及足内侧缘的皮肤。

5. 闭孔神经　由 $L_{2\sim4}$ 脊神经前支组成,发出肌支主要支配大腿内侧肌群,皮支分布于大腿内侧的皮肤。

6. 生殖股神经　由 $L_{1\sim2}$ 脊神经前支组成,分布于提睾肌和阴囊,在女性则分布于大阴唇。

（三）骶丛的组成

骶丛由来自腰丛的腰骶干和所有骶、尾神经前支组成。骶丛发出分支可为两大类,一类是短距离走行的分支,分布于邻近的髋肌。另一类为走行距离较长的分支,分布于臀部、会阴、大腿后部、小腿和足部的肌群及皮肤。

（四）骶丛的主要分支

1. 臀上神经　由 $L_{4\sim5}$ 和 S_1 脊神经前支合成,分布于臀中肌、臀小肌和阔筋膜张肌。

2. 臀下神经　由 L_5、$S_{1\sim2}$ 脊神经前支合成,发出分支支配臀大肌。

3. 股后皮神经　由 $S_1\sim S_3$ 脊神经前支合成,分布于臀区、股后区和腘窝的皮肤。

4. 阴部神经　由 $S_{2\sim4}$ 神经前支合成,该神经发出分支支配会阴部的肌群和皮肤以及外生殖器的皮肤。

5. 坐骨神经　为全身中最粗大、纤维最长的神经。坐骨神经分为两大支,即胫神经和腓总神经。

(1) 胫神经:为坐骨神经本干的延续,由 L_{4-5} 和 S_{1-3} 脊神经前支合成,胫神经在腘窝和小腿后区发出许多分支;其中肌支分布小腿后群诸肌;皮支分布于小腿后面、足背的小趾外侧缘皮肤,关节支则分布于膝关节和踝关节。

(2) 腓总神经:为坐骨神经主干的延续,由 L_{4-5} 和 S_{1-2} 脊神经前支合成。腓总神经又分出腓浅神经和腓深神经两个终支。腓浅神经发出分支支配腓骨长肌和腓骨短肌。其皮支分布于小腿外侧足背和第 2~5 趾背皮肤。腓深神经发出分支分布于小腿前肌群,足背及第 1、2 趾相对缘的皮肤。

脑性瘫痪所致的双下肢肌痉挛,肌张力增高,所施行的选择性脊髓神经后根切断术涉及定位,即切断哪几对脊神经后根,就是依据下肢的痉挛肌群的神经支配。患者双下肢痉挛,肌张力增高时,应选择 $L_2\sim S_1$ 的脊神经后根。如果患者下肢坐骨神经支配的肌群痉挛,肌张力增高就选择 $L_4\sim S_1$ 的脊神经后根。腰丛、骶丛的组成是定位选择脊神经后根的依据。为什么不选择切断 S_2、S_3、S_4 脊神经后根呢? 因为 $S_2\sim S_4$ 脊神经后根中含有盆腔脏器(膀胱)的内脏伸入纤维,切断后易出现尿潴留等并发症。

第七节　腰骶部脊神经后根应用解剖学研究

选择性脊神经后根切断术(SPR)能消除脑瘫患者的肌痉挛,改善肢体运动功能。但如何选择适应证,如何根据不同年龄、不同肌群和不同痉挛程度,对脊神经后根纤维进行切断,目前尚没有确定的标准。因此,不同年龄段脊神经后根形态结构的变化及神经束与肌群对应关系的应用解剖学资料显得尤为重要,笔者观测去除软组织的脊柱标本 20 具,童尸、成尸标本 100 具脊神经后根及其周围结构,结果如下。

一、脊神经后根标志

椎板下缘与棘突根部交汇点是两侧脊神经后根穿椎间孔处(椎间孔中部)的连线相对应点。切开硬脊膜囊和蛛网膜后,见脊神经后根穿硬脊膜初级裂孔处投影在此交点的稍上方 3~5mm 处。棘突根部下缘可作为寻找两侧同序数脊神经后根束的标志(图 6-30)。

二、腰骶部脊神经后根形态

腰骶部脊神经后根按所在部位可分为 4 段(图 6-31);硬脊膜内侧段位于后外侧沟与硬脊膜初级裂孔之间;硬脊膜外段位于硬脊膜初级裂孔与椎间孔内口之间,与硬脊膜外腔的内外边界基本一致;脊神经节段为后根脊神经节所在部位,在椎间孔内;脊神经节外侧段为脊神经节外侧段位于椎间孔外口附近至前后根汇成脊神经处,此段最短为 0~5mm(图 6-31)。

1. 脊神经后根硬脊膜内侧段　在腰骶部此段最长,儿童为 4~15cm,成人为 6~20cm。此段内侧为近脊髓的后根丝,各对脊神经后根丝数量儿童为 4~6 束,成人为 8~12 束。此段的外侧近硬脊膜为后根丝聚成的上下两干。在手术显微镜下隐约可见后根上、下干内的根丝小束轮廓,并可见细小的椎间血管走行于两干之间。在硬脊膜初级裂孔处前根有 90% 为浅

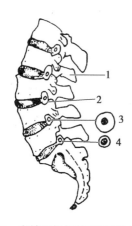

图 6-30 脊神经根与棘突根部对应关系
1. 腰椎棘突 2. 椎间孔 3. 脊神经根与棘突根部对应点 4. 脊神经根断面

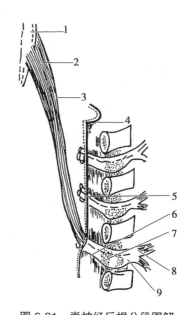

图 6-31 脊神经后根分段图解
1. 脊髓 2. 脊神经前根 3. 脊神经后根硬脊膜内侧段 4. 硬脊膜 5. 硬脊膜裂孔 6. 脊神经后根硬脊膜外腔段 7. 脊神经节段 8. 脊神经 9. 脊神经节外侧段

色的单干。因此后根在此裂孔呈两干组合的特征是区别于前根的重要依据。后根较粗,位于后上,而前根较细,位于前下方。有 90% 的后根与前根粗细比为 3∶2,另有 10% 的后根外径与前根几乎相等。此部脊神经后根远离脊髓而接近硬脊膜,游离在脑脊液之中,易确定序数,且易与前根区别,是理想的后根部分切断术部位。后根在穿硬脊膜初级裂孔处其两干合拢较紧密,呈扁圆柱形,用显微外科器械很容易将成人后根干分离为 6~12 束,儿童后根干分离为 4~6 束(表 6-1,表 6-2)。解剖中见 3 岁以上儿童和成人在第一腰椎以下已无脊髓。L_1~L_2 脊神经根硬脊膜内侧段在蛛网膜腔内下降过程中有前后或内外侧互相重叠现象。因此,找到脊神经根穿硬脊膜初级裂孔处及其对应的同序数椎板下缘是确定脊神经根属第几节段的主要依据。但在 L_5 椎板以下的脊神经根呈扇形散开,距离各自的硬脊膜初级裂孔较近,互相在冠状平面上呈内外侧方向位置固定(如 L_5 脊神经后根内侧邻 S_1)。因此显露 L_5 脊

表 6-1 腰骶部脊神经后根丝数目

序数	儿童		成人	
	左	右	左	右
腰 2	4 ± 0.2	4 ± 0.3	8 ± 0.6	8 ± 0.8
腰 3	4 ± 0.2	4 ± 0.2	8 ± 0.6	8 ± 0.4
腰 4	6 ± 0.5	6 ± 0.4	12 ± 0.8	12 ± 0.8
腰 5	6 ± 0.6	6 ± 0.4	12 ± 0.4	12 ± 0.5
骶 1	4 ± 0.3	4 ± 0.2	8 ± 0.6	8 ± 0.8

表 6-2　腰骶部脊神经后根穿硬脊膜处直径(mm)

序数	3~8 岁儿童		成人	
	左	右	左	右
腰 2	1.3 ± 0.3	1.3 ± 0.3	2.0 ± 0.4	2.0 ± 0.4
腰 3	1.4 ± 0.3	1.4 ± 0.2	2.2 ± 0.6	2.2 ± 0.6
腰 4	2.0 ± 0.5	2.0 ± 0.4	2.4 ± 0.6	2.5 ± 0.8
腰 5	2.2 ± 0.7	2.2 ± 0.8	2.7 ± 0.8	2.8 ± 0.9
骶 1	1.7 ± 0.6	1.8 ± 0.7	2.2 ± 0.9	2.2 ± 0.8

神经后根之后,在其内侧即可找到 S_1 后根束而不必再去咬除 S_1 椎板。切除 L_3 椎板,在其下缘稍上方切开硬脊膜,找到 L_3 脊神经后根及其穿硬脊膜初级裂孔处,以此为序数标志将神经纤维拉钩沿蛛网膜下隙外侧壁向上滑动至 L_2 脊神经后根初级裂孔,即可把 L_2 脊神经后根轻轻向内下方拉出显露,以满足手术需要。

2. 脊神经后根硬脊膜外腔段　被硬脊膜和蛛网膜包绕,61% 见与前根同时包在 1 个硬脊膜鞘内,39% 为前、后根,各自包于硬脊膜鞘内。去除被膜后外径与穿硬脊膜裂孔处测得结果相同。此段长度在 10~21mm,后根始终位于前根后上部,容易确定其序数。但因保留关节突关节而难以游离到理想的长度,手术视野较深,一般不在此操作。此段去除硬脊膜鞘后可测得后根穿硬脊膜处直径。

3. 脊神经节段　为脊神经存在处,儿童外径 2.1~4.0mm,成人 4.2~6.1mm。圆球形,蛛网膜下腔延伸至此时呈梭形,恰位于椎间孔内,手术不宜在此操作。

4. 脊神经节外侧段　为脊神经节至前后根混合成脊神经部分。此段极短,为 0~5mm,又与前根靠近,不宜选此段做手术,其外径同硬膜外腔段。

三、脊神经后根周围结构

脊神经后根硬脊膜内侧段被软脊膜包绕,浸于脑脊液中,有椎间动静脉伴行。大量结缔组织小梁连于后根与蛛网膜间,手术中不宜过度破坏此小梁。解剖中见 L_2 和 L_4 脊神经前后根伴行的血管均较粗大,直径达 0.1~0.3mm。当术中分离后根为各个小束时,要防止锐性分离而损伤血管,导致术中及术后出血。部分游离于脑脊液中的伴行血管亦应防止损伤。硬脊膜外腔段的脊神经后根除包绕蛛网膜和硬脊膜,尚有脂肪和椎内静脉丛环绕,当手术游离此段时应注意止血完善。脊神经节段被纤维隔固定在椎间孔的中央,脊神经节外段在椎间孔外口处,与脊神经前根、脊神经干和交感干均相近,两段均不易显露。

根据以上观察,笔者认为在 SPR 手术中椎板切除部位的选择上,应以棘突根部下缘作为确认同序数脊神经后根的重要标志。根据脑瘫症状的定位与程序,应选择合适的椎板切除部位与水平,尽量避免扩大手术范围,且在同以范围内,应尽量多保留一点椎板,特别应避免损伤关节突关节。保留 L_2、L_4 和 S_1 椎板,分段限制性切除 L_3、L_5 椎板即可显露 L_2、L_3、L_5 和 S_1 脊神经后根,满足 SPR 手术的需要。另外,在神经根的选择上,硬脊膜初级裂孔是确认每段脊神经后根束的标志。根据症状的定位与程序,应尽可能不涉及无关的神经根。针对 SPR 术后下肢乏力和膝关节难以控制的现象,笔者认为,对术前有一定行走能力者保留 L_4

脊神经后根的完整性,可保存下肢诸肌群均衡的肌张力和肌力,而且减少了对生理性牵张反射的干扰,减轻术后下肢乏力现象,对术后肌力的恢复、肌群的协调及运动功能的改善有始动作用。

(高晓群　王志新　高　歌)

参考文献

1. 晋光荣.临床神经解剖学[M].北京:人民卫生出版社,2015.

2. 李国新.神经生理学[M].北京:人民卫生出版社,2007.

3. 柏树令.系统解剖学[M].北京:人民卫生出版社,2013.

4. 高晓群,聂培力.腰骶部脊神经后根应用解剖学研究[J].郑州大学学报(医学版),1999,34(2):17-20.

5. 潘少川.选择性脊神经后根切断术治疗小儿脑瘫[J].中华小儿外科杂志,1994(zh):369-371.

6. 韩福友,张旗涛.保留椎板和棘突脊神经后根分束切断术治疗脑瘫[J].中华小儿外科杂志,1994(zh):357-358.

7. 刘小林,朱家恺.选择性脊神经后根切断术50例临床报告[J].中华显微外科杂志,1995(1):13-15.

8. 刘小林,朱家恺,程钢,等.选择性脊神经后根切断术治疗痉挛性脑瘫的疗效评价标准[J].中华显微外科杂志,1995(2):134-137.

9. 徐庆中,谭文榜,尹彪中,等.颈腰脊神经解剖学研究及其后根选择性切断治疗痉挛性脑瘫[J].新疆医学,1994(1):161-164.

10. 程钢,朱家恺.选择性脊神经后根切断术早期并发症分析[J].中华显微外科杂志,1995(1):16-18.

11. Steinbok P,Reiner A,Beauchamp RD,et al. Selective functional posterior rhizotomy for treatment of spastic cerebral palsy in children.Review of 50 consecutive cases.[J].Pediatric Neurosurgery,1992,18(1):34-42.

12. Peter JC,Hoffman EB,Arens LJ,et al. Incidence of spinal deformity in children after multiple level laminectomy for selective posterior rhizotomy[J].Childs Nerv Syst,1990,6(1):30-32.

13. 黄庆玖,马骏,张玉海,等.选择性脊神经后根部分切断术治疗痉挛性脑瘫的疗效分析[J].临床神经外科杂志,2012,9(5):269-271.

14. 赵东升,姬西团,费舟,等.高选择性脊神经后根切断术治疗痉挛性脑瘫[J].中华神经外科疾病研究杂志,2014,13(2):153-155.

中 篇

脑性瘫痪外科治疗

第七章

脑性瘫痪外科治疗总论 ·····································

第一节　脑性瘫痪外科治疗目的

运动发育落后和运动功能障碍是造成脑性瘫痪患者残疾的主要原因,也是脑瘫外科治疗的主要任务。

脑瘫患者肌肉骨骼系统发生一系列继发性改变。在婴幼儿阶段改变不明显,年龄越大,继发病理改变越明显。痉挛是锥体系上运动神经元(大脑皮质运动区、脑室周围白质、中脑或脑桥,以及皮质脊髓束)损伤后脊髓失去上级运动中枢的抑制后牵张反射兴奋性增强的表现。痉挛限制了肢体功能活动,痉挛状态持续存在不利于日常生活护理,肌肉发育落后于骨骼发育,还可以引起继发性骨骼肌肉畸形。肌肉的生长发生在肌肉肌腱移行部位。作为对反复牵张应力刺激的反应,通过不断增加肌小节的方式实现肌肉生长。脑瘫患儿,特别是受累程度严重的四肢瘫患儿,与同龄健康儿童相比肢体活动明显减少。因此承受的牵张应力刺激减少,肌肉生长受限,导致肌肉 - 肌腱短缩(肌静态性挛缩)。长期痉挛状态下肌肉发生继发性改变,主要表现在筋膜增厚和肌肉纤维脂肪化。肌肉弹性下降,僵硬,出现肌肉挛缩。肌静态性挛缩可以改变作用于骨骼的肌肉力量,引起骨骼生长受限、出现成角、关节屈曲挛缩和旋转畸形。最常见的如膝、髋、踝关节畸形和屈指屈腕畸形等等,这些都是脑瘫外科治疗需要解决的问题。

一、脑瘫外科治疗的目的

痉挛型脑瘫占脑瘫人群的 3/4,解除痉挛是脑瘫外科治疗的首要任务。肌张力异常增高并产生有害的肢体痉挛,影响肢体运动、生活自理和康复训练。解除痉挛后可使肌张力放松,肢体僵硬缓解,有利于康复训练和功能改善。其次,能够行走的学龄期患者一般需要手术治疗进行性加重的关节挛缩、肌力不平衡引起的畸形以及肢体旋转畸形。常用的手术包括肌肉延长和(或)肌腱转移,以及截骨手术。不能行走的患儿,治疗目的是保持坐姿的舒适和稳定,预防疼痛,便于日常护理。这些患者往往需要手术治疗进行性发展的髋关节半脱位和完全脱位、下肢关节挛缩和脊柱侧弯。另外,预防畸形发生与发展也很重要。痉挛型脑瘫因肌张力高,随时间推移,痉挛的组织产生挛缩而导致多种畸形。手术解痉后加强康复训练,必要时辅以支具疗法可预防畸形发生和发展,两者应紧密结合,相辅相成,最终达到改善功能的目的。外科手术解决了康复训练不能达到的目的,但后期康复训练对于改善肌力和防止畸形复发十分重要。痉挛与畸形的纠正以及手足徐动症状的改善为康复训练创造了有利的条件,而康复训练则是巩固术后疗效的重要保证。重症脑瘫患者术后运动功能改善可能不明显,主要着眼于改善护理条件和提高生活质量。功能改善除肢体运动能力外,还有其他全身功能改善,如斜视、流涎、语言不清等也可得到改善。

治疗目标要切合实际。尽管通过手术能够在短时期内改善肌肉痉挛和肌肉骨骼畸形,患儿运动异常的其他成分仍没有有效的方法治疗,或者在短期内改善不明显,这包括其他形式的运动异常如手足徐动、某些运动控制能力障碍、平衡障碍、本体感觉障碍、肌力弱、认知异常和视觉异常等,需要进行持久康复训练等综合治疗。

二、手术治疗原则

在患儿快速生长发育阶段,下肢功能发育很快,要避免多次下肢手术。仔细询问康复治疗师和家长,了解影响患儿生活的主要问题。典型的例子是一例 3~4 岁的患儿刚刚开始行走,在过去半年或一年内取得明显进步。你可能发现患儿存在腘绳肌或跟腱挛缩,考虑手术松解。然而,更好的办法是等到患儿运动功能发育达到一个平台后,且肌腱挛缩和痉挛已经明显影响到患儿的发育时再进行手术。另外,也要提醒家长脑瘫患儿青少年期多次手术所带来的不利影响。这些大龄儿童组织愈合慢,付出 / 收益比并不理想。

手术治疗方法虽较多,但主要有三类,即神经性手术、肌腱及软组织手术和骨性手术。前者针对痉挛,而后者针对矫形。近年来的实践证明,许多矫形外科手术效果不令人满意,畸形容易复发。主要原因是肢体痉挛未能完全解除,肌张力仍较高,功能改善不够理想。神经性手术,目前主要采取选择性脊神经后根切断术(selective posterior rhizotomy,SPR),通过降低异常增高的肌张力解除肌肉痉挛。许多早期病例在选择性脊神经后根切断术之后不再需要进行矫形手术,效果确切。原则上是 SPR 手术与矫形手术要分期进行。SPR 在先,矫形手术在后。部分患儿动力性畸形随痉挛解除而得到矫正。SPR 解除痉挛后,对仍有残余畸形的可行矫形手术。盲目进行各种矫形手术是错误的,应严格掌握适应证,认真进行病例选择,按照个体化原则设计总体手术治疗与康复方案。手足徐动型脑瘫的矫形手术要慎重,效果不确定。

三、不同部位畸形的矫形原则

脑瘫患者中枢神经病变是原发病变,骨骼肌肉系统的改变是继发性改变。原发病变是由于中枢神经系统损伤,导致自主控制能力丧失,平衡能力异常,锥体系功能障碍(痉挛)和锥体外系功能障碍(舞蹈症、共济失调和肌张力障碍)。神经外科治疗和药物治疗主要是针对痉挛的解除。

继发性改变指生长发育过程出现的各种畸形,包括肌肉挛缩和骨骼畸形(如髋关节半脱位和全脱位,股骨和(或)胫骨扭转畸形,以及足部畸形等)。治疗方法包括肌肉牵拉训练,支具、石膏矫形,以及矫形手术。

几乎所有偏瘫患儿在 1 岁半左右都能够获得独立(不借助辅助器具)行走能力。下肢问题的治疗目的是提高步行的效率。上肢问题往往比下肢问题严重,部分患儿通过矫形手术能够改善其功能和(或)外观。

适合手术治疗的上肢畸形主要见于偏瘫患儿。首先对患儿的畸形进行全面评估,选择合适的患儿进行手术治疗。相当一部分患儿存在感觉缺陷和运动功能异常(自主控制能力等)。要考虑患儿日常生活能力受限的程度与感觉神经的敏感程度、运动功能水平、前臂(旋前圆肌)挛缩情况或第1指蹼间隙的宽度,以及患儿动机的强烈与否相关。

下肢畸形范围变化很大,从单侧腓肠肌挛缩到多个部位软组织挛缩和骨骼畸形等都可以见到。Winters 和 Gage 将下肢畸形按照受累范围不同分类如下:

Ⅰ型:在步态周期摆动期出现马蹄足。佩戴踝足支具能够改善摆动期足拖情况。

Ⅱ型:小腿三头肌挛缩引起的马蹄足。常用的治疗包括三头肌延长[Strayer 手术和(或)比目鱼肌筋膜松解],术后佩戴踝足支具。

Ⅲ型:畸形与Ⅱ型类似,但同时存在腘绳肌和(或)股直肌痉挛或挛缩,还可能存在股骨颈前倾角过大。典型治疗措施包括小腿三头肌延长和(或)腘绳肌延长(内侧头)、股直肌移位和股骨去旋转截骨。术后佩戴踝足支具。

Ⅳ型:除了Ⅲ型的表现外还出现髂腰肌痉挛或挛缩。治疗措施与Ⅲ型类似,同时行髂腰肌延长(在骨盆出口部位)。

下肢不等长很常见,受累侧短缩。短缩的程度与神经肌肉受累的严重程度有关。部分患儿需要行健侧骨骺阻滞术。

在没有辅助器具帮助的情况下,大多数双瘫患儿能够行走(一般在4岁左右)。治疗目的在于提高步行功效。降低肌张力对很多患儿有益,骨科治疗包括不同部位关节挛缩、肌肉不平衡和旋转畸形的治疗。目前倾向于一次麻醉下处理所有畸形。很多治疗中心还在术前进行步态分析。虽然上肢受累也很常见,上肢问题一般不需要手术治疗。

四肢瘫患儿受累范围最广泛,其中只有20%的患儿能够行走。治疗目的是稳定坐姿(保持脊柱的挺直和骨盆的平衡),方便护理,预防或治疗畸形,防止出现疼痛。

第二节　手术时机和方案的选择

儿童在生长期,由于痉挛的肌肉不能与骨骼的生长保持同步,可使畸形呈进行性发展。肌腱与软组织手术应在6岁左右进行。当SPR手术或非手术疗法已获得一定效果,但尚未能完全纠正固定挛缩畸形,此时需行矫形疗法。要求患儿精神状态和智力良好,术后能接受康复训练。关节矫形或各种骨性手术,需待至12岁以上才能进行,以免影响肢体生长发育。

一般认为脑瘫患儿5岁前不需进行矫形手术治疗,因为这个时期如果采取训练疗法进行积极的治疗,多数患儿可以获得较好的效果而免于手术。如果经过系统的训练治疗无效或者没有系统康复治疗发生关节挛缩时,则可在5岁以后进行。多选择学龄前或学龄期进行手术治疗。过早手术容易复发。髋内收肌挛缩的患者有发生髋发育不良的倾向,早期(2~3岁)经皮行内收肌腱切断术能够预防髋臼发育不良,改善步态不稳,效果较好。髋发育不良的治疗,越早治疗,效果越好,且方法相对简单,手术创伤小。上肢手术适合的年龄多在12~13岁之后。我们认为手术时期的选择不要机械理解,只要对患儿有利就可以进行,术后配合训练效果更好。手术后畸形复发,可以再次手术纠正。

早期做肌腱转移术要慎重。术后畸形复发多,又容易形成过度矫正的弊病,所以肌腱转移术的年龄应适当推迟。

避免在患儿的快速生长发育期多次进行下肢手术。该阶段患儿的运动功能会获得长足的进步。反复多次手术会严重干扰患者运动功能的提高。要提醒家长青少年脑瘫患儿多次手术的不利影响。股骨截骨术后完全恢复需要至少 1 年的时间。合格的康复治疗师对患儿的康复帮助很大,可加快康复进程。

在手术治疗过程中尤其需要避免过度延长。通过切除闭孔神经改善内收肌挛缩效果非常明显,但是也可能导致髋关节过度外展。这些问题在术后数月甚至数年内可能都不会表现出来,直到因髋关节外展挛缩造成坐姿困难才引起重视。激进地、过度地延长腘绳肌,特别是在那些畸形严重的大龄患者,容易造成坐骨神经损伤。

单纯手足徐动型脑瘫患儿进行任何手术都要非常慎重,特别是肌腱转移手术,其结果难以预料。目前我们采取颈动脉鞘交感神经剥脱术取得一定效果。

第三节 选择性脊神经后根切断术与矫形手术的关系

在选择性脊神经后根切断术(SPR)开展以前,传统矫形手术占主导地位,是一项很复杂的系统工程,涉及诸多因素的分析、判断、评估,和对治疗结果的预测。体格检查时保持耐心非常关键,创造和谐舒适的环境,必要时反复进行。如果匆忙之间进行检查,患儿肌张力升高,你可能更多地检查肌肉张力,而不是关节的活动度。要做到完全准确是很困难的,患者往往需要多次手术,甚至出现了 Birthday 手术现象,即做手术就像过生日一样年年进行。

脑瘫患者手术失败的原因是多方面的:①肌张力没有有效改善。②切断或延长后的肌腱生长与骨骼生长不平衡,畸形复发率较高,需多次手术矫正,至 16 岁才趋向稳定。SPR 手术开展后畸形复发现象明显改善。③术前对肌力的测定有差错,因而术后失去平衡。④对造成畸形的主导肌肉判断错误。⑤做肌腱手术前未矫正关节畸形。⑥神经分支切断术 2~3 年后,由于其他肌肉替代原肌肉的功能而使畸形复发。⑦术后康复训练不及时,训练不够,肌肉力量没有有效改善,也没有采取措施如夜间佩戴支具防止畸形复发。⑧过早施行截骨术或关节固定术,或术后固定不当。

SPR 手术疗效肯定,这一点已在实践中证实。手术主要针对痉挛的治疗,预防与矫正动力性畸形。SPR 不能完全代替传统的矫形外科手术,特别是在肢体已经出现明显的固定挛缩畸形时,矫形外科治疗将成为 SPR 术后的必要补充。卡罗尔等研究发现,65% 的脊神经后根切断术患者仍需要接受矫形手术。原则上矫形手术应在痉挛与过强的肌张力解除后才可实行,否则畸形容易复发,整体功能恢复较差。即应是 SPR 解痉在先,矫形手术在后。在SPR 术后 3 个月至半年施行矫形手术,术前要有强化的康复训练,待患儿肌力改善,具备一定行走能力后再进行矫形手术效果较好。

第四节 手术与康复训练的关系

矫形手术是矫正畸形、恢复运动功能、改善患者生活能力的重要手段。矫形手术与康复训练密切结合才能达到满意的效果。脑瘫手术多以能独立步行为前提,或者为了改善患者的生活质量,如便于护理、能够穿正常鞋等施行手术矫治。医生和家长对手术的目的和预期效果很可能有不同的理解,手术前必须反复讨论,明确主要畸形部位和手术目的,选择合理的手术方法。对预期达到的结果和康复训练计划必须详细解释,最好手术前开始指导家属对患者进行相关的康复训练。这一点非常重要,要反复强调。

手术后配合进行石膏固定,保持关节的正常位置。佩戴支具有助于纠正动态畸形。支具一般在没有固定畸形的患者或手术矫形完成拆除石膏以后使用。术后不要过早拆除石膏或支具,否则影响手术效果。对出院的患儿更应强调这一点,要求家长一定配合,才能达到预期效果。佩戴支具或石膏固定期间,要加强肌肉静力练习,防止肌肉萎缩。

康复训练对骨质疏松的预防和治疗起着非常重要的作用。脑瘫患者发生长骨骨折的概率明显高于健康人群。在接受重建手术,需要长期制动和固定的患者这一问题尤其突出,失用性骨质疏松继发骨折较多见,严重干扰了脑瘫患者的康复。骨密度测定表明脑瘫患者骨密度明显减少,最严重的见于营养差和卧床患者身上。42% 重度脑瘫患儿维生素 D 水平低。但其他研究并没有发现维生素 D 水平与骨质疏松和骨软化症相关。患儿服用抗惊厥药物后,维生素 D 缺乏症的出现频率增加。缺乏阳光照射,是丧失行走能力患者骨折和佝偻病的原因。高达 74% 的骨折发生在股骨,特别是在股骨髁上水平。关节僵直和近期手术是诱发骨折的另一个因素。普里切特发现在未经治疗的髋关节脱位患者股骨骨折发生率高达 20%。然而,接受髋关节手术的患儿最有可能在石膏拆除后的几个月出现股骨骨折。1993 年一项研究发现,29% 的髋关节发育不良术后卧床患儿石膏拆除后 3 个月内出现股骨骨折。及时补充维生素 D 和二磷酸盐已证实会增加某些多发骨折患者骨密度。骨折治疗通常是用石膏固定。由于制动导致更多的骨质吸收,石膏固定时间应保持在最低限度。避免陷入制动 - 骨折 - 制动的恶性循环。显而易见,加强康复训练成为预防和治疗骨质疏松的重要措施,系统康复训练对脑瘫患儿极为重要。

第五节　多学科协作问题

脑瘫是发育未成熟脑组织受损害后所出现的一组症候群。由于脑组织受损害部位和范围不同,患者往往伴随多种器官和系统的问题,多学科协作治疗非常重要。

癫痫是脑瘫常见伴随症状,某些癫痫患者需要长期服药,手术前后癫痫症状控制很重要。有必要术前请神经内科专家会诊,调整治疗方案。抗癫痫药物可能改变凝血功能。出血时间增加和血小板减低是一些抗癫痫药物已知的副作用。在一项比较接受髋关节手术的三组患者的出血量的研究中,使用丙戊酸的患者比使用其他药物或没有癫痫发作的患者有更多的出血量。推荐在髋关节重建或脊柱融合等大手术前对凝血参数进行评估,包括凝血酶原时间和部分凝血酶原激酶时间等。血小板功能检查能帮助确认这些出血异常。因此,术前与血液病专家及麻醉师进行沟通很有必要。

某些患者可能还伴随泌尿系统疾病,尿潴留和泌尿系统感染较常见,需要在术前请泌尿科专家会诊,及时处理。

康复训练专家作用尤其重要,可以说治疗计划应该由骨科医师和康复医师协同制订,康复治疗专家要参与整个治疗过程。

眼科和视觉异常也很常见。其中,斜视的发病率高达 11.6‰,是正常儿童的 10 倍,要及时请眼科专家会诊治疗。

某些医学问题也不容忽视。畸形严重的患儿需要进行多部位手术。这些患儿往往合并先天性心脏病、营养不良、脑室腹腔分流管、体温偏低和其他一些疾病。骨科医师很容易遗漏这些问题。这些问题往往需要在术前花费很多精力来处理,患儿预后也与此密切相关。营养障碍和体质弱也很常见,术前有必要积极进行调整,减少术后并发症的发生。

手术后一个罕见且严重的问题是出现严重的肌张力障碍。任何脑瘫患儿在手术后或石膏固定后都可以出现这种问题,表现为无法控制的全身肌肉收缩,并导致肌球蛋白尿症,甚至死亡。治疗措施包括药物解痉、快速镇静或麻醉。

因此,术前进行详细而准确的检查,全面、客观、正确的分析、判断,骨科医生、儿科医生、神经科医生、理疗师和康复治疗师共同研究,制订出正确的治疗方案,才有可能获得满意的疗效。

(许世刚　徐　林)

参考文献

1. Herring MD,John JA.Tachdjian's Pediatric Orthopaedics［M］.Philadelphia:Saunders/Elsevier,2008.
2. John P.Dormans.小儿骨科核心知识［M］.潘少川,主译.北京:人民卫生出版社,2006.
3. 徐林.关于开展脑瘫 SPR 手术的若干问题［J］.中国矫形外科杂志,1995,2(2):141-142.
4. David L. Skaggs,John M. Flynn.小儿骨科规避后患要略［M］.潘少川,主译.北京:人民卫生出版社,2008.
5. 王正雷,徐林,姜洪和,等.选择性脊神经后根切断术治疗成人脑外伤后肢体痉挛［J］.中国脊柱脊髓杂志,2000,10(2):90-92.
6. Lynn T Staheli.实用小儿骨科学［M］.潘少川,主译.北京:人民卫生出版社,2007.
7. 卡纳尔.坎贝尔骨科手术学［M］.第 10 版.卢世璧,译.济南:山东科学技术出版社,2006.
8. 穆晓红,徐林,俞兴,等.青少年痉挛性脑瘫腰骶段 SPR 手术中脊柱稳定性重建［J］.中国矫形外科杂志,2013,21(23):2415-2417.

第八章

选择性脊神经后根切断术 ---------------------------------

第一节 历史和现状

痉挛型脑性瘫痪是脑性瘫痪中最常见的类型,占脑瘫总数的半数以上。由于肢体肌肉痉挛的存在和不同肌群之间痉挛的不平衡,从而影响肢体正常肌力的发挥以及不同肌群间的拮抗和协作的失调,逐渐导致肢体运动功能障碍和各种软组织、骨性畸形的发展。而脑瘫的传统治疗中最主要的方法——矫形手术和康复训练,一般都不是针对痉挛的治疗,以单纯矫正肢体畸形为目的的治疗,常由于痉挛的存在而导致畸形的复发。早在19世纪末,Nicoladoni 就尝试应用肌腱移位来治疗脑瘫肢体畸形,但他同时就注意到肌腱移位治疗脑瘫的肢体畸形效果没有脊髓灰质后遗症的效果好,这其中的原因就是因为痉挛的存在,百余年的临床实践已使绝大部分骨科和矫形、神经外科医师对此有了深刻的认识。康复训练治疗脑瘫是贯穿患者一生的一种最重要和不可缺失的手段,康复训练方法中如运动疗法和作业疗法,通过教会患者新的姿势和运动模式,来缓解痉挛对自主运动的影响。运动疗法的主要目的是维持关节活动度、减缓痉挛型脑瘫患者肌肉僵化的进度,运动疗法应根据患者年龄而调整,但现在尚未有直接证据说明单独运动疗法治疗脑瘫有效,而且在痉挛状态下的康复训练,疗效受到了很大限制。因此,如何缓解痉挛成为解决脑瘫治疗问题和康复训练的关键。

缓解痉挛的治疗方法包括药物治疗和手术治疗两大类。

目前常用于缓解脑瘫痉挛的药物有如下几种:

1. 地西泮(diazepam,安定) 一种 GABA(γ- 氨基丁酸)类药物,作为一种肌松剂可抑制兴奋性神经递质的释放。

2. 丹曲林(dantrolene,硝苯呋海因) 直接作用于骨骼肌,抑制肌浆网中钙离子的释放,从而降低肌肉收缩的力量,引起肌肉无力。

3. 巴氯芬(baclofen) 另一种 GABA 类药物,在脊髓水平神经递质产生竞争性抑制,从而抑制递质释放,然而口服解痉剂缓解痉挛效果甚微,因为这类药物通过血 - 脑屏障的能力有限,有报道通过体内植入泵、定期鞘内注射来缓解痉挛。

4. 肉毒素 A(botulinum-A toxin,botox) 在过去近 20 年内使用的另一种方法是痉挛肌肉内直接注射肉毒素 A,在无明显副作用的情况下,这可缓解肌肉痉挛 3~6 个月。

在缓解痉挛的外科治疗各方法中,尽管选择性周围神经切断术(采用显微技术切断部分周围神经)在一部分病例有些效果,但当前缓解痉挛效果最确切的手术是选择性脊神经后根切断术(selective dorsal rhizotomy ,SDR 或 selective posterior rhizotomy ,SPR)。下面让我们回顾一下 SPR 的起源和发展历史。

一、选择性脊神经后根切断术的历史背景

人们对痉挛治疗的外科尝试可追溯到 20 世纪初,德国神经外科医生 Otfrid Foerster 于 1908 年首先采用脊神经后根切断术治疗肢体痉挛,他所描述的 159 例患者中有 88 例为"先天性痉挛型截瘫",他术中切断 L_2~S_2 神经根的全部后根,保留 L_4 或 L_5 后根以维持膝关节伸肌张力。Foerster 通过电刺激辨别前根和后根以及与膝关节伸肌相关的神经根,他同样强调病例的选择,只适合于痉挛型脑瘫,而手足徐动型和麻痹性瘫痪者除外,他报道下肢受累患者出现改善。即使是现在,Foerster 提出的患者选择标准仍值得参照。他采用整根后根切断,虽然成功地解除了肢体的痉挛,但由于整个后根不加选择地广泛被切断造成的感觉丧失所引起的困难,致使这一手术在 Foerster 开创后的近 60 年一直未得到大多数学者认可。这期间曾有人采用前根切断术治疗痉挛,但会导致肌肉萎缩;也有人采用破坏性手术如脊髓前索切断术或脊髓切开术,但这些手术的副作用远远大于其所取得的疗效。在此值得一提的是,脊神经后根切断术是 Foerster 首先用于缓解肢体痉挛的,但这脊神经后根切断术的概念并不是他首先提出的。脊神经根切断术最初的概念是由推荐这一手术的美国纽约 C.L.Dana 医生提出的,1888 年 Robert Abbe 首先进行这一手术,用于缓解 1 例上行性神经炎患者的疼痛。

在 Foerster 采用脊神经后根切断术治疗肢体痉挛半个多世纪后,1967 年法国学者 Gros 对 Foerster 的术式进行了改进,他按照一定比例切断一部分后根纤维,其结果虽然能保留了肢体感觉的完整,但痉挛解除不彻底,故此术式也未能得到推广。直至 20 世纪 70 年代后期,1978 年意大利学者 Fasano 首先报道采用术中电刺激法进行选择性脊神经后根切断术(有些神经小束以一定频率的脉冲刺激时,出现简短局部的收缩反应,而刺激其他一些小束时,则出现持续延长的收缩反应,收缩可扩张至其他肌肉,这一异常的现象和那些伴有痉挛的肌肉相关,手术切断这些异常的小束)。在彻底解除痉挛的同时,成功地保留了肢体的感觉,术后随访发现大部分病例功能改善明显,Fasano 由此还将此手术称为功能性神经后根切断术(functional posterior rhizotomy)。随后该技术又被用于一组成年多发硬化和脊髓损伤患者,也取得了很好效果,这一成功的经验逐渐引起了各国学者的普遍关注。

Fasano 技术最初是在圆锥部位进行,1981 年 Peacock 对此技术进行改进。他将手术部位降至马尾水平,这有利于更清楚地区分前后根、辨别每一神经根。这样改进既降低了手术损伤脊髓圆锥的危险性,又降低了手术的难度。当 Peacock 于 20 世纪 80 年代中期从南非开普敦迁至美国洛杉矶,将这一技术推广到北美多个神经外科中心,随后该技术被广泛用于脑瘫儿童痉挛的治疗。1990 年,美国医学会组织由神经外科、矫形外科(骨科)、小儿神经科、理疗科和康复科等有关专科 26 人组成的专家委员会对 SPR 手术进行评估并进行表决,结果是 2/3 以上的专家认为其方法可行,并将其评估内容公布在美国医学会杂志(JAMA)上。经过近 30 年的临床实践,多数专家认为若适应证选择适当,SPR 是解除痉挛和改善功能最有效的一种方法,在痉挛型脑瘫的治疗与康复中占有极其重要的地位。

二、我国选择性脊神经后根切断术的现状

我国痉挛型脑瘫的外科治疗在 20 世纪 90 年代以前主要以肢体的矫形手术为主,90 年代至今的发展是与 SPR 在国内开展密切相关的。我国学者对 SPR 的研究始于 1989 年,徐林等在对腰骶神经根的解剖、组织化学及电生理学的研究基础上,于 1990 年 5 月在国内和亚洲地区首先开展了痉挛型脑瘫 SPR 手术治疗工作(图 8-1)。第一例手术历时 6 小时 40 分钟,可见这一开拓性工作所经历的艰辛。由于开展 SPR 需要特殊的术中肌电监测与诱发电位设备,我国绝大部分大、中医院缺少这种价格昂贵的设备,这给此项手术在国内推广带来了困难。为此,徐林等与北京通讯与计算机研究所合作,于 1991 年初成功研制出 BF-91 型脉冲方波神经阈值测定仪(图 8-2),为此手术在国内的普及创造了条件。1991 年底徐林等在腰段 SPR 基础上又成功完成第 1 例颈段 SPR,这是国际上最早的一例选择性颈段髓外硬膜内的神经后根切断术。1992 年后,广州中山医科大学第一附属医院、济南军区八十八医院等先后几十所大中医院开展了 SPR 手术,获得了一定的经验。1994 年 6 月,在北京成功召开了全国首届脑瘫外科学术会议。会议代表一致认为,SPR 手术已成为痉挛型脑瘫治疗的主要治疗手段之一,会议充分讨论了 SPR 的定义、适应证和禁忌证,充分认识到病例的选择和手术技术的提高是确保疗效和减少并发症的关键,这标志着我国在脑瘫外科治疗方面有了新的起点。1997 年 6 月,第二届全国脑瘫 SPR 与康复研讨会在安徽黄山召开,总结了开展 SPR 以来的经验和问题,提出了 SPR 的主要目的是解除肢体痉挛,为康复训练创造条件,所以 SPR 后必须加强康复训练才能达到功能改善的目的。并强调了规范化手术、切忌仓促上马和盲目改进手术方法等问题。提出 SPR 应在选择上下工夫,选择包括三个含义:选择合适的病例,选择解除痉挛的神经节段和按适当比例电刺激选择性切断阈值低的后根小束,这三者缺一不可。

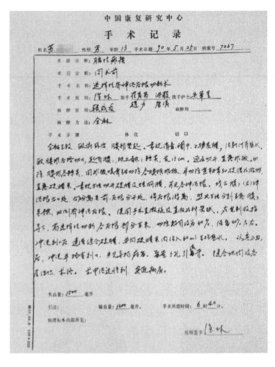

图 8-1 我国第 1 例脑瘫 SPR 手术记录

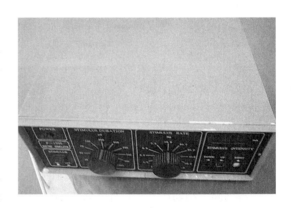

图 8-2 BF-91 型脉冲方波神经阈值测定仪

几年前,笔者对我国 10 年来有关脑瘫和脑瘫外科治疗的各类论文曾做了简要回顾和总

结(表 8-1)。检索到脑瘫相关论文共 516 篇,外科治疗的论文 127 篇,其中 SPR 相关论文占了约 2/3。

表 8-1 我国 10 年脑瘫论文分布情况

类型	数目	类型	数目
病因学研究	67	SPR 及相关手术论文	86
基础和影像学研究	68	中医、针灸治疗	81
流行病学研究	28	康复训练	53
矫形手术	35	脑瘫及相关治疗护理	26
麻醉和围术期处理	16	脑瘫治疗功能评定	21
综述和译文	19	手术治疗长期随访	3
药物治疗	7	颈动脉鞘剥离术	7
手术并发症	3	其他	42

近些年来,相当一部论文集中在 SPR 术式的讨论方面,现将目前国内各种术式简介如下。

1. 徐林等(1991)采用的长节段($L_2\sim L_5$)保留两侧小关节的限制性椎板切除术,国外学者亦大多采用此种术式。该术式手术视野开阔,各节段神经根出孔显露清楚,神经根的定位容易,前后根易鉴别,操作相对简易,易为广大外科医生受接受。

2. 徐林等(1996)分段跳跃式椎板切除术,此式式在上一一术式的基础上,完整保留 L_2 椎板或 $L_3\sim L_4$ 部分椎板、棘突及棘间韧带,分段显露硬膜和相应神经根,操作并不复杂,神经根定位确切。术中保留 L_2 神经后根不做选择性切断,以维持股四头肌张力,有利于术后的康复训练。

3. 严尚诚等(1997)圆锥部短节段限制性椎板切除术,此术式为 Fasano(1978)最初采用的术式,通过影像学定位圆锥的位置后,在圆锥部切除 1~2 个节段的椎板,此处神经根相对集中,前后根易于鉴别。但由于手术视野较小,且直接在圆锥马尾神经起始处操作和电刺激,易造成圆锥损伤,且神经走行密集,神经根定位不易确切。这些也是当年 Peacock(1981)对 Fasano 的手术进行改进,将 SPR 手术的平面由胸腰段($T_{12}\sim L_2$)下降至腰骶段的主要原因。且胸腰段椎板切除在成人易引起脊柱后凸畸形,在儿童是否亦有这种可能,还需长期的随访研究加以论证。

4. 椎板成形式 SPR 近些年一些学者提出了开门式 SPR、椎板回置性 SPR 和双侧连续开窗式 SPR。这些术式的出现,均基于一点考虑,即尽可能减少对脊椎后路结构的破坏,但却使 SPR 操作变得复杂、显露不充分,易误伤神经根、费时多及出血增多,对患者的创伤增加,这其中的利弊平衡仍需细致衡量。

以上多种术式并存现象的焦点是 SPR 多椎板切除是否对脊柱的稳定性产生不利的影响?在生物力学的研究中,脊柱的失稳是指脊柱节段各方向活动的刚性减小而言的,因此短椎板切除和多椎板切除的 SPR 引起脊柱失稳的效果是相当的。Yasuka 对多椎板切除 10 年的患者进行回顾性研究,发现多椎板切除患者脊柱失稳与患者的年龄、切除椎板的节段有关,与切除椎板的数目无关,颈部多椎板切除后脊柱失稳为 100%(图 8-3),而胸、腰部保留小关节的多椎板切除患者术后未出现脊柱失稳临床 X 线征象。Vaughan和 Peacock 对多椎板切除的 SPR 术后患者的 3 年随访未发现脊柱失稳的表现。国内易斌、徐林等对 SPR 术后患者的长期随访中,亦没有发现脊柱失稳现象,对术后脊柱 X 线征象进行研究发现,年龄在 8 岁以下的患者中,有相当一部分切除的椎板存在再生,考虑这与患者手术年龄和手术操作时骨膜下剥离,保留骨膜软骨结构有关(图 8-4)。因此盲目地为减少脊柱结构的破坏,而增加手术难度和风险对 SPR 的改进是不可取的,会造成疗效和并发症不成比例,将会严重影响 SPR 的效果。这一点在第二届、第三届及第四届脑瘫外科会议上已经提及。当然如何减少手术对脊柱稳定性的破坏、减少硬膜内外的粘连仍是今后 SPR 研究的重点之一。

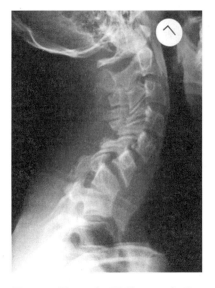

图 8-3　男,13 岁,颈段 SPR 术后 6 年颈椎严重不稳

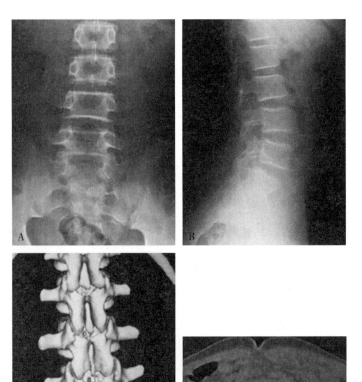

图 8-4　腰骶 SPR 术后 10 年
A. 腰椎 X 线前后位片,腰 5 椎板明显再生　B. 腰椎 X 线侧位片腰骶椎序列良好　C. 三维 CT 重建显示腰 5 椎板再生　D. 横断面 CT 显示再生椎板

第二节　手术机制

30年来,选择性脊神经后根切断术(SPR)缓解痉挛型脑瘫肢体痉挛的效果已被国内外学者所认可,中、远期疗效随访痉挛复发率很低,可以说目前没有哪一种手术有SPR解除痉挛的效果那样确切。Fasano(1978年)首先采用电刺激法选择切断脊神经后根的Ⅰa类纤维,部分阻断调节肌张力的γ-环路来治疗脑瘫痉挛(γ-环路理论)。自1991年以来国内报道的SPR,采用颈段、腰骶段SPR治疗脑瘫上下肢痉挛且收到明显疗效。而且,临床发现术后相当一部分患者的流涎、斜视及语言明显改善等,国内学者采用诱发电位进行研究,最后用"大环路"解释了上述现象(大环路理论)。

一、γ-环路理论

目前已知,肌张力增高和痉挛都是牵张反射过强的一种表现,其感受器都是肌梭。肌梭是感受机械中牵拉刺激的特殊装置,形态像梭。肌梭的传入纤维有两类:①快传纤维:直径较粗。属于Ⅰa类纤维。Ⅰa类纤维进入脊髓后直接与支配本肌肉或协同肌肉的α神经元发生兴奋性突触联系。②慢传纤维:直径较细,属于Ⅱ类纤维,一般认为与本体觉有关。脊髓前角的γ运动神经元发出的纤维支配梭内肌,调节其长度,使感受器经常处于敏感状态,这种γ神经元的运动,通过肌梭传入联系,引起α神经元活动和肌肉收缩的过程叫做γ-环路(图8-5)。SPR手术的目的在于选择性切断肌梭传入的Ⅰa类纤维,阻断脊髓反射中的γ-环路,从而解除肢体的痉挛。同时通过电刺激鉴别,选择性保留肢体的感觉神经纤维。

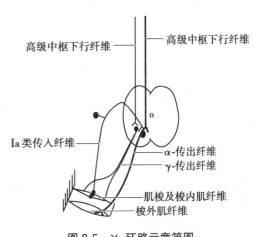

图8-5　γ-环路示意简图

二、大环路理论(外周-皮质-外周)

肌张力增高和痉挛是牵张反射过强的一种表现,SPR目的在于通过电刺激选择切断肌梭传入的Ⅰa类纤维,阻断脊髓反射中的γ-环路,降低过强的肌张力,从而解除肢体的痉挛(γ-环路理论)。

SPR后出现流涎、斜视、语言障碍明显好转和腰髓段术后上肢痉挛明显缓解等,用单一γ-环路已不能解释。国内王正雷、徐林等在北京大学人民医院(1993)采用体感诱发电位进行研究发现:术后手术区段以上各记录点记录的潜伏期明显延长、感觉神经传导速度术后明显减慢,均发生在手术区段。术后头部点记录的潜伏期明显延长,说明术后神经向大脑皮质传导冲动的速度较术前减慢、单位时间内上传冲动减少,使脑细胞体获得叠加阈下刺激单位时间内减少、使脑细胞的兴奋性降低。脑细胞兴奋性降低进一步导致脑细胞向全身的α运动神经元发出的冲动单位时间内相应减少,使α神经元兴奋性降低(α神经元在肌张力形成中起决定性作用),形成全身性肌张力降低。使由于肌张力高形成的上肢痉挛、舌肌痉挛、眼肌痉挛、表情肌痉挛等异常,随之消失或好转。因此,SPR 术后患儿出现斜视、流涎、语言障碍消失或明显好转,腰骶段术后出现上肢痉挛及手的功能得到缓解等,对此研究结论概括为外周 - 皮质 - 外周的调节作用,并应用外周 - 皮质 - 外周对上述现象进行初步解释,并将其称为"大环路"。"大环路"是相对于 γ- 环路(小环路)而言。

可以这么说,目前认为 SPR 解痉机制应是"大、小环路"的共同作用,其中 γ- 环路(小环路)是基础。大环路理论的提出是基于神经电生理方面的研究结果,但缺乏神经解剖形态学上的支持。目前笔者正利用神经跨突触示踪的方法作进一步的研究,已初步证实腰骶段脊髓中间神经元与颈段脊髓中间神经元之间存在直接的纤维联系。对 SPR 解痉机制的探索远没有结束,任重而道远。

第三节　手术适应证和禁忌证

SPR 自徐林等率先在国内开展以来,发展迅速,到目前为止国内已有上百家医院开展此种手术并发表论文报道,估计全国各种 SPR 手术例数可能超过数万例,在较短时间内积累如此多的病例,说明 SPR 在我国得到了很好的推广和发展,但应清醒地认识到仍有许多需注意和改善的方面,不可盲目地进行 SPR。在第二届脑瘫外科会议上已提出 SPR 应在选择上下工夫,选择包括三个含义:选择合适的病例、选择解除痉挛的神经节段和按适当比例电刺激选择性切断阈值低的后根小束,这三者缺一不可,而其中选择合适的病例是重中之重,即必须严格掌握 SPR 手术适应证和禁忌证。

笔者曾对 SPR 疗效不佳常见原因进行分析,主要有以下几方面:脑瘫类型分辨不清;将其他疾病误诊为脑性瘫痪;SPR 与功能改善直接等同。脑瘫类型分辨不清,把紧张性徐动误诊为痉挛型,锥体外系症状与锥体系症状混淆,SPR 不但不能改善紧张性徐动,由于 SPR 术后肢体肌张力下降,徐动反而有加重可能。把家族性痉挛性截瘫、进行性肌营养不良(假性肥大型)等病误诊为痉挛型脑瘫。家族性痉挛性截瘫常有家族史、一定年龄后发病、病情有不断发展等特点,此病采用 SPR 治疗,部分患者也有一定效果,但部分患者存在痉挛复发情况,应在术前向患者作详细交代和沟通,痉挛复发并不是 SPR 无效,而是此病病情发展所致。进行性肌营养不良(假性肥大型),出生时正常,一定年龄后发病,进行性加重,腓肠肌肌肉活检阳性发现可鉴别,此病绝不能行 SPR。此外其他原因所至肢体畸形,如先天性马蹄足、脊髓畸形、脊髓拴系综合征、小儿麻痹等,也应与痉挛型脑瘫肢体畸形鉴别,不能行 SPR。

一、手术适应证

1. 单纯痉挛、肌张力Ⅲ级以上者。

2. 软组织无畸形或仅有轻度挛缩畸形、骨关节畸形较轻者。

3. 术前躯干、四肢有一定的运动能力,肌力较好者。

4. 智力能配合康复训练者,年龄以 4~6 岁为最佳。

5. 少数以痉挛为主的混合型脑瘫以及严重痉挛与僵直,影响日常生活、护理和康复训练者。

二、手术禁忌证

1. 智力低下,不能配合术后康复训练者。

2. 肌力弱,肌张力低下,肢体松软者。

3. 手足徐动、震颤、共济失调与扭转痉挛等锥体外系病变者。

4. 肢体严重固定挛缩畸形。

5. 脊柱严重畸形和脊柱不稳者,以及支气管痉挛和严重癫痫者。

当然在手术技术和条件具备的情况下,对于脊柱畸形和不稳者并不是绝对禁忌,笔者在矫正脊柱脊髓畸形的同时进行 SPR 或脊柱内固定方面已积累了相当的经验(图 8-6)。对于术前合并癫痫者在内科用药控制理想的情况下,若适合 SPR,亦可进行,笔者发现相当一部分患者术后癫痫好转,甚至不再需要药物控制,其原因考虑与 SPR 术后脑兴奋性改变有关,确切机制仍需进一步探讨。

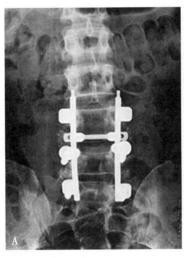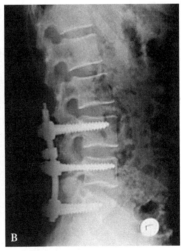

图 8-6　SPR 同时进行经椎弓根系统内固定植骨融合术
A. 术后正位 X 线片　　B. 术后侧位 X 线片

第四节　神经根的选择

腰骶 SPR 的关键在于"选择",正如第二届全国脑瘫 SPR 与康复研讨会上提出的选择包括三层含义:选择合适的病例,选择解除痉挛的神经节段和按适当比例电刺激选择性切断阈值低的后根小束。选择合适的病例,即手术适应证选择。选择解除痉挛的神经节段是手术节段的选择,上肢痉挛选择颈段 SPR,单　上肢痉挛选择单侧颈段手术,下肢痉挛选择腰骶段 SPR;按适当比例电刺激选择性切断阈值低的后根小束是术中进行电刺激选择,用电刺激仪测定各后根束阈值,选择阈值较低神经束切断。这三者缺一不可,是手术疗效优劣的关键。

目前测试水平,切除部分后根小束只能说是相对解除肌群痉挛,不能针对某一块肌肉痉挛进行定位解除。在分束时我们将每个后根分成 5~8 束,分束越多越接近于定位解除痉挛。

切除后根不可避免损伤一些浅感觉和本体感觉的传入纤维出现感觉异常及肌力降低,我们认为在治疗下肢痉挛时后根切除最多不超过30%、上肢最多不超过50%,来预防术后后根切除过多引起的并发症。

如何选择手术脊神经后根切除的节段,是手术疗效的关键问题之一。经过近30年来万余例手术的体会和随访总结,我们提出以下原则供同道参考:

1. 下肢广泛痉挛,痉挛累及内收肌、股四头肌、小腿胫前肌群和小腿胫后肌群的病例。笔者在早期采用长节段SPR,即L_2~S_1,此术式手术视野开阔,各节段神经根出孔显露清楚,神经根的定位容易,前后根易鉴别,操作相对简易,痉挛解除彻底,但手术节段相对较长,部分患儿术后股四头肌肌力减弱明显,影响术后康复训练效果。随后几年(1994),采用分段跳跃式椎板切除术,此术式在上一术式的基础上,完整保留L_4椎板或L_3、L_4部分椎板、棘突及棘间韧带,分段显露硬膜和相应神经根(图8-7),术中保留L_4神经后根不做选择性切断,术后发现整体下肢痉挛缓解与长节段SPR效果相似,股四头肌张力维持较好,有利于术后的康复训练。近5年来,采用经皮内收肌部分切断术结合L_4~S_1 SPR,笔者长年随访发现,经皮内收肌部分切断术对于改善患儿剪刀步态效果确切,而且畸形复发率低,因此尝试保留L_2~L_3脊神经后根不做选择性切断,通过经皮内收肌部分切断术来改善剪刀步态,这样就能较大幅度减少了腰椎板切除范围,同时进行L_4~S_1 SPR,也能缓解股四头肌、小腿胫前肌群和小腿胫后肌群的痉挛,术后发现下肢痉挛缓解效果好,股四头肌张力也得到很好维持,也利于术后康复训练,整体功能改善效果要优于早期采用的长节段SPR。

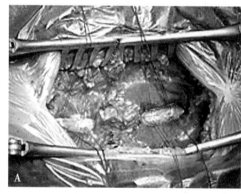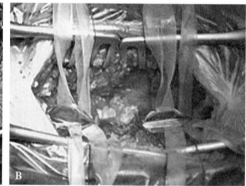

图8-7　分段跳跃式椎板切除SPR
A. 保留L_3、L_4部分椎板、棘突及棘间韧带,分段显露硬膜　B. 保留L_4神经根,分段显露脊神经根

2. 内收肌张力增高不明显,股四头肌、小腿胫前肌群和小腿胫后肌群张力高的病例。采用L_4~S_1 SPR。术后发现下肢痉挛缓解效果好,股四头肌张力可得到很好维持,并利于术后康复训练。

3. 内收肌、股四头肌张力不高,小腿三头肌张力高(踝阵挛、跟腱紧)病例。一直以来采用L_5~S_1 SPR,术后痉挛缓解理想,通过术后康复功能改善明显。

4. S_2神经根是否进行SPR。部分病例采用,这部分病例特点:跖屈肌的痉挛重,术中S_2神经后根比较粗大。S_2进行SPR的病例术后能显著缓解跖屈肌的痉挛。因为S_2神经小束部分切断有可能会引起尿失禁(多为一过性),所以进行S_2 SPR要慎重。

5. 部分年龄较大的脑瘫患儿,术前腰骶段脊柱即存在明显不稳,如峡部裂、滑脱、腰骶角明显增大等,对此部分病例在进行 SPR 同时进行经椎弓根螺钉内固定及后外侧植骨融合术。

总之,尽管 SPR 出现至今已有 30 余年,近期效果得到肯定,中远期随访痉挛复发率低,可以说它在整体解除痉挛上优于其他任何手术。严格掌握手术适应证及神经后根切断的比例是手术成功的关键,在神经切断的比例上至今无统一标准,国内外学者报道均不一致,差别较大,全是根据经验进行判断,因此各医院以及每位医生手术后的效果差别较大,给该手术远期疗效的评定带来很大困难。在手术适应证把握、神经切断比例确定或术后并发症处理上均需要相当经验和一定时间的学习曲线,建议在省级以上国有医院开展此项手术,严格禁止为经济效益而扩大手术适应证,否则不但给正确评价该手术带来困难,而且给患儿带来终生痛苦。

第五节　腰骶段选择性脊神经后根切断术的手术方法

Fasano(1978)首先采用电刺激法选择切断脊神经后根内肌梭传入 I a 类纤维,部分阻断调节肌张力的 γ- 环路来治疗脑瘫肢体痉挛,在彻底解除痉挛的同时,成功地保留了肢体的感觉,经术后随访发现大部分病例功能改善明显,Fasano 因此还将此手术称为功能性神经后根切断术,这一成功的经验现已为各国学者所认可。Fasano 早期采用的手术部位为胸腰段切除第 12 胸椎和第 1、2 腰椎椎板显露脊髓圆锥及其后根。Peacock(1981)对 Fasano 方法改进,将 SPR 手术由胸腰段下降到腰骶段(第 2 腰椎至第 2 骶椎),降低了手术难度。经过近 30 年的临床实践,多数专家认为若适应证选择适当,腰段 SPR 是解除下肢痉挛和改善功能最有效的一种方法,在痉挛型脑瘫的治疗与康复中占有极其重要的地位。

一、腰骶段 SPR(以 $L_2 \sim S_1$ 为例)

1. 麻醉与体位　患者俯卧位,骨盆和胸部垫起以腹部悬空,这可防止硬膜外静脉充盈,减少术中出血。气管内插管全麻,可使用如氟烷、异丙酚或氧化亚氮麻醉,术中不使用肌松剂(影响术中肌电图监测或神经根电刺激反应)。

2. 手术方法　取腰骶部后正中切口,上至第 1 腰椎,下至第 1 骶椎棘突。切口皮内、皮下和两侧骶棘肌内注射适量的副肾素盐水(1∶500,即 0.9% 氯化钠溶液 500ml 内加 1 支肾上腺素),并采用电刀骨膜下剥离两侧骶棘肌(术后完整的骨膜可有骨形成作用)显露 $L_1 \sim S_1$ 椎板及棘突,以减少术中出血。切除第 1 腰椎下缘部分棘突和椎板及 $L_2 \sim L_5$ 棘突和椎板显露硬膜囊,也可酌情分段保留部分节段腰椎椎板(如 L_4),注意保留两侧小关节。切开硬膜前应先以细针线悬吊硬膜,0.9% 氯化钠棉片保护。纵行切开硬膜,采用头低位以减少脑脊液丢失,分开蛛网膜即可显露马尾神经,即腰骶神经前、后根。一般情况下,前根位于腹侧,后根位于背侧,前根较细而后根较粗。前、后两根在接近神经出硬膜口处会合,其间有软膜和蛛网膜相连,极易分开。应首先寻找第 1 骶神经根出口,确定其位置后依次向上寻找第 5、4、3、2 腰椎各神经根。将各神经后根与其相邻的前根分开,将各脊神经后根用橡皮条向切口上方轻柔拉开(图 8-8)。

3. 电刺激选择　在手术显微镜和手术放大镜下,用显微外科器械将各神经后根分成若干小束,最好按其自然束分开,一般可分为 5~7 束将刺激电极钩住每个小束,肌电图仪(图 8-9)或神经阈值测定仪(图 8-2)依次测定每个后根小束的阈值。采用肢动法观察,记录各神经小束电刺激时足部肌肉痉挛出现时的神经阈值,将阈值低的小束切断并切除 1cm,保留阈值高的小束。采用肌电图仪法(术前双侧内收肌、股四头肌、胫骨前肌、小腿三头肌和肛门括约肌上植入肌电图针电极并固定确切):10V、0.1ms 的脉冲刺激各神经小束,电压逐渐增加直至肌电图出现反应。记录对 50Hz 非正弦脉冲刺激的肌电图反应。切断产生异常反应的小束,正常反应的小束保留。异常反应标准根据 Fasano 等提出的标准:①肌电图反应振幅增加;②神经刺激时非该神经支配肌肉出现反应;③刺激移去后,出现持续痉挛性收缩反应。后根小束整体切断的比例为 25%~30%,不宜过多,以免出现肢体松软和感觉障碍。术中专用器械见图 8-10。

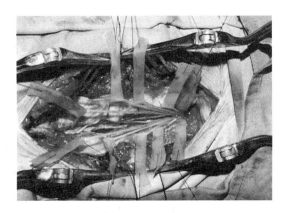

图 8-8　L_2~S_1 腰骶段 SPR

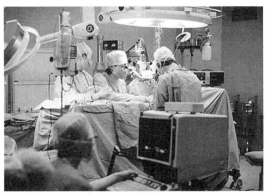

图 8-9　中国第 1 例腰段 SPR,术中采用肌电图仪监测

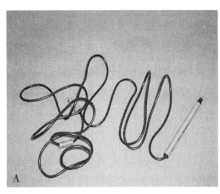

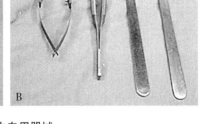

图 8-10　术中专用器械
A. SPR 专用刺激电极　B. SPR 中专用显微器械:纤维剪刀、镊子和神经拉钩

4. 关闭硬膜　关闭硬膜前用冷生理盐水(0.9% 氯化钠溶液)认真冲洗,避免血凝块遗留在硬膜腔内。防止术后蛛网膜粘连。用细丝线连续锁边缝合关闭硬膜,再向硬膜腔注入 10~20ml 生理盐水(内加地塞米松 10mg),并检查硬膜有无漏孔。硬膜外留置引流,术后注意引流量和引流液颜色变化,若引流量较大颜色变的清亮可夹闭引流管,一般术后 24 小时内拔除引流。拔出引流后加压包扎伤口,注意平卧,减少来回翻身。

5. 注意事项

(1) 显露过程应注意止血,保持无血术野,防止血液流入硬膜腔内。

(2) 椎板切除范围不宜过大,应注意保留两侧小关节,以免影响腰椎稳定性。

(3) 前后根鉴别应慎重,注意其解剖关系和变异情况,不可误伤前根,在麻醉深浅合适时,前根对小钩的机械刺激有反应,而后根则没有。

(4) 术中应采用显微外科器械和技术,操作要轻柔,不能过度牵拉神经根。

(5) 电刺激时不应有肌松剂的作用,麻醉不宜过深,以免电刺激时不出现肌肉反应或神经阈值过高。

二、胸腰段 SPR(以 L_2~S_1 为例)

1. 麻醉与体位 麻醉与体位同腰骶段 SPR。

2. 手术方法 取胸腰部后正中切口(T_{12}~L_2),切口皮内、皮下和两侧骶棘肌内注射适量的副肾素盐水(1:500 即 0.9% 氯化钠溶液 500ml 内加 1 支肾上腺素),并采用电刀骨膜下剥离两侧骶棘肌显露 T_{12}~L_2 椎板及棘突,切除第 12 胸椎下 1/3、第 1 腰椎全椎板、第 2 腰椎上 1/2 椎板及棘突,细针线悬吊硬膜、盐水棉片保护、纵行切开硬膜,采用头低位以减少脑脊液丢失,显露脊髓圆锥及其表面的腰骶脊神经后根,首先找出两侧第 1 腰椎神经根。第 1 腰椎与第 2 腰椎间孔为第 1 腰神经根,有条索状软脊膜止于第 1 腰神经根出孔处,随后依次确定第 2~5 腰神经后根及骶 1 神经后根。第 2 腰神经根在第 1 腰神经根的下方靠近硬膜的最外侧。第 2 腰椎内侧为第 3 腰神经根,在第 3 腰神经根的内侧将第 4 腰神经根分开。在第 12 胸椎椎板的下方可见第 4 腰椎下端的神经束与脊髓连结处,沿第 4 腰神经根的下端将第 5 腰、第 1 骶神经根分开。在圆锥下端外上方第 1 骶神经根束由内上斜向外下走行。第 2 骶神经位于第 1 骶神经的下方走行与脊髓纵向平行,较第 1 骶神经,为单一神经束。第 3~5 骶神经分界不明显,只能根据其分支大致分开。部分前、后神经根不易分开,可行神经根同等强度无损伤性机械刺激,肌肉收缩明显者为前根,其次为后根,后根较前根明显粗。在分神经根时应避免任何器械对脊髓圆锥接触,轻度牵拉神经根,力量以不牵动圆锥为准来防止损伤圆锥。

3. 电刺激选择 在手术显微镜或手术放大镜下将每一根根丝用电极钩轻轻钩起。以肌电图仪或神经阈值测定仪测定,观察下肢痉挛出现时的阈值。将阈值低的小根丝切断并切除 3mm,保留阈值较高的小根丝。切除比例一般在 25%~30%,不宜过多或过少。

4. 关闭硬膜 用冷生理盐水反复冲洗硬膜腔、清除脊髓圆锥表面血凝块,用细丝线连续锁边关闭硬膜,并向硬膜腔内注入 10ml 生理盐水。常规留置引流,注意引流量及引流液颜色的变化,适时拔除引流管。

5. 注意事项

(1) 显露过程中应注意止血,保持无血术野,减少血液流入硬膜胶内。

(2) 椎板切除范围不宜过大,注意保留两侧小关节。椎板切除范围不宜过小,以免各神经后根显露不充分。

(3) 不要过度牵拉后根的小根丝,防止其从脊髓圆锥表面撕脱或脊髓受到牵拉。

(4) 慎用肌松剂,注意麻醉深度。

三、胸腰段 SPR 与腰骶段 SPR

国内部分学者提出胸腰段圆锥部短节段 SPR,主要考虑长节段腰椎板切除后可能对脊柱稳定性产生影响。此术式为 Fasano(1978)最初采用的术式,通过影像学定位圆锥的位置后,在圆锥部切除 1~2 个节段的椎板,此处神经根相对集中,前后根易鉴别;但由于手术视野较小,且直接在圆锥马尾神经起始处操作和电刺激,易造成圆锥损伤,且神经走行密集,神经根定位不确切。这些也是当年 Peacock(1981)对 Fasano 的手术进行改进,将 SPR 手术的平面由胸腰段(T_{12}~L_2)下降至腰骶段的主要原因。且胸腰段椎板切除在成人易引起脊柱后凸畸形,在儿童是否亦有这种可能,还需长期随访研究加以论证。长节段限制性腰椎板切除后对脊柱稳定性产生多大影响,目前仍没有定论。笔者对 SPR 术后患者的长期随访中,若术前不存在脊柱失稳的病例,在随访过程中亦没有发现脊柱失稳现象,对术后脊柱 X 线征象和 CT 进行研究发现,年龄在 8 岁以下的患者中,有相当一部分切除的椎板在 1~2 年内即出现再生。正如前文所提,笔者认为盲目术式改变或重回老路,而增加手术难度和风险是不可取的,将会影响 SPR 的效果和规范化开展。

第六节 腰段选择性脊神经后根切断术 手术前后的康复训练

脑瘫患者的康复训练应贯穿患者的终身,腰段 SPR 应作为痉挛型脑瘫功能康复过程中一个步骤。应该认识到,腰段 SPR 只是为康复训练创造条件,而康复训练是保证术后功能改善的关键。注意加强术前和术后两个节段训练的着重点不同。脑瘫患者的康复是结合心理、教育和功能训练方面的综合性康复,在功能康复的同时,注意患者社会心理的健康培养,充分调动患者的主观积极性,这对于患者最终功能改善极其重要。应注意训练内容包括上肢的 OT 训练、下肢的 PT 训练以及步态和 ADL 训练,肢体平衡和协调性的训练。医院康复训练和家庭康复训练相结合,以家庭康复为主的康复思路,即脑瘫康复家庭化、社区化。因此应注重脑瘫家长康复知识的培训和指导,使其成为脑瘫患儿康复训练的主导。

脑瘫患者腰段 SPR 手术前后实施康复训练,取得满意效果治疗方案是按照训练 - 手术 - 再训练的模式。术前功能训练后再施行选择性脊神经后根阻断术。对脑瘫患者的康复治疗,必须做到医护、患者、家属密切配合协作。术前了解在家训练的内容、补充不足的训练内容,调动患者兴趣,使患者在大脑中形成对所要求的动作如对行走反射性意识,以利术后康复。应注意训练内容包括上肢的 OT 训练、下肢的 PT 训练以及步态和 ADL 训练,肢体平衡和协调性的训练。嘱患者俯卧后伸下肢锻炼臀肌,仰卧直腿抬高锻炼,主动和被动的踝关节锻炼。

术后训练,由简单到繁杂,循序渐进。康复训练方法及步骤:术后 3 天可进行被动、主动下肢关节活动,增强肌力。对下肢伸肌群、屈肌群施加被动运动,促进功能康复。髋关节屈曲、伸展,将两腿分开,两膝关节伸直,3 周后开始训练患者坐位平衡能力和躯干调节能力。术后 4~6 周可训练患者下地搀扶站立或靠墙站立,保持上身平直,髋、膝关节伸直,两腿稍分开,脚掌平放于地。在站立的基础上扶持患者做迈步训练,或应用学步车、单拐、双拐等康复器具训练迈步。利用平衡板、上下坡路、海绵垫、楼梯的行走训练,让患者不断调节躯干、四肢的姿势和位置来锻炼重心平衡。利用膝关节摇摆椅,让患者加强屈膝、伸膝、跖屈、背屈训练,进一步增强半腱肌、半膜肌、股二头肌、股四头肌及小腿三头肌、胫骨前肌的肌力。出院前教会家长掌握基本训练方法,定期随访,有针对性地做好训练指导,保证患者在家庭中能得到有效的综合康复。手术只是有效解除肢体痉挛,术后训练是提高手术疗效、恢复潜在功能的重要保证。近 20 年临床经验证明了"三分手术、七分训练"这一客观总结。

第七节　腰段选择性脊神经后根切断术的并发症及处理

尽管 SPR 已被认为是一个成功的神经外科手术,但由于手术同时必须进行一些其他操作,因此 SPR 也有各种并发症。

一、术后短期并发症

1. 低颅压症状　术后前几天 20%~30% 的患儿可出现头痛、恶心、呕吐等低颅压症状,这主要与手术需切开硬膜囊不可避免存在脑脊液丢失及术后引流脑脊液丢失有关。相应处理:①首先硬膜囊缝合确切,关闭硬膜囊后可往蛛网膜下隙内注射 10~20ml 生理盐水(一方面检查硬膜囊缝合是否确切;另一方面补充部分脑脊液);②术后静脉补充生理盐水,补充的量和时间根据患儿的年龄、体重及症状缓解情况而定,一般每天补充 500~1000ml 生理盐水,持续 3~5 天,症状多能缓解,一小部分患者症状可能持续较长。笔者曾有一患儿症状持续 3 周,通过每天补充一定量的生理盐水后缓解。

2. 术后高热　部分患者 SPR 术后出现与术后吸收热不相符合的高热,一般在术后 3~5 天出现,也可术后即可发生,时间持续 3~7 天,最长可至 2 周左右。这可能与小儿大脑体温调节中枢发育不完善、脑脊液丢失后脑脊液循环改变、易受环境影响有关。主要处理:积极对症降温处理,防止出现小儿高热惊厥,补充体液,维持水电解质平衡,并注意镇静,有时镇静改善患儿休息状态可起到很好的控制体温作用。

3. 腹胀、腹痛　最常见于术后 1~3 天,多与麻醉后迷走神经亢进及术中神经根刺激有关,此外与术后伤口疼痛、翻身减少也有关系。常不需特殊处理,严重时对症处理,肛管排气、灌肠、轻柔腹部等。极少数患儿可出现类似急腹症的板状腹,注意不要当成急腹症处理,通过镇静、镇痛,可较快缓解。

4. 尿潴留　术后出现尿潴留,多与伤口疼痛、卧床体位等有关,也可能与术中马尾神经刺激有关,常通过短时间留置导尿,2~3 天后拔出尿管可恢复自行排尿。

5. 尿失禁或控制不良　出现比例不高,多能在 1~2 周内恢复,手术中应当采用显微外科技术、精细的手法和操作、避免粗暴手法和过分牵拉引起不必要的马尾神经损伤。

6. 脑脊液漏　多与术中硬膜囊缝合不确切、术后患儿镇静镇痛不够持续哭闹有关。相应处理:术中硬膜囊缝合确切、术后注意镇痛镇静、伤口加压包扎(配合小围腰),多能控制。极少数患者需再次手术修补,笔者处理的患者中有 2 例在术后 2 周时再次手术修补缝合硬膜囊后好转,总体发生比例 0.1‰~0.2‰。

7. 伤口不愈合、伤口感染　在患儿中发生率不高,患儿肥胖术后脂肪液化可能有关,通过使用敏感抗生素、换药多能愈合。

8. 蛛网膜下隙感染　为严重并发症,一旦发生可危及生命,但发生率极低,多继发于伤口感染,积极处理伤口浅表的不愈合或感染是防止出现蛛网膜感染的关键。一旦出现积极按蛛网膜下隙感染处理原则处理。

二、术后中、长期并发症

1. 术后肢体麻木 与术中神经后根小束切断过程中不可避免地损失部分浅感觉和本体感觉有关,一段时间后多能自行缓解,持续时间与手术时患儿年龄正相关,年龄越大,持续时间越长,可配合针灸及神经营养治疗。

2. 术后一过性下肢肌力弱 术前能行走的患者术后下地时多会感觉下肢肌力弱,这多与 SPR 术后下肢痉挛缓解有关,因为在肌张力缓解后和肌张力高时患者行走的主观体验是不同的,通过术后积极肢体功能康复,常能在较短时间内缓解。当然,术中应严格鉴别前后根,避免误伤前根引起肢体的软瘫。此外应注意掌握后根切除比例,不应局限于某一神经根的具体比例,应从整体考虑,避免切除过多引起肢体过软,增加术后康复的难度。

3. 术后脊柱不稳及畸形 这一点是 SPR 开展以来,最令人关注和争议的问题。SPR 是否对脊柱稳定性造成影响,目前仍没有定论。Peter 等检查了 55 例行 SPR 的患儿,发现其中23 例出现脊柱畸形。一项 163 例患者 10 年随访研究发现 20% 的患者出现脊柱峡部裂或滑脱。此问题的一个功能表现是行走时腰椎前突增加和骨盆前倾度增加。笔者对 SPR 术后患者的长期随访中,若术前不存在脊柱失稳的病例,在随访过程中亦没有发现脊柱失稳现象,对术后脊柱 X 线征象和 CT 进行研究发现,年龄在 8 岁以下的患者中,有相当一部分切除的椎板在 1~2 年内即出现再生。在临床中,笔者发现相当一部分脑瘫患者术前就存在脊柱不稳的情况,这一点应在术前严格评估,若将此类患者术后不稳归结于 SPR,是不客观的。在年龄大的患者中若存在明显不稳,在 SPR 时应同时处理脊柱不稳,如采用椎弓根内固定结合植骨融合。

4. 术后残余肢体痉挛 部分患儿 SPR 术后下肢仍残存部分痉挛,这可能由于有些异常反应的神经小束未被切除,但确切的原因尚不清楚。术后可能通过矫形或周围神经选择性切断来补充。

5. 术后进行性髋关节脱位 有报道发现 SPR 术后部分患儿出现进行性髋关节脱位,这可能与 SPR 选择的节段有关。有报道若 SPR 节段扩大至 L_1,术后髋关节脱位概率可明显下降。笔者认为,脑瘫出现髋关节脱位问题是值得大家深入研究的课题,因为不少脑瘫患儿SPR 术前即存在髋关节脱位,此类髋关节脱位处理应有别于发育性髋关节脱位。

6. 性功能 目前还没有确切报道 SPR 影响患者的性功能,这需要我们长时间大量的病例随访。

总之,有些并发症与手术本身直接相关,如支气管痉挛、肺炎、膀胱和直肠功能障碍、术后疼痛和感觉改变。也有些并发症与手术适应证的把握有关。精确地筛选高危患者和调整治疗方案,大部分并发症是可以避免的。手术应当采用显微外科技术,在熟悉脊柱脊髓和神经根解剖的基础上,精细的手法和操作是减少各种损伤的关键。粗暴手法和过分牵拉可引起不必要的损伤。术中应严格控制出血,特别注意保证相对的无血术野,一方面有利于手术显露和操作,另一方面可减少术后的粘连、瘢痕形成;整个手术的出血量控制在几十毫升以内,避免血液流入硬膜内,关闭硬膜前应清除硬膜囊内的任何积血,这可减少术后硬膜内马尾神经粘连的发生。术中应严格鉴别前后根,避免误伤前根而引起肢体软瘫;注意掌握后根切除比例,不应局限于某一神经根的具体比例,应从整体考虑,避免切除过多引起肢体过软,增加术后康复的难度。注意保护和鉴别 S_2~S_4 神经根,避免术后尿潴留和失禁的发生。虽然这些大多为一过性的,多因术中手法粗暴所致,应尽量避免。椎板切除时,保留双侧小关节的完整是维护脊柱稳定性的关键。

(俞兴　徐林)

第八节　颈段选择性脊神经后根切断术

自 Little 报道以来,有关脑瘫的研究已有 150 年历史,其病因、发病机制已逐渐清晰。发病初期,由于脑细胞的损害,阻碍了中枢神经系统特别是脑组织正常的生长发育,使患者终生丧失或部分丧失运动习得能力,导致就诊时运动功能千差万别。其主要表现是运动和姿势的异常,运动能力与年龄不符以及随之出现的固定和非固定性躯体畸形,累及肢体者多见。在治疗上,要对患者的运动发育状况以及痉挛、畸形进行综合考虑,目前尚缺少能定性、定量的诊治方法。SPR 的作用是降低过强的牵张反射,在解除肢体的肌张力,改善步态方面是有作用的。关于颈段 SPR,最早的报道可以追溯到 1913 年,Forester 采用 C_4~T_2 神经后根部分切除术治疗偏瘫上肢痉挛,但得出的结论是疗效并不满意。60 年后,Kottke 和 Heimburger 报道采用 C_1~C_4 神经后根切断术治疗手足徐动型脑瘫获得较好疗效。1972 年后 Sindou 采用 C_5~T_1 后根进入脊髓区(DREZ)神经破坏术治疗截瘫或偏瘫上肢的疼痛和痉挛,并发表多篇论文报道了其有效性。1976 年,Fasano 把利用电刺激测量后根分束诱发痉挛阈值引入 SPR。1981—1983 年,Benedetti 和 Laitinen 报道了对少数脑瘫病例采用同样电刺激方法进行 C_5~T_1 节段的 SPR 治疗上肢痉挛获得满意疗效。因为颈段 SPR 部位较高、风险大,容易出现并发症,难以推广,所以直到 20 世纪 80 年代末仍未见多数病例报道。1991 年,徐林等在国内推广腰骶段 SPR 治疗脑瘫下肢痉挛,并报道了颈段硬膜内髓外选择性脊神经后根切断术(cervical selective posterior rhizotomy,CSPR),痉挛解除有效率达 92%,功能改善达 80%。此后,颈段 SPR 开始被国内骨科和神经外科医生认识接受,并广泛开展。但是,脑瘫痉挛状态累及上肢者所占比例较小,加之手的功能复杂,单纯降低肌张力而无相应康复手段与之配合,难以取得良好效果,所以该手术还应严格把握适应证。

一、脑瘫上肢痉挛的特点

只有少数脑瘫患者伴有上肢的痉挛、畸形和运动障碍,这些情况存在于痉挛型、手足徐动型或痉挛与手足徐动交织在一起的混合型。

1. 痉挛型(spasticity)　在脑瘫各种类型中发病率最高,占全部患者的 60%~70%,有时和其他类型同时存在。病变波及锥体系,病变的部位不同,临床表现也不一样,一侧半球的锥体束受损表现为偏瘫,皮质某部位局限性病灶出现单瘫或双瘫,两侧半球病变则表现为四肢瘫。痉挛型脑瘫表现为肌张力增高,常表现为"折刀"式肌张力增高。肢体活动受限。上肢常表现为屈肌张力增高,即肩关节内收、屈肘、屈腕、拇指内收虎口紧闭、掌指关节背伸、指间关节屈曲,以抓握障碍为主。病理因素包括肌张力过高、肌力失衡和关节畸形。

2. 手足徐动型(athetosis)　约占脑瘫 20%,主要病变部位在锥体外系,表现为难以用意志控制的不自主运动。当进行有意识、有目的运动时,不自主、不协调及无效的运动增多。上肢表现是,当取拿某件物品时,不能用手顺利地接触该物体,往往将肢体高举,或伸向其他方向,摇晃肢体,全身用力,另一侧上肢也用力活动,眼睁大,张口,颈部肌肉也收缩用力,使脸歪向一侧,整个取物的动作极不协调。不自主运动在安静时减少,入睡后消失。由于颜面肌肉、舌肌及发音器官肌肉运动受累,说话时口齿不清,速度、节奏均调节不好。咀嚼吞咽动作受影响,常表现有流涎。手足徐动型脑瘫智力障碍不严重,能听懂周围人的语言,但语言表达和做手势都困难。单纯手足徐动型脑瘫腱反射不亢进,不表现巴氏征阳性。

二、颈段选择性脊神经后根切断术及改良术式的演化过程

颈段脊神经后根切断术采用全麻,俯卧位,头颈前屈置于头架上。手术操作经历了不断改进的过程:

1913 年,Forester 采用 $C_4 \sim T_2$ 神经后根部分切除术治疗偏瘫上肢痉挛。

1972 年,Sindou 采用 $C_5 \sim T_1$ 神经后根进入脊髓区(DREZ)选择性神经破坏术治疗截瘫或偏瘫上肢的疼痛和痉挛。通过 $C_4 \sim T_1$ 半椎板切除,应用放大镜和显微外科技术完成操作。纵行切开硬膜,在各节段后根进入脊髓区的后外侧(根部),以剃须刀片做向后倾斜 45° 深 $1 \sim 2mm$ 间的切割,只切断部分而不是全部。

1973 年,Kottke 和 Heimburger 报道采用 $G_1 \sim C_4$ 神经后根切断术治疗手足徐动型脑瘫获得较好疗效。

1976 年,Fasano 将电刺激测量后根分束诱发痉挛阈值引入 SPR。将后根分为若干小束,用微小的刺激电极钩住每一小束,以神经肌电生理刺激仪刺激,阈值测定需观察手或脚的运动,然后切除阈值低的分束。

1981—1983 年,Benedetti 和 Laitinen 报道采用 Fasano 电刺激方法进行 $C_5 \sim T_1$ 节段的 SPR: $C_6 \sim C_7$ 全椎板切除,显露硬膜囊并做正中纵行切开,直视 $C_5 \sim T_1$ 节段脊髓和双侧神经根。按自然分束将患侧 $C_5 \sim T_1$ 后根分为 4~6 小束,用微小的刺激电极钩住每一小束,以神经肌电生理刺激仪刺激,阈值测定需观察手动,注意电极不能过度牵拉神经根丝,以免根丝从脊髓表面撕脱或引起脊髓的牵拉损伤,确认并记录各后根分束的阈值。根据痉挛情况切断阈值低的分束。切除比例在 40%~60%。

1994 年徐林在国内最先报道颈段 SPR,采用颈后路正中切口(C_4 下至 T_2 棘突),沿中线逐层切开达棘突,行 $C_5 \sim C_7$ 全椎板切除,显露硬膜囊并做正中纵行切开,直视 $C_5 \sim T_1$ 节段脊髓和双侧神经根。按自然分束将患侧 $C_5 \sim T_1$ 后根分别分为 4~6 小束,用微小的刺激电极钩住每一小束,以神经肌电生理刺激仪刺激,观察手动测定并记录各后根小束之阈值,根据痉挛情况切断阈值低的小束。切除比例在 40%~60%。

应用此技术,解剖清晰,结果痉挛解除较为理想,但长期随访出现了颈椎生理弯曲逐渐消失甚至鹅颈畸形。其主要原因是颈椎后方张力带损伤。部分患者手部由痉挛变为麻木无力。于是洪毅等在手术操作上进行了一些改进(图 8-11):显露单侧 $C_5 \sim T_1$ 棘突和椎板,行单侧椎板切除,直视硬脊膜,在手术显微镜下纵行等分切开视野下之硬膜,可见到向侧后方发出的后根神经根丝,在手术放大镜下找到 $C_5 \sim T_1$ 脊神经后根并尽量按自然分束将各后根分为 4~6 小束,以神经肌电生理刺激仪和电极钩对每一小束刺激,观察手动测定阈值。因颈段 SPR 术野狭窄,应该用不同于腰骶段的小电极钩,以免造成神经损伤。记录各节段后根小束的阈值,再根据痉挛情况切断阈值低的小束。切断比例一般在 25%~50%。将切断的后根小束切除约 5mm 长,以防神经再生粘连。保留棘突半椎板切除,鹅颈畸形发生率降低,痉挛解

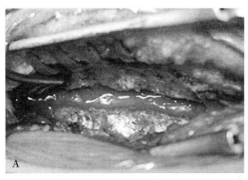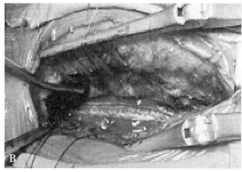

图 8-11

A.术中显露右侧椎板并切除后直视下面硬膜囊　B.切开硬膜囊后见 $C_5 \sim T_1$ 后根神经根丝

除也满意。但对显微外科技术要求程度高,手术时间偏长。双手受累病例罕见,宜选利手侧先行手术,半年后视情况做另一侧。

三、颈段 SPR 的适应证和禁忌证

1. 手术适应证

(1) 单纯痉挛,肌力在 3 级以上。

(2) 拟手术侧上肢无明显固定挛缩畸形或仅有轻度畸形。

(3) 术前脊柱四肢有一定的运动能力。

(4) 智力正常或接近正常,以利配合术前术后康复训练。

(5) 严重痉挛与僵直,影响日常生活、护理和康复训练者。

2. 手术禁忌证

(1) 智力低下,不能配合术前术后康复训练者。

(2) 肌力弱,肌张力低下。

(3) 单纯手足徐动,共济失调和扭转痉挛型患者。

(4) 拟手术侧肢体有严重固定挛缩畸形。

(5) 颈椎存在严重畸形或不稳定者。

(6) 学龄前儿童。

四、手术治疗顺序和目的

1. 治疗顺序　除单肢瘫外,三肢瘫、四肢瘫、双重瘫等情况下,首先解决症状严重的上肢或下肢。

2. 手术目的

(1) 解除痉挛和过高的肌张力:痉挛型瘫痪病例,肌张力异常增高而影响肢体的运动、生活的自理和康复训练,解除痉挛后可使肌肉相对放松,肢体僵硬缓解,有利于主动运动恢复。

(2) 预防畸形发生与发展:痉挛型脑瘫因肌张力高,随时间推移,痉挛的组织产生挛缩而导致畸形。手术解痉后可预防畸形发生,外科支具法也可预防畸形,两者应结合起来。

(3) 提高肌肉的协调性。

(4) 无论任何方法治疗,最终目的是改善功能。有时可表现为护理条件及生活质量的改

善。功能改善除肢体运动能力外,还有其他全身功能改善,如斜视、流涎、语言不清等也可得到综合改善。

(5) 为康复训练创造条件:外科手术解决了康复训练不能达到的目的,但后期训练十分重要。特别是手功能训练,是术后重要步骤。

五、矫形手术与颈段 SPR 关系

脑瘫的肢体畸形分动力性畸形和固定性畸形。动力性畸形只要痉挛解除即可纠正;而固定性畸形则需采用矫形外科的方法。上肢功能障碍的患者往往两种类型的畸形都存在,所以颈段 SPR 术后,往往还需要进行前臂或手的肌腱松解或移位手术,才能达到改善解剖形态、重建手功能的目的。

六、解除上肢痉挛术前体格检查要点

颈段 SPR 术前上肢特别是手的功能检查十分重要,应全面并留有记录,包括文字和图片视频。可参照中国康复研究中心脑瘫外科使用的检查表(表 8-2)。

表 8-2　脑瘫体检表(含上肢查体部分节选,北京博爱医院脑瘫外科)

卧位:上肢畸形(静态)	肩	左:上举□、内收□、后伸□ 外展□、旋前□、旋后□ 右:上举□、内收□、后伸□ 外展□、旋前□、旋后□	站立及行走:上肢畸形(动态)	肩	左:上举□、内收□、后伸□ 外展□、旋前□、旋后□ 右:上举□、内收□、后伸□ 外展□、旋前□、旋后□
	肘	左:屈曲□、过伸□、其他＿＿＿ 右:屈曲□、过伸□、其他＿＿＿		肘	左:屈曲□、过伸□、其他＿＿＿ 右:屈曲□、过伸□、其他＿＿＿
	前臂	左:旋前□、旋后□、其他＿＿＿ 右:旋前□、旋后□、其他＿＿＿		前臂	左:旋前□、旋后□、其他＿＿＿ 右:旋前□、旋后□、其他＿＿＿
	腕	左:屈曲□、尺偏□、其他＿＿＿ 右:屈曲□、尺偏□、其他＿＿＿		腕	左:屈曲□、尺偏□、其他＿＿＿ 右:屈曲□、尺偏□、其他＿＿＿
	拇指	左:内收□、屈曲□、其他＿＿＿ 右:内收□、屈曲□、其他＿＿＿		余指	左:掌指关节过伸□　指间关节屈曲□ 右:掌指关节过伸□　指间关节屈曲□

肌力(0~5)	髋	左:屈曲群□、后伸群□、外展群□、内收群□ 右:屈曲群□、后伸群□、外展群□、内收群□		肩	左:屈曲□、后伸□、外展□、内收□ 右:屈曲□、后伸□、外展□、内收□		
	膝	左:屈□、伸□ 右:屈□、伸□	踝	左:跖屈□、背屈□ 右:跖屈□、背屈□	肘	左:屈□、伸□ 右:屈□、伸□	腕	左:屈□、伸□ 右:屈□、伸□

肌张力(Ashworth 分级)	左□　右□　上肢□级、左□　右□　下肢□级、躯干□级
其他情况	智力(好□、中□、差□)、语言清晰(好□、中□、差□)、流口水 □、斜视□

七、功能训练

因为 SPR 的作用是降低痉挛,不是直接改善运动,所以术后持续的手功能训练十分重要。下面介绍的训练方法术前就可以开始应用,以便了解患者的功能障碍程度,并和术后进行对比。手部动作的发展是由握到伸,从笨拙到灵巧,因此手部动作的训练必须按这一顺序进行。

（一）抓物训练

许多患儿总是拇指内收,用其余四指抓住东西,针对此可做以下训练:

1. 将其拇指向桡侧外展,有助于其余四指的伸展。

2. 用一只手通过患儿掌心握住,然后将腕关节背屈并施加一定压力,保持数秒。待患儿手伸展后,治疗师可以把小玩具放到他手中,并稍用力握患儿的手,这样可促进患儿拿住玩具,当患儿学会握住东西后,治疗师可选择较轻、易抓握的东西放在手上,鼓励患儿主动去拿。

（二）放物训练

许多患儿一旦抓住东西,就越抓越紧,很难放下。治疗师可先让患儿抓住东西,然后做以下训练:

1. 轻轻敲击其手臂指总伸肌腱,再由腕部向手指方向轻擦,同时配合"手打开,手打开"的语言提示。

2. 将患儿的手抬高至头以上,并使肘关节伸展,腕关节掌屈,利用"腱效应"也可促进手的伸展。

当患儿学会放开手后,治疗师要常常用语言提示他练习张开,例如让他将手中的东西放到治疗师手上。

（三）抓起并放下物品的训练

在前面训练的基础上,治疗师可安排一些拿起并放下东西的连续动作让患儿练习,如套圈游戏、投掷沙包等。

（四）手指动作训练

1. 指腹捏的训练　最好的方法是用彩色黏土,将患者5个指头插入黏土中,当其手抽出时自然就会出现手指捏的动作。或用小豆教患儿捏进盘子中,甚至可在盘子中放几颗葡萄干粒,让他捏起来放到嘴里。必要时治疗师可考虑用弹性绷带将患儿拇指、食指除外的其余三指约束起来,只用拇指和食指去捏取小东西,反复训练。

2. 指尖捏物的训练　最好的方法是让患儿将大头钉捏起按顺序插到事先准备好,带有图案的塑料泡沫板上;或用彩色小塑料块进行拼图游戏。

（五）投掷与打击动作的训练

让患者投掷小垒球、小沙包等都是练习投掷的好游戏。用小木槌敲击木琴、敲击蹦跳玩具等。

（六）双手协调性训练

1. 双手粗大协调性训练　要选择体积较大,需要患儿双手配合完成的玩具或游戏。可让患儿将带有尼龙搭扣的大萝卜粘贴起来,更可充分发挥患儿的想象力,让他用大块塑料拼插块插出喜欢的东西。年龄较大的患儿还可以配合编织、铜板工艺进行训练。

2. 双手精细协调性训练　要选择体积小,需要患儿双手配合完成的玩具、游戏、作业活动等。可让患儿拆装小型变形金刚,拧训练用塑料小螺丝,也可配合蛋壳、马赛克工艺进行训练。

（七）手眼协调性训练

在进行这项训练时,必须以头部在空间保持直立为基础,治疗师要选择需要用眼和动手的玩具或游戏,可让患儿进行串珠子、走迷宫、把混合在一起的红豆和绿豆分开,甚至对年龄稍大一些的患儿进行钉纽扣的训练。

（八）各种综合性手部动作的训练

手部动作训练的最终目的是可以做综合性、连续性、具有功能性的动作,达到用手做事的目的。使用拼插的组合性玩具、折纸、布贴工艺、弹琴等各种丰富多彩的游戏,可促进手部连贯动作的训练。

（洪　毅　张军卫）

第九节　其他适合选择性脊神经后根切断术治疗的疾病

SPR 降低肌张力的机制在于减少外周传入的感觉神经信号,降低中枢兴奋性,原则上适合于所有上运动神经元损伤性疾病,即 SPR 的应用并不仅仅局限于痉挛型脑瘫。

SPR 在痉挛型脑瘫的应用取得了令人满意的结果。众所周知,我国将脑瘫定义为出生后 1 个月内脑组织受损害所发生的运动功能障碍。这一定义是有争议的。比如出生后 40 天时发生的脑组织受损或颅内出血按照我国的定义显然不能诊断为脑瘫。那么,这些患儿存在痉挛能否接受 SPR 呢?答案当然是肯定的。

国际上对脑瘫的定义并没有严格的时间限制。2005 年国际脑瘫新定义是:脑性瘫痪是指一组运动和姿势发育障碍症候群,这种导致活动爱好的症候群是由于发育中的胎儿或婴儿脑部受到非进行性损伤而引起的。脑瘫动障碍常伴随感觉、认知、交流、感知和(或)抽搐障碍。欧美一些国家甚至将 2 岁内发生脑损害后所发生运动和姿势发育障碍均按照脑瘫处理,即包括出生后 2 年内所有的致病因素,如感染(脑膜炎或脑炎)、心脏骤停引起的低氧血症、呼吸衰竭,溺水和外伤(意外性伤害或非意外性伤害)等所造成的脑损害。

显然我国对脑瘫定义的严格时间界定只具有统计学意义,实际工作中临床医师仍会对这些患儿按照脑瘫处理。那么,新的问题是这些患儿不能诊断为脑瘫,该如何诊断呢?

原则上病因清楚的一般诊断为原发疾病的后遗症,前提是这些疾病不存在进行性加重的情况,如脑炎或脑膜炎后遗症、脑血管意外后遗症、脑中毒后遗症、脑外伤后遗症等,而另一些因素如心脏骤停引起的低氧血症、呼吸衰竭,溺水等所造成的脑损害使用原发病后遗症的诊断并不妥,这便是脑瘫定义中严格界定时间所造成的尴尬。

综上所述,其他适合 SPR 治疗的疾病包括:

1. **家族性痉挛性截瘫**　主要见于常染色体显性遗传的单纯型。其主要的病理改变为最长的上行和下行的神经传导束轴突变性,包括支配下肢的皮质脊髓束、薄束、少量楔束、脊髓小脑束,胸髓较重。变性轴突的神经细胞仍然保留。后根神经节及后根周围神经正常,无脱髓鞘性改变。基底核、小脑、脑干、视神经也常受累。本病以缓慢进行性双下肢痉挛性无力为主要特征。多在儿童或青春期发病,男性略多。临床上单纯型较多见,仅表现痉挛性截瘫。患者病初感觉双下肢僵硬,走路易跌倒,上楼困难,可见剪刀步态。双下肢肌张力增高,腱反射亢进和病理征等。如儿童期起病可见弓形足畸形,伴腓肠肌缩短(假性挛缩)。患儿只能用足尖走路。双腿发育落后而较细。随着病情进展双上肢出现锥体束征。感觉和自主神经功能一般正常。有报道足部精细感觉可缺失。有的患者双手僵硬,动作笨拙,轻度构音障碍。

2. **脑炎或脑膜炎后遗症,肌张力增高,Ⅲ级以上者。**

3. 结核性脑膜炎后遗症,肌张力增高,Ⅲ级以上者。

4. 脑血管意外后遗症,肌张力增高,Ⅲ级以上者。

5. 脑中毒后遗症,肌张力增高,Ⅲ级以上者。

6. 脑外伤后遗症,肌张力增高,Ⅲ级以上者。

7. 心脏骤停引起的低氧血症,肌张力增高,Ⅲ级以上者。

8. 呼吸衰竭、溺水等造成的脑损害,肌张力增高,Ⅲ级以上者。

9. 其他原因所致锥体束损害,以肌张力增高为主要表现的疾病。

例如,笔者曾经收治 1 例甘蔗真菌毒素中毒成年患者,表现为典型痉挛性双下肢瘫。经过 SPR 手术治疗,双下肢肌张力有效降低,运动功能明显改善。

对于痉挛型脑瘫以外其他原因所致肌张力明显升高患者,尤其是大龄患者施行 SPR 要慎重。由于患者可能已经出现固定挛缩畸形,单纯 SPR 不能解决所有问题。往往还需要进行矫形手术及康复训练。

(许世刚　徐 林)

参考文献

1. Foerster O.On the indications and results of the excision of posterior spinal nerve roots in man［J］. Surg Gynec & Obstet,1913,16:463.

2. Gros C,et al.La radicotomie selective posterieure dans le traitement neuro-chirugical del' hypertonie pyramidale［J］. Neurochirurgie,1967,13:505.

3. Fasano VA,Broggi G,Barolat-Romana G,et al.Surgical treatment of spasticity in cerebral palsy［J］. Childs Brain,1978,4(5):289-305.

4. Peacock WJ,Staudt LA.Selective Posterior Rhizotomy［J］. Contemporary Neurosurgery,1990,12(12):1.

5. 徐林,崔寿昌.高选择性脊神经后根切断术 14 例初步报告[J].中华显微外科杂志,1991(4):193-195.

6. 徐林.关于开展脑瘫 SPR 的若干问题[J].中国矫形外科杂志,1995(zj):141-142.

7. 徐林,蒋化龙.选择性腰骶神经后根切断术及其方法改进[J].中国脊柱脊髓杂志,1996(zj):203-205.

8. 严尚诚,马杰.改良式选择性脊神经后根切断术(初步报告)［J］.中华骨科杂志,1996(zh):613-615.

9. 胡鹏飞,顾克明,薛喻平,等.选择性脊神经后根切断术改进探讨[J].临床军医杂志,1997(jy):39-41.

10. 方沁元,王银喜.单开门式脊神经后根切断术治疗痉挛性脑瘫[J].中华显微外科杂志,1997(2):962-963.

11. 王吉波,张守亮,石宗义,等.椎板节段开窗 SPR 术治疗儿童脑瘫术中显露的改进[J].中国伤残医学,1997(1):46-47.

12. Yasuoka S,Peterson HA,Maccarty CS.Incidence of spinal column deformity after multilevel laminectomy in children and adults.［J］. Journal of Neurosurgery,1982,57(4):441-445.

13. Vaughan CL,Berman B,Peacock WJ.Cerebral palsy and rhizotomy.A 3-year follow-up evaluation with gait analysis［J］. Journal of Neurosurgery,1991,74(2):178-184.

14. 易斌,徐林,洪毅,等.儿童脑瘫选择性脊神经后根切断术后腰椎结构的变化[J].中华医学杂志,2001,81(16):983-987.

15. 秦泗河,郑学建,王振军.矫形手术治疗下肢脑性瘫痪(附 685 例报告)［J］.中国矫形外科杂志,1994(zj):196-198.

16. 王秋根,吴岳嵩,年申生,等.选择性脊神经后根切断及软组织手术对痉挛性脑瘫的治疗[J].中华小儿外科杂志,1998,19(3):162-164.

17. 刘小林,朱家恺,程钢,等.选择性脊神经后根切断术治疗痉挛性脑瘫的疗效评价标准[J].中华显微外科杂志,1995(2):134-137.

18. 张长青,侯春林,匡勇.实验性痉挛性脑瘫的臂丛神经根切断治疗[J].中华手外科杂志,1997,13(3):133-135.

19. Lynn T Staheli.实用小儿骨科学[M].潘少川,主译.北京:人民卫生出版社,2007.

20. 林庆,李松.小儿脑性瘫痪[M].北京:北京大学医学出版社,2004.

21. 于炎冰,张黎,徐晓利,等.选择性颈段脊神经后根部分切断术治疗脑瘫性上肢痉挛状态(附17例报告)[J].中国微侵袭神经外科杂志,2006,11(12):538-539.

22. 张鹏,胡炜,曹旭,等.选择性颈段脊神经后根部分切断椎体侧块内固定配合运动疗法治疗脑性瘫引起的上肢痉挛型瘫[J].中国骨伤,2009,22(10):763-765.

23. 徐林,蒋化龙,唐涛,等.选择性颈神经后根切断治疗手与上肢痉挛[J].中华显微外科杂志,1994(3):171-173.

24. 王正雷,徐林,姜洪和,等.选择性脊神经后根切断术治疗成人脑外伤后肢体痉挛[J].中国脊柱脊髓杂志,2000,10(2):90-92.

25. Benedetti A,Colombo F.Spinal surgery for spasticity(46 cases)[J].Neurochirurgia,1981,24(6):195.-198

26. Laitinen LV,Nilsson S,Fugl-Meyer AR.Selective posterior rhizotomy for treatment of spasticity[J].Journal of Neurosurgery,1983,58(6):895-899.

27. Sindou M,Mifsud JJ,Boisson D,et al.Selective posterior rhizotomy in the dorsal root entry zone for treatment of hyperspasticity and pain in the hemiplegic upper limb[J].Neurosurgery,1986,18(5):587-595.

28. Foerster O.On the indications and results of the excision of posterior spinal nerve roots in men[J].Surg Gynecol Obstet,1913,16:463-474

29. Heimburger RF,Slominski A,Griswold P.Cervical posterior rhizotomy for reducing spasticity in cerebral palsy[J].Journal of Neurosurgery,1973,39(1):30-34

30. Kottke J.Modification of athetosis by denervation of the tonic neck reflexes[J].Dev Med Child Neurol,1970,12:236-237

31. 俞梦瑾,黄平兰,叶瑞雄,等.颈动脉交感神经网剥离术结合选择性脊神经后根切断术治疗脑性瘫痪肌痉挛:11例报道[J].中国康复理论与实践,2014(2):167-170.

32. 谢庆平,卢鸿瑞,朱孜冠,等.椎管外选择性脊神经后根切断术治疗成人上肢痉挛性瘫痪的初步探讨[C]//2015年浙江省显微外科学会年会暨浙江省手外科学术年会论文汇编.杭州:浙江省科学技术协会,2015.

第九章

颈动脉鞘交感神经网剥离术

手足徐动型（athetoid）脑性瘫痪是指由于脑基底区损伤引起的运动障碍或运动失调，表现为难以用意志控制的不自主运动。该型约占全部脑瘫患者的 25%。

基底神经节是锥体外系的主要组成部分。脑基底神经节损伤通常导致运动障碍或运动失调，临床上最常见为手足徐动型脑瘫，也可出现舞蹈症和肌张力失调的表现。研究发现尾状核和壳核破坏会产生不自主的舞蹈样动作。尾状核头部变性萎缩时会出现舞蹈症。壳核的病变与不自主的手足徐动有关，肝豆状核变性导致扭转性痉挛，也与舞蹈症有关。这些表现是因为肌张力的不同所引起，手足徐动症的运动比舞蹈症慢，但肌张力较高；在肌张力失调时，受累肌肉的肌张力增高明显，其肌张力超过肌肉的运动，出现运动失常。大脑基底或中脑的损伤通常使全身运动受累。当面部肌肉受累时，将出现怪脸、流涎和讲话困难，很容易误认为智力低下。许多手足徐动症的患者因肌张力增加，容易误诊为痉挛型脑瘫。通过反复快速地被动牵伸和屈曲关节可将其肌张力消除，而痉挛型脑瘫患者肌张力并不随之降低。手足徐动型脑瘫多有胆红素脑病病史。当新生儿黄疸出现高胆红素血症时，胆红素通过血 - 脑屏障，损害中枢神经系统，形成胆红素脑病。患者的脑基底核、海马、视丘下核、齿状核等被感染成亮黄或深黄色。镜下观察上述部位的神经细胞和小胶质细胞不同程度变性，大量神经元丢失、神经胶质细胞增生。胆红素脑病容易造成死亡，幸存者大部分出现手足徐动症等锥体外系受损症状，有时伴有不同程度的智力减退。

对手足徐动型脑瘫的治疗，国内外进行过广泛的研究和尝试，但至今效果仍不理想。一般认为该型脑瘫以康复训练为主，不适合进行传统矫形手术。本章介绍我们利用颈动脉周围交感神经切除术治疗手足徐动型脑瘫的一些经验体会。

第一节 历 史 演 变

1899 年 Jaboulay 和 Leriche 率先采用动脉周围交感神经切除术治疗足部溃疡，又称 Jaboulay 手术。Royle 和 Hunder 研究认为，Jaboulay 手术可以缓解血管痉挛，用于治疗血管栓塞性疾病。Bruning 提出切除颈动脉周围交感神经和颈上节交感神经治疗脑血管疾病（被称作 Bruning 手术）。1969 年铃木采用 Bruning 手术治疗 MoyaMoya 病（MMD），获得良好的疗效。1980 年荞麦田采用 Bruning 手术治疗 19 例颈内动脉闭塞引起的慢性脑血管疾病，60% 患者症状明显改善。

　　1996 年徐林通过门诊调查了 100 例由外院医师完成的颈动脉外膜交感神经网剥离术（cervical perivascular sympathectomy，CPVS）后的脑瘫患者，其中手足徐动型脑瘫患者 20 例，其余为痉挛型脑瘫。症状有效改善病例 10 例，且均为手足徐动型脑瘫患者。患者症状以四肢徐动为主，且有语言不清、流涎、斜视等脑瘫患儿，通过一些临床观察，发现患者的语言功能、流涎甚至斜视及肢体功能均得到不同程度的改善，临床症状体征有一定程度的恢复，但有关机制仍不清楚，对一些临床现象不能满意解释。根据对这组门诊患者初步观察和分析研究，我们认为颈动脉周围交感神经网剥离术对手足徐动型脑瘫患者约 50% 有效，对于其他类型的脑瘫没有明确疗效。

第二节　应用解剖和手术机制

一、应用解剖

　　颈部有两个交感神经干，位于脊柱两侧、颈椎前外方和颈动脉鞘后方。一般每侧有 3~4 个交感节，分别称颈上、中、下节，其中颈中节最小，有时缺如。颈总动脉交感神经丛主要由颈中神经节发出，交感神经纤维通常位于颈动脉的外膜层，颈内动脉丛主要来自颈上神经节，围绕着颈内动脉，其交感神经的分布比通常所推测的有更合理的安排。交感神经各纤维之间有广泛的联系，从颈内动脉到颈内动脉的分支、脑血管系统及第 3~6 脑神经，大多数分布于颈内动脉的前边并加入外展神经。椎动脉丛主要来自颈下神经节，支配同侧颈段、颅内段的椎动脉，并与颈上神经共同支配基底动脉。

二、手术机制

　　颈动脉鞘交感神经剥离术机制不明。目前主要有以下学说：①改善脑部的微循环（脑血流量增加）；②弱化交感神经上行性投射活动，提高中枢的反应阈值，从而降低大脑兴奋性；③潜能神经元学说：大脑兴奋性降低和脑部微循环的改善，有利于诱导潜能神经元的发育，从而改善患者症状。

　　对于脑血管交感神经的支配及其来源已有研究，但其确切的通路及调节机制目前仍在进行。早在 1664 年 Thomas Wills 观察到了脑血管壁上有神经纤维存在。以后 Hassin（1920 年）、Stohr（1922 年）、Chorobski（1932 年）用渡银染色法，Falck（1965 年）用组织化学荧光法，Pease（1960 年）、Dahl（1964 年）、佐藤（1979 年）用电子显微镜，Hartmann（1972 年）用免疫组织化学法观察证实了脑血管壁上有丰富的神经纤维分布，其中大部分为交感神经纤维，小部分为胆碱能纤维，交感神经主要分布在动脉外膜中。进一步观察来源于颈上节交感神经的节后纤维经颈内动脉支配同侧大脑前、中、后部及小脑上部的动脉循环，而来源于颈下节交感神经节的节后纤维经椎动脉支配脑后部的动脉循环。近年来有研究表明，动脉血管外层与中层之间有 α_1 受体，其分布在紧靠交感神经末梢的平滑肌细胞膜上，直接受交感神经支配。紧靠血管内皮的平滑肌细胞膜上分布着 α_1 受体，对血管内循环着的儿茶酚胺起反应。

　　1. 交感神经切除术后脑血管上神经纤维与脑血流发生改变　1932 年 Chorobski 和 Penfield 等报道在颅底部切除包括颈动脉和椎动脉神经丛在内的颈交感神经术后，可引起脑血管周围神经纤维的退行性变。1979 年 Tomohikoa 等对狗的颈上节交感神经切除术后用电镜观察,脑动脉壁中的神经纤维在术后 28 小时开始发生退行性变,40~48 小时退行性变最明显,4 天后脑血管壁上的交感神经轴索消失,并持续到 3 个月后。6 个月时可观察到神经纤维的再生现象。这一点与我们观察发现近期效果优于远期效果是吻合的。

临床上,铃木比较了双侧颈动脉周围交感神经切除术、单侧颈动脉周围交感神经切除术 + 对侧颈上节交感神经切除术与双侧颈动脉周围交感神经切除术 + 双侧颈上节交感神经切除术治疗 MoyaMoya 病的临床效果和脑血流的变化。结果表明其临床有效率分别为 62.5%、44.44%、58.06%,3 种手术之间的效果差异无统计学意义。此后,荞麦田测定了上述 3 种不同术式对慢性脑血管患者的血流量影响。颈动脉周围交感神经切除术 + 颈上节交感神经切除术 5 例中有 3 例脑血流量较术前增加 27.9%±1.2%,颈上节交感神经切除术 14 例中有 9 例(64.28%)脑血流量较术前增加 28.1%±1.4%,其中 9 例术后又行颈动脉周围交感神经切除术,其脑血流量又增加了 37.3%±1.7%。但是,颈动脉周围交感神经切除术后也有 6.25% 患者病情加重,21.43 % 患者的脑血流量减少 6.5%~10.2%。以上表明颈动脉周围交感神经切除术改善慢性脑血管病的临床效果与术后脑血流量的变化相一致。颈动脉周围交感神经、颈上节对脑血流量的变化有明显的调节作用。

在所有的脑瘫患儿经 SPELT(single photon emission computed tomograph)证实偏瘫肢体对侧大脑半球的血流灌注不足。交感神经切除可使血管扩张改善局部血液循环,已被广泛应用于治疗血管性疾病。一些研究表明增加交感神经的刺激可以减少动脉的扩张,而切除或麻醉交感神经可以增加小动脉的扩张。通过切除股动脉及颈总动脉的交感神经发现可以使动脉的弹性模数显著减少,说明交感神经系统对动脉的扩张存在一个明显的紧张限制,这种限制不仅在弹性血管上得到证实,在肌肉型血管上甚至更多。选择性切除颈内动脉交感神经纤维可以显著地影响动脉的自动调节,增加脑血流量。这些变化可能是通过局部神经递质增加或减少而实现的。

2. 去交感神经后可引起局部神经内分泌及中枢神经递质的改变　动物实验显示切除小鼠的双侧上、中颈交感神经节后,沿着小鼠脑的 Wills 动脉环或虹膜的动脉,去甲肾上腺素类神经不久就会消失,而神经肽类神经仍然存在,并随时间延长而增加,这些可能由中枢神经元引起。许多证据显示,一些交感神经元可以释放许多神经递质,如兴奋性氨基酸、5- 羟色胺、肾上腺素及 P 物质等,刺激脊髓前部腹外侧可以引起 5- 羟色胺及 P 物质的释放,从而调节交感神经的活动。通过切除小鼠颈上部交感神经节,一段时间后发现小鼠硬脑膜的 Mast 细胞增生,5- 羟色胺的表达增强。去交感神经后的长期效应表现为酪氨酸羟化酶消失,多巴胺 β- 羟化酶免疫反应性(DBH-IR)存在于脑血管神经纤维中,但缺乏被 5- 羟基多巴胺(5-OHDA)示踪的囊泡;而在神经纤维投射到脑动脉的翼腭神经节内,胆碱能神经元多巴胺 β-β 化酶免疫反应性(DBH-IR)表达的增加,而没有去甲肾上腺素的合成和储存。中枢神经内的缩血管内皮素 -1(ET-1)刺激 ETA 感受器,通过交感神经系统产生全身和局部循环调节的抑制效应,去交感神经后也必将影响这一调节作用。

国内外的研究仅限于去除交感神经后,人脑及局部器官的血液循环的增加及脑及脊髓内的神经递质的改变情况,但缺乏这些改变对脑瘫中枢病灶的影响及对一些临床症状如斜视及流涎等得到改善的机制研究。

3. 颅内潜能神经元激活　有一些作者对颈动脉鞘交感神经剥离术如何改善脑部微循环进行了研究,各种相关试验得出的结论不尽相同。关于颈动脉鞘交感神经剥离术在改善脑部微循环方面的作用,我们进行了小样本的观察。采用经颅多普勒技术,在术后一周测量发现脑脊液有变化明显差异,有统计学意义;术后一年测量发现脑脊液变化下降,变化量有统计学意义。我们认为颈动脉周围交感神经部分切除术后,脑血流以及脑血管的继发改变,改善了大脑的微循环,特别是大脑皮质的微循环,从而实现了症状的改善。推测可能与激活具有潜能的神经元有关。研究发现内源性神经干细胞位于哺乳动物胚胎期的大部分脑区,成年期的室管膜下区、海马齿状回的颗粒下层、脊髓等部位。CPVS术后脑血流量增加,神经递质释放改变等因素使脑组织内环境改变,有可能激活了具有多项潜能的内源性神经干细胞,通过分裂增殖,自我更新,修复损伤的神经组织,缓慢改善手足徐动症状。过去认为脑瘫属于静止性脑病,很多实验和临床实践证明颈交感神经外膜剥离术后脑部发生了一系列变化。有必要改变观念,对此问题深入研究。

第三节 手术方法

一、手术适应证

(1) 手足徐动型脑瘫或以手足徐动型为主的混合型脑瘫。

(2) 组织无挛缩或仅有轻度挛缩,骨与关节畸形较轻。

(3) 没有癫痫症状。

手足徐动型脑瘫的治疗目前仍然以康复训练为主,且需要长期坚持,需要花费大量的精力。我们在该型脑瘫的治疗中探索行颈动脉鞘交感神经网剥离术治疗取得了一些效果。有作者对痉挛型脑瘫患者也施行该术式,效果则远不如选择性脊神经后根切断术(SPR)确切,后者治疗痉挛型脑瘫效果有明确结论。我们主张该手术只应用于手足徐动型脑瘫。

二、术前准备

(1) 术前与患者家长沟通非常重要。该手术仅对部分患者有效,有效率为40%~50%。

(2) 备血。该手术一般出血很少。一旦发生血管损伤,可能大出血。所以一定要在具备一定抢救能力的单位开展。备好血管缝线。

三、麻醉和体位

采用气管插管全身麻醉。患者仰卧位,两肩后垫枕,使头后仰,颈前突,便于手术显露(图9-1)。

四、手术步骤

(1) 颈前胸锁乳突肌中部内侧斜切口,长3~4cm。切开皮肤前沿切口方向皮下注射肾上腺素盐水,并采用电切开的方法,减少出血。沿切口方向切开皮下组织、颈阔肌和深筋膜(图9-2)。

(2) 在胸锁乳突肌和肩胛舌骨肌之间

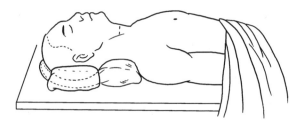

图9-1 手术中患者体位
颈及肩后垫枕使颈部后仰,有利于切口显露

切开筋膜,显露血管神经鞘。切开鞘膜,将颈内静脉牵向外侧,暴露颈总动脉,注意保护后外侧的迷走神经和颈内静脉。乳胶条牵引保护颈总动脉,环行切除距颈总动脉分叉处 2cm 以下所有颈动脉疏松外膜,直至镊夹血管外壁无丝状物。剥除长度约 3cm。彻底止血后逐层关闭切口。同法完成对侧手术(图 9-3)。

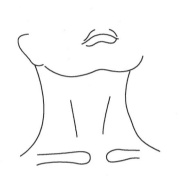

图 9-2　手术切口示意图

双侧胸锁乳突肌内缘斜切口,长 3~4cm

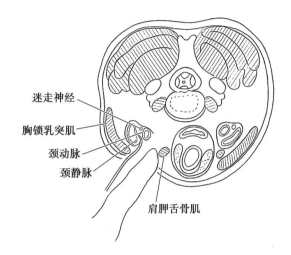

迷走神经
胸锁乳突肌
颈动脉
颈静脉
肩胛舌骨肌

图 9-3　手术入路示意图

五、术后处理

(1) 术后充分药物持久镇静很有必要,避免因手术创伤刺激加重徐动症状。

(2) 术前有癫痫史的患者,术后癫痫可能加重,要及时控制症状。

(3) 若出现血肿压迫气管造成窒息,要及时清除血肿并彻底止血。

六、手术意外

颈总动脉损伤出血偶尔可见到,注意及时压迫止血,必要时用血管外科技术修复血管损伤。

第四节　疗 效 观 察

目前,对手足徐动型脑瘫的评估仍缺乏客观有效的观察指标,对颈动脉周围交感神经网剥离术疗效的评估也是粗线条的。我们根据该病的主要表现,设计了徐动型脑瘫问卷调查评估表,主要评估指标见表 9-1。对各项观察指标的改善情况,除了依据我们的观察外,也充分考虑了家长的意见。每一项目根据改善情况分别赋予不同权重值,效果明显者权重值为 1 分,有改善但不甚满意者权重值为 0.5 分,无效为 0 分。将其总分相加为该次随访疗效评估值。最高值为 8 分,最低值为 0 分。对比不同时间的评估值,可以反映术后病情的演变情况。

表 9-1　徐动型脑瘫疗效评估方法

	疗效（分）		
	明显	有效	无效
运动			
头颈部运动	1	0.5	0
双手协调能力	1	0.5	0
站立及步态	1	0.5	0
肌紧张	1	0.5	0
自主神经			
流涎	1	0.5	0
斜视、眼球运动	1	0.5	0
说话及清晰度	1	0.5	0
家长满意	1	0.5	0

笔者统计了一组 560 例 PVS 随访结果（表 9-2）。

表 9-2　不同时间 560 例患者主要症状改善情况

项目	术后 1 周有效	术后 6 个月有效	术后 1 年有效
运动			
头颈部活动	515	437	308
双手协调能力	526	84	403
站立及步态	408	471	229
肌紧张	480	358	185
自主神经			
流涎	471	414	252
斜视、眼球运动	420	314	174
说话及清晰度	297	269	251
家长满意	489（87.4%）	429（76.7%）	310（55.3%）

　　总体而言，术后 1 年 72% 患者手足徐动症状改善，约 45% 患者流涎以及发声有改善，33% 患者肌张力有改善。近期有效率高于远期效果。

　　我们认为颈动脉周围交感神经部分切除术后，脑血流以及脑血管的继发改变，改善了大脑的微循环，特别是大脑皮质的微循环，可能是激活了颅内具有多项分化潜能的内源性神经干细胞，通过后者分裂增殖、自我更新，部分修复损伤的神经通路，从而实现了症状的改善。过去认为脑瘫属于静止性脑病，很多实验和临床实践证明颈交感神经外膜剥离术后脑组织发生了一系列变化，有必要改变观念，对此问题深入研究。

（许世刚　徐　林）

参考文献

1. Herring MD,John JA.Tachdjian's Pediatric Orthopedics ［M］.Philadelphia：Saunders/Elsevier,2008.

2. 秦泗河.颈总动脉周围交感神经网剥脱切除术治疗脑性瘫痪[J].中国康复医学杂志,1996(zg):100-101.

3. 许世刚,徐林,曹旭,等.颈动脉鞘交感神经网剥离术治疗手足徐动型脑瘫[J].中国骨伤,2010,23(4): 291-293.

4. von Overbeeke JJ,Dujovny M,Dragovic L,et al.Anatomy of the sympathetic pathways in the carotid canal.［J］. Neurosurgery,1992,31(3):603.

5. Overbeeke JJV,Dujovny M,Troost D. Anatomy of the sympathetic pathways in the cavernous sinus ［J］. Neurological Research,1995,17(1):2-8.

6. Sato T,Sato S,Suzuki J.Correlation with superior cervical sympathetic ganglion and sympathetic nerve innervation of intracranial artery-electron microscopical studies ［J］. Brain Research,1980,188(1):33-41.

7. Suzuki J,Takaku A,Kodama N,et al.An Attempt to Treat Cerebrovascular 'Moyamoya' Disease in Children［J］. Childs Brain,1975,1(4):193-206.

8. Denays R,Tondeur M,Toppet V,et al.Cerebral palsy：initial experience with Tc-99m HMPAO SPECT of the brain ［J］. Radiology,1990,175(1):111-116.

9. Boutouyrie P,Lacolley P,Girerd X,et al.Sympathetic activation decreases medium-sized arterial compliance in humans ［J］. American Journal of Physiology,1994,267(2):1368-1376.

10. Mangoni AA,Mircoli L,Giannattasio C,et al.Effect of sympathectomy on mechanical properties of common carotid and femoral arteries ［J］. Hypertension,1997,30(5):1085-1088.

11. Morita Y,Hardebo JE,Bouskela E.Influence of cerebrovascular sympathetic,parasympathetic,and sensory nerves on autoregulation and spontaneous vasomotion ［J］. Acta Physiologica,1995,154(2):121-130.

12. Mione MC,Cavanagh JF,Lincoln J,et al.Long-term chemical sympathectomy leads to an increase of neuropeptide Y immunoreactivity in cerebrovascular nerves and iris of the developing rat ［J］. Neuroscience, 1990,34(2):369-378.

13. Pilowsky PM,Llewellynsmith IJ,Minson JB,et al.Substance P and Serotonergic Inputs to Sympathetic Preganglionic Neurons ［J］. Clinical & Experimental Hypertension,1995,17(1-2):335-344

14. Bergerot A,Reynierrebuffel AM,Callebert J,et al.Long-term superior cervical sympathectomy induces mast cell hyperplasia and increases histamine and serotonin content in the rat dura mater[J]. Neuroscience,2000,96(1): 205-213.

15. Mione MC,Sancesario G,D'Angelo V,et al.Increase of dopamine beta-hydroxylase immunoreactivity in non-noradrenergic nerves of rat cerebral arteries following long-term sympathectomy ［J］. Neuroscience Letters, 1991,123(2):167-171.

16. Gulati A,Rebello S,Kumar A.Role of sympathetic nervous system in cardiovascular effects of centrally administered endothelin-1 in rats ［J］. American Journal of Physiology,1997,273(2):1177-1186.

17. 李英杰,尹玲.颈交感神经切断对脑循环的影响[M].国外医学脑血管疾病分册,2002,10(3):148-149.

18. 何坚荣,李枝明,李玮玲,等.选择性脊神经后根切断术和二期矫形手术治疗痉挛性脑瘫疗效分析[J]. 中国现代医药杂志,2011,13(11):39-41.

第十章

脑性瘫痪的术中麻醉管理

第一节　脑性瘫痪患儿的生理特点

儿童患者身体仍处于生长发育阶段,各系统器官功能仍不完善,脑性瘫痪患儿尤其如此。在麻醉管理中有其特殊性,必须考虑到其生理特点,不能简单理解为成年人体格的按比例缩小。

一、脑瘫患儿的生理特点

1. 脑瘫患儿发育多数较差,生理年龄比实际年龄一般可小 2~3 岁。体重也比发育正常的儿童小,所以不能用实际年龄来计算体重。术前需精确测量体重。约有一半的脑瘫患儿营养状态较差,并且可伴有贫血。

2. 因发育差及营养状态较差,脑瘫患儿的药物代谢动力学及药效学与正常儿童不同。药物半衰期往往延长,麻醉后苏醒时间较正常儿童长。所以脑瘫患儿用药量应比正常儿童用药量少。

3. 脑瘫患儿多伴有脊柱和肢体畸形,以下肢畸形多见。脊柱可见侧弯和旋转畸形。上肢、下肢畸形严重者可呈屈曲挛缩而不能伸直。此类畸形往往导致患儿呈强迫体位而不能自然平卧,给手术及麻醉处理带来困难。

4. 脑瘫患儿由于脑细胞受损,常伴有智力障碍,听力、视力、语言能力低下,甚至完全丧失交流能力。吞咽困难、流涎、肢体不自主运动等可严重影响麻醉的实施。下丘脑发育不全的患儿术中可能发生低体温。

5. 气管、支气管发育异常,呼吸道易激惹,肺功能异常,胃食管反流误吸等生理特点对呼吸道管理提出了比较高的要求。

6. 低龄脑瘫患儿的心脏指数比正常儿童高 49%,导致循环动力学耐受性差,应尽量选择对血流动力学影响小的麻醉药物和方法。

二、脑瘫手术对麻醉的要求

(一)脑瘫手术

选择性脊神经后根切断术(selective posterior rhizotomy,SPR)多用于痉挛型脑瘫的治疗。SPR 术中切开硬脊膜,分离出脊神经后根,将后根分成 2~3 束,采用神经电刺激仪,分别刺激各神经束,观察引起肌肉收缩时刺激信号值和肌肉运动幅度,选择阈值低的神经束按照一定比例切断,即选择性切断兴奋性高的神经束。

神经肌支切断术是将支配肌肉运动的运动支部分切断,减少肌肉收缩的功能单位,缓解痉挛。常用的有胫神经肌支切断术,一般作为 SPR 术后仍存在踝关节周围肌肉持续抽搐患者的补充手术,改善动力性马蹄足。术中需要机械刺激神经分支观察肌肉收缩反应。此时不应使用肌松剂。

(二) SPR 的刺激传导通路

电刺激脊神经后根时,形成刺激信号,由快传纤维和慢传纤维传入脊髓后角,直接引起相同水平的脊髓前角的运动神经元兴奋,产生肌肉收缩,此为脊髓水平的 γ- 环路。刺激信号传入脊髓后角后,激活后角投射神经元,沿脊髓上行传导束传向脑干网状结构和背侧丘脑,投射至大脑皮质和边缘系统,产生痛觉和痛反应,沿脊髓下行传导束传向外周效应器,表现为肌肉电信号和肉眼可见的肌肉运动,此为皮质水平的外周 - 皮质 - 外周环路。

(三) 影响电刺激脊神经后根阈值测定的因素

1. 肌肉松弛药物作用于神经肌肉接头,阻断神经肌肉兴奋的正常传递,从而产生肌松作用。当所有肌纤维的终板受体被阻滞达 75% 以上时,肌颤搐的肌张力出现减弱,运动终板受体被阻滞达 95% 左右时,肌颤搐完全抑制。肌颤搐未恢复到一定程度时,电刺激脊神经后根不能引起肌肉收缩或者不能测出肌肉收缩产生的肌电信号。在使用肌电刺激仪时肌松剂应不再发挥作用,否则刺激时观察不到肌肉收缩反应。

2. 镇痛药物使用后,作用于脊髓、延髓、中脑和背侧丘脑等痛觉传导区阿片受体而提高痛阈,对伤害性刺激不再感到疼痛。痛阈未恢复时,电刺激脊神经后根不能使神经中枢产生伤害反射性运动。

3. 镇静药物使用后,作用于神经中枢,产生以意识水平的抑制和对伤害性刺激引起的体动反应抑制。意识水平和体动反应未恢复到一定程度时,电刺激脊神经后根则不能引起预期中的体动反应。

(四) 体位的要求

SPR 手术需从脊柱后路进入蛛网膜下隙,手术均采用俯卧位。要求腹部悬空,有助于减少术中出血。另外,术中切开硬膜前需要摇动手术床,保持患者头低位,有利于神经根的显露,同时减少术中脑脊液丢失。

(五) 手术时间

随着 SPR 手术的开展,手术技术的熟练,手术时间越来越短。有学者 1995 年统计手术平均时间 3~4 小时,脊神经后根电刺激阶段平均时间 72 分钟。2001 年统计手术时间为 2~4 小时,脊神经后根电刺激平均时间 47~70 分钟。2004 年统计手术时间 53~85 分钟。手术时间的缩短给麻醉管理带来了方便,也给麻醉方法带来一些改变。麻醉师需要与手术医师沟通好,根据术者显露所需时间和测定神经根阈值的大致时间安排肌松剂的使用,避免在需要观察肌肉电刺激反应时肌松剂仍在作用。

第二节　脑性瘫痪的术中麻醉管理

一、麻醉前准备

1. 术前常规检查　包括一般情况,如体重、身高、年龄、口腔、既往史、心电图、全血分析、心功能、肺功能等,及智力发育及交流配合能力、药物过敏史、手术史等。有手术史,患儿对手术产生恐惧心理,对与手术有关的一切活动和人员都有抵触,需要事前做心理辅导或在麻醉前施以镇静。智力发育过差者,可完全没有交流或表达能力,甚至不能啼哭,需在麻醉前明确患儿的平日表情和呼吸形态,以与术后对比,确认患儿是否恢复至正常。有的脑瘫患儿因发育差,口腔及呼吸道也较正常儿童小,应按患儿声门及气管大小选择气管插管的型号。

2. 术前准备　常规禁食禁水,但因患儿年龄小,在必要时可先行输液。避免麻醉前患儿缺失水分过多,导致诱导时血流动力学不稳定。

二、麻醉方法的选择

脑瘫患儿行 SPR 手术采用俯卧位,为维护患儿呼吸及手术顺利进行,麻醉方法一般采用气管插管静吸复合麻醉或气管插管静脉麻醉。

三、麻醉诱导和维持

1. 基础麻醉　能够配合的患儿可直接进入手术间。不能配合的患儿需行基础麻醉。考虑到脑瘫患儿药物耐受性差,氯胺酮肌注量可按患儿的体质状况酌情加减,一般在 3~5mg/kg。为减少口腔分泌物,可同时使用抗胆碱药物。基础麻醉也可采用单独或辅助吸入挥发性麻醉药镇静的方法使患儿入睡。患儿入睡后,应密切观察患儿呼吸道通畅情况及呼吸频率和呼吸幅度,保证患儿氧供。进入手术间后,开放静脉通路,完成各项监测,如心电、无创血压、血氧饱和度等。

2. 麻醉诱导及维持　静脉麻醉诱导可采用快诱导或慢诱导,一般以镇静、镇痛药物联合肌肉松弛药物完成。术中可以吸入挥发性麻醉药或复合吸入氧化亚氮维持,静脉镇静和镇痛药物可间断或持续使用,肌肉松弛药物视手术情况酌情给予。

早些年用咪唑西泮 0.1mg/kg 或地西泮 0.3mg/kg,芬太尼 5μg/kg,维库溴铵 0.1mg/kg 静脉注射,2% 利多卡因溶液喉头表面麻醉后行气管插管。

近些年有静脉注射丙泊酚 1.5~2.5mg/kg,琥珀胆碱 2mg/kg 或维库溴铵 0.1mg/kg,芬太尼 2~4μg/kg 诱导后行气管插管。最近也有静脉注射舒芬太尼 0.2~0.4μg/kg 或瑞芬太尼 0.5~1μg/kg 辅助静脉诱导。诱导后,瑞芬太尼还可以 0.1~0.5μg/(kg·min)持续输注。

吸入挥发性麻醉药也可用于麻醉诱导。近年有学者使用高浓度七氟烷使患儿入睡。方法是:排空呼吸囊,挥发罐开到最大刻度,氧气流量设在 6L/min,封闭螺纹管出口,待呼吸囊充满后,给患儿紧扣面罩吸入混合气体,一般在呼吸数次后,患儿即可进入睡眠状态,随后可辅以其他静脉药物行气管插管。

气管插管后,可用吸入挥发性麻醉药或复合氧化亚氮维持麻醉。异氟醚吸入浓度维持在 0.2%~0.4%，氧化亚氮浓度为 40%~60%。也可间断辅以丙泊酚静脉注射，每次 1~2mg/kg 或按 6~15mg/（kg·h）持续静脉泵注。近年也有用丙泊酚行靶控输注，血浆或效应室靶控浓度控制在 3~5μg/kg。

根据手术时间长短来决定是否使用肌肉松弛药物。如手术时间短，则术中一般不使用；如手术时间较长，使用维库溴铵可根据四个成串（TOF）刺激监测结果以及手术步骤确定追加时机。

四、术中管理

（一）液体管理

小儿血容量按千克体重计，比成人大。但因体重小，血容量绝对值很小，手术时稍有出血，血容量会明显降低。小儿细胞外液在体重中所占比例较成人大，成人细胞外液占体重的 20%，小儿占 30%，新生儿占 35%~40%，导致患儿对液体限制耐受性差。小儿机体内糖及脂肪储备少，较长时间禁食易引起低血糖及代谢性酸中毒倾向。故小儿手术前禁食时间应适当缩短，术中应适当输注葡萄糖。小儿水代谢比成人快，不能耐受脱水。手术前禁食及手术创伤均有液体丧失，必须及时补充。术中根据出血情况，出血少者可不必输血，输液速度可控制在大约 6ml/（kg·h）。

（二）药物管理

1. 镇痛药　芬太尼具有强效镇痛作用，持续时间约为 30 分钟，但对呼吸有抑制，抑制时间可长达 1 小时。舒芬太尼镇痛效能为芬太尼的 5~10 倍，安全范围广，是芬太尼的 100 倍，但因增加迷走神经张力，能引起心动过缓，必要时可用阿托品拮抗。舒芬太尼抑制呼吸的时间比芬太尼短，可用于 SPR 手术诱导或术中少量静脉注射以维持镇痛，用量按芬太尼的约 1/10。瑞芬太尼是哌啶的衍生物，因含有一个酯的结构，极易被体内酯酶水解，具有起效快（1~2 分钟）、清除快等特点，是超短效阿片类药。其作用消失主要是药物快速清除而不是再分布，持续输注半衰期恒定，为 3~5 分钟，对循环、呼吸、神经系统的作用呈药物剂量依赖型。适于术中持续输注用于维持镇痛，术毕停止输注后患儿可很快苏醒。停止持续输注前，静脉注射其他镇痛药可预防瑞芬太尼停止输注后产生的急性疼痛。

2. 镇静药　丙泊酚目前应用广泛，是具有高度亲脂性的静脉镇静药。静脉注射后快速分布至中央室，镇静起效快而平顺。小儿中央室分布容积大，且清除率快。故小儿使用丙泊酚，药物量按千克体重算比成人大，需 2.5~3mg/kg 方能达到诱导效果。丙泊酚清除快，分布广，适用于连续静脉输注以达到稳态血药浓度，SPR 术中可间断或连续注射以维持镇静催眠状态。

3. 肌松药　琥珀胆碱是目前临床上唯一应用的除极肌松药，作用起效快。静脉注射 1mg/kg 后 45 秒即产生满意的肌松作用，可行气管插管。阿曲库铵是中效非除极化肌松药，其特点是在体温 37℃和 pH 7.4 的生理状态下能在体内以 Hofmann 效应自行降解，其消除不依赖肝肾功能，主要由血浆胆碱酯酶水解。静脉注射 0.3~0.6mg/kg，1~2 分钟即可进行气管插管，作用时间维持 15~30 分钟。维库溴铵是潘库溴铵衍生物，无明显心血管作用。静脉注射 0.08mg/kg 后可行气管插管，作用时间维持 25~30 分钟。

研究表明，SPR 术中不应使用或仅使用少量肌肉松弛药物。如果诱导后间断追加维库溴铵或阿曲库胺，电刺激脊神经后根阈值可能升高，有时甚至不能测出。需停用肌肉松弛药物或使用肌松拮抗剂,使其肌松作用消失后才能测出。持续静脉滴注氯化琥珀胆碱时,也可观察到阈值升高,表现为无明显肢体活动。

(三) 麻醉深度

围手术期应维持一定的麻醉深度。手术开始,皮肤及硬脊膜切开之前,应有足够的麻醉深度。电刺激脊神经后根阶段,为保证能顺利引出肌肉收缩或者测出肌肉收缩产生的肌电信号,应适当将麻醉深度减浅。但过浅时可能造成患儿循环波动、心率变化和过度的肌肉运动,过深时可能不能引出肌肉运动。所以麻醉深度应综合考虑,使患儿处于适当的麻醉深度。

在电刺激脊神经后根阶段,如果是吸入挥发性麻醉药,一般将麻醉深度控制在0.6~0.8MAC。大于 1MAC 时,脊神经后根刺激阈值会明显升高,不仅影响手术且患儿多伴有术后苏醒延迟。在电刺激之前使用小剂量氯胺酮会使刺激阈值升高,患儿更能耐受疼痛刺激,所以在电刺激之前应尽量避免使用。

术中可持续静脉输注丙泊酚,保证手术期间麻醉的平稳。丙泊酚具有抑制交感神经兴奋的作用,可以对抗电刺激脊神经后根时引起的心率增快和血压升高,使心率增快和血压升高超过刺激前水平 25% 幅度的只有 6%。

术中可持续监测脑电双频谱(BIS),BIS 值维持在 65~75 时的麻醉深度可满意进行电刺激脊神经后根阈值的测定。

根据患儿术中情况判断麻醉深度是否适当可以有两点:①自主呼吸是否恢复;②术者弹拨脊神经根或用冰盐水冲洗刺激脊神经根时下肢反射运动是否明显。

(四) 肌松程度

在术中可根据肌松监测仪的提示来避免肌松药物的过量使用。电刺激脊神经后根阶段时,肌肉张力应恢复到 TOF 第三个刺激颤搐反应出现为合适。若只出现第二个刺激颤搐反应,说明肌肉张力恢复不够,脊神经后根电刺激的阈值会升高,且电刺激可能完全无反应。若出现了第四个刺激颤搐反应说明肌肉张力恢复过多,麻醉深度偏浅,脊神经后根电刺激的阈值会降低,肌肉颤搐出现过早,甚至当电刺激强度非常小时,就出现肌肉颤搐,导致术者不能正确区分脊神经后根的哪一束阈值偏高。肌松监测仪还可以提示 T_4/T_1,基本接近 100% 时,可以观察到较满意的肌电信号或肌肉运动。如肌肉张力恢复不够,可静脉滴注新斯的明0.035mg/kg 和阿托品 0.015mg/kg 进行拮抗。

(五) 术中生命体征变化预防与处理

术中对脊神经后根行电刺激,可通过脊髓上行传导束后束传导,反射性引起心脏交感神经兴奋,引起心率加快,表现为窦性心动过速,最高可超过 150 次 / 分钟,血压同时也有明显升高;但也有少数患儿出现窦性心动过缓。如高于或低于正常值达30%以上,则应给以纠正。在电刺激脊神经后根阶段,患儿的自主呼吸频率和潮气量均较术中未刺激前有升高,呼吸道阻力会升高,呼吸道顺应性会下降。表现为人机对抗,此时可转为人工辅助呼吸或少量使用镇静药物以减弱人机对抗,保证患儿正常呼吸。电刺激停止后 10~15 分钟心率、血压和呼吸可恢复到刺激前水平。在术中应特别重视 6 岁前小儿及切断后根小束超过 50% 的脑瘫患儿的应激反应。影响 SPR 的因素可能有:①年龄越小,应激反应越大,3~6 岁强于其他年龄;②切断脊神经后根小束范围越大,应激反应越强;③行腰骶段 SPR 者应激反应明显强于颈胸段 SPR 者;④芬太尼用量与应激反应存在负相关。

（六）体位

手术患儿在俯卧位摆放不当时,会限制胸廓和膈肌运动,压迫腹部,使呼吸受限。处理不当可能会导致通气不足,二氧化碳潴留;也会间接压迫下腔静脉,妨碍静脉血回流,增加手术野渗血或出现顽固性低血压。摆放体位时,可用体位架或两个长短粗细适中的软布圆柱垫在肋弓和髂前上棘之间,使腹部空出而不受压。同时,腋窝下要放置棉垫,并且避免过度伸展、牵拉上肢,防止臂丛神经受到损伤。对眼部要进行遮盖保护,同时避免受压。术中切开硬脊膜时需采取头低位,以减少脑脊液丢失。

（七）气管插管及拔管

进行小儿气管插管时,操作应轻柔,避免造成上呼吸道黏膜损伤。6岁以前小儿喉头最狭窄处位于环状软骨,呈圆形,气管导管通过环状软骨行控制呼吸可无明显漏气,故不需带套囊的气管导管。6岁以后儿童喉头最狭窄处位于声门,声门并不呈圆形,为防止控制呼吸时漏气,应该用带套囊的导管。小儿气管内径有较大差异,应准备一些相邻型号的气管导管,尤其是无套囊的气管导管,插入后行机械通气时无明显漏气说明管径合适。SPR手术时患儿取俯卧头低位,气管导管插入后牢固固定十分重要,且不能折弯。在电刺激脊神经后根时,患儿可能会有体动反应,此时应注意气管插管有无活动。

小儿气管内径小,呼吸道阻塞易引起缺氧,术毕拔管前应吸净口腔内分泌物,待咳嗽、吞咽反射活跃、通气功能良好时可以拔除气管导管;睁眼、哭声洪亮有力、并且呼吸空气状态下SpO_2不低于正常值时可以将患儿送回病房。

（柯海 宓燕）

参考文献

1. 刘锋伟,裘艳梅.针刺等中西医多种方法治疗小儿脑性瘫痪的疗效[J].中华中医药学刊,2017(8):2161-2164.
2. 安刚.婴幼儿麻醉学[M].北京:人民卫生出版社,2002.
3. 陈煜,连庆泉.当代小儿麻醉学[M].北京:人民卫生出版社,2011.
4. 李国彰.神经生理学[M].北京:人民卫生出版社,2007.
5. Ronald D.Miller:Anesthesia[M].5th ed.Science Press,2001.
6. 徐林.关于开展脑瘫SPR的若干问题[J].中国矫形外科杂志,1995(zj):141-142.
7. 黄文起,何东升,陈秉学.选择性脊神经后根切断术的临床麻醉处理[J].中华显微外科杂志,1995(2):140-142.
8. 张建蓉,杨学权,孙嘉麟,等.选择性脊神经后根切断术的麻醉处理[J].重庆医学,2001,30(4):340-341.
9. 李红英,蔡杰衡.高选择性脊神经后根切断术的麻醉[J].广东医学,2004,25(8):943-944.
10. 叶庆明,林宗伟,林阳,等.选择性脊神经后根切断术的麻醉处理[J].中国实用医刊,2004,31(21):4-5.
11. 王增春,王强,刘海泉,等.静吸复合全麻与全凭静脉麻醉的麻醉费用比较[J].中国康复理论与实践,2004,10(6):367-368.
12. 王增春,王强.选择性腰骶神经后根切断治疗小儿脑瘫下肢痉挛的麻醉体会[J].临床麻醉学杂志,2003,19(9):562-563.
13. 钱自亮,周启兵,张亦文.脑瘫患儿选择性脊神经后根切断术的麻醉处理[J].中华麻醉学杂志,2003,23(5):380.
14. 李京生,田肇隆.右美托咪定用于小儿脑瘫选择性脊神经后根切断术麻醉的研究[J].临床小儿外科杂志,2014(3):246-249.

15. 周松花,胥亮,张锐,等.小儿脑瘫选择性脊神经后根切断术的麻醉处理[J].医学争鸣,2003,24(23):2192.

16. 初维良.脑瘫患者实施选择性脊神经根切断手术的麻醉方法[J].中国冶金工业医学杂志,1999,16(3):148.

17. 刘松筠,洪毅.试用秩和比法分析 SPR 中影响应激反应的因素[J].中国康复理论与实践,1997,3(4):158-160.

18. Aĭzenberg VL,Diordiev AV etc.Central hemodynamic reactions to exercise in patients with infantile cerebral paralysis as a possibility of choosing a procedure for anesthesia and predicting its course [J].Anesteziol Reanimatol,2009(1):14-17.

19. Frigon C,Sedeek K,Poulin C,et al.Does ketamine affect intraoperative electrophysiological monitoring in children undergoing selective posterior rhizotomy? [J].Paediatric Anaesthesia,2008,18(9):831 - 837.

20. Costa VV,Saraiva RA,Duarte LT. [Regression of general anesthesia in patients with cerebral palsy:a comparative study using the bispectral index [J].Revista Brasileira De Anestesiologia,2006,56(5):431-442.

21. Saricaoglu F,Celebi N,Celik M,et al.The evaluation of propofol dosage for anesthesia induction in children with cerebral palsy with bispectral index(BIS)monitoring [J].Paediatric Anaesthesia,2005,15(12):1048 - 1052.

22. Maranhão MV.Anesthesia and cerebral palsy [J].Revista Brasileira De Anestesiologia,2005,55(6):680-702.

23. Theroux MC,Akins RE.Surgery and anesthesia for children who have cerebral palsy [J].Anesthesiology Clinics of North America,2005,23(4):733-743.

24. Theroux MC,Oberman KG,Lahaye J,et al.Dysmorphic neuromuscular junctions associated with motor ability in cerebral palsy [J].Muscle & Nerve,2005,32(5):626-632.

第十一章

脑性瘫痪手和腕部畸形的手术治疗

第一节　前臂和腕部畸形的手术治疗

一、先天性桡骨假关节

先天性桡骨假关节极为罕见,在神经纤维瘤病的病人中,其桡骨可发生囊肿性的假关节,病人往往有神经纤维瘤病的皮肤表现和明确的家族史。

在文献报告的所有病例中,桡骨假关节均发生在桡骨下 1/3,其病变的远侧端很短,接近桡骨远侧骺板,骨端变细,尺骨相对较长。Boyd 建议选择先天性胫骨假关节的双侧贴面骨移植的方法治疗本病。此手术可恢复桡骨长度,并增加近侧骨端的大小,通常可获得满意的骨性连接。Kameyama 等报告采用完全切除受累的桡骨、周围骨膜组织和软组织,然后进行带血管的腓骨移植,获得比较满意的效果。他们建议,手术应推迟到骨骺发育成熟时实施,在此之前用上肢支具固定。

二、先天性尺骨假关节

神经纤维瘤病中,先天性尺骨假关节极为罕见。在英文文献中,合并孤立性尺骨假关节的神经纤维瘤病者只有 16 例。尺骨假关节可引起桡骨弯曲,前臂短缩和桡骨头脱位。目前的治疗方法有:不吻合血管的骨移植、前臂单骨成形、带血管的腓骨游离移植及 Ilizarov 加压牵伸技术。先天性尺骨假关节的骨移植术往往失败,但因在婴幼儿期可发生明显的桡骨弯曲,故有早期手术的指征。在先天性尺骨假关节囊处,早期进行刮除、内固定和骨移植可获得成功。如已形成假关节并在末端发生骨萎缩,应切除尺骨远端,解除对桡骨的栓系作用,术后采用支具保护。如桡骨头发生脱位,可考虑切除桡骨头并与尺骨近端融合,形成单骨前臂。也有学者报告应用 Ilizarov 技术治疗间隙较窄和骨端骨质较好的尺骨假关节。

三、先天性尺桡骨融合

先天性尺桡骨融合通常发生于尺桡骨的近端,前臂通常固定于旋前位。双侧受累者约占 50%。

【病因和病理】　一般有家族史。当胚胎第五周时,尺桡骨软骨干之间不发生分离而骨化或尺桡骨之间填充中胚层组织而发生尺桡骨融合。本畸形一般可分为三型:第 I 型为正尺桡骨融合,尺桡骨近端融合一起,两骨之间无皮质骨,桡骨头与尺骨融合或桡骨头完全缺失,桡骨头完全缺如者往往累及双侧,桡骨干弯曲,比尺骨粗大而长。第Ⅱ型系桡骨头向后脱位,近端与尺骨近端上部融合。第Ⅲ型系尺桡骨之间借一层骨间韧带连接,阻碍前臂旋转活动,这一型不是真正的融合,但临床表现基本一致。

【临床表现】 前臂固定在旋前位,旋后功能丧失,尺桡骨之间无活动性,肘关节伸屈活动可部分受限,腕关节活动正常。日常生活影响程度与前臂旋前位畸形有关。患肢前臂瘦小、弯曲,正常部位的桡骨头可见局部凹陷。

【治疗】 先天性尺桡骨连接除骨性畸形外,软组织也发生严重病理改变,尤其前臂骨间膜挛缩,旋后肌、旋前圆肌及旋前方肌等发育不良或缺如,使得手术疗效往往欠佳,所以任何尺桡骨分离手术都不可能恢复其旋转功能。目前比较有效的手术方法是矫正前臂旋前位固定畸形,然后通过肩关节和肘关节的代偿活动,达到完成日常生活的需要。采用尺桡骨连接部位旋转截骨,但手术创伤较大,血管神经容易受到牵拉和扭转性损伤。Lin 等介绍一种手术创伤比较小的方法,分为两期手术矫正前臂严重旋转畸形的方法,术中仅进行桡骨和尺骨截骨,然后石膏固定,术后 10 天通过手法将前臂旋转矫正到所需要的功能位。然后继续长臂石膏固定 6~8 周。他们报告 25 例中,24 例获得功能改善,其中包括 11 例先天性桡尺骨融合。

Lin 手术方法:在止血带控制下,桡骨远端 1/3 的背外侧做 1~2cm 长的皮肤切口,骨膜下暴露桡骨,在截骨部位用细钻头作双侧皮质钻孔。在尺骨近侧 1/3 做另一皮肤小切口,用同样的操作方法暴露和钻孔。然后用锐利的窄骨刀将桡骨和尺骨截骨。此时不要改变前臂的位置,放松止血带,充分止血,冲洗切口后,关闭切口。术后 10 天,在常规麻醉下去除石膏管型,通过手法将前臂旋转到所需的位置。一般将优势侧的前臂置于旋前 20°~30° 的位置,非优势侧的前臂可固定在旋后 20° 的位置上。然后仔细检查脉搏,密切观察是否出现血管受压。继续长臂石膏管型固定直到骨性愈合,一般需要 6~8 周。

四、先天性桡骨缺如

先天性桡骨缺如也称 club hand,1733 年由 Petit 首次报告。畸形轻者仅有桡骨发育不良,重者则桡骨完全缺如。发生率约为 9/10 万,双侧受累占 50%,单侧者右侧约为左侧的 2 倍,男女之比为 1.5∶1。

【病因和病理】 原因仍不清,但根据 Gegenbauer 理论,上肢由一条主干和四条副射线组成,桡骨、手舟骨、大多角骨、第一掌骨和拇指两节指骨组成第一副射线。当第二副射线的发育受抑制时,可出现先天性桡骨缺如。本畸形可分为三种类型:Ⅰ型为桡骨发育不良;桡骨远端生长部位缺如,骨骺骨化延迟,桡骨远端短缩桡骨茎突和尺骨茎突在同一水平。腕关节桡偏但比较稳定。Ⅱ型为桡骨部分缺如(图 11-1),桡骨中远端未发育,其近端基本正常,与肘关节保持一定程度的稳定性。有时与尺骨融合,形成尺桡骨融合的一种类型或肋骨小头发生融合。尺骨短缩增粗,凹向桡侧,腕关节不稳,手部向桡侧偏斜。Ⅲ型为桡骨完全缺如(图 11-2),本型约占 50%。

因腕部没有桡骨支撑,手部与前臂形成约 90° 桡偏。桡侧射线诸骨完全缺如,包括手舟骨、大多角骨、第 1 掌骨和拇指骨。如拇指存在,多表现为浮指。肱骨短缩、肋骨小头发育不全或缺如,肱骨远端骨化延迟。

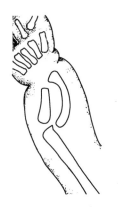 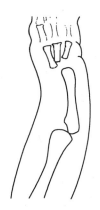

图 11-1　桡骨部分缺如　　　　　图 11-2　桡骨完全缺如

尺骨与腕关节之间缺乏关节软骨,多为纤维连接。腕关节向桡侧和掌侧脱位,前臂桡侧的软组织挛缩明显。掌指关节过伸,屈曲受限。近排指间关节固定性畸形,近节指间关节和掌指关节正常。在 1/4 病人中,肘关节呈伸直位僵硬,如果通过手术不能矫正肘关节软组织挛缩;则不能进行手腕中心化手术。

肌肉受累:肱桡肌、旋后肌、旋前圆肌、桡侧伸腕长短肌往往缺如,拇长屈肌、拇长短伸肌、拇外展短肌及大鱼际肌也常常缺如,但骨间肌、小鱼际肌往往不受累。手指伸肌一般正常,但屈指浅肌可能纤维化,与屈指深肌形成一块。肱二头肌长头缺如,其短头存在,但止点异常,往往附着在关节囊或桡骨或肱骨内上髁表面。胸大、小肌和三角肌存在,其止点可能与肱三头肌或肱肌形成一起。

神经受累:肌皮神经往往缺如。桡神经常常止于肘部,手的桡侧感觉由正中神经支配。正中神经粗大,位于前臂桡侧的深筋膜下,手术时应引起注意。尺神经和腋神经一般正常。

血管受累:桡动脉退化或缺如。尺动脉成为前臂和手部血供的主要血管,骨间动脉发育良好。前臂桡侧由骨间前动脉支配。

【临床表现】 前臂短缩明显,并向桡侧弯曲,尺骨茎突呈球形凸出,而桡骨茎突摸不到,手部桡偏。单侧受累者,尽管患肢笨拙,但通过对侧的正常上肢的代偿活动,可完成一般日常生活。双侧受累者,功能受影响较大,穿衣、吃饭、洗澡等均有困难。如果肘关节屈曲受限则更进一步使功能丧失加重。拇指缺如,食指向尺侧偏斜,小指桡偏。腕侧两个手指往往屈曲挛缩,而尺侧两个手指一般正常。

【治疗】 根据病人的畸形类型和桡侧纵轴缺如程度来决定治疗方案。

Ⅰ型病人可通过石膏矫形,达到矫正前臂桡侧软组织挛缩的目的。然后采用支具固定和腕关节功能锻炼,维持手的功能位。8~10 岁时,如果桡侧短缩加重影响腕关节的功能,可考虑行桡骨“Z”形截骨延长术和软组织松懈术。术后上肢石膏固定肘关节于屈曲 60°~70°,前臂旋后位和腕关节功能位。石膏固定 8~10 周。

Ⅱ型或Ⅲ型病人,因早期可能出现腕关节严重桡偏和掌屈,所以出生后应马上治疗,通过石膏矫形,防止软组织挛缩。当腕关节矫形达到功能位时,改用支具固定,同时进行肘关节、掌指关节和近节指间关节的屈伸活动锻炼。如果腕关节不稳定,桡偏逐渐加重,可考虑行手腕中心化手术。术中将腕关节的尺侧及背侧关节囊紧缩,肌腱转位,桡侧软组织松懈。

如果需要,可行尺骨楔形截骨矫正弯曲畸形。多数学者认为手术最佳时机在婴幼儿期。

第二节 手部畸形的手术治疗

手腕中心化手术的禁忌证:①合并其他畸形,如 Fanconis Pancytopenia(范康尼顽固性贫血),因手术危险性大,不宜手术。②肘关节伸直位挛缩,因不能屈曲,即使重建手的功能,也无法发挥手的作用。③病人年龄较大,尤其到了青春期,因完全适应畸形手的生活习惯,另外,尺骨严重弯曲,软组织挛缩明显,容易发生血管神经损伤并发症。

一、先天性并指

先天性并指是胚胎发育期间手指之间未能分开的一种常见畸形。并指的发生率约占出生儿的 1/2000。其真正的发生原因仍不清楚,但一般认为与妊娠 7~8 周期间指芽的生长发育异常缓慢有关。Flatt 发现,尽管并指畸形为散发性,但有家族史者占 40%,所以提示遗传是并指畸形的发病因素之一。

【分类】 并指一般可分为单纯性与复杂性。单纯性并指在并指之间仅有软组织相连。单纯性并指又可分为完全性与不完全性。完全性并指表现为指蹼到指尖之间完全合并一起(图 11-3A);而不完全性并指仅表现为指蹼到指间关节之间相连(图 11-3B)。复杂性并指则在并指之间有骨性连接(图 11-4)。

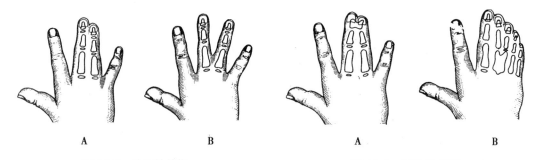

A	B	A	B
图 11-3 单纯性并指		图 11-4 复杂性并指	
A. 完全性 B. 不完全性		A. 指骨远端融合 B. 指骨近端融合伴重复指	

【临床表现】 并指在临床上以中指和环指之间最常见,约占 57%,环指和小指并指占 27%,食指和中指并指 14%。环指和小指并指占 3%。双手并指约占 50%,男孩比女孩多见。在单纯性并指中,对于指间关节不在同一平面者,如环指和小指并指、食指和拇指并指,长指可因受短指的牵拉而出现屈曲畸形。

【治疗】 并指因影响功能和外观,同时妨碍手指的发育,应进行并指分离术。但手术时机对预后非常重要。最好在上学前完成并指分离及修复手术。一般在 1 岁半后开始行并指分离术。如果过早行并指分离则可能出现指蹼移动而影响功能。如果并指累及第二或第三指蹼,并指没有继发畸形,应等到 1 岁半后再进行并指分离术。但如果并指出现成角、旋转和屈曲等畸形,无论单纯性或复杂性并指,都应早期行并指分离术,一般在 6 个月至 1 岁之间进行。如果两个并指以上受累,应采取早期分次并指分离术,两次手术之间应间隔 6 个月以上。避免一次分离多个并指,影响并指血运而发生坏死。

并指分离术应避免纵向切口瘢痕,对共用的指神经应仔细地纵向劈开,保证两个并指的神经支配。对共用的指动脉,可以结扎其分支,一直解剖到指蹼为止,但应防止并指的血供障碍。对于并指的共用指甲,纵向劈开多余的指甲及其基质,使其到达正常的指甲宽度。对于骨性并指,应早期手术,将其纵向劈开,用骨膜瓣覆盖其骨性创面,确保植皮成活。指蹼的重建可采用 V 形或 U 形皮瓣。对于单纯性不完全性并指,指蹼在近节指间关节者,可采用蝴蝶形皮瓣。并指分开后的创面,尽管皮肤缝合不紧,也要采用游离皮片修复,直接缝合皮肤容易发生并指血运障碍。另外,应让病人家长知道,并指分离术后有可能复发或成角畸形,将来可能需要进行矫形术。有学者报告并指分离术后需要再次手术者约占 30%~59%。

并指分离术最常见的并发症有并指或指蹼瘢痕挛缩畸形,指蹼向远端移位,尤其在 1 岁半以前所进行的并指分离术。最严重的并发症为并指缺血性坏死。

二、先天性巨指

巨指是一种很少见的先天性手指增大畸形,约占手部先天性畸形的 0.9%。虽然每个手指都可发生巨指畸形,但食指最常见。本畸形一般没有遗传性。尽管其病因不清楚,但与神经供应异常、血供异常或激素水平异常有关。有学者认为巨指可能是神经纤维瘤病的一种特殊类型。

【临床表现】 真性巨指一般有缓慢增大和快速增大两种表现。缓慢增大者,其巨指一般在婴儿期就已出现,巨指呈弥漫性增大,其远端组织和掌侧组织比近端和背侧较为肿大,巨指的生长与其他手指成比例生长;快速增大者在婴儿期增大不明显,到幼儿期才快速增大,比正常手指的生长速度要快得多,常伴有成角畸形,状如香蕉形。巨指可以伴有并指畸形,也可以累及双手,一部分神经纤维瘤病的病人可以发生巨指畸形。巨指的皮肤增厚,指甲肥大,其指骨和掌骨也增大。当骨骼成熟时,巨指开始丧失其活动功能,晚期可能发生腕管综合征、营养性溃疡。

【治疗】 巨指的外观及功能往往成为患儿及家长的心理负担,需要手术治疗。尽管有许多种手术方法,但疗效仍不满意。

对于巨指进行性增大者,一般需要采取软组织和指神经部分切除术。通常先切除一侧巨指软组织,3 个月后再切除另一侧的软组织。在生长过程中,巨指可能需要多次手术。Tsuge 建议切除软组织的同时切除增大的指神经,可以有效地控制巨指的发展。Kelikian 建议将扭曲的指神经部分切除,然后将指神经端端缝合术。

对于巨指成角畸形,可通过指骨近端闭合性楔形截骨加以矫正。如果巨指已到达成人手指的长度,可通过指骨骨骺阻滞术。Clifford 主张对指骨骨骺钻孔,Jones 则主张切除指骨骨骺。

巨指手术最严重的并发症为术后皮瓣缺血性坏死,分次手术可减少其缺血的危险性。另外术中应无张力缝合,如果张力过大,应采用全厚皮肤游离植皮术,可避免这一并发症的发生。

三、先天性拇长屈肌腱鞘狭窄

先天性拇长屈肌腱鞘狭窄也称先天性拇指扳机指、拇长屈肌狭窄性腱鞘炎。大约 25%

的病人在出生时可被发现,多数病人在 1~2 岁时,因拇指指间关节屈曲畸形才被发现。双侧拇指受累者占 25%。

【病理】 受累的拇长屈肌腱鞘增厚,形成环状狭窄,狭窄部位近端的拇长屈肌腱呈梭形膨大。1 岁以内者自然好转约占 30%,6 个月至 2 岁者,自然好转约 12%。

【临床表现】 拇指指间关节处于屈曲位。第 1 掌指关节屈曲横纹近端可见局部隆起,可触及皮下结节样肿物,可有轻度的压痛。如果腱鞘狭窄较轻,拇指指间关节屈伸时可出现膨大的拇长屈肌腱滑过腱鞘狭窄环,产生扳机枪样的动作,同时在结节处有弹跳感;如果腱鞘狭窄较重,拇指指间关节处于屈曲位而不能伸直。

【治疗】 对于腱鞘狭窄程度较轻者,由于 2 岁以内的病人有 12% 可出现自然好转,应通过 6 个月至 1 年的观察治疗,可采用拇指指间关节轻柔地被动屈伸活动。如果 2 岁后仍未好转,应采用手术治疗,手术年龄一般不要超过 3 岁。对于腱鞘狭窄程度较重者,因拇指指间关节不能伸直,无法进行被动活动,手术可在 1 岁后进行。如果合并其他手指的腱鞘狭窄,也应提前到 1 岁进行手术。

手术可选择臂丛麻醉或基础麻醉加局部麻醉。在第 1 掌指关节屈曲侧横纹近侧做一个长 1cm 左右的横行切口,切开皮肤后应改用血管钳分离皮下组织,直到拇长屈肌腱鞘狭窄环,以免切断位于掌侧的拇指指神经。显露腱鞘狭窄环后,被动屈伸拇指,可发现拇长屈肌腱不能通过其远端的狭窄腱鞘,将其纵行切开后,再次被动屈伸拇指,观察肌腱向远端滑动情况,如滑动仍有部分受阻,应向远端进一步切开腱鞘,直到拇指完全伸直不受限为止。术中不必切除腱鞘。关闭切口时仅缝合皮肤。术后用敷料包扎伤口,保持拇指伸直位,不需要特殊固定。术后 3 天开始拇指指间关节的主动和被动屈伸锻炼。

第十二章

脑性瘫痪肩和肘部畸形的手术治疗

第一节　肩部畸形的手术治疗

一、先天性锁骨假关节

先天性锁骨假关节是一种罕见畸形,出生时 X 线片可发现锁骨干中部有一个裂隙,随年龄增大,裂隙部位出现无痛性包块。

【病因和病理】　关于其病因仍未清楚,目前有两种理论:其一,锁骨的发育有两个分离的内侧和外侧骨化中心,连接两个骨化中心的前软骨桥墩未能正常骨化而引起假关节;其二,右锁骨下动脉位置较高,直接压迫尚未发育完全的右侧锁骨所致。偶尔左锁骨受累,也系由于心脏右位而左锁骨下动脉位置较高位。先天性锁骨假关节几乎总是发生于右侧。

【临床表现】　出生时通常可发现锁骨中 1/3 肿胀,无产伤史。锁骨两端可触及异常活动,无压痛,锁骨的胸骨端偏上,位于另一端的内前方。婴儿期,因上肢重力关系,肩关节下降,假关节部位隆起明显,其活动度增加。肩关节活动一般正常,仅有少数病人可出现肩关节外展受限及臂力减弱。X 线片显示锁骨假关节处的两断端增粗。

【诊断和鉴别诊断】　生后可见锁骨中部肿胀而无产伤史,X 线片发现锁骨中部中断可作出诊断。但应与出生时产伤性锁骨骨折相鉴别,后者有产伤史,局部有压痛,1 周后骨折部位可见到骨痂。另外,锁骨颅骨发育不全也应作出鉴别,本畸形虽有锁骨部分或全部缺如,但局部无包块。

【治疗】　先天性锁骨假关节的治疗目的在于改善外观及防止青春期可能出现的疼痛。手术年龄在 3~5 岁,而年龄越大,局部植骨手术的难度越大。单纯切除假关节的骨端将引起疼痛,并可导致骨端隆起,出现两侧肩胛带不对称。但 Grogan 等人报告采用切除纤维性假关节和硬化骨端的方法,术中仔细解剖和保留骨膜袖,以保持连续性及使骨端接触,没有进行骨移植或内固定。术后 6~8 周出现骨痂,术后 14 周实现坚固愈合。共进行 8 例手术,其中 6 例的手术年龄小丁 3 岁,2 例较大的患儿也未用内固定,均获得愈合。但多数学者认为应采用切开复位、钢板螺丝钉固定和自体髂骨移植,其疗效比较肯定。切开复位和髂骨移植术:在锁骨上缘一横指处,以锁骨体为中心做一横切口约 6cm 长。切开皮下组织,骨膜下剥离锐性分离显露锁骨中 1/3 段和假关节两端,注意保护深面的神经血管结构,切除假关节两端的纤维和软骨组织,直到露出正常骨组织为止。将四孔钢板预弯以便适应骨的形状。按常规方法将锁骨两端用钢板将其固定,用自体髂骨作为移植材料,置于假关节的上方、下方和后方。逐层闭合切口。术后采用颈领和前臂袖带固定 2~3 周。X 线确定骨性愈合后可取出钢板。

二、先天性高肩胛症

先天性高肩胛症也称 Sprengel 畸形,是指肩胛骨高于其与胸廓相对应的正常部位,通常肩胛骨伴有发育不良和形状异常。

【病因和病理】 本畸形的发病原因未明了,但 Horwitz 提出与下列因素有关:①羊水量过多使宫内压力过大,影响肩胛骨下移;②肩胛骨与脊柱连接发生异常;③肩部肌肉力量异常使肩胛骨发育不良。

病理变化主要表现:①肩胛骨异常:其位置升高,体积小伴纵径变小、横径增加,肩胛骨与脊柱之间有纤维性、软骨性或骨性连接,这种连接被称之为肩椎骨(omovertebral bone)。肩椎骨呈菱形,位于坚实的筋膜鞘内,从肩胛骨上角延伸到一个或多个低位颈椎的棘突、椎板和横突上。有时肩椎骨与肩胛骨形成关节;但肩椎骨与肩胛骨形成骨桥者相对少见。②肩胛带肌异常:斜方肌最常受累。其下部缺如或肌力减弱,菱形肌、肩胛提肌、前锯肌、胸大小肌、背阔肌及胸锁乳突肌也可受累。③合并其他畸形:如颈肋、肋骨发育不全、先天性颈椎融合(Klippel Feil 综合征)、先天性脊柱侧凸等。肾脏也可缺如,房间隔缺损等。

【临床表现】 双侧肩胛骨不对称,患侧高位,有时高达枕骨。女性多见,男女之比约 1:(3~4)。左侧比右侧多见,也可双侧受累。当臂上举时,肩胛骨向外及旋转受限,盂肱关节被动活动正常,但肩胸活动因肩椎骨而活动受限。X 线片正位显示肩胛骨高位,斜位片可见肩椎骨桥,CT 检查更清楚显示其骨桥的位置。

【诊断】 根据肩胛骨高位及 X 线片所见,很容易作出诊断。

【治疗】 治疗的目的在于矫正畸形和改善功能。当确定治疗方案时应考虑如下因素。①畸形程度:根据 Cavendish 的分类方法,将其分为Ⅳ度:Ⅰ度:畸形轻,双侧肩胛骨同高,病人不脱衣服时难以发现,不需手术治疗。Ⅱ度:双侧肩关节同高,但肩胛骨内上角增高,手术可单纯切除肩胛骨增高部分。Ⅲ度:肩胛骨增高 2~5cm,畸形容易发现,可采用肩胛骨下移术。Ⅳ度:肩胛骨位置很高,上角可高达枕骨,颈蹼明显。手术疗效较差,容易出现并发症。②伴随畸形:先天性颈椎畸形、先天性脊柱侧凸可使肩胛骨高位不明显。③年龄:婴幼儿期应用保守治疗,每天做肩关节功能操,将肩关节外展、肩关节下压并内收。因本畸形的手术创伤较大。3~7 岁进行手术较为合适,8 岁以上者,神经受牵拉伤的危险性较大。但近年来有学者认为,生后 6~9 个月进行手术较为合适,此时肩部肌肉挛缩较轻,手术相对简单,早期矫正的功能恢复较好。所以Ⅲ度畸形多选择在 2~4 岁。矫正 Sprengel 畸形有许多种手术方法,但其中 Green 和 Woodward 两种方法较为常用。Green 的手术要点是松懈肩胛骨周围的肌肉,同时切除肩胛骨冈上部分和肩椎骨,然后将肩胛骨下移到比正常侧更低的位置后,重新建立肌肉的附着点。Leibovic 等改良了 Green 手术方法,通过旋转肩胛骨并下移至接近正常的位置后,将肩胛骨缝合在背阔肌的深部。目前多数学者更多的选择 Woodward 手术。可以获得更为满意的疗效,其原因有两点:①肌肉从远离肩胛骨的部位切断,可减少使肩胛骨固定在不良位置所形成瘢痕的危险;②可使肩关节获得更大的活动范围。Borges 等报告一组 15 例病人,采用肩胛骨内上突起切除后行 Woodward 手术,经平均 8 年随访,结果发现所有病人的肩外展平均改善 35°,其中 13 例的手术结果满意。

现将最常用的治疗先天性高肩胛症的 Woodward 手术作一介绍。

Woodward 手术方法:病人俯卧于手术床上,双侧肩部均需消毒和铺单,以便术中对患侧肩胛骨及上肢的活动操作,同时利于观察对侧肩胛骨的正常位置。从第 1 颈椎棘突至第 9 胸椎棘突做正中切口。向外侧游离皮肤和皮下组织至肩胛骨内侧缘,在切口远端找到斜方肌的外侧缘后,钝性分离该肌与深面背阔肌的间隙,从棘突上锐性游离斜方肌起点的筋膜,然后将肌拉向外侧,显露附着肩胛骨上的任何肩椎骨或纤维束带,将肩椎骨从骨膜外切除。如果无肩椎骨,应将纤维束带切断松懈,避免损伤副神经、支配菱形肌的神经以及颈横动脉。如果肩胛骨冈上部分变形,应将其骨膜外切除。将挛缩的肩胛提肌松懈后,肩胛带就可以更自由的活动(图 12-1)。

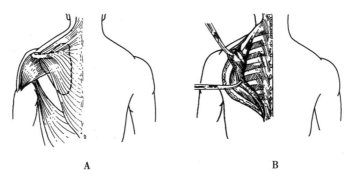

图 12-1　Woodward 手术(一)
A. 肩胛骨高位　B. 切口及显露

在第 4 颈椎平面,横断斜方肌狭窄的附着点,然后将肩胛骨下移到对侧正常肩胛骨的位置(图 12-2A)。稳定其位置后,将斜方肌和菱形肌的腱膜缝到下位棘突上,切除斜方肌下部多余部分,然后将游离边缘缝合固定(图 12-2B)。术后 Velpeau 绷带固定 3 周,然后开始肩关节主动和被动活动。

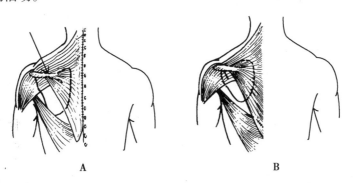

图 12-2　Woodward 手术(二)
A. 下移肩胛骨　B. 闭合切口

臂丛神经麻痹是手术治疗 Sprengel 畸形最严重的并发症。为了避免这一并发症,有学者推荐把同侧锁骨造成青枝骨折作为治疗先天性高肩胛症手术的第一个步骤,但这并非是外科治疗的常规步骤。本畸形的肩胛骨发育较差。术中应注意将肩胛冈置于正常侧的同一水平,而不是将肩胛骨下角置于正常侧的同一水平。这样对神经的牵拉会明显减轻。

三、先天性肩关节脱位

先天性肩关节脱位是一种罕见畸形。因先天性肩关节脱位发生在子宫内,所以只有出生时已存在肩关节脱位才可作出诊断。临床上见到的肩关节脱位往往为麻痹性,如分娩性臂丛神经损伤。新生儿期一般不发生外伤性肩关节脱位。

【病因和病理】 其发生原因仍不清楚,肩关节可因骨性或周围软组织的先天性缺如,引起肩关节向前、后和下三个方向脱位。

【临床表现】 关节外形和功能的影响程度与畸形的严重程度有关,肩关节一般细小,肩峰隆起,肩关节盂或肱骨头发育不良或缺如,肩部不稳定,往往合并上肢骨的畸形(图 12-3),肩关节正位 X 线片显示肩关脱位。

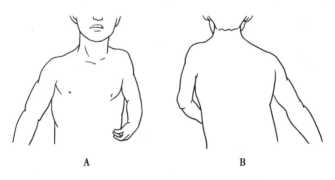

图 12-3　肩关节脱位合并上肢畸形
A. 正面　B. 背面

【治疗】 肩关节功能受影响轻者不需要治疗,因手术后可能进一步使肩关节功能丧失。Whitman 建议采用手法复位,但疗效不肯定,容易再脱位。有学者主张采用肩关节囊内折术、肌腱移位、肩关节功能位融合术或肩峰畸形骨块隆起切除术。但这些手术往往影响肩关节的活动。对肩关节严重发育不良者,手术往往无效,难以改善肩关节的功能。

四、先天性肱骨近端内翻

先天性肱骨近端内翻是肱骨近端骺发育障碍的一种罕见畸形,其原因不清楚。有学者推测与出生时肩部损伤或新生儿期肩部感染,导致肱骨近端内翻畸形。因近端骺板生长潜力占 80% 左右,临床上出现肱骨明显短缩畸形,又因肱骨头关节面与肱骨近端骨皮质距离变短,使肩关节外展时大结节阻碍肩关节而部分受限。治疗上可采用肱骨近端外翻截骨术。

第二节　肘部屈曲挛缩畸形的手术治疗

一、上肢关节挛缩

以肘、腕、手指畸形常见。肘关节屈曲挛缩的肱二头肌、肱桡肌多保留一定功能,但肱三头肌力弱,其屈侧关节囊、韧带增厚并挛缩。轻者采取被动牵拉和肘伸直位石膏固定治疗,夜间用支具固定保持矫形效果。比较严重的肘屈曲挛缩,应该手术松解、延长肱二头肌和肱肌,术后仍需支具固定,防止复发。肘关节伸直型挛缩则较复杂,常合并前臂旋前、腕屈曲及手指畸形。其肱三头肌力较强,而肱二头肌力减弱或完全缺失。被动牵拉和石膏矫形不仅不能矫正肘伸直型畸形,还可能引起关节软骨坏死、关节内粘连使肘关节僵直加重。因为肘伸直畸形对患儿发挥上肢功能有很大的影响,如进食、解大小便等日常活动,所以需要手术治疗。

手术方法包括肱三头肌腱延长、肘关节后侧关节囊及韧带松解,肱三头肌、胸大肌移位重建屈肘功能。肱三头肌腱延长及肘后关节囊、韧带松解,可明显增加肘屈曲活动。但由于屈肘肌肌力弱,术后容易复发。因此,在病人 5 岁以后,能够配合功能训练时,应选择肱三头肌、胸大肌移位、重建屈肘功能。在某些情况如需扶拐行走或坐轮椅者,肘关节伸直位更为有利于完成上述动作。而屈肘功能重建后会产生一定程度的屈肘畸形,所以,若双肘均有肘伸直型畸形,并需扶拐杖或坐轮椅者,只能将一肘进行屈肘功能重建。

二、前臂及手腕屈曲挛缩畸形

伸肌仍有作用时,则可将屈肌群自其起端剥离后下移(图 12-4),约可松解 2.5cm。旋前挛缩也可切断旋前圆肌。

肘部屈曲畸形,如不严重,无需手术。畸形严重者,可做肱二头肌延长术。

肩部畸形多为内收、内旋和屈曲。如外展 <45°、外旋 <15°、屈肘 >40°,可予手术,做肩胛下肌和胸大肌切断。如无效,还可做肱骨干近端截骨术。

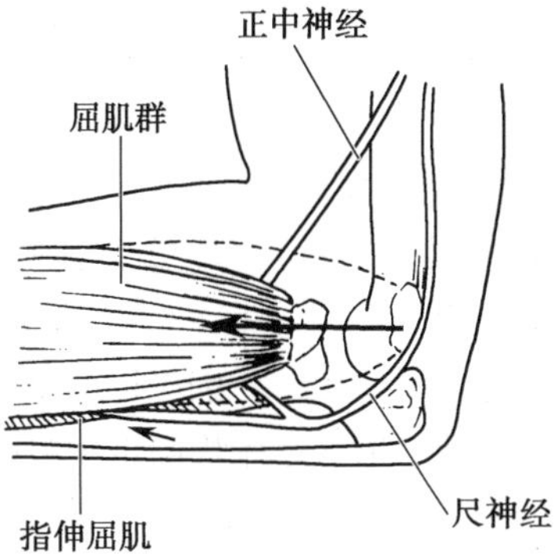

三、先天性桡骨头脱位

先天性桡骨头脱位很少见,McFarland 在 1963 年首次报告本畸形。当桡骨头脱位时间较长,而缺乏尺骨骨折证据时,应怀疑此畸形。

【病因和病理】 病因未清楚。桡骨头细小,多呈圆形,桡骨干异常增长,尺骨通常弓状弯曲。桡骨头可向前、向后或向外脱位(图 12-5~ 图 12-7)。

图 12-4　屈肌下移术纠正腕及指屈曲畸形

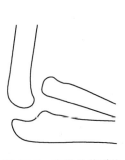

图 12-5　桡骨头前脱位

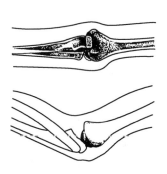

图 12-6　桡骨头后脱位

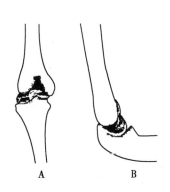

图 12-7　桡骨头外侧脱位

与肱骨头连接面无凹迹,即使有凹迹也很小,偶尔在周围有骨化区,尺骨上的桡骨切迹小或缺如。较早文献把双侧受累列为诊断先天性桡骨头脱位的标准之一,但最近文献报告有单侧受累。单侧者可能有家族史,与父系有关,另外与骨软骨发育不良有关。

【临床表现】 双侧肘部不对称,肘关节伸屈活动可出现弹响或活动受限。尺骨弯曲方向和脱位类型决定其临床表现各不相同。当桡骨头前脱位时,尺骨向前方凸起,肘关节屈曲范围减小,肘窝可触及脱位的桡骨头;当桡骨头后脱位时,尺骨向后方凸起,肘关节不能完全伸直,肘关节后方可触及桡骨头;当桡骨头外侧脱位时,尺骨则向外侧凸起。X线表现有其特征性,肘关节侧位片可见桡骨干纵轴线与肱骨头不交叉,桡骨头呈圆形,桡骨颈与肱骨头连接面形成关节,接触部位可发生凹迹,桡骨头可向后、向前或向外脱位。

【诊断和鉴别诊断】 无外伤史,肘部可触及桡骨头脱位,X线片可见桡骨头的脱位类型,不难作出诊断。但应与外伤性桡骨头脱位鉴别,常见有 Monteggia 骨折、桡骨颈骨折、牵拉肘及其他部位损伤引起的外伤性桡骨头脱位。尺骨弓形弯曲并非先天性桡骨头脱位的专有特征,各种原因引起的桡骨头脱位未复位均可发生尺骨畸形。

【治疗】 先天性桡骨头脱位的治疗难度较大,因其软组织已有适应性变化,桡骨与肱骨之间已失去正常的关节面,所以闭合复位或手术复位很难获得成功。

闭合复位:有学者主张婴幼儿期可试图闭合复位,桡骨头后脱位者前臂采用旋后位及肘关节伸直位固定;桡骨头前脱位者采用肘关节屈曲位固定。复位后石膏固定 4~6 周。但疗效不肯定。

手术治疗:3 岁以上儿童可采用桡骨头切开复位,在桡骨干中部旋前圆肌止点处进行短缩截骨、并重建环状韧带,克氏针将桡骨头与肱骨头进行固定,上肢后托石膏固定 6 周,拔除克桡骨头外侧脱位时,尺骨则向外侧凸起。X线表现有其特征性,肘关节侧位片可见桡骨干纵轴线与肱骨头不交叉,桡骨克氏针固定后肘关节支具继续固定 3 个月。其疗效仍不令人满意,所以有学者主张在儿童期应放弃手术治疗,认为在儿童期进行前臂旋转运动及肘关节伸屈活动锻炼是唯一的治疗方法,直到生长停止后才考虑桡骨头切除术。Compbell 等报告 6 例(8 肘)桡骨头切除术治疗先天性桡骨头脱位,其手术年龄在 10~14 岁,获得比较满意的效果,达到增加活动范围和减轻肘部疼痛的目的。

(王正雷)

参考文献

1. 潘少川. 小儿矫形外科学[M].北京:人民卫生出版社,1987.

2. 刘贵麟. 手术学全集——小儿外科卷[M].北京:人民军医出版社,1996.

3. 李世民,党耕町. 临床骨科学[M].天津:天津科学技术出版社,1998.

4. 吉士俊,潘少川,王继孟. 小儿骨科学[M].济南:山东科学技术出版社,1999.

5. 吴阶平,裘法祖. 黄家驷外科学[M].第 6 版. 北京:人民卫生出版社,1999.

6. 许瑞江,杨贵舫. 小儿矫形外科[M].北京:科学技术文献出版社,2002.

7. 许瑞江. 先天性马蹄内翻足治疗概况[J].中华骨科杂志,1995,16:52-53.

8. Canale ST.Campbell' operative orthopaedics [M].9th ed st.Losby,1998.

9. Devalentine SJ.Foot and ankle discorder in children [M].New York:Churchill livingstone,1992.

10. 陆裕朴,胥少汀,葛宝丰,等. 实用骨科学[M].北京:人民军医出版社,1995.

第十三章

脑性瘫痪足部畸形的手术治疗

脑瘫发生痉挛性麻痹可导致一种或几种如下足部畸形：①马蹄内翻足；②跟行足；③外翻足；④高弓足；⑤前足内收畸形；⑥踇外翻。

第一节　马蹄内翻足的矫正

痉挛性马蹄内翻足是脑瘫患儿一种常见的足部畸形（图 13-1）。该畸形是由足下垂、后足内翻、前足跖屈和内收畸形组成，造成畸形的原因一般认为是胫骨后肌、小腿三头肌挛缩或肌力过强，部分患儿是由于胫骨前肌肌力过强，多合并前足内收，从而导致足前外侧着地，行走不稳或困难。在低龄儿，畸形往往是动力性，无或少有固定挛缩与骨骼畸形。3 岁以下的低龄儿可采取保守方法治疗，但是畸形严重时必须采取手术治疗，此时勉强的保守治疗只是在浪费时间。马蹄内翻足严重影响患儿的步行、姿势的维持、康复训练和日常护理，对此类患者积极进行外科治疗具有非常重要的意义。

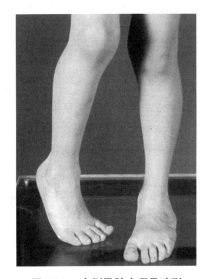

图 13-1　右侧马蹄内翻足畸形

一、跟腱延长术

（一）经皮跟腱滑动延长术

麻醉成功后，首先设计延长术的 3 个切口部位，近端切口应位于腱腹交界处，远端切口应接近跟骨止点，这两者之间的距离根据挛缩的严重程度而定。第三个切口位于上述两切口中点。以尖刀分别通过近、远端切口垂直刺入到肌腱中，然后旋转手术刀，将在远近端切口的略超过一半的肌腱在内侧横向切断。在第三个切口将手术刀向外侧旋转，将略超过一半的跟腱在外侧横向切断。然后缓缓施压将踝关节背屈，直至背屈到所需的程度。此时由于肌腱延长，往往会听到"波"的一声。然后应用小腿石膏托或支具固定。

（二）跟腱切开延长术

当满足如下条件时，需要行跟腱切开延长术（图 13-2）：①跟腱挛缩术后复发；②跟腱短缩严重，延长 >5cm；③后侧踝关节囊需要切开的患者。

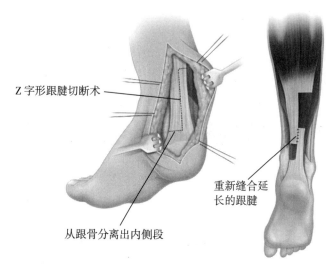

图 13-2　跟腱切开延长示意图

手术方法:沿着跟腱外侧旁取弧形切口,上至肌腱肌腹相接处,下止于跟骨结节,切开皮肤、皮下组织及腱鞘,然后用尖刀,与跟腱垂直,刺入其中央,由上向下,纵行切开跟腱,跟结节处切断其内侧半,肌腹端切断外侧半,待足畸形矫正后,做 Z 字形延长。

二、胫神经肌支切断术

马蹄内翻足并伴有明显的踝阵挛时,采取切断胫神经肌支的分支可以取得较好的效果。术前必须判断到底是哪块肌肉造成痉挛,是腓肠肌、比目鱼肌还是二者兼而有之。具体方法是屈膝时如果踝跖屈减轻,主要痉挛肌肉为腓肠肌,否则为比目鱼肌。

患者麻醉成功后,取俯卧位,膝后腘横纹上下正中切口 5cm,切开皮肤皮下及筋膜层见腓肠肌,于腓肠肌内外侧头之间向下分离显露胫神经,游离显露胫神经分支,不要破坏神经的第一个分支,其为纯感觉神经,向远端找到内外侧肌支各一支,用平镊钳夹刺激神经分支,此时会看到其支配的肌肉收缩,用显微剪刀将肌支自入肌点处切断并切除约 1cm,逐层缝合皮下、皮肤。

三、胫骨前肌转位术

对马蹄内翻足患者查体时应该注意内翻的位置,后足内翻主要是由于胫骨后肌的牵拉,此时需要行胫骨后肌延长术;而前足旋后主要是由于胫骨前肌造成的,此时可行胫骨前肌转位术(图 13-3)。

手术方法:由足背内侧第 1 跖楔关节内侧切开,显露并游离胫骨前肌肌腱附着处,切断外侧 1/2 肌腱止点,切取肌腱的外侧 1/2 并逆行剖开。于踝上方 3~5cm 前正中处取第 2 个切口,显露胫骨前肌肌腱,自该切口内将所取的外侧 1/2 胫骨前肌肌腱抽出,锐性分离至踝上 2~4cm。于足背骰骨处取第 3 个切口,显露骰骨背侧,将取下之胫骨前肌肌腱的外侧 1/2 自第 2 个切口经皮下脂肪隧道中引至第 3 切口内,并固定在骰骨基底部,缝合切口。小腿石膏固定踝关节和足于轻度背伸位 6~12 周。

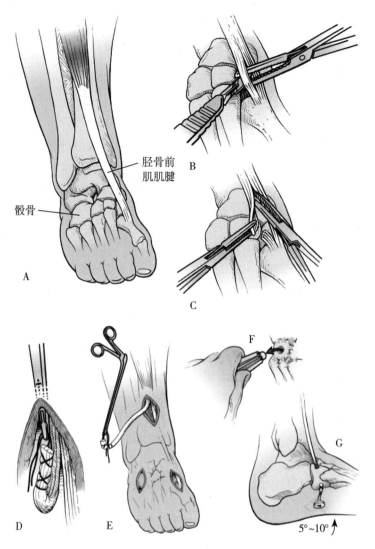

图 13-3　胫骨前肌转位术

A. 胫骨前肌肌腱解剖位置；B. 切断外侧 1/2 肌腱止点；C. 切取肌腱的外侧 1/2 并逆行剖开；D. 显露胫骨前肌肌腱；E. 自该切口内将所取的外侧 1/2 胫骨前肌肌腱抽出；F. 显露骰骨背侧，将取下的胫骨前肌肌腱的外侧 1/2 自第 2 个切口经皮下脂肪隧道引至第 3 切口内；G. 固定在骰骨基底部，缝合切口

四、胫骨后肌延长术

马蹄内翻足的患者如果表现为后足内翻，主要是由于胫骨后肌的牵拉造成的，将后足被动外翻，触摸胫骨后肌可感受到胫骨后肌的紧张度。

手术方法：取内踝后上方 2cm 纵行切口 3cm，逐层切开皮肤、皮下，寻找胫骨后肌肌腱，Z 字形延长 1~2cm，检查跟骨内翻纠正，逐层缝合，下肢短腿石膏前后托固定于功能位约 6 周。

第二节　跟行足的手术治疗

　　跟行足表现为在站立与行走时踝关节背屈、以足跟着地承重的足部畸形。该病常见于因各种原因引起的腓肠肌及比目鱼肌瘫痪,小腿前侧肌肉如胫骨前肌、伸趾长肌仍保持正常,使小腿前后肌力失去平衡而产生此畸形。在脑瘫患儿,更多见于由于手术延长跟腱过度造成踝部背伸与跖屈肌力失衡。临床上将跟行足分为柔软性与僵硬性两大类。

　　跟行足的治疗比较复杂,手术时既要考虑到骨的畸形矫正,又要考虑到肌替代术后踝关节的肌力平衡问题。12岁以下儿童可行肌腱转移术平衡小腿肌力,常用做替代肌的肌肉有腓骨长、短肌,胫骨前、后肌等,以胫骨前肌后移效果最好;12岁以上者,重症患者可能需要辅以截骨术,以防术后畸形复发。

　　选择术式时还要注意,任何肌肉的替代,关节应具备一定的主动或被动活动度。在行肌肉替代术前,应检查踝关节的屈、伸活动度,在小腿三头肌瘫痪后,由于伸肌缺少对抗肌力,常常会发生挛缩。所以在行跟腱替代前,有时应将背伸肌腱做必要的延长。

　　胫骨前肌后移重建跟腱术手术操作方法:在足背内侧第1楔骨平面做直切口,将胫骨前肌止点切断。在小腿中下1/4胫骨前方做6cm直切口,紧贴胫骨找出胫骨前肌肌腱,并将其由切口中牵出,分离伸趾肌腱、胫前神经、血管,向外拉开,以显露胫腓骨之间的骨间膜。将骨间膜切开3cm。在小腿后侧,沿跟腱内侧做8cm直切口,分离出跟腱。将胫骨前肌肌腱经骨间膜由跟腱外侧引出。将跟腱拉紧使足跖屈,同时将胫骨前肌肌腱向下拉紧,断端与跟腱止点处做编织交叉缝合。踝关节保持跖屈100°~110°位石膏托固定,6周后拆除石膏,行功能锻炼。

第三节　外翻足的手术治疗

　　脑性瘫痪所致的外翻足畸形通常简称为脑瘫性外翻足。在脑瘫病人中发生足外翻畸形的概率约为25%,在截瘫和四肢瘫的年长儿童中尤为常见。通常双侧发病,站立位时患足呈扁平状(图13-4),表现为穿鞋不适和距骨头的胼胝体形成,作为足外翻的继发性改变,随着时间的推移,会逐渐出现蹞外翻,从而引发疼痛。

　　引发外翻足的原因有:腓骨肌痉挛、胫骨后肌无力或是小腿三头肌挛缩,或者以上几种原因联合形成。

　　检查脑瘫性外翻足时,必须对同时存在的马蹄足和跟行足畸形一并进行临床评估,通过体格检查评估患儿是否合并有马蹄足或跟骨畸形。初步检查时,小腿三头肌挛缩往往不明显,是外翻足掩盖了马蹄足的症状,可通过后足内翻,背屈踝关节来明确有无跟腱挛缩。

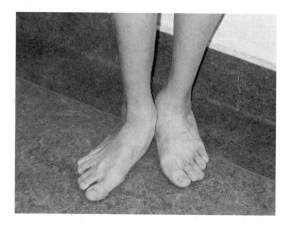

图13-4　右足平足外翻

关于脑瘫性外翻足的治疗,首先应考虑行保守疗法,因为矫形鞋和矫正器的矫正作用或许能充分缓解一些患者的疼痛症状,从而避免手术。但如果所有的保守治疗均告无效,又有临床症状,则应该考虑手术干预。手术干预包括软组织松解,肌腱移位和骨性手术。

对于外翻足畸形,骨性矫形手术是唯一能得到全面持久的矫正结果的治疗办法。具体术式有:①Grice 关节外融合术;②跟骨外侧柱延长术;③跟骨截骨术;④三关节融合术。

一、Grice 关节外关节固定术

此术式于 1952 年首次由 Grice 报道用于 4~12 岁儿童脊髓灰质炎后遗症引起的足外翻的矫正,很快本术式也广泛应用于儿童脑瘫性足外翻的治疗。手术的要点是采取髂骨的柱状植骨块直接置于跗骨窦的外侧来矫正支撑跖屈的距骨和距下关节的外翻,故本术式并非真正的关节固定。其好处是可以不干扰跗骨的正常生长,本术式常和腓骨肌或跟腱的延长联合应用以矫正各种原因引起的外翻足。

尽管 Grice 关节外关节固定术疗效确实,但近来也有许多文献报道其最终结果仍不十分肯定,植骨块不稳定和植骨块的移位导致的畸形复发时有出现。有学者指出植骨块的方向必须和距下关节的运动轴成直角,在足侧位 X 线片上,应和下肢、踝和足的负重轴平行,这样会有效降低并发症的发生。

二、三关节融合术

三关节融合术(图 13-5)对 14 岁以上青少年脑瘫引起的固定性、有症状的外翻足会起到很好的疗效。适应证包括年龄在 12~14 岁以上,马蹄足合并严重的足内翻或外翻,软组织矫形不能纠正畸形。尽管切除距下关节、跟骰关节和距舟关节后,以上诸骨的生长受到破坏,导致足短而小,但良好的三关节融合有利于足的稳定和行走。三关节融合术的适应证包括行走疼痛、距骨头皮肤溃疡以及影响行走不能用其他截骨术来矫正的畸形。仅有足外翻而没有症状者不应进行三关节融合术。具体手术方法教科书均有论述,在此不再赘述。只要畸形矫正彻底,一般均能达到满意的疗效。

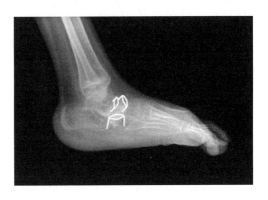

图 13-5　三关节融合术后

(王逢贤)

第四节　高弓足的治疗

高弓足(cavus feet,pes cavus)是指各足趾跖趾关节过伸,趾间关节过屈,纵弓异常凸起畸形。

一、病因

引起小儿高弓足的原因很多,归纳起来分为 4 大类:①神经肌肉异常:如脊柱裂、脊髓发

育不良、腓骨肌萎缩等。②由其他先天性畸形引起:如先天性马蹄内翻足矫正不彻底,多发性关节挛缩症等。③其他原因,如外伤,感染等。④确切原因不明。大多数高弓足源于神经肌肉疾病,其中遗传性运动感觉性神经病(hereditary motor-sensory neuropathy,HMSN)最常见,其他包括脊髓灰质炎、脊髓小脑束变性、大脑麻痹、脊髓性肌萎缩、脊髓脊膜突出等。此类疾病常可引起小腿与足内在肌的肌力不平衡,从而导致足的复合畸形。创伤性高弓足或先天性马蹄内翻足术后并发的高弓足则是骨折复位或手术矫形不当所致的继发性畸形,属获得性。另一些病因至今还不明确的,称为特发性高弓足,但也有研究指出其由神经功能紊乱造成。高弓足按畸形节段可分为:足前段畸形、足后段畸形及联合畸形。足前段畸形包括前足或中足的过度跖屈和内收,这种屈曲状态可表现于整个前足或者仅局限于第1跖列。足后段畸形包括跟骨倾斜角 >30°,及后足内翻,这类畸形常见于脊髓灰质炎所致的腓肠肌肌力减弱所引起的继发性改变,但随着近年来脊髓灰质炎发病率的降低逐渐下降,其他如大脑麻痹、HMSN,甚至是医源性(跟腱延长术后)等原因显得越来越突出。联合畸形包括足前段和足后段的复合畸形。

二、病理机制

对高弓足畸形的病理机制有许多不同的解释。主要有4种观点:①足内在肌不平衡。②足外在肌不平衡。③足内在肌和外在肌失平衡。④其他:如原发性骨骼异常等。其中以肌力不平衡解释这种病理机制常为人们所接受。踝和足部的肌肉如同一个直角三角形。趾长、趾短屈肌和蹰展肌构成三角形底边,蹰长伸肌、胫骨前肌构成斜边,小腿三头肌构成直角边。任何原因引起这三条边的肌力不平衡,均可导致高弓足。

三、临床表现和 X 线检查

1. 临床表现 出生时出现高弓足(图 13-7),多与先天性脊柱、脊髓病变有关。一般在站立行走和穿鞋时才发现。其畸形特点为:爪状趾,由跖趾关节过伸和趾间关节过屈引起,有时跖骨头背部半脱位。前足下垂,跟骨背伸,即跟骨接近垂直位。足底内在肌、跖筋膜挛缩。足内、外侧纵弓均异常凸起。

2. X 线检查 拍照足部负重与不负重两种 X 线片,便于对比。负重条件下的足正侧位 X 线片。正常足第 1 楔骨远、近端关节面相互平行,而高弓足者因前足有跖屈畸形,多发生

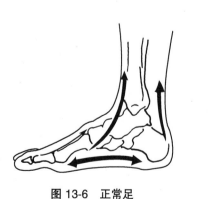
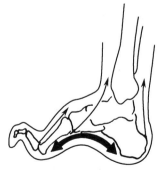

图 13-6 正常足　　　　　　　图 13-7 高弓足

在第 1 楔跖关节,使远近端关节面的平等线在跖侧会聚。Meary 测量距骨中轴线与第 1 跖骨中轴线的夹角(图 13-8),足弓正常时两条线相连续。若可测量出角度,表明足弓增高。

Hibbs 测量跟骨中轴线与第 1 跖骨中轴线所形成的夹角(图 13-9),正常值 150°~175°。而高弓足畸形此角度减小。此外,正位片测量跟距角,若 <20° 表明有后足内翻畸形。

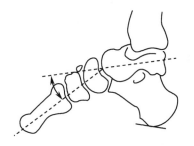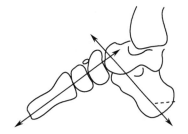

图 13-8　M'eary 角增大示前足跖屈畸形　　图 13-9　Hibbs 角增大示跟骨背伸畸形

拍侧位片时应尽量背伸前足以显示高弓足的顶端。测量高弓足角度可用经过跟骨和第 1 跖骨纵轴延长线,或用距骨和第 1 跖骨纵轴延长线的角度测量。

对高弓足患儿通常要进行神经系统检查,对脊柱进行 X 线检查,必要时做脊髓造影和 CT 扫描,或双下肢肌电图检查及肌肉活检,以明确病因。

(1) 影像学评估方法及其意义:术前的影像学评估对于治疗方案的确定有重要指导意义。X 线检查包括足、踝的负重片及正、侧位片。完整的侧位片需包括胫腓骨下 1/3 段。临床常用的影像学评估方法主要有以下几种。①足侧位片。M'eary 角:测量距骨中轴线与第 1 跖骨中轴线的夹角,正常 0°,增大表示前、中足有跖屈畸形,表明足弓增高。M'eary 角≥20° 常提示有严重的神经肌肉性高弓足;5°~10° 常提示高弓足改变不明显。统计显示,HMSN 患者平均 18°。跟骨倾斜角:跟骨 112°。跖侧皮质旁线与水平线之角,正常 30°,若 <30°,则表明存在前足马蹄畸形,反之则表明合并有后足高弓足。Hibbs 角:测量跟骨中轴线与第 1 跖骨中轴线所形成的夹角,正常值为 150°~175°,角度减小表示存在跟骨背伸畸形。②足正位片。跟距角:跟骨与距骨之间角度,正常为 15°~30°。若跟距角变小甚至两线平行,则表示后足内翻。此外,高弓足越严重,则中足的宽度越窄。③正位踝关节片。对于有严重或长期高弓足的患者,其整个距骨内翻,可见边缘镶齿样改变。有时还需用 MRI 检查是否存在腓骨肌腱的病变。

(2) 前、后足高弓的诊断标准:临床可根据患者步态异常、足纵弓增高伴或不伴爪形趾畸形,以及 X 线检查 M'eary 角增大、Hibbs 角减小等明确诊断。足前段畸形包括前足(中足)的跖屈、内收,即 M'eary 角 >0°,跟骨倾斜角 <30°;足后段畸形指跟骨倾斜角 >30° 及内翻,即 Hibbs 角 <150°,跟距角 <20°。

物理检查:临床上,Coleman 木块试验是确定高弓足患者前 - 后足关系及后足是否柔韧的一个重要方法。该法将患足的足跟和前足外侧置于 2.54cm(1 英寸)厚的木块上,让前足的内侧从木块一侧自由垂下。从后面观察,如果足跟内翻可以矫正,则证明畸形是由前足导致的,且足后跟的畸形尚比较柔软,如此则手术可只限于前足的软组织手术、截骨术。如果足跟内翻不可矫正,说明后足畸形较僵硬,则还需考虑后足的骨性手术,包括关节融合术。

(3) 步态分析:通过步态分析,可以评价足部的柔软性和畸形的程度,分别了解患足在举步时相和站立时相不同的步态表现,以指导后来的肌腱转位术。在坐位对足、踝部所有关节的活动程度及不同肌肉肌力做进一步检查。

四、治疗

早期和轻型病例适用于保守治疗。对紧缩的跖筋膜和跖侧小肌群做被动牵拉。鞋底于跖骨头后加高 0.3cm 以抬高跖骨头。足跟外侧加 0.1~0.15cm 高的鞋跟防止后足内翻。

畸形严重的适合手术疗法。一般应用于没有进行性神经肌肉疾患时再施行手术治疗。依患儿年龄、畸形的轻重和固定程度决定手术的类型。无骨性畸形的适合软组织手术。

1. 足跖侧挛缩松解　如跖筋膜皮下切腱术,跟骨附着点处切断跖侧短肌和跖腱膜松解。

2. 伸趾长肌腱转移至跖骨头　此法对麻痹性高弓足特别适用。并发爪形趾时应同时做趾间关节融合术。移植后增强足背伸和抬高跖骨头的能力。肌腱转移要从内向外移,增加了足的外翻力量。通常只做趾伸肌肌腱移至第 1 跖骨头的手术。

3. 中度畸形的病例,预先做好跖侧软组织松解术。上述两种手术可同时进行。严重的病例,一定要先做 3 个月的矫形石膏纠正前足的马蹄畸形。肌腱转移前必须先将固定的高弓足纠正

4. 足部诸骨发育成熟后,跗骨及前足有固定马蹄畸形者,可采用骨性手术矫正。

5. 跗骨背侧楔形截骨术可矫正马蹄畸形　楔形切除跗骨会使足变短,因此足部未发育成熟的不宜实行。这种方法一定不能和跟骨截骨术一起进行,否则会发生足趾坏死。

6. 跗骨 V 形截骨术矫正高弓足　V 字顶端置于高弓之顶,V 字之外侧线深入骨,内侧线沿第 1 楔状骨。这个方法可延长空凹足底的长度。小儿 6 岁以后可施行此手术。

五、总结

多数弓形足是不稳定的,在成年人这是一种局部失衡破坏的情况。基于很多患者都是无症状的,治疗应该从非手术治疗入手,轻症患者可以通过规范的保守治疗取得良好的效果。手术治疗需明确足部畸形节段,有针对性的矫正,并尽可能保留运动功能。决定高弓足症状和治疗方法选择的关键因素不是病因及年龄,而是解剖结构的柔韧性。对于年龄较小的,足部畸形未僵硬,易屈曲、柔软的患者,软组织手术是最佳选择。而对于畸形固定、僵硬的骨骼发育成熟的患者需考虑骨性手术。而畸形的病因、部位、数量、僵硬程度以及骨性手术后是否需要行腱转移来维持矫形等都是决定高弓足治疗预后的重要因素。不同的患者应根据需要拟定个体化治疗方案。

第五节　跚外翻的手术治疗

跚外翻(halluxvalgus)是指跚趾的力学改变,跚趾偏离躯干中线,向足的外侧过度倾斜的畸形;是一种常见的足病,多发于女性。

一、病因

1. 遗传　跚外翻的发生与诸多因素有关,其中约一半病例有遗传因素。Lake 认为第 1

跖骨内翻是跗外翻畸形的主要原因。临床所见确有不少患者第 1 楔骨呈内侧窄的楔形,致使跖趾关节向内倾斜。作者一组 76 只足跗外翻中,仅 9 只足的第 1 跖骨内翻超过 12°。按 Carr 的标准,第 1、2 跖骨夹角为 9°,超过此标准者也仅一小部分,可见跖内翻不一定是先天的。此 76 足中有 11 足于 McBride 术后,第 1、2 跖骨角减少 2°~4°,显然是跗外翻纠正后,跗伸肌、跗屈肌的弓弦状作用减小,以及内收肌移至第 1 跖骨的影响。同理,跗外翻后,肌肉的弓弦状作用必产生推跖骨向内翻的力量。

2. 穿尖头高跟鞋是跗外翻形成的主要因素之一　尖头鞋前部狭窄,呈三角形再加高跟站立时,足趾被挤入一狭小三角形区域,跗趾被迫外翻或外翻外旋,小趾内翻或内翻内旋,中间三趾近端趾间关节屈曲,跖趾关节和远端趾间关节过度伸直(图 13-10)。

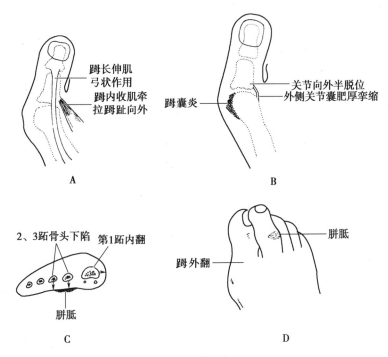

图 13-10　跗外翻的原理
A. 跗长伸肌、跗内收肌向外牵拉跗趾　B. 跖趾关节向外半脱位,外侧关节囊肥厚,内侧跗囊炎　C. 跖内翻,2、3 跖骨头下陷,横弓变平　D. 跗外翻挤第 2 趾屈曲锤状趾背胼胝

3. 各种炎症,尤其是类风湿,常因关节破坏形成向外半脱位,呈跗外翻畸形。

二、病理改变

跗外翻的病理改变是由于跗长伸肌、跗长屈肌和跗内收肌紧张牵拉,跗趾沿其长轴外旋外翻趾甲向中线,并继续加重。在内侧跗展肌和跗短屈肌内侧头及其内籽骨向外移位,失去外展作用,进而在外侧的跗内收肌与跗短屈肌外侧头挛缩,外侧关节囊挛缩并增厚,跗趾向外半脱位,外侧籽骨变大,移于第 1、2 跖骨头之间,跗趾外翻推动第 1 跖骨内翻,使足横弓加宽,致跖骨头内侧被鞋帮挤压摩擦,发生跗囊炎,疼痛,进而第 1 跖骨头变大,形成向内侧突出的骨赘。由于跗内收肌紧张劳损,足横弓变平,第 2、3 跖骨头向跖侧塌陷,负重、摩擦致该处皮肤增厚形成胼胝。蹞趾向外翻、挤压第 2 趾,占据第 2 趾之位置,将第 2 趾抬起与蹞趾重叠,使第 2 趾跖趾关节过伸,近趾间关节屈曲,成为锤状趾,突出于蹞趾与第 3 趾背侧。近趾间关节背侧受鞋面摩擦、挤压,亦产生胼胝疼痛。

蹞跖趾关节处于半脱位的位置,在长时间不正常应力的作用下,逐渐发生关节病,关节间隙变窄,骨质变硬,出现疼痛。可将蹞外翻的病理改变归纳为:①蹞外翻,跖趾关节半脱位;②第 1 跖骨内侧蹞囊炎;③第 2、3 跖骨头处胼胝;④第 2、3 趾呈锤状趾;⑤第 1 跖趾关节炎。

三、诊断

1. 临床表现　蹞外翻诊断并不难,其症状最多为蹞囊炎、疼痛,正常人的蹞趾均有轻微外翻,蹞趾长轴与第 1 跖骨长轴形成夹角,外形测量均在 25° 之内。倾斜到什么程度才为蹞外翻并无固定标准。在临床上可以蹞外翻超过 25°,挤压第 2 趾,第 1 跖骨头内侧髁有蹞囊炎疼痛者,诊断为蹞外翻。疼痛是主要的症状,也是治疗的主要依据。疼痛主要来自第 1 跖骨头内侧,步行时疼痛加重,有些患者第 2、3 跖骨头跖面的胼胝疼痛。值得注意的是,畸形与疼痛并不成正比,有的畸形很明显,但不痛。第 2、3 趾锤状及其胼胝痛,也是常见体征。

2. 影像学表现　X 线表现包括蹞跖趾关节向外半脱位,蹞趾向中线移位,第 1 跖骨头内侧髁突出及硬化,籽骨向外侧移位。第 1 跖骨内翻,第 1、2 跖骨夹角大于 9°,进而第 1 跖趾关节发生退化性变,关节间隙变窄及关节周缘有骨唇。

3. 诊断标准　蹞外翻的诊断应包括:蹞趾外翻角大于正常,X 线片上蹞跖趾关节半脱位与第 1 跖骨头内侧蹞囊炎。第 1 跖骨内翻,锤状趾及胼胝,并非每例所必有。在早期蹞趾可被搬动至正常位置,后期因关节囊与肌肉挛缩,则不能被动搬回到正常位。并发蹞跖趾骨关节炎时已为晚期。

四、蹞外翻的外科治疗

外科治疗的目的主要是解除疼痛,矫正畸形。治疗前要仔细检查患足,常规拍足部 X 线片,认真分析病情,制订治疗方案。包括按摩,搬动蹞趾向足内侧,在沙土上赤足行走,锻炼足肌,热敷,休息等。在两侧第 1 趾上套橡皮带,做左右相反方向牵引动作,每天 2 次,每次 5~10 分钟,也有一定疗效(图 13-11)。

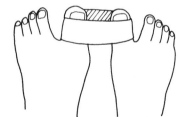

图 13-11　体操矫治蹞外翻

对蹞外翻畸形和疼痛较重者可施行手术治疗。手术方法已报道的有 100 多种,包括的主要操作步骤有:①矫正蹞趾近节趾骨外翻;②切除第 1 跖骨头的骨赘,必要时切除滑囊;③矫正第 1 跖骨内翻;④矫正前足的其他畸形。常用的手术有以下几种:

1. Siler 手术(第 1 跖骨头内侧骨赘切除术)　适用于第 1 跖骨头内侧骨赘较大,蹞囊炎明显,但蹞外翻畸形不严重,跖骨间角和蹞外翻角在 20°~25°,跖趾关节无退行性关节炎,有疼痛影响穿鞋和行走的年轻人(图 13-12)。

2. 改良 McBride 手术　适用于轻度和中度蹞外翻跖趾关节无或轻度退行性关节炎者。包括蹞内收肌,跖横韧带及外侧关节囊松解,内侧骨赘切除及内侧关节囊紧缩(图 13-13,图 13-14)。

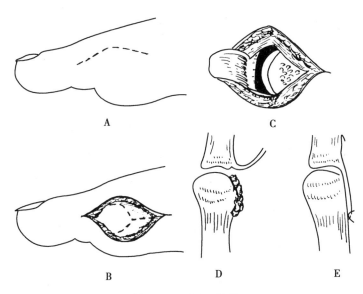

图 13-12 Siler 手术
A. 切口 B. 关节囊滑囊瓣切口 C. 掀开关节囊滑囊瓣 D. 切除骨突
E. 拉紧关节囊滑囊瓣缝合

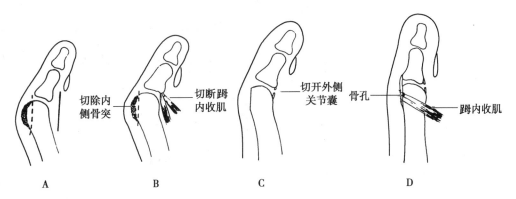

图 13-13 改良 McBride 手术
A. 切口 B. 切断姆内收肌和切除内侧骨赘 C. 切开外侧关节囊 D. 姆内收肌固定于第 1 跖骨颈

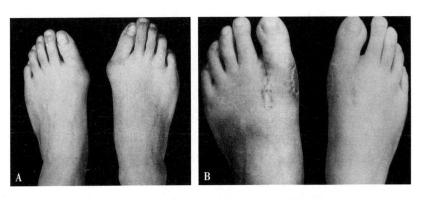

图 13-14 改良 McBride 手术治疗姆外翻病人
A. 术前 B. 术后

3. 第 1 跖骨基底截骨术　适用于第 1、2 跖骨间角较大,超过 15° 或胫侧籽骨外移超过第 1 跖骨轴线。截骨术的方法依据第 1 跖骨的长度不同而异,跖骨长度正常者应用弧形截骨术,跖骨较短者宜用开放性楔形截骨术,跖骨较长者宜用闭合性楔形截骨术(图 13-15)。

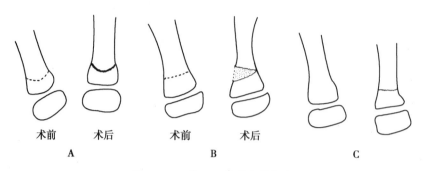

术前　　术后　　　　术前　　术后

A　　　　　　　B　　　　　　　C

图 13-15　第 1 跖骨基底截骨术
A.弧形截骨　B.开放性楔形截骨　C.闭合性楔形截骨

4. 跖骨远端截骨术　适用于 50 岁以下成人中度跗外翻患者。截骨远端外移或跖骨颈斜行嵌插截骨术(图 13-16,图 13-17)。

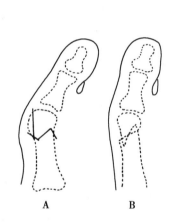

图 13-16　跖骨颈斜行嵌插截骨术
A.截骨线切除内侧骨赘　B.截骨后两截骨端相互嵌插

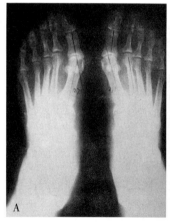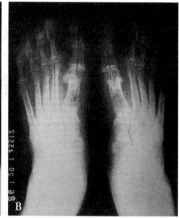

图 13-17　跖骨颈斜行嵌插截骨术治疗跗外翻病人
A.术前　B.术后

5. Keller 手术　适用于中度至重度活动少的老年人。Keller 手术包括软组织松解,内侧骨赘切除,近节趾骨近端截除术 3 部分(图 13-18)。

6. 跖趾关节融合术　适用于跗外翻畸形合并严重骨关节炎,类风湿跗外翻,严重跗外翻(跖骨间角 >20°,跗外翻角 >40°),严重的跖趾关节半脱位,脱位及其他手术方法失败者。

7. Aken 手术　适用于跗外翻畸形位于趾间关节,而跖趾关节正常者。此手术包括近节趾骨楔形截骨(以矫正趾间关节跗外翻)及切除内侧骨赘(图 13-19)。

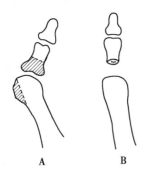
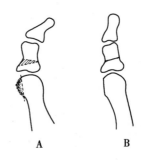

图 13-18　Keller 手术　　　　　　　　　图 13-19　Aken 手术
A. 截除近节趾骨近侧半及跖骨头骨赘　B. 截骨后　　A. 近节趾骨楔形截骨,切除跖骨头内侧骨赘　B. 截骨后

五、姆外翻手术治疗的常见并发症

1. 畸形复发　发生原因为固定内侧滑囊瓣和姆内收肌腱的缝线脱落及姆趾固定的位置不正确。

2. 姆内翻畸形　Silver 手术或 McBride 手术使畸形过度矫正,尤其是过多切除第 1 跖骨内侧骨赘、误伤姆短屈肌外侧头等。

3. 爪形畸形　常继发于双侧籽骨切除或外侧籽骨切除和内侧关节囊折叠缝合及内侧籽骨向背侧滑脱致姆跖趾关节屈曲力丧失,姆长伸肌、姆短伸肌和姆长屈肌力量不协调。

4. 跖趾关节活动障碍　发生于内侧关节囊的折叠缝合,外侧籽骨切除术,术中误伤跖趾关节或术前已有明显的退行性改变。

5. 姆趾过伸　是切除籽骨时损伤了姆长屈肌。

6. 跖骨头缺血性坏死　是在做跖骨颈截骨时,侧方软组织松解过多所致。

(穆晓红)

参考文献

1. 马瑞雪,王伟,赵群,等.先天性马蹄内翻足早期康复治疗的近期疗效[J].中华小儿外科杂志,2005,26(5):253-255.

2. 唐农轩,李玉林.跟腱延长术[J].中国矫形外科杂志,1990(4):207-209.

3. 葛迪,夏邦金.跟腱延长术后康复治疗痉挛型脑瘫的临床观察[J].安徽医学,2010,31(2):160-161.

4. 穆晓红,徐林,许世刚,等.胫神经肌支切断术治疗脑瘫痉挛性马蹄内翻足[J].中国骨伤,2009,22(1):31-32.

5. 马善军,冯永凯,周天健.选择性胫神经肌支切断加跟腱皮下滑行延长术治疗脑瘫马蹄足痉挛[J].中国骨伤,2006,19(2):106-107.

6. 胥少汀,葛宝丰,徐印坎.实用骨科学[M].3 版.北京:人民军医出版社,2005.

7. 王正义.足踝外科学[M].北京:人民卫生出版社,2006.

8. 毛宾尧.踝足外科学[M].北京:科学出版社,2007.

9. Younger AS,Jr HS.Adult cavovarus foot [J]. Journal of the American Academy of Orthopaedic Surgeons,2005,13(5):302-15.

10. Sammarco G J,Taylor R.Cavovarus foot treated with combined calcaneus and metatarsal osteotomies [J].Foot & Ankle International,2001,22(1):19-30.

11. Seringe R.[Congenital equinovarus clubfoot][J].Acta Orthopaedica Belgica,1999,65(2):127-53.

第十四章

脑性瘫痪膝部畸形的手术治疗

脑性瘫痪膝关节畸形的发生率仅次于踝足部畸形。常见畸形有屈曲挛缩、膝反屈和下肢旋转畸形。

第一节　脑性瘫痪膝关节屈曲挛缩畸形的矫正

痉挛型脑瘫患者的腘绳肌常常受累,腘绳肌痉挛和挛缩是屈膝步态主要原因。另外,股四头肌和小腿三头肌的肌力减弱也有可能导致膝关节过度屈曲。

一、临床表现和检查

受肌张力高和肌力差的影响,双肢瘫屈膝挛缩患者行走时呈蹲伏步态(图 14-1)。图中患者跟足畸形系小腿三头肌肌力弱的表现。

屈膝挛缩患者股四头肌和髌韧带被牵拉延长,髌骨高位和髌前疼痛都可能产生。严重屈膝挛缩患者髌韧带发生异位骨化,形成新的髌骨(图 14-2)。与二分髌骨不同,副髌骨与原髌骨之间的界限为水平线。一般见于青少年患者,在幼年期并未出现。步长因为膝关节活动度降低而缩短,迫切需要股四头肌对抗屈膝畸形进行性加重及增加迈步的力量。

腘窝角是反映屈膝挛缩的常用检查方法之一,测量方法见图 14-3。对侧下肢屈曲时骨盆向后倾斜,腘绳肌松弛,该角度因而减小。对侧髋关节屈曲和伸直对测量结果的影响在于腘绳肌的改变。腘窝角反映腘绳肌和膝关节后侧关节囊结构挛缩。正常的腘窝角是可变的,4 岁以上的儿童平均 26°,大于 20° 属于异常。

患儿仰卧位,髋关节屈曲 90°,对侧髋关节伸直,此时使膝关节伸直,小腿与垂直线之间的

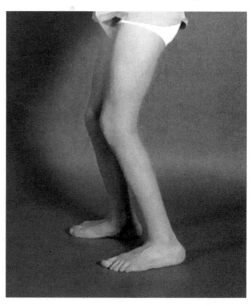

图 14-1　蹲伏步态
痉挛型瘫痪患者,13 岁,腘绳肌的挛缩导致屈膝步态,行走时髋关节、膝关节屈曲及轻度跟足畸形

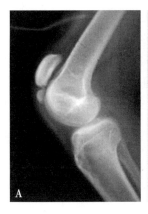
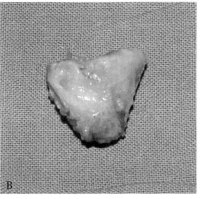

图 14-2 副髌骨 X 线片及切除后标本

夹角即腘窝角(正常值小于 20°);也可以记录此角度的余角,即大腿与小腿之间的夹角。

直腿抬高是测量膝关节挛缩(图 14-4)的另一个方法,检查侧下肢伸直,使膝关节处于最大伸直位,测量下肢与床面之间的夹角。

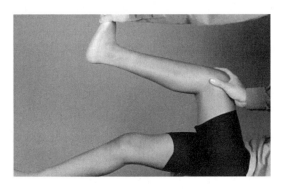
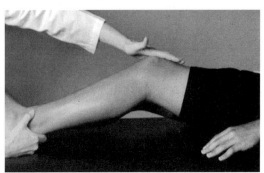

图 14-3 腘窝角的测量　　　　　图 14-4 痉挛型脑瘫膝关节屈曲挛缩

内侧腘绳肌延长的指征是在麻醉下测量腘窝角大于 45°。Reimers 对腘窝角减小度数相同的蹲伏步态脑瘫患儿进行术前和术中检查发现,结构性腘绳肌挛缩和功能性腘绳肌痉挛之间腘窝角相差 20°。说明腘窝角不能区分腘绳肌的结构性和功能性改变。

需要特别指出的是,腘绳肌横跨两关节,即髋关节和膝关节。在髋部腘绳肌伸髋关节,而在膝部是屈膝关节。行走时腘绳肌的内侧也产生动态的髋内旋。

腘绳肌延长术后需要石膏固定 6 周,避免挛缩复发。

严重的腘绳肌挛缩(图 14-5),膝关节屈曲挛缩会逐渐加重,患者丧失行走能力,依赖轮椅代步。重度屈膝挛缩在腘绳肌延长术后会导致失望的结果。一方面

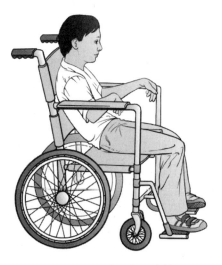

图 14-5 重度腘绳肌挛缩

187

受到血管神经束的限制,单纯软组织松解完全矫正畸形有困难。截骨矫形治疗期长,容易出现肌肉萎缩,不利于肌力的改善。另一方面,肌力差的问题制约患者自主行走,长期依赖轮椅,屈膝畸形会逐渐复发。当挛缩更严重时,患者不能屈髋,腰部后凸及坐姿不良可以产生。腘窝角增加的患者在 X 线片上可以看到腰椎生理前凸减少。

重度腘绳肌挛缩引起髋关节不能充分屈曲,骨盆前倾减少,坐姿异常,患者在轮椅里躯干后倾,腰椎后凸。

正如前面马蹄足的讨论,检查者必须仔细评估其他关节的痉挛和挛缩。如果腘窝角度数是正常的,屈膝步态可能是马蹄足和尖足步态的代偿表现。髋关节亦必须检查,因为如果不解决伴随的髋关节屈曲挛缩,单纯腘绳肌挛缩松解会导致行走过程中髋关节屈曲增大和骨盆向前倾斜。

二、治疗

膝屈曲挛缩一般在髋内收和马蹄足内翻畸形纠正后再慎重考虑。髋内收肌腱切断术常包括股薄肌松解,术后膝关节屈曲常有改善,若仍无效可行腘绳肌分段延长术。一项最近进行的研究表明,在屈髋位随着膝关节逐渐伸直坐骨神经的肌电活动减少达 86%。当髋关节伸直时其肌电活动恢复正常。典型的病例是一例 13 岁患者就诊时腘窝角达 90°。术者松解了内、外侧腘绳肌,术中对所有挛缩组织进行了充分牵伸延长,膝关节接近伸直位。为了保险起见,术后往往还给予长腿石膏固定。患儿麻醉苏醒后会感到双侧小腿烧灼样麻痹。更严重的情况是出现运动功能或感觉功能丧失。一旦出现这种情况,应立即拆除石膏,允许膝关节屈曲。患者口服加巴喷丁以缓解下肢神经源性疼痛。

中度腘绳肌挛缩适合矫形手术治疗。触地反作用力式踝足支具(AFO)通过站立时支具对膝关节向后的推力可以改善没有挛缩的轻度屈膝畸形。佩戴 KAFOs(膝 - 踝足支具)使步行更加困难和不便,一般不用于脑瘫患者。肉毒素 A 现已经被尝试用于屈膝步态的患者。

定期更换石膏的系列,石膏矫形固定方法常常用来逐步纠正屈膝挛缩畸形,适用于轻度畸形和手术后残留的屈膝畸形。长期石膏固定要注意避免肌肉萎缩、骨质疏松和骨折的发生,制动期间要加强患肢功能锻炼。

1. 远端腘绳肌松解延长术 远端腘绳肌松解延长术是手术治疗屈膝步态的首选方法,一般需要视患者具体情况结合其他软组织手术。腘绳肌延长术的技术有多种方法,我们倾向于半膜肌筋膜松解延长术、半腱肌 Z 形延长术及膝关节近端股薄肌 Z 形延长术,往往需要同时行跟腱延长术。重度屈膝患者外侧腘绳肌即股二头肌也需要通过肌肉筋膜松解手术延长。通常为了充分地延长半膜肌和股二头肌,要在其筋膜上行两个倒 V 型切口。内侧腘绳肌延长术可以纠正轻度屈膝和中度腘窝角的增加。外侧腘绳肌延长术改善了站立位时最大膝关节伸直程度,因此对于严重的屈膝步态有帮助。但其的确增加了膝关节过伸的危险,特别是对于小腿三头肌痉挛的患者。术中反复检查腘窝角并且充分延长腘绳肌,确保腘窝角降低到 20° 以内。

腘绳肌延长术步骤(图 14-6):腘绳肌松解延长术通过两个纵向切口完成,内侧切口位于股薄肌腱表面,外侧切口位于股二头肌的外侧,以防损伤腓总神经。显露三个内侧的肌腱,股薄肌肌腱可以被切断或延长,半膜肌筋膜行两个倒 V 型切口。通常两个切口在筋膜上的间距为 1.2~2cm。通过轻轻地伸直膝关节和屈曲髋关节,可以使肌肉适度牵伸延长。

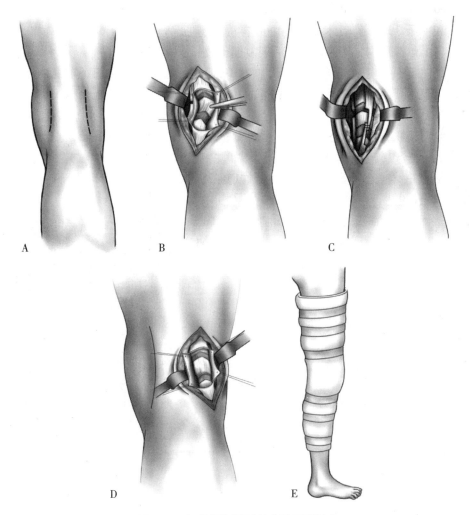

图 14-6　远端腘绳肌延长术及石膏固定
A. 切口　B. 内侧松解术　C. 内侧松解术完成后　D. 外侧松解术　E. 石膏固定

对于膝关节严重屈曲挛缩的患者手术风险很大。虽然通过内、外侧腘绳肌延长可以改善屈膝挛缩,但是屈膝步态很少能够明显改善。原因是多方面的:①股四头肌肌力弱;②下肢肌力难以短期内明显改善,以维持伸膝姿势;③后关节囊挛缩。后关节囊切开术和髌腱缩短术已经被描述。事实上坐骨神经的伸展性也限制了重度屈膝挛缩的纠正,要特别注意防止伤及坐骨神经。

徐宏文等研究认为对屈髋肌挛缩的蹲伏步态患儿,不适宜做腘绳肌延长术。可行髂腰肌延长术纠正骨盆过度前倾及髋关节屈曲挛缩畸形;无屈髋肌挛缩的蹲伏步态患儿,行内侧腘绳肌延长加股直肌转位术,并可避免单纯腘绳肌延长术带来的僵膝步态,并可改善膝关节在摆动期最大屈膝角度,使足有较大的自由活动空间;严格区分脑瘫蹲伏步态患儿有无屈髋肌挛缩,对制订手术方案十分重要;腘窝角作为判定腘绳肌挛缩程度的指标,其价值是不可靠的。

腘绳肌延长术后使用长腿石膏固定。如果术后患者膝关节可以不费力地完全伸展,膝

189

关节支具固定 3~4 周即可。如果残余轻微的挛缩,长腿石膏固定 6 周。应该鼓励患者术后早期负重和下床活动。患者术后长期卧床容易出现肌肉萎缩和失用性骨质疏松,发生骨折的风险较高。在石膏或支具停止使用后恢复期也较长。

术后膝关节在站立位的伸直状态可以改善,明显的改善可以在膝关节屈曲挛缩术后 1 年出现。一般而言,挛缩越严重,屈曲角度的改善越明显。大多数患儿在腘绳肌延长术后行走能力明显提高,且高达 39% 的患者至少可以在室内行走。Reimers 测量了远端腘绳肌延长术患者股四头肌长度,发现最初其长度明显缩短,术后 6 个月可恢复到接近术前的长度,在术后 1 年完全恢复。Damiano 等也报道类似的结果。

最常见的并发症是腘绳肌延长术后骨盆前倾增加,并且减弱了腘绳肌的伸髋功能。因为腘绳肌也是伸髋肌,力量减弱后髋屈曲力量相对增强,肌肉平衡改变,导致骨盆和躯干的前倾。De Luca 等发现如果单纯行内侧腘绳肌延长术,骨盆前倾看不出来。如果内、外侧腘绳肌同时延长,且没有手术松解髂腰肌,一定出现骨盆前倾增大。

有时,严重屈膝挛缩患者行腘绳肌松解延长术会引起坐骨神经部分或完全瘫痪(图 14-7)。在膝关节逐渐伸直过程中,术中肌电图显示肌电活动振幅逐渐减少,特别是在髋关节屈曲位。髋关节屈曲(90° 长坐位)伴膝关节伸直位石膏固定时,坐骨神经受到的牵拉应力最大。在试验中,患者很难配合。一旦发现神经麻痹就应该去除石膏并且保持屈膝位。简单地打开石膏不能缓解神经的牵拉。使用阿米替林或加巴喷丁等药物进行镇痛很有必要。

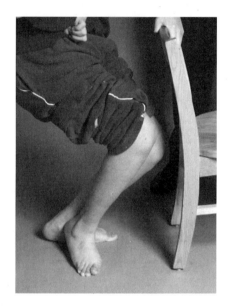

图 14-7　严重髋关节和膝关节屈曲挛缩
一例 13 岁男孩,严重髋关节和膝关节屈曲挛缩,勉强可以短距离行走,腘绳肌延长术导致术后足感觉迟钝,需要较长时间来恢复

通常,在腘绳肌延长术后也会出现膝关节屈曲能力下降。一般情况下膝关节至少能屈曲 60°。Gage、Sutherland 和 Perry 等都阐述过腘绳肌延长术后股直肌痉挛导致膝关节的失用,股直肌经过两个关节,可以屈髋关节和伸膝关节。术前肌电图常常显示股直肌的电位活动改变。步态分析实验显示患者在摆动相屈膝量减少,在摆动相的高峰出现屈膝延迟,严重时会引起足触地问题,容易绊倒并且拖动脚趾。患者或许会抱怨爬楼梯或上街道边的台阶以及站起时有困难。

有学者对屈膝步态患者采用坐骨起点的腘绳肌松解术,研究发现 78 例进行过腘绳肌松解术的患者中 32 例步态没有加重,平均腰椎前凸角度没有增加。他们从 31 例提供 X 线片患者中发现 8 例脊柱过度前凸,包含 1 例有腰部疼痛并且脊柱前凸角为 75° 的患者。Drummond 等为 30 例儿童进行近端腘绳肌松解术,发现骨盆前倾,腰椎过度前凸频繁发生,严重的患者髋关节屈曲挛缩了 25° 或更高。由于这个原因,对于能够独立行走的患者不推荐做近端腘绳肌松解术。

2. Eggers 手术　Eggers 手术指 Eggers 描述的用于矫正腘绳肌挛缩和屈膝畸形的方法(图 14-8)。手术中将远端内、外侧腘绳肌腱转移到股骨髁后,虽然膝关节的屈曲可以改善,但是术后容易出现膝外翻,因此该术式较少用。

3. 伊利扎诺夫(Ilizarov)外固定　伊利扎诺夫外固定技术的基本原理是依据 Ilizarov 的张力 - 应力法则(law of tension stress),当组织受到一个持续缓慢的张力时,促使细胞分裂、组织再生,从而使膝关节屈曲挛缩获得符合生物学的逐渐矫正。国内已经有不少单位开展该技术,在肢体延长、马蹄足矫形等方面积累了很多经验。秦泗河等应用改良的伊利扎诺夫技术,矫治儿童膝关节重度屈曲畸形和成年人类风湿关节炎所致重度屈膝挛缩,取得满意的疗效。我们则应用该方法治疗脑瘫重度屈膝挛缩取得了一些经验(图 14-9,图 14-10)。

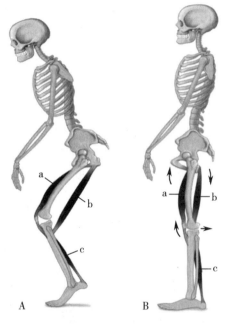

图 14-8　Eggers 股骨髁腘绳肌移位术

a. 股四头肌　b. 腘绳肌　c. 比目鱼肌　A. 术前　B. 术后

对腘绳肌腱股骨髁移位,以提高臀部后伸,减少痉挛型脑瘫膝关节屈曲畸形

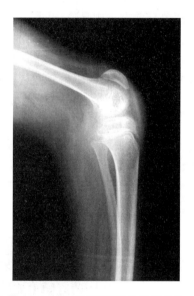

图 14-9　重度屈膝挛缩 X 线侧位片

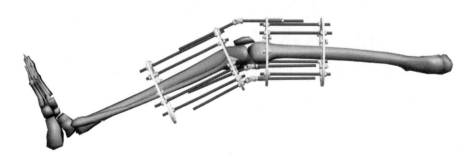

图 14-10　伊利扎诺夫膝关节屈曲挛缩矫形器

（1）伊利扎诺夫膝关节屈曲挛缩矫形器的结构：外固定架由 4 个完整金属环组成，分股骨端和胫骨端各两个环，分别由 4 个短螺纹柱固定。两组环之间由 3 个带铰链关节的螺纹杆连接，其中两个位于侧后方，一个位于前方正中，分别起到撑开和加压的作用。术前根据患肢大腿与小腿的周径、长度，膝关节最大伸直角度，预先组装、测试好与其相适应的个体化的膝关节外固定架。

（2）手术操作：通过 8 枚相互垂直的克氏针（克氏针直径 2.0~2.5mm）将外固定矫形架固定于股骨远段及胫骨中上段。两侧的铰链中心对准膝关节的旋转中心，约位于股骨髁后皮质与髁间窝的交切点。外固定架的圆环应与股骨、胫骨干相互垂直，使肢体位于环的中心，圆环距周围皮肤的距离至少 2cm，尽可能使股骨、胫骨干及膝关节与外固定架受力相一致，预留组织水肿的空间。安装过程中要保持 3 个带铰链的螺纹杆 2 个位于膝关节侧后方，1 个位于膝关节前方正中且位于同一水平。

克氏针与金属圆环固定时必须将钢针用拉张器拉紧，保持克氏针足够的张力。穿针时应避开血管、神经解剖区，尽量避免贯穿肌肉。避免误伤重要组织。外固定架安装完成后，适当撑开后外侧螺纹杆，维持腘窝软组织有适当的持续牵伸张力。

（3）术后操作及处理：术后 2~3 天待局部疼痛及肿胀反应基本消失后，对 3 个带铰链关节的螺纹杆同时进行撑开，先使膝关节间隙牵开 5mm 左右，以避免在牵伸矫正屈膝畸形期间发生关节软骨的挤压；然后开始定期撑开后外侧螺纹杆上的螺母，同步对前侧螺纹杆进行加压，逐渐牵张膝后软组织，缓慢矫正屈膝畸形。术后每 1~2 周复查 X 线片，若出现股骨、胫骨之间软骨挤压现象，及时施行牵拉撑开，加大膝关节间隙。若有胫骨平台向前、后滑移现象，要调整关节铰链的位置，避免关节脱位的发生（图 14-11）。

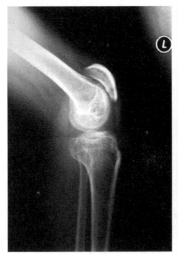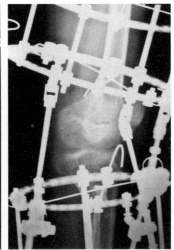

图 14-11 治疗前和牵伸治疗结束时膝关节侧位 X 线片

术后患肢疼痛不明显时进行牵伸，牵伸速度以关节水平 1mm/d（牵伸杆伸长 3~4mm/d）为宜，每天 3 次为宜。应根据患者的感觉及耐受情况调整牵伸速度。经常检查下肢血管神经有无异常表现，并根据患者的耐受程度及下肢的反应及时调整牵伸速度。当患肢出现疼痛或麻木，说明牵伸过快致血管、神经过度牵张，应减缓牵伸速度。为了预防屈膝畸形复发，应适当过度牵伸后才能结束矫正。但若有骨性畸形如股骨下段前弓,最后多不能过牵,保留的骨性畸形角度,二期实施截骨矫正。牵伸矫形结束后应根据病因和患者年龄将伊利扎诺夫装置保持2~3周,让患者带牵伸器行走。拆除该装置后还应继续膝关节伸直位石膏固定4~6周,再佩戴行走支具2~3周。治疗期间及结束后应鼓励患者行走及活动膝关节,并配合理疗。双侧使用外固定架的患者鼓励其在床上进行肌肉静态练习,减少肌肉萎缩和骨质疏松。合并髋、踝、足关节畸形者应同期或膝关节牵伸之后矫正,以恢复下肢的持重力线。

我们认为采用伊利扎诺夫外固定架治疗,以骨骼发育成熟后为宜。患儿年龄小于12岁时畸形往往程度较轻,通过腘绳肌松解和系列石膏矫形可取得满意效果。大龄青少年屈膝畸形严重者,通过前述方法难以取得满意效果,伊利扎诺夫外固定架提供了安全可靠且有效的解决方案。

有学者认为使用外固定架者可不必行腘绳肌松解,单纯依靠外固定架矫形。我们主张术中一次性完成腘绳肌松解和外固定架安置,优点是不增加手术次数,手术创伤也不大,腘绳肌松解手术时间也只需要半小时左右,却可以缩短治疗期2~3周,加快畸形的矫正。

外固定架组平均每天可纠正1°以上,这是由于外固定架持续、缓慢地牵拉的结果,效果更确切,矫形效率更高。延长过程中需要每天检查腓总神经功能,避免发生神经损伤;每1~2周拍X线片,发现有关节脱位倾向时要及时调整外固定架。

外固定架或石膏拆除后较长时期支具固定可有效防止畸形复发,却存在着关节僵硬、骨质疏松的风险,这是临床医师所面临的一个两难选择。我们主张白天负重行走时佩戴支具至少2个月,其他时间可不佩戴支具,积极进行关节功能训练。生长发育尚未结束的患者夜间宜继续佩戴支具,避免畸形复发。

(4) 伊利扎诺夫技术的优势和并发症:伊利扎诺夫技术是一个微创外科手术,对患者损伤很小,容易掌握。治疗期间不限制患者的活动,熟练掌握穿针及外固定系统的牵伸技术,医源性风险很小。适用于任何原因的屈膝挛缩,既往手术治疗失败的患者,仍可应用此方法。同时能矫正多个下肢复杂畸形。在牵伸矫正屈膝畸形的过程中,能够拉开膝关节间隙,从而防止膝关节软骨面的挤压。

如果对该方法和术后处理程序掌握不当,也会出现许多问题。主要的并发症有:①针道感染,多属于轻微表浅感染,对症处理即可;②穿针对神经、血管的损伤,少见;③牵伸过程中的神经麻痹,减缓牵伸速度即可;④下肢骨筋膜室综合征;⑤膝关节脱位;⑥膝关节周围的骨折;⑦下肢深静脉血栓;⑧断针及牵伸过程中可能需要多次调整外固定器;⑨屈膝畸形复发;⑩膝关节活动范围的丢失等。只要正确掌握膝牵伸器的安装固定方法和术后管理程序,这些并发症多可避免。

痉挛型脑瘫患者屈膝畸形严重者往往伴随下肢肌力差,而肌力能否有效改善与保持关乎手术效果,对避免畸形复发有重要意义。所以,手术后的康复训练非常重要。

我们认为腘绳肌松解及系列石膏矫形对于轻、中度屈膝挛缩,特别是青春期前患者适用,可取得满意效果。对于重度屈膝挛缩宜采用伊利扎诺夫外固定架治疗,创伤小,并发症少,可控制性强,效果确切,畸形复发率低。

4. 截骨矫形术　脑瘫患者重度屈曲挛缩也可以通过股骨髁上楔形截骨手术矫正(图14-12)。截骨矫形后可以通过石膏固定、骨圆针加石膏固定或钢板螺丝钉固定。要根据患者年龄、体重、截骨端稳定性采取合适的固定方法,如钢板螺丝钉固定、骨圆针交叉固定或石膏固定。

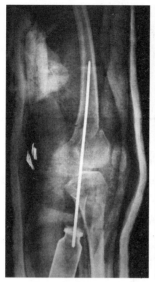
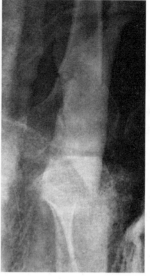

图 14-12 股骨髁上楔形截骨矫形术后侧位 X 线片
屈膝畸形纠正,下肢力线回复正常

第二节 脑性瘫痪膝反屈畸形的手术治疗

膝反屈指伸膝力量超过屈膝力量出现的膝关节反向屈曲畸形,多数情况下是由于股四头肌挛缩或股四头肌痉挛超过腘绳肌痉挛所致,也可以继发于腘绳肌延长或移位,或腓肠肌近侧头退缩术造成的腓肠肌肌力减弱。另外,痉挛型马蹄内翻足患者也会表现出膝反屈。

一、临床表现和检查

膝反屈最常见的症状是膝部无力、疼痛和不稳定,外翻畸形经常存在,单侧者常可有短缩畸形。

俯卧位股直肌牵拉试验(Dunncan-Ely 试验,图 14-13)反映股直肌挛缩程度,这可能与膝

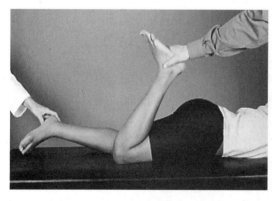
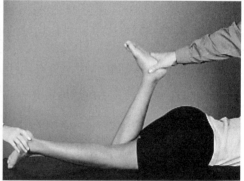

图 14-13 Dunncan-Ely 试验
患者俯卧位,膝关节被动屈曲,同侧臀部提起提示股直肌挛缩

关节僵硬步态有关。患儿俯卧位,膝关节逐渐屈曲。检查者体会挛缩程度,观察对侧骨盆抬高。髋关节屈曲挛缩明显时该试验也呈阳性。

股直肌挛缩时会发现,由于股直肌屈髋作用导致同侧臀部离开检查床面,这个试验阳性患者不会因股直肌转移术改善。然而这个试验不是绝对的,继发髂腰肌紧张髋关节屈曲挛缩也会显示该试验阳性。另一个临床上用于股直肌痉挛的测量方法是,让患者仰卧在床上,膝关节快速地被动屈曲,如果感到阻力,说明股直肌痉挛。

并非所有股直肌痉挛患者在单纯腘绳肌延长术后都有膝关节僵硬症状。虽然 Damron 等发现腘绳肌延长术后约 71% 的患者部分失去屈膝功能,仅有 13% 的门诊患者因为膝关节功能障碍需要股直肌转位术。Dhawlikar 等发现股直肌远端延长术后膝内翻,并且 13% 的患者需要进行股直肌转位术。在大多数研究中,高达 20% 的患者在腘绳肌延长术后出现复发性膝内翻。

二、治疗

矫正膝反屈畸形的治疗方法包括关节制动、胫骨截骨术及软组织手术。

痉挛型马蹄内翻足患者也可以出现膝反屈。当患者努力使足跟着地时就必须使膝反屈。用短腿石膏或支具将足固定在背屈中立位,当足处于跖行位时膝关节出现反屈,表明腘绳肌肌力减弱或股四头肌痉挛。如果踝关节不能达到背屈中立位,表明马蹄足是引起膝反屈的原因,应该进行跟腱延长。股四头肌挛缩为主时可以行股四头肌松解术。继发于腘绳肌延长或移位时,适合长腿支具治疗,将膝关节锁定于 20° 屈曲位数月或数年,直到膝关节的站立功能恢复。

(一)股直肌转位术

1. 手术适应证 手术治疗膝关节僵硬和屈膝障碍包括股直肌转位术。这一过程常伴有腘绳肌延长术和软组织手术。股直肌转位术的原则是保持股直肌的屈髋作用,将其移位到腘绳肌远端固定于膝部轴心后内侧来消除在行走时候不恰当的伸膝关节作用。股直肌近端松解在摆动相增加的屈膝程度要小于远端腘绳肌转位术。股直肌松解也被认为对于改善膝关节屈曲功能没有效果,为术后股四头肌的固有作用。这些手术方法都没有将股直肌移到膝关节后面,或许就是为什么不能像股直肌转位术那样效果好。Riewald 和 Delp 测量股直肌转位术后膝关节运动,没有发现术后股直肌起到屈膝作用。转位后股直肌的磁共振成像轨迹同样不支持股直肌的屈膝功能。股直肌转位术可以在摆动相屈膝平均增加 16°。股直肌转位术联合腘绳肌延长术,运动的动态幅度及屈膝都会改善,而且不会降低屈膝程度。

2. 手术技术 股直肌转位术(图 14-14):切口选在髌骨近端较好,有很多种切口方式。我们推荐一个髌骨上 2~3 指宽的横行短切口。通过这个美容切口,可以将股直肌腱从股四头肌腱中解剖出来,远端的股外侧肌和股内侧肌附着在肌腱上,容易识别,也容易游离。股外侧肌和股内侧肌在髌骨上方嵌入股四头肌肌腱,要保护好这两块肌肉。 一旦股直肌与股四头肌的其他部分分离,在髌骨上缘横行切断股直肌肌腱,更要谨慎避免股四头肌的剩余肌腱受损。将股直肌肌腱用粗丝线按照 Bannel 法缝合,用线牵引经过皮下通道,进入用于延长腘绳肌的切口。然后将股直肌腱与股薄肌肌腱、缝匠肌或延长的半腱肌的残端编织缝合。股四头肌肌腱的残余部分可以通过将股内、外侧肌筋膜缝合在一起而得以修复。

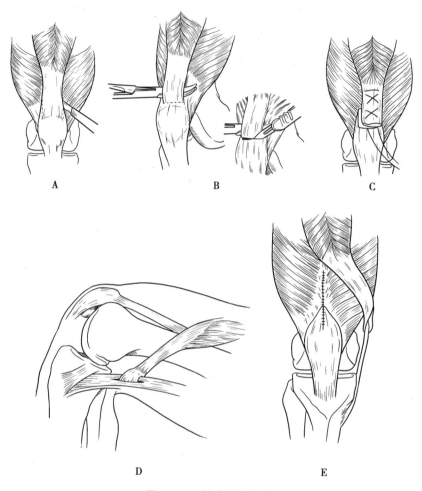

图 14-14　股直肌转位术

A. 切口可以采取髌骨上 2 横指处水平切口,也可以采取纵切口。股四头肌肌腱会合一起。股直肌肌腱可以从股内、外侧肌肌腱端分离。B. 股直肌的下面是股中间肌,必须小心地分离。可以先从近端分离,然后向远端分离,在髌骨上缘切断股直肌肌腱。C. 将股直肌肌腱用粗丝线按照 Bannel 法缝合,牵引缝合线用于转移肌腱。D. 经股内侧肌纵切口将股薄肌腱分离,用缝合线将转移的股直肌牵拉到后侧切口,股直肌腱远端穿入腘绳肌肌腱,并返回与自身缝合,保持适当张力。股薄肌常被用来固定股直肌腱。E. 缝合股内、外侧肌以重建股四头肌肌腱。术后长腿石膏托或膝关节支具制动

3. 术后护理　术后护理包括长腿石膏托或膝关节支具制动,鼓励早期的负重和下床活动。

4. 结果　大量关于股直肌转位术后效果的研究已经公布。首先,Ounpuu、Gage 等认为股直肌转移的位置可根据术者的喜好而决定,也可以根据相伴的其他手术如腘绳肌延长术的切口位置决定。缝匠肌或股薄肌都是可供选择的固定位置。

关于肌电图的作用研究很多,利用肌电图决定腘绳肌术后会不会导致膝关节僵硬以及是否能用来预测股直肌转移术的效果,结果存在争议。Chambers 等发现不能依据术前股直肌和股外侧肌肌电图来判断股直肌松解或转移术后摆动相高峰期膝关节屈曲活动度。

Miller 等研究了 3 组进行过股直肌转移术的患者,第一组在肌电图上显示存在不相适应的阶段性活动,第二组是在肌电图上有持续活动,最后一组是正常肌电图。他们发现摆动相膝关节屈曲程度在所有小组都有改善,但认为改善最明显的是第二组。

其他用于研究股直肌移位术的预测变量包括行走速度、动态运动范围及关节动力学。据报道,至少是正常同龄人步行速度 80% 的患者,进行股直肌转移术效果要比那些行走速度慢的人要好得多。因此,能够独立行走的患者要比需要助行器或其他辅助用具的患者效果要好是很合乎情理的。

在术前进行步态分析能够达到正常膝关节动态运动范围 80% 以上的患者行股直肌移位术的效果不明显,而踝关节和髋关节力量好的患者其手术效果显著。因此如果一个患者在摆动相开始时不能有力地屈髋使足离开地面,就不能在摆动相做出屈膝,这是合乎逻辑的。如果力量足够,股直肌不痉挛,就会有足够动力来屈膝。下肢力量好的患者术后效果好。超过 8° 的旋转异常进行股直肌移位术的患者术后效果差。如果膝部和足不是朝前的,摆动相的膝关节屈曲不会在矢状面上出现,股直肌转位术效果不会乐观。

远端股直肌延长术伴同侧股直肌转移术的适应证:

(1) 站立位严重屈膝步态,中立位伸膝受限。

(2) 临床查体可见腘窝角增大,被动屈伸膝关节时股四头肌阻力明显。

(3) 肌电图在摆动相显示股直肌活动。

(4) 在站立相末期有足够的关闭电位产生或没有髂腰肌松解。

(5) 速度超过正常的 60%。

(6) 髋关节没有过大的旋转异常影响步态。

虽然腘窝角在腘绳肌延长术或股直肌转位术后改善,但是随着时间的流逝矫正缓慢丢失,屈膝挛缩复发需要再次手术并不少见。有报道,126 例 3~13 岁患者中有 22 例需要再次手术;还有报道,再次手术患者达到 12%。不管脑瘫青少年是否进行腘绳肌手术,膝关节活动范围都有损失。据报道,股直肌转位术后 5 年的患者,其膝关节在摆动相的屈曲可以维持,但是膝关节伸直进行性丧失。可以再次行腘绳肌延长术。二次手术时肌腱周围瘢痕粘连,手术中注意避免损伤周围血管神经,复发与患者最初行延长术患者年龄之间没有关系。

(二) 胫骨平台垫高术

1. 适应证　适合膝反屈 >25° 及骨骺闭合、胫骨平台塌陷者。采用胫骨平台垫高,恢复股胫关节正常关系,使股胫关节间的合力回到关节中心,有助于关节内应力均匀分布,扩大负载面,利用膝关节前侧支撑力来稳定膝关节,减少前方压力,阻止反张力发展,从而达到膝关节的动力平衡。

2. 手术操作　行胫骨结节近侧楔形开口截骨术,并植入一楔状骨块,切取并重新固定包括胫骨结节及髌韧带在内的骨块,从而使髌韧带向近侧移位固定于植骨片上。截骨始于膝关节前缘关节面下方 4cm,沿着上后方向切骨,至距膝关节后缘 6~7cm 处停止。胫骨结节的连接可用 1~2 枚螺钉(图 14-15),也可用一块钢板和几枚螺钉固定截断的骨块,有助于防止截骨间隙塌陷。术后用膝上石膏管型固定,术后第 2 天就做被动活动、10 天后再行主动活动,通常术后 40 天可负重。植骨块可用异体骨或自体植骨。

邝公道对该手术进行改进,采取不切除胫骨结节和髌韧带的胫骨结节近端楔形开口截骨术。取膝前髌骨下切口,游离髌韧带提起,切开胫骨平台前骨膜剥离,于胫骨平台下 2.5cm

用一骨刀与关节面平行向后截骨至后 4/5,依次再插入第二、三把骨刀,缓慢将胫骨平台向上撬起,纠正平台前倾塌陷,根据张开间隙取一楔形髂骨块嵌入。该方法不需要胫骨结节截骨再固定,既简便、创伤较小,又增加髌韧带张力,有利于功能恢复,纠正了负重力线,关节稳定较好,可徒步行走,膝反屈外观畸形好转,被认为是符合生物力学改变的一种有效方法(图 14-16)。

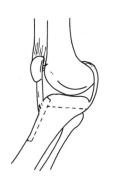
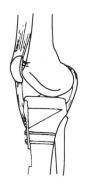
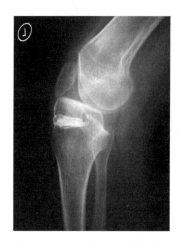

图 14-15　胫骨平台垫高术示意图
用螺丝钉固定移位后的前侧皮质骨块,
有助于增强截骨后植骨间隙的稳定性

图 14-16　膝反张胫骨平台垫高
术后 X 线片显示畸形纠正满意

术后用石膏夹板固定膝屈曲 20°。2 周拆线更换管型石膏固定 6 周,然后更换为伸直位石膏固定 1 个月,拆除拍 X 线片,截骨端愈合后进行伸屈功能锻炼。

陈克洲等随访发现术前一侧能负重,患侧术后功能恢复较好,故对侧膝关节的稳定性十分重要。双侧均反屈者较差。若双侧均有膝反屈畸形,手术应慎重。膝反屈 >35° 以上,植骨端有再被压缩致膝反屈复发倾向。因此,术后早期石膏固定期间应避免负重。复查 X 线片待植骨已愈合后再负重。

(三) 腘绳肌交叉紧缩术

1. 适应证　反屈 <25° 及 15 岁以下骨骺未闭合者。

2. 手术操作　腘窝部 S 形切口,暴露外侧髂胫束、股二头肌,内侧半腱、半膜肌腱。在各止点上 5cm 处切断,将膝关节屈曲 45°,股二头肌腱远端与半腱肌、半膜肌近端,股二头肌近端与半腱、半膜肌腱远端在腘窝血管神经鞘后方穿过交叉编织缝合固定。放置闭式引流,关闭切口。术后石膏夹板固定屈曲 25°~30°,2 周拆线更换管型石膏,屈曲位固定,4 周后拆除石膏进行功能锻炼。

腘绳肌交叉紧缩术可增加后侧抗张力,阻断膝反屈的恶性循环,既能稳定关节,又能阻止畸形发展。膝后侧肌腱紧缩后,膝前侧压力相应减轻,即使有骨骼畸形的儿童也可重新获得骨骺部分发育,术后效果满意。鉴于膝反屈生物力学的变化,一般认为膝后肌腱紧缩术仅起暂时作用。随着时间增长,活动量增大,体重增加,紧缩后肌腱又被拉长松弛,膝反屈复发。故该术式要慎重选用或仅作一种过渡术式,起到暂时缓解减轻骨骺损伤目的,对反屈小者(15°)效果较好。

第三节 股骨和胫骨旋转异常的处理

随着时间的推移,下肢肌肉痉挛和肌力不平衡导致股骨和胫骨的旋转异常。通常情况下,痉挛型双瘫患者及有严重痉挛型偏瘫患者存在股骨前倾角增大。股骨前倾角增大在学龄儿童很明显,患者频繁摔倒及行走迈步困难。当剪刀步、内收肌挛缩和股骨前倾角增大同时存在时,在摆动期可以看到足内旋并妨碍行走。

一、临床表现

体格检查可以发现髋关节内旋活动增多,外旋活动范围减少。行走时患者膝盖偏向中线。如果在患者膝盖前方画个圆圈让患者朝检查者走来,髋关节内旋会更明显。在评估患儿股骨旋转步态时候要细心,因为骨盆旋转也有可能存在,并且混淆了临床症状。这在患痉挛型偏瘫的患者特别常见,患侧半骨盆处于极度外旋状态。因而部分掩盖了持续增大的股骨前倾角。随着时间的推移,代偿性胫骨外旋可能形成,并且足外旋更明显。旋转异常在患者行走时不仔细观察或许会被忽视。患儿没有出现蹋内翻,然而膝盖仍然指向前方,足前进角可能因为严重胫骨外翻而向外。足外翻通常也存在。胫骨内翻在脑瘫患儿中也可能存在,特别是痉挛型偏瘫患儿。临床上,旋转程度可以通过测量双踝角来确定。坐位时膝关节屈曲位朝向前方,外踝一般在内踝后 25°~30°。因为胫前、后肌肉痉挛导致足内翻,可能形成足和大腿的内侧成角,因此双踝角异常对于胫骨内侧旋转有特殊意义。

对于一些患者,通过步态分析可以清楚地观察胫骨旋转异常。步态分析可以通过在行走时确定旋转异常的动态因素,进而完善体格检查。足前进角可以准确测量(图 14-17),骨盆、股骨、胫骨和足横截面的旋转可以记录,据此可设计适当的截骨平面。

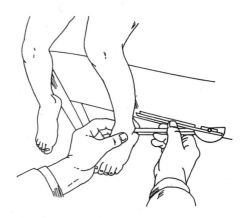

图 14-17 小腿旋转畸形的测量方法(双踝角)
让患儿坐在检查床边缘,远端股骨髁与检查床边缘平行,内外踝之间的连线与检查床边缘之间的夹角正常情况下在 30°左右

二、手术治疗

内侧腘绳肌、内收肌、臀中肌和臀小肌都会使脑瘫患儿的髋部有力地内旋,内侧腘绳肌和内收肌的延长导致髋关节的内旋减少,但是其矫正的程度是轻微的,不明确的。去旋转截骨术纠正下肢旋转畸形效果明显。根据旋转畸形的部位可以选择股骨或胫骨去旋转截骨术。

1. 股骨截骨术 对下肢旋转异常矫正的最佳途径是进行去旋转截骨术。股骨颈过度前倾的治疗手段有股骨截骨术,截骨部位可选择在近端股骨转子间、转子下水平或远端截骨(图 14-18)。

主张股骨近端截骨的学者认为远端截骨与近端截骨不具备可比性的,虽然二者的比较研究尚未进行。如果是行近端截骨,患者通常俯卧在手术台上。旋转的标准为外旋的活动范围是内旋的 2 倍,比如内旋为 30°,外旋应为 60°。去旋转后用钢板和螺丝钉固定。术后一般不需要石膏外固定,除非存在明显骨质疏松可能影响到内固定的可靠性,要避免固定时间太长。

远端截骨术时患者取仰卧位,通过侧方入路进行。远端截骨的优点是容易暴露和利用止血带减少出血。霍夫曼等用 Steinmann 针量化旋转度,然后将其固定在石膏中。他们没有遇到针道感染。股骨远端截骨术现在普遍使用钢板螺钉固定。术后长腿石膏或支具固定,允许早期负重行走,有助于更快地恢复。

术后步态实验研究表明,股骨截骨术后,脑瘫患者髋关节旋转性能有所改善。患儿父母非常满意这些变化。畸形复发或某种程度的髋内旋持续存在时,约 1/3 的脑瘫患者接受股骨截骨术。10 岁以下的患者接受外科手术后,畸形复发的危险更高。所以手术一般选择在骨骼发育接近成熟时进行。

2. 胫骨截骨术　胫骨旋转畸形患者,手术治疗一般选择在远端截骨。胫骨近端截骨术神经血管损伤的风险较高。未合并腓骨截骨术的疗效较为肯定,但大多数医生习惯上同时行腓骨截骨。采用钢板螺丝钉或克氏针交叉固定,手术安全可靠(图 14-19)。另外,青少年患者可以选择胫骨远端经皮截骨和髓内钉固定。步态研究表明,胫骨截骨矫形可使踝和足的活动趋于正常。

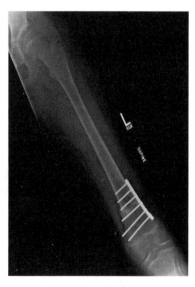

图 14-18　股骨远端旋转截骨术后 X 线片

1 例 11 岁痉挛型双瘫患者股骨颈过度前倾,髋内旋女童接受股骨远端去旋转截骨术治疗

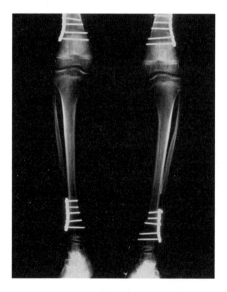

图 14-19　双侧股骨和胫骨远端旋转截骨术治疗股骨颈过度前倾和胫骨外旋畸形

(许世刚　徐　林)

参考文献

1. Herring MD, John JA.Tachdjian's Pediatric Orthopaedics［M］.Philadelphia：Saunders/Elsevier,2008.

2. John P.Dormans.小儿骨科核心知识［M］.潘少川,主译.北京：人民卫生出版社,2006.

3. 徐林.关于开展脑瘫 SPR 手术的若干问题［J］.中国矫形外科杂志,1995,2(2):141-142.

4. David L. Skaggs,John M. Flynn.小儿骨科规避后患要略［M］.潘少川,主译.北京：人民卫生出版社,2008.

5. 徐宏文,马瑞雪,吉士俊.内侧腘绳肌延长术对痉挛性双侧脑瘫步态的影响［J］.中华小儿外科杂志,2006,27(4):200-203.

6. DeLuca PA,Davis R,Ounpuu S,et al.Distal hamstring lengthening and effects on pelvic tilt in spastic diplegic cerebral palsy［J］.Dev Med Child Neurol,1994,36(2):10.

7. Gage JR.Surgical treatment of knee dysfunction in cerebral palsy［J］.Clinical Orthopaedics & Related Research,1990,253(253):45-54.

8. Nene AV,Evans GA,Patrick JH.Simultaneous multiple operations for spastic diplegia.Outcome and functional assessment of walking in 18 patients［J］.Journal of Bone & Joint Surgery British Volume,1993,75(3):488-494.

9. Patrick JH.Techniques of psoas tenotomy and rectus femoris transfer："new" operations for cerebral palsy diplegia—a description［J］.Journal of Pediatric Orthopedics Part B,1996,5(4):242-246.

10. Dhawlikar SH,Root L,Mann RL.Distal lengthening of the hamstrings in patients who have cerebral palsy.Long-term retrospective analysis［J］.Journal of Bone & Joint Surgery American Volume,1992,74(9):1385-1391.

11. Gage JR,Fabian D,Hicks R,et al.Pre- and postoperative gait analysis in patients with spastic diplegia:a preliminary report［J］.Journal of Pediatric Orthopedics,1984,4(6):715-725.

12. Sutherland DH,Santi M,Abel MF.Treatment of stiff-knee gait in cerebral palsy:a comparison by gait analysis of distal rectus femoris transfer versus proximal rectus release［J］.Journal of Pediatric Orthopedics,1990,10(4):433-441.

13. Reimers J.Contracture of the hamstrings in spastic cerebral palsy.A study of three methods of operative correction［J］.Journal of Bone & Joint Surgery British Volume,1974,56(1):102-109.

14. Dhawlikar SH,Root L,Mann RL.Distal lengthening of the hamstrings in patients who have cerebral palsy.Long-term retrospective analysis［J］.Journal of Bone & Joint Surgery American Volume,1992,74(9):1385-1391.

15. 邝公道.小儿麻痹后遗症外科手术治疗［M］.广州：广东科技出版社,1982.

16. 卞传华,王晓明,门洪学,等.髌骨膝前阻挡术治疗晚期麻痹性膝反屈(附 117 例报告)［J］.中国矫形外科杂志,1991(3):135-136.

17. 陈克洲,陈艺新.两种手术方式治疗膝反屈畸形 47 例疗效分析［J］.贵州医药,2000,24(2):117-118.

18. 于江龙,买尔阿芭,木塔力甫·努热合买提,等.双侧痉挛型脑瘫患儿选择性脊神经后根切断术术前及术后步态特征［J］.中华实验外科杂志,2015,32(5):1165-1167.

第十五章

脑性瘫痪髋部畸形的手术治疗

第一节 概　述

除足畸形、膝关节畸形外,脑性瘫痪患者最常见的是髋关节畸形。特别是痉挛型双肢瘫、痉挛型三肢瘫和四肢瘫的患者,髋关节畸形更常见。因此,对每位下肢功能障碍的患者,都应考虑髋关节异常的可能性。

一、产生原因

1. 肌力不平衡,内收肌挛缩常见。

2. 原始反射残留。

3. 习惯性或姿势性异常。

4. 骨骼缺乏负重刺激。

5. 生长发育异常。

6. 软骨、骨的继发性改变。例如,先天性股骨颈前倾,在生长发育中不能自行矫正反而更加严重,加上肌力不平衡及长时间缺乏负重刺激,髋内收畸形逐渐加重,最终发生髋关节半脱位或脱位,并伴有软骨或骨的继发性改变。

二、常见畸形(图 15-1)

1. 股骨颈外翻,发生率约75%。这是因为痉挛肌肉过度强烈地牵拉,减弱甚至抵消了外展肌群的作用,造成对股骨大转子的刺激减少,并使之生长减慢,使股骨颈正常的内翻发育受到阻碍,形成髋外翻畸形。

2. 髋臼覆盖差,髋臼指数增大,发生率约为60%。

3. 髋关节半脱位,发生率约为15%。

4. 髋关节脱位,发生率约为10%。其发生率取决于神经受累的程度。

5. 股骨颈内翻畸形较少见。

三、临床表现

存在髋关节屈曲畸形的患者常伴有膝关节屈曲,前足过度负重,腰椎过伸,使重心落在承重面上。同样,有膝关节屈曲畸形的患者也必须屈曲髋关节以维持重心,这种髋关节

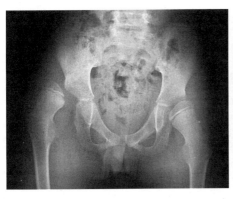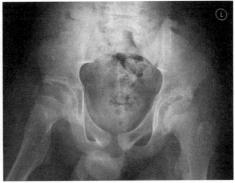

图 15-1　脑瘫髋部常见畸形
左图中右髋内收畸形和完全脱位,右图中右髋外展畸形

屈曲、膝关节屈曲和踝关节跖屈(有时还有髋内旋),就构成了通常所说的蹲伏姿势(crouch posture)。另外,踝关节跖屈畸形的患者也会出现屈髋、屈膝和腰椎屈曲姿势,称为跳跃姿势。

　　屈曲-内旋畸形的姿势与患者坐在地板上时采取的姿势相似,称为"反裁缝位",即髋关节屈曲 90°且完全内旋,膝关节屈曲超过 90°,腿和脚外旋并放置于大转子边。患者习惯采用这种坐姿来增大与地板的接触面积,从而增加坐位时的稳定性。但这种姿势在发育过程中会促使股骨过度向内扭转,股骨颈前倾,胫骨向外扭转和足的外翻扁平畸形。故这种畸形应尽早矫正。

　　当内收肌、屈肌和内旋肌都存在严重痉挛或僵硬时,髋关节可发生脱位。脱位可以是单侧也可以是双侧,或一侧脱位而对侧半脱位,或一侧脱位而对侧有外展或外旋的复杂畸形。

　　髋关节屈曲挛缩的测量见图 15-2。

　　图 15-2 中,托马斯试验(左):患儿仰卧于检查床上,对侧髋关节屈曲使腰椎保持平直。然后使检查侧髋关节伸直,大腿与床面之间的夹角为该侧髋屈曲挛缩角度。俯卧位伸髋试验即 Staheli 试验(右):患儿俯卧位,骨盆位于检查床边缘,对侧髋关节屈曲。然后大腿伸直,

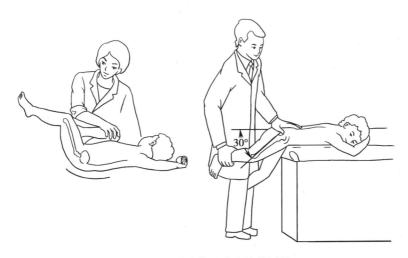

图 15-2　髋关节屈曲挛缩的测量
左图为托马斯试验,右图为俯卧位伸髋试验

此时大腿与床面之间的夹角为该侧髋屈曲畸形的角度。

四、诊断与鉴别诊断

每位脑瘫患者都应接受临床和 X 线检查,且每 6 个月复查,以明确髋关节情况。

鉴别屈曲 - 内旋畸形与内收畸形很重要,虽然每种畸形都可引起剪刀步态,并可同时存在,但治疗上并不相同。屈曲 - 内旋畸形通常是由于内旋肌群痉挛,而外旋肌群无力所致,阔筋膜张肌痉挛常常是主要原因。内收畸形则是由于内收肌痉挛拮抗正常的、轻度痉挛的或者力量较弱的外展肌群所引起,肢体被拉向一起,当检查者用力使大腿分开时不出现内旋,应考虑内收畸形。

X 线检查对诊断髋关节半脱位或脱位很重要。最实用的方法是测量股骨头相对于髋臼外缘下方偏移的程度,即偏移百分比。从髋臼外缘做一条垂线,再沿股骨头骨骺的内外侧缘各做两条垂线(图 15-3),用没有被髋臼覆盖的股骨头的宽度除以股骨的总宽度(PB/AB),再乘以 100%,就是偏移百分数。拍 X 线片时应摆好患者体位:仰卧,髌骨水平位,双髋并拢。正常髋关节偏移百分数 4 岁前为 0,4~16 岁不超过 5%。一般认为 25% 以下是轻度半脱位,26%~50% 是中度半脱位,51%~100% 是严重半脱位,100% 以上为脱位。

其他评估方法包括动态肌电图和步态分析等。

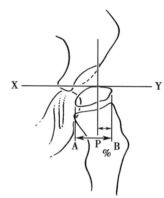

图 15-3　股骨头偏移百分比测量方法

五、治疗原则

如果髋关节的肌力平衡得以重建,股骨正常的力线得以恢复,可防止畸形进展。

目前认为应早期矫正姿势使髋关节处于正常位置,并早期行软组织手术(松解)以平衡髋关节的稳定性。如 5 岁以前手术,只做软组织手术效果更好;而一旦出现脱位,即应行髋关节手术而不必继续观察。

应判断髋、膝、足踝各个关节畸形的原发继发关系以及严重程度。这三个关节中任何一个孤立的固定性畸形如果严重到影响患者的活动都应予以矫正。当髋关节的固定性屈曲畸形为 15°~30° 时,建议行腰大肌肌腱切断术或腰大肌回缩术以及股直肌切断术。当屈曲畸形超过 30° 时,需更广泛的前群松解,包括缝匠肌、阔筋膜张肌以及臀中肌、臀小肌的前部纤维。若手术后仍存在严重的膝关节屈曲畸形,应延长腘绳肌。当髋、膝屈曲挛缩及小腿三头肌的挛缩并存时,可先松解髋部挛缩的肌肉,然后再松解膝和踝。也可一次行多部位手术而不必分次手术。

脑瘫患者髋关节异常治疗的目的是预防发生进行性的关节半脱位或脱位。一部分患者早期行内收肌松解,对防止进一步的关节半脱位或脱位有效;另一些患者则需行内翻旋转截骨术。对于严重髋臼发育不良,还需行髋臼成形术。

第二节　髋屈曲畸形的矫正

矫正髋屈曲,一般建议行腰肌回缩术,将腰肌肌腱和髂肌纤维植入到股骨颈基底部附近的髋关节前关节囊中,手术理想年龄一般认为是 7~9 岁。

一、适应证

1. 髋部屈曲畸形超过 15°。
2. 腘绳肌痉挛,髋关节屈曲内旋、膝关节屈曲。
3. 股四头肌痉挛,髋关节屈曲内旋、膝关节过伸。
4. 髋关节屈曲内旋、膝关节正常。

二、手术要点

1. 如患者走路时有剪刀步态或髋外展受限,小于 15°,则行长收肌切断术和闭孔神经前支切断术。
2. 如患者走路时膝过伸,则行股直肌起点松解。
3. 如患者走路时呈屈膝步态,需将半腱肌肌腱转位到股骨内侧髁,同时延长半膜肌。
4. 小腿三头肌有挛缩时则延长跟腱。
5. 对于幼小儿,松解跨过 2 个关节的屈肌,如阔筋膜张肌、股直肌、缝匠肌以及臀中肌和臀小肌的前部肌肉纤维,而不干扰腰大肌,也可消除蹲距姿势,改善步态。当全部切断这些肌肉时,髋部畸形可得到明显缓解;但如果只是部分切断,则仍会残留 15°左右的挛缩。

髋屈曲畸形平均可以矫正 20°,术后髋被动内旋会逐渐减轻,被动外旋则逐渐增加。部分患者半脱位的髋关节可以得到复位。

第三节　髋内收畸形的矫正

内收畸形是脑瘫髋关节畸形中最常见的类型,是髋关节半脱位的最早体征,主要表现为内收肌痉挛、剪刀步态和髋关节半脱位或脱位。

一、内收肌肌腱切断术及闭孔神经前支切除术

受累较轻的髋关节可只做内收肌肌腱切断术,受累重的髋关节需要做更广泛的松解。对不能下地同时有明显的因内收肌痉挛而导致大小便困难的患者,常需做广泛的内收肌肌腱切断术。

1. 适应证

(1) 对早期内收挛缩和早期髋半脱位的病例,行患侧内收长肌肌腱切断术可有效防止髋半脱位和髋脱位的发生。通常做双侧内收肌肌腱切断,以免骨盆周围肌力不平衡和引起骨盆倾斜等继发畸形。

(2) 对大龄儿及发育比较成熟的内收挛缩髋关节,可行内收长肌肌腱切断术,同时行短收肌和股薄肌的全部或部分切断。这些患者通常也需要双侧手术。

（3）脑瘫患者行闭孔神经切断术需谨慎。如果患者只是单纯的痉挛而不合并手足徐动症，可行闭孔神经前支切除术；如果患者因手足徐动型脑瘫尤其是僵硬性手足徐动型脑瘫造成肌张力减低，不能做闭孔神经前支切断术，因为这样将导致严重的肌力不平衡和髋的内收外旋性挛缩。

2. 手术要点　沿长收肌在股内侧做 3cm 纵向切口，或者在长收肌肌腱表面做 3cm 横切口。切开皮下组织和深筋膜，分离短收肌与长收肌，找到闭孔神经前支，注意予以保护，将长收肌拉开后再横切肌肉。如果内收痉挛仍然存在，应检查各肌肉以明确内收挛缩的原因是不是股薄肌或短收肌，部分或全部切断这些肌肉，直到内收痉挛解除。如果需要做短收肌广泛松解，应注意不要伤及闭孔神经后支。解除内收痉挛后，如果患者为单纯痉挛型，可做闭孔神经前支切断术，分层缝合切口。

3. 术后处理　双腿石膏固定，或使用外展支具，以患者感觉舒适为宜。3 周拆除石膏。

二、内收肌起点坐骨移位术

本手术的目的是将内收肌起点转位至坐骨以治疗髋关节麻痹性脱位。1966 年由 Nickel 等最早描述。它包括把长收肌和股薄肌的起点向后转位到坐骨上，并松解短收肌的起点和长收肌的前部。术后可获得对称的外展功能，行走步伐小，躯干摇摆轻，安全稳定，耐力更强，复发率低。

1. 适应证　本手术疗效及并发症尚存在争议。目前认为可能对可以行走的患者更有效。

2. 手术要点　患者取截石位，臀部置于手术台末端，腿放在腿架上，尽可能地使膝和大腿外展。术者坐在患者两腿之间。在长收肌肌腱的正上方切开皮肤，并向后呈直线延长至坐骨结节，尽可能与耻骨下支及坐骨的边缘平行。切开皮肤与皮下组织后，辨认长收肌肌腱并缝线标记，将其在耻骨支上的起点切断。然后松解短收肌、股薄肌的起点及大收肌的前部，一直解剖至闭孔神经外肌筋膜，伸直并轻度内收髋关节，使长收肌肌腱可达到坐骨结节。在坐骨结节的隆起处做一切口，将短收肌、大收肌及股薄肌向后推至坐骨结节，再将它们推至长收肌肌腱的下面。在远端的大腿部将长收肌游离并拉直，用不可吸收线缝合于坐骨结节。彻底冲洗，缝合切口，用骨盆带的长腿支架固定。

3. 术后处理　保持带有骨盆带的长腿支架固定 4 周。前 2 周，髋膝关节的固定装置只是偶尔放开使患者短暂放松，吃饭时允许屈髋至 45°。第 2 周时开始在支架内做主动及被动功能锻炼。4 周后拆除固定，开始加强理疗。

三、髂腰肌退缩术

如果患者在内收肌痉挛的同时伴有髋屈曲挛缩，可以在小转子做髂腰肌松解术或在骨盆缘做髂腰肌退缩术。在小转子处做髂腰肌松解术适合不能行走的患者，术中应注意不要伤及旋股内侧动脉使股骨头失去血供；在骨盆缘做髂腰肌退缩术适合能行走的患者，术中应注意勿将股神经当做髂腰肌肌腱而误伤。

行髂腰肌退缩术前需做步态分析以决定做髂腰肌退缩术的同时是否还需做其他手术。①如果内收肌痉挛影响行走，髋被动外展不能超过 20°，需做内收肌肌腱切断术和闭孔神经前支切除术；②如果幼儿行走时膝过伸，需做股直肌松解或转位；③如果儿童行走时膝屈曲而且腘绳肌以前没有做过手术，可行内侧腘绳肌延长或转位；④如果步态分析显示股直肌的活动时间延长到摆动相,就需要在腘绳肌延长的同时做股直肌后转位术;⑤如果存在固定性马蹄足畸形,就需延长跟腱或腓肠肌。

1. 适应证　患者可以走路,走路时髋内旋,或是髋关节伸直时不能被动外旋,而髋关节被动屈曲90°时可外旋15°~20°。

2. 手术要点　从髂前上棘下端1.5cm处做髂肌前切口,斜向内下,长10~15cm,向外侧牵开缝匠肌。在髂肌上分离股神经。尽可能靠远端处横向切断髂肌,腰大肌肌腱在小转子附着处切断,将腰大肌肌腱向上移位,将之缝在股骨颈基底部附近的髋关节前关节囊上,再把髂肌纤维缝在关节囊上。

3. 术后处理　不需石膏固定,卧床休息3周。

四、内翻反旋转截骨术

1. 适应证　股骨颈前倾角大、髋外翻畸形、髋关节半脱位或脱位时,除需软组织松解手术外,还需内翻及旋转截骨术,以保持髋关节复位和稳定。任何软组织手术后都可以进行这种矫正性截骨手术。

2. 手术要点　手术时最好采用外侧或后侧切口,在小转子平面截骨。这种切口出血少,便于术中透视。但如需髋关节切开复位,则不能应用此切口。

患者取俯卧位,手术台应适应术中透视或前后位摄片。在大转子表面做15cm长切口,切口近端与臀大肌纤维方向一致,从大转子沿股骨后外侧缘向远端延长。通过阔筋膜与臀大肌向深部分离,显露股骨上端和大转子。从近端股骨剥离股外侧肌的起点,在大转子基底部横向切断,再沿着股骨转子纵向切断。从股骨的外侧面骨膜下将股外侧肌向前翻转。在小转子上端平面,切断股四头肌近端的腱性与肌性附着部分,并从股骨后面向内侧与远端翻转。显露骨小粗隆部位,必要时可松解腰大肌。再从小转子处游离髂腰肌肌腱。至此,截骨区已完全显露,在小转子水平进行截骨。根据术前测量计算的楔形骨块的大小进行截骨。8岁以下儿童颈干角应置于100°~110°,而年龄稍大的患者颈干角应置于115°~120°。

自大转子将导针打入股骨颈上部,以确定截骨的合适平面。与导针平行地将骨刀打入股骨转子下区。术中透视以确定截骨位置。在股骨的后方,用电刀画一条与股骨长轴平行的直线作为旋转截骨的参照。在骨刀平面下15~20mm处,与骨刀平行做第一个截骨面,截骨不进入股骨颈。在远端做第二个截骨面和股骨干成直角。切除一块基底向内、术前已确定宽度的楔形骨块,包括一部分或全部小转子,使股骨颈适当内翻。将远端股骨用90°角钢板固定,使楔形骨块切除后的三角形间隙闭合。术中透视检查截骨情况和钢板位置。

参照已画好的纵向画线,反旋转股骨,矫正前倾。重新将股骨远端夹持固定于钢板上以利于稳定。屈曲膝关节、旋转髋关节以检查前倾是否已矫正。髋关节应保持15°~20°的内旋。远端股骨达到合适旋转角度后,行螺钉固定,常规缝合切口,髋人字石膏固定。

除使用角钢板外,小儿患者还可以使用螺钉加侧方钢板(鹅头钉)固定,此时内翻截骨远端应适当内移,否则截骨后股骨干的外移会引起髋内收肌群的紧张,从而导致髋变形。这是因为螺钉与侧方钢板固定时没有角钢板所具有的偏心距。

3. 术后处理　术后3周拆除髋人字石膏,但如内固定不可靠,可适当延长石膏固定时间。

第四节 髋脱位的手术治疗

脑瘫患儿发生髋脱位的平均年龄为7岁。髋半脱位或全脱位会引起跛行、疼痛、关节炎、继发股骨近端骨折、骨盆倾斜、继发性脊柱弯曲,并给会阴部的护理带来困难,从而导致了脑瘫患儿日常生活能力障碍和生存质量下降。如果患儿神经系统发育未成熟、智力受损严重、不能离床且需专门护理,髋关节脱位尚不属于严重的功能障碍。但对幼儿髋关节脱位或半脱位,应积极治疗,使髋关节复位、疼痛减轻、改善会阴卫生、改善坐位及站位时的平衡,防止骨盆倾斜及脊柱侧弯的产生。

不同类型脑瘫间髋脱位发病率不一:高肌张力型脑瘫髋脱位发生率最高,共济失调型最低,低肌张力型也有发生髋脱位的风险。其中痉挛型脑瘫中发生髋关节脱位的比例从高到低依次为四肢瘫、双瘫、偏瘫。不能行走的四肢瘫髋脱位的发生率最高,徐动型患儿少见髋关节脱位。

痉挛型脑瘫患儿出生时髋关节一般正常,6~18个月,随着患儿肌张力日渐增高,出现髋关节内收肌与屈肌的过度失衡。由于痉挛型肌肉失衡继续发展和正常运动与负重活动延迟,继发性出现股骨前倾角保持出生时的状态甚至增大以及髋臼发育不良,痉挛型髋屈曲、内收肌、内旋肌超过其拮抗肌力量,会引发髋关节屈曲、内收、内旋畸形;屈曲内收下的髋关节易出现股骨头潜在自髋臼向外上方偏移。通常2~3岁开始出现髋关节半脱位,严重则出现风摆样畸形(Wind-Swept deformity),即一侧髋内收,另一侧髋外展。当髋关节出现半脱位时,如不进行干预治疗,很少会自然改善,股骨头逐步向外偏移,进展成完全性髋脱位。

半脱位的正确治疗包括:经皮切断内收肌肌腱(有时也包括股薄肌),松解髂腰肌和股直肌,股骨内翻与旋转截骨矫正髋外翻和股骨颈前倾以及闭合性髋关节复位。

髋关节开放复位的条件:神经系统发育达到中等程度的成熟并有中等的智力,能走路或至少可以坐,骨盆倾斜已矫正,最好为单侧髋关节脱位,及手足徐动症患者。可同时进行内收肌松解术、股骨内翻旋转截骨术、股骨短缩截骨术,如有必要还可行髋关节切开复位及髂腰肌松解术。2~3周后做Chiari截骨术,术后髋人字石膏固定2个月。资料表明Chiari截骨治疗脑瘫是有效的,截骨稳定且可以防止髋关节后脱位。在治疗髋关节严重病变时,采用这种广泛的外科手术是合理的。其他术式包括传统的Salter髂骨截骨、Dega截骨等。

髋关节融合术或全髋关节置换术也可用于治疗少数骨骼已发育成熟且伴有坐位和卧位关节疼痛的患者。一般建议将髋关节融合于屈曲45°、外展15°、旋转中立位。全髋关节置换术通常应用于治疗成年可步行的患者或出现疼痛的脱位或半脱位的轻度脑瘫患者,部分无行走能力的患者也可采用此手术。以下简要描述痉挛型脑瘫继发髋脱位手术治疗的几种术式。

一、圣迭戈(San Diego)一期髋臼矫形术

1. **手术要点** 麻醉后沿腹股沟横切口抵髋内收肌并延长内收肌以使其外展60°。延长腘绳肌使腘窝角达150°~160°。在小转子切口处神经血管束与耻骨肌之间松解髂腰肌,对有行走潜能的患儿,在骨盆边缘行腰大肌肌腱切断术以保护髋屈肌力量。操作中注意保护闭孔神经的前支和旋股动脉。

股骨近端横切口行闭合性股骨楔形截骨术。用90°的AO钢板维持固定,短缩股骨至

需要的长度以减少复位的髋臼周围软组织张力,最终维持颈干角在110°~120°,股骨前倾角10°~20°。根据内翻的角度确定股骨干远端平移的长度,通常平移1cm,通过AO钢板达到准确的偏移量,避免过度内翻以免削弱髋外展。

从前方进入髋臼。劈开髂骨板,骨膜下暴露髂翼外板到坐骨切迹和髂前下棘,暴露髂翼内板的前1/3以利取骨。如股骨头不是完全在髋臼中或髋部移位超过70%,进行开放式关节紧缩缝合术。

在髋臼侧上方1cm左右位置进行髋臼成形术,避免损伤后侧髋臼生长中心。在髂前下棘处开始髂骨截骨抵到坐骨大切迹处,但不能截断坐骨大切迹,在坐骨切迹后用拉钩保护相邻结构,用咬骨钳在坐骨切迹辅助行双侧皮质下切开。在X线透视下在上述两点间从髂骨的外板进行单侧皮质切开,用细骨刀指示Y形软骨中心,以免造成髋关节骨折。

为防止损伤Y形软骨,截骨应离开Y形软骨几毫米。以Y形软骨为轴,使髂骨截骨并向下翻转,从截骨区刮取少许骨松质填在将要放置的移植骨周围以增加其稳定性。在髂骨嵴前侧取骨,并将其修成梯形骨块,填入截骨区,支持向下翻转骨瓣的位置,因其相当稳固不需要内固定。常规关闭切口,髋人字石膏固定。

2. 术后处理 如果是分期手术,行高位人字石膏固定。2~4周行二期手术后,保护前次手术髋关节的石膏在对侧的那一半可去掉以行对侧手术。二期手术后重新置于石膏中,患者需髋人字石膏固定4~6周。

二、髋臼开槽植骨加深术

1. 手术要点 仰卧位麻醉。适当地松解软组织后,沿髂嵴下方并与之平行做"比基尼"切口,向深部分离至髂嵴,在骨膜外分离拉开肌肉、筋膜,显露出股直肌的反折头和关节囊,游离反折头并于相当于股骨头中心处切断。自关节囊上将其向前、后拉开。纵向切开关节囊的外层,将形成的组织瓣向前后拉开。

沿髋臼上缘弧度钻成排孔,深度1cm,方向略向上斜,紧贴关节软骨而不穿透。术中摄X线片准确定位。用咬骨钳将骨孔咬成弧形骨槽。在髂骨前面用钻孔方法标出欲取下的骨块四角,沿四孔方向取下髂骨外板,骨块应为方形,其宽度与髋臼上缘骨槽一致。将该骨块牢固地插入髋臼上缘的骨槽中,对植骨块或骨槽做必要的修整使两者紧密贴合。在植骨外将关节囊的外层缝合,再将股直肌被切断的反折头在植骨外缝合、修复。自髂骨翼处刮取骨松质将其置于植骨块与髂骨之间,常规缝合切口。

2. 术后处理 髋人字石膏固定6周。

三、股骨近端切除嵌入成形术

本手术能明显改善护理和个人卫生,减轻疼痛,改善坐卧位姿势。手术后会出现疼痛复发,畸形重现,异位骨形成,髋关节不稳等并发症。一般不需再次手术,髋关节不稳常随时间推移而减轻。

1. 适应证

(1)患髋处于非功能位置,而且不能耐受坐姿。

(2)会阴护理困难。

(3)压疮形成。

（4）在穿衣或洗澡时出现严重疼痛。

（5）不能行走。

2. **手术要点** 全身麻醉后，仰卧位，垫高髋部。行股外侧直切口，自大转子上10cm处沿股骨近端向下至小转子水平。劈开阔筋膜张肌的筋膜，在股骨近端骨膜外分离股外侧肌、臀中肌、臀小肌的附着点，再将髂腰肌的附着点自小转子上分离，完成股骨上端的骨膜外解剖显露。在臀大肌止点的远端或在原定切除股骨的水平环切骨膜，然后切断短外旋肌群，环切关节囊并于股骨颈基底部将其游离。切断圆韧带，切除股骨近端。

活动髋关节，如活动度仍不满意，在辨认坐骨神经的前提下，于同一切口内切断腘绳肌肌腱的近端起点。如有必要，可同时松解内收肌。缝合关节囊的边缘以闭合关节腔，通过将股外侧肌与股直肌缝合来包裹股骨近端，然后将臀大肌插入髋臼与股骨近端之间。

仔细止血，放置引流，缝合切口。

3. **术后处理** 行骨牵引3~6周，牵引期内加强护理，警惕压疮，注意排痰。骨牵引如3周停止，应继续皮牵引3周。床头应逐渐抬高，以防患者坐起时出现直立性低血压。

组织肿胀消退后立即开始每天轻微活动髋关节，起初可能有髋关节不稳，但随着软组织的愈合，髋关节会逐渐稳定。应采用特殊的坐垫以使患者感觉舒适。

第五节　骨盆倾斜的手术治疗

脑瘫患者的骨盆倾斜多数是由脊柱侧凸和髋关节周围肌肉挛缩或瘫痪引起，少数是由原发性下肢不等长引起。

脊柱侧凸的发生率在可以行走的患者中约为7%，在卧床患者中约为35%。脊柱侧凸常见类型是一个长的、轻度的"C"型弯曲，向下延伸到骨盆部，随时间进展逐渐变得僵硬而固定，产生固定性骨盆倾斜，常伴有一侧髋关节脱位。

脊柱侧凸得不到有效控制将产生多方面问题，对能步行的患者可使躯干变形并导致站直困难或不能站直，坐位时需手的支持、辅助，从而影响上肢行使其他功能，卧姿的严重变形则引起压疮，脊柱侧凸引起的骨盆倾斜使髋关节更容易脱位，也可引起心肺功能损害。

一般推荐手术治疗脊柱侧凸，融合范围常需延伸到骶椎。

麻痹性髋关节畸形矫正之前应先处理骨盆倾斜，因为即使手术解决了髋关节畸形，骨盆倾斜的持续存在可导致髋关节畸形的复发。

一、外展肌松解术

1. **适应证** 骨盆轻度倾斜患者，或作为截骨术的一期手术。

2. **手术要点** 沿髂嵴做弧形切口，将附着于髂嵴的阔筋膜张肌、臀中肌全部自髂嵴切下，向远侧剥离，将大腿内收，将紧张的筋膜、肌肉全部松解。

3. **术后处理** 双下肢平衡牵引3周。

二、内收外展截骨术

1. **适应证**

（1）松解臀肌后，由挛缩的肌肉、筋膜所构成的骨盆倾斜消失。

（2）X线片示骨盆与股骨之间呈固定的外展或内收畸形。

（3）两下肢绝对长度基本相等。

（4）代偿性脊柱侧凸，经牵引后X线片示可基本矫正者。

2. 手术要点　于骨盆上升侧行外展截骨，骨盆下降侧行内收截骨。股骨上端外侧做纵行切口，显露股骨上端，根据骨盆正位片测出的重力线与股骨外展时所需矫正的夹角，自粗隆下约8cm处，横切断股骨，V形截骨，钢板固定。

3. 术后处理　如内固定可靠，术后2~3周即可在床上活动关节，至X线片示骨已坚实连接后逐渐下床活动。

（邓京城）

第六节　脑性瘫痪髋脱位的人工关节置换

儿童或青少年脑瘫髋脱位患者的治疗与单纯发育性髋脱位不同，髋内收肌张力高是导致髋脱位的重要因素，脑瘫患者髋脱位的发生率明显高于一般人群。其髋脱位往往在学龄期后逐渐加重，症状趋于明显才引起重视。因此，不少患者没有及时得到治疗，完全脱位甚至高位脱位也很常见。延误治疗的大龄髋脱位患者是否需要治疗？什么是最好的治疗方法？这些问题一直困扰着小儿骨科医师和患者。虽然有报道称双侧髋脱位放弃治疗，长期随访示仍能满足基本生活和简单工作需要。但不容忽视的是成年后出现下腰痛、同侧膝关节疼痛、对侧髋关节疼痛（单侧脱位患者）等问题较普遍。延误治疗的脑瘫髋脱位患者如何治疗一直是小儿骨科医师所面临的难题。这些患者所面临的社会活动不便和心理问题近些年也越来越受到重视。

人工关节置换是现代骨科医学发展史上的重要里程碑。随着关节置换技术的成熟和在成人患者所积累的经验不断丰富，一些先行者尝试对严重关节功能障碍的青少年患者进行人工关节置换，显著改善了该群患者的关节功能，提高了患者的生活水平，一些过去处理起来非常棘手的疾病有了有效的解决办法。

由于髋周肌肉力量不平衡，脑瘫患者髋关节脱位比例较高，髋臼发育差，高位脱位并不少见。如何获得没有疼痛、活动功能又好的关节一直是小儿骨科医生所面临的难题。Gabos等报道对11例没有行走能力的脑瘫髋脱位患者（14髋）进行关节置换的结果。关节疼痛是手术的主要原因。手术时患者年龄11~20岁。3例患者此前接受过其他截骨手术治疗。X线随访4个月至5年，平均16个月。随访发现4髋在术后4个月内发生脱位。没有出现内植物移位和失败。1例出现假体周围骨吸收迹象，观察4年没有进一步变化。临床随访5年（2~16年），10名患者（13侧）髋疼痛完全缓解。人工关节置换能够满足脑瘫髋脱位患者的临床需要，显著改善其生活质量。

近几年，我们也尝试在SPR术后对青壮年脑瘫髋关节脱位患者进行人工全髋关节置换（图15-4）。手术适应证：①SPR术后髋周肌张力有效降低；②髋脱位伴随疼痛症状；③年龄在20岁以上；④患者有强烈手术愿望。

术后患者髋关节功能改善，生活质量提高。脑瘫髋脱位患者行人工关节置换历史尚短，经验不足，需要继续探索，长期随访结果有待观察。

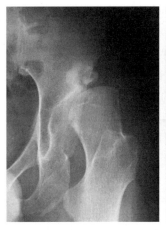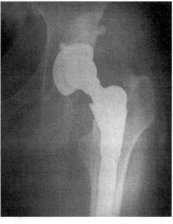

图 15-4　脑瘫髋关节脱位关节置换术前、术后 X 线片

左图为术前 X 线片髋臼和股骨头发育差,股骨头向外上移位并脱位,髋关节退变明显

右图为全髋置换术后,小粗隆下移,患肢短缩纠正

（许世刚　徐 林）

参考文献

1. Herring MD,John JA.Tachdjian's Pediatric Orthopaedics［M］.Philadelphia:Saunders/Elsevier,2008.

2. John P.Dormans. 小儿骨科核心知识［M］.潘少川,主译. 北京:人民卫生出版社,2006.

3. 徐林 . 关于开展脑瘫 SPR 手术的若干问题[J]. 中国矫形外科杂志,1995,2(2):141-142.

4. David L. Skaggs,John M. Flynn. 小儿骨科规避后患要略［M］.潘少川,主译 . 北京:人民卫生出版社,2008.

5. Bessette BJ,Fassier F,Tanzer M,et al.Total hip arthroplasty in patients younger than 21 years:a minimum,10-year follow-up［J］. Canadian Journal of Surgery Journal Canadien De Chirurgie,2003,46(4):257-262.

6. Shore A,Ansell BM. Juvenile psoriatic arthritis—an analysis of 60 cases［J］. Journal of Pediatrics,1982,100(4):529-535.

7. Root L.Treatment of hip problems in cerebral palsy［J］. Instructional Course Lectures,1987,36:237-252.

8. Sofue M,Kono S,Kawaji W,et al.Long term results of arthrodesis for severe osteoarthritis of the hip in young adults［J］. International Orthopaedics,1989,13(2):129-133.

9. Herold HZ. Pediatric update #9.Revision surgery in congenital dislocation of the hip［J］. Orthop Rev,1989,18(8):903-910.

10. 俞梦瑾,黄平兰,叶瑞雄,等 . 颈动脉交感神经网剥离术结合选择性脊神经后根切断术治疗脑性瘫痪肌痉挛:11 例报道[J]. 中国康复理论与实践,2014(2):167-170.

下 篇

脑性瘫痪康复和其他治疗

第十六章

脑性瘫痪康复训练

第一节　康复治疗总论

人类大脑神经细胞约有 140 亿个,新生儿和成人数量相同。在人的一生中,并不是所有神经细胞都被利用起来,平时参与活动的只有 1/3。在中枢神经系统中存在大量的突触。正常情况下,只有部分突触经常受到刺激,阈值较低,呈易被使用的活化状态;而相当一部分突触的阈值很高,不易被使用,处于"休眠"状态。受到反复刺激后,这些突触和神经环路,会重组一个神经细胞功能集团的网络系统。人体有些部位的脑组织具有多重功能特性和许多神经环路,它们和中枢神经各部同时参与活动,一旦承担某种活动的主要脑组织区域受损,其功能可由未受损的其他区域替代和代偿。婴幼儿的中枢神经系统尚未发育成熟,脑组织各部位功能尚未专一化,一般约到 6 岁后,神经系统各部位功能才发育分化完善。这些就是脑功能康复的潜在基础。神经元形成新的侧支使突触网形成,构成神经网新的反应回路。当娇嫩的神经轴突受损时,可见正常神经细胞生出新的轴索或树状突起,传导物质去甲肾上腺素增量,出现传递的促通现象。也有人认为,功能训练可促进髓鞘化,经常受刺激的神经,其纤维的髓鞘化作用增强。增加刺激可促进突触递质释放,增强突触电位等。在中枢神经系统的可塑性中,最重要的是外界因素,无论是早期、中期和晚期都极有意义。功能恢复训练是通过重新学习以恢复原有功能的过程。通过与他人和环境的相互作用,练习在接受刺激时及时和适当地作出反应,以及练习适应环境,重新学习、生活、工作所需的技能。

大脑中枢神经细胞一旦死亡,就会永远消灭,且神经细胞在出生后不能再分裂、增殖。神经细胞虽然不能再生,但脑的可塑性可以再构成,并且年龄越小,再构成代偿能力越强,治愈的可能性就越大。脑瘫患儿的大脑病损是静止的,但所造成的神经功能缺陷并非永远固定不变。如未能在早期进行恰当治疗,异常姿势和运动模式就会固定下来。同时,由于运动障碍还会造成肌腱挛缩,骨、关节畸形等二级损害,相关缺陷未能及时治疗也加重了智力障碍。这些因素制约了脑瘫患儿学习新的正确姿势和运动模式的能力。但是,婴幼儿特别是婴儿的脑组织可塑性大、代偿能力强,若康复治疗措施恰当,可获得最佳疗效,这与上面所说的中枢神经系统的代偿功能有关。

一、康复的概念

(一) 康复的定义

1981 年世界卫生组织医疗康复专家委员会指出:"康复是指应用各种有用的措施以减轻残疾的影响和使残疾人融入社会。康复不仅是指训练残疾人使其适应周围环境,而且也指调整残疾人周围环境和社会条件以利于他们重返社会。在拟定有关康复服务实施的计划时应有残疾者本人、他们的家属以及他们所在的社区的参与。"

1993 年联合国提出"康复是一个促使残疾人身体的、感官的、智能的、精神的和社会生活的功能达到和保持在力所能及的最佳水平的过程,从而使他们能借助于一些措施和手段,改变其生活而增强自立能力。康复包括重建或恢复功能,提供补偿功能缺失或受限的各种手段。"

(二) 康复的要素

2001 年世界卫生组织制定并通过的"国际功能、残疾和健康分类"中,对康复要素归纳为:

1. 康复的对象　是功能有缺失和障碍以致影响日常生活、学习、工作和社会生活的残疾人和伤病员。

2. 康复的领域　包括医疗康复(身心功能康复)、教育康复、职业康复、社会康复等。

3. 康复的措施　包括所有能消除或减轻身心功能障碍的措施,以及有利于教育康复、职业康复和社会康复的措施。使用医学、社会学、心理学、教育学、工程学、信息学等技术,也包括政府政策、立法等举措。

4. 康复的目标　实现全面康复,使伤残者能融入社会,在家庭和社会过有意义的生活,从而改变生活质量。

5. 康复的提供　专业康复工作者和社区力量向伤残者提供康复医疗、训练和服务,而伤残者和家属也参与康复工作的计划与实施。

(三) 康复治疗目的

目的是减轻致残因素造成的后果,尽最大努力改善功能,提高运动能力、语言能力和生活自理能力,争取达到能接受教育(正常教育或特殊教育)和生活自理。康复治疗目标与计划的制订和实施应该是建立在对患者综合评价的基础上,应当根据康复评定的结果,规划和设计康复治疗方案。脑瘫的康复评定应遵循以下原则:①要把患儿看成是一个整体来进行全面的评定,不仅评定运动功能障碍情况,而且评定患儿整体发育、智能、语言等方面的表现;②不仅评定其存在的缺陷,而且注意患儿现有的潜能;③结合患儿所处的家庭状况和社区情况进行评定,因为社会环境因素对患儿各个方面起着重要作用。

(四) 康复治疗原则

全面的康复治疗方案包括协同合理地使用各种可能的治疗手段和措施。具体康复原则包括:①早期发现,早期康复治疗,争取达到最理想效果;②康复治疗要与游戏玩耍相结合、与教育相结合;③康复治疗要与有效药物和必要手术相结合;④中西医结合,如中医针灸、按摩、中药等;⑤采用综合手段,全面康复;⑥康复训练要长期坚持;⑦康复训练内容要个体化;⑧康复训练患儿与培训家长相结合。对脑瘫患儿的康复,应将正常的家庭生活、游戏以及持续不断的教育作为一个整体的计划贯彻到患儿的每日生活中去。

(五) 康复治疗的阶段性目标

在为患儿制订具体康复目标和计划时,我们应按阶段制订:①婴儿初期的训练,也称超早期训练。为生后 6 个月以前,脑瘫的症状还未完全出现时的训练,可期待完全恢复正常。②婴儿后期至幼儿期的训练,也称早期训练。为 6 个月至 3 岁的患儿,脑瘫症状已明显,但尚无挛缩畸形时的训练。此期运动功能可有大幅度改善。③学龄前期的训练,也称功能训练期。脑瘫症状已明确,可能有固定的挛缩畸形。此期在强化功能训练时可借助矫形器等辅助步行。④学龄期的训练,也称能力训练。年龄在 6 岁以上的脑瘫儿童,需进行社会适应性训练,接受教育培训,提高生活质量,争取生活自理或部分自理。

二、脑瘫康复治疗常用的手段

(一) 早期干预治疗

对具有脑瘫高危因素的小儿,家长应在保健科与儿科医生的指导下,学习和了解脑瘫常见的早期表现。发现异常征象,及时地寻求专业医生的帮助。在保证小儿营养发育的基础上,及早开展家庭康复训练。此时的训练目的是抑制异常的运动方式,改善异常的姿势,促进中枢神经系统的发育。常用的方法有:

1. 物理疗法　该疗法包括传统的物理治疗和运动疗法。其中运动疗法是通过治疗性运动,保持和重新获得功能或防止继发性功能障碍的治疗方法。遵循运动发育自上而下、由近至远、由粗到细的原则,通过各种运动训练来抑制脑瘫儿童的异常姿势,促进正常的姿势发育和运动功能的提高,是脑瘫儿童康复的核心。

(1) 神经发育治疗(NDT):应用球、垫、椅、骑马和游泳,以减少对关节的异常压力和预防继发的损伤和畸形。

(2) Vojta 方法:在治疗师的指导下,家长对小儿进行关键点的刺激,用以诱发反射性俯爬和反射性翻身运动,可激活正常协调的移动运动。早期的效果是改善呼吸、食量增加、睡眠安稳,以后出现姿势与运动的改善。

(3) Rood 刺激法:利用热和冷、敲击和磨、刷肌肉、皮肤,将不同的感觉输入大脑,以达到激活和放松肌肉、发展运动和功能的目的。

2. 水疗　借助独特的水的浮力或阻力进行改善关节及其他结构活动度、改善肌肉行为和全身耐力、改善平衡协调功能、改善体位和运动能力。

3. 按摩治疗　中国的传统医学中可运用擦、按、拿、捏、推、揉、拍以及指尖击法,调节神经功能,促进体液循环、松解软组织粘连,减低肌肉痉挛,扩大关节活动范围。

(二) 年长儿童的训练

在上述训练的基础上,继续进行:

1. 加强肌力训练(strengthening)　在肌张力调整的同时注意必要的肌力和体能训练。进行定量和一定强度的训练,可以增加肌力,改善大运动技能和行走的速度。

2. 牵张 / 伸展训练(stretching)　被动地牵伸痉挛、有轻度短缩的肌肉或肌腱,预防因痉挛引起继发的肌肉、肌腱,甚至骨关节的畸形。

3. 电刺激　采用神经肌肉电刺激对未产生主动运动、痉挛肌肉的拮抗肌进行刺激,是增强肌肉力量的又一方法。有研究证实有一定的效果。

(三) 作业疗法

针对脑瘫儿童运动发育落后,缺乏感知觉运动的体验和由此造成的日常生活能力障碍,在进行运动疗法的同时,将日常生活、学习、游戏活动中选择一定的作业进行训练,以发展其各种精细运动的能力,改善上肢的活动能力和手部运动的灵巧性,提高解决日常生活、学习以及交往等方面的实际困难。例如:进行进食、更衣、如厕、沐浴等训练。

(四) 矫形器的应用

在脑瘫儿童康复治疗中,越来越多地重视矫形器具的应用。矫形器对脑瘫儿童的作用是稳定关节的活动,控制肌肉、肌腱的痉挛,矫正和预防畸形的发生,辅助抗重力伸展活动实施,以及抑制异常的运动模式。

(五) 教育康复

脑瘫是由于脑损伤引起的以运动障碍为主的综合征。对于处在生长发育阶段的脑瘫儿童来说,医疗康复是对其进行全面康复的基础,而教育康复同样是一个重要的环节。因为对脑瘫儿童的康复目的是最终使他们能够独立的生活、参与到社会之中,因而教育康复就显得至关重要。只有在认知能力提高的基础上,小儿才有可能具备主动克服困难的动力,积极配合治疗师,发掘潜在的功能,在治疗中,变被动为主动,使康复治疗起到事半功倍的效果。

教育康复的形式包括:

1. 特殊教育 对不能适应正常学校教学环境的脑瘫儿童,需在特殊的机构(特殊学校、福利院、康复机构等)中,边进行康复训练,边接受文化知识的学习。教学计划以小步骤、多重复、加大强化力度为主,实施直观性、实际操作、语言鼓励的方法。

2. 引导式教育 是一种针对运动功能障碍者的教育系统。以集体的、游戏式的综合教育方法,将运动疗法、作业疗法、语言治疗、认知等方面有机地结合为一体。增加了小儿学习的主动性、趣味性和竞争意识。

3. 感觉统合训练 脑瘫儿童的运动不协调、不灵活、失平衡,以及退怯、偏执行为等,均与脑损伤造成的小儿大脑对各种传入的感觉进行统合后在传出过程出现缺陷有关。因而,在进行运动康复训练的基础上,增加前庭和本体感觉训练,促进身体和手眼的协调性,对提高康复效果有一定的辅助作用。

4. 心理行为矫正 有些脑瘫儿童存在异常的行为,如注意力不集中、多动、缺乏主动交往能力、任性、有攻击行为等,需要专业医师进行心理疏导及行为的矫正。同时对家长的指导也很重要。应该使家长了解如何养护、教育以及培养残疾儿童的独立性的重要性。祛除一味迁就、纵容、溺爱的养育方式。

5. 语言治疗 根据脑瘫儿童的吞咽、咀嚼障碍和运动障碍性构音障碍,进行面、口周、舌等构音器官的训练,改善交流态度,提高交流能力,创造言语交流的环境。

6. 音乐治疗 音乐的节奏与乐调对小儿有特殊的感染力。迟钝呆滞的小儿在欢快的乐曲中变得活泼好动、注意力涣散的小儿在节奏优美的乐曲中变得神情专注。在治疗中可以提高他们的发音、语言表达以及运动技巧。

(六) 药物治疗

1. 神经营养药 维生素 B、氨基酸类、神经节苷酯、神经生长因子等。
2. 减低痉挛药 苯二氮䓬类、神经递质抑制剂(巴氯芬)、苯海索(安坦)等。

（七）神经阻滞术

神经阻滞术是一种快速和显著的减低局部痉挛的技术。目前,国内开展的肉毒菌素 A (botulinum A)局部肌内注射,有降低局部肌肉张力,明显改善关节活动度,提高坐、站、行的能力,改善异常步态和坐姿,缓解疼痛等功效。

（八）手术治疗

脑瘫儿童进行运动功能训练时,当发现肢体肌肉的痉挛/挛缩制约了运动功能的进一步发展时,需要实施相应的外科治疗。

总而言之,儿童脑瘫的康复原则是早发现、早诊断、早干预,系统、全面地实施综合康复。这样才能为他们今后走向社会,独立生活打下良好的基础。这是我们每一个儿童康复工作者的责任。下面主要介绍运动疗法,作业疗法和语言障碍的矫治。

第二节 运 动 疗 法

一、运动疗法概念

应用力、电、光、声、水、温度等各种物理学因素治疗疾病,促进伤病残者康复的疗法,被称为物理疗法。

运动疗法是以徒手或应用器械,进行运动训练来治疗伤病残者,使之恢复或改善功能障碍的方法。伤病残者则是利用各种运动来治疗肢体功能障碍,矫正运动姿势异常。因而运动疗法也称为医疗性运动。运动疗法是一种重要的康复治疗手段,是物理疗法的主要部分。

治疗师在对患儿进行训练的过程中不应仅是让患儿被动地接受治疗,更重要的是促进患儿本身的主动活动从而达到治疗的目的。单纯的被动的接受治疗,只能改善肢体的异常张力情况,患儿只有在不断地主动活动中,在日常生活中做力所能及的事,才能不断获得运动体验,更进一步达到生活中的自理自立。

脑瘫康复除包括肌力增强训练、按摩、维持与改善关节活动度、步行训练的传统康复方法外,还有神经生理疗法 Bobath 疗法、Rood 疗法、Vojta 疗法等,其中神经生理疗法会在有关章节做重点介绍。

在对患者进行治疗前我们会对其做一套常规的系统评价,在儿童康复评定中,尤其是还不能配合检查的患儿,要强调在儿童的自然动作中观察,而不是强制性体检。患儿不配合时评定的可靠性会大大下降。因此,在给患儿进行评价时,需要用一些不同于成年人的方法。

二、运动功能的评定

（一）肌张力的评定

1. 姿势观察　超过 3 个月的正常婴儿,仰卧位时他会自然躺着,并不断对抗重力进行运动,自如地保持一定的体位和姿势。肌张力低下的患儿,如置于仰卧位,上下肢常屈曲、外展,缺乏主动运动;而肌张力增高的患儿,若处于仰卧位,往往出现不对称的异常姿势,肌张力越高,姿势就越异常,不对称。

2. 触诊　上肢触诊肱二头肌、肱三头肌,下肢触诊腓肠肌、股四头肌。肌张力低下的患儿肌肉组织手感柔软、松弛,对手指的按压较少抵抗;而肌张力高的患儿肌肉组织手感紧张、僵硬,对手指的按压有较大抵抗。

3. 被动运动　治疗师在对肌张力低下的肢体进行被动屈伸运动时,会感到沉重,无抵抗力,肢体缺乏控制能力;而对肌张力高的肢体进行被动屈伸运动时,会感到明显抵抗感,这种抵抗力往往在运动开始时大于运动结束时。目前,常用改良的 Ashworth 分级法进行量化,另外,检查肌张力时可握住小儿的手,轻轻做被动地屈曲、伸直、旋前、旋后,以了解其肌张力;还可握住小儿膝及踝部位,摇晃下肢,观察脚活动情况。肌张力高时动作幅度小,肌张力低时活动幅度大。

4. 抱　治疗师通过抱患儿的手感,可以一定程度上了解患儿肌张力的情况。肌张力低下的患儿,抱时会感到有下滑感、沉重感;而肌张力增高的患儿抱时会有强直感,抵抗感。

5. 检查肢体活动范围判断肌张力大小

(1) 内收肌角:检查时小儿呈仰卧位,扶住小儿膝部使下肢伸直,轻轻地尽量向两外侧展开,观察两大腿之间的角度(图 16-1)。大于表 16-1 中正常值为肌张力偏低,小于正常值为肌张力偏高。

(2) 腘窝角:小儿仰卧位,屈曲大腿至腹部,伸展下腿观察小腿与大腿之间的角度。大于表 16-1 中正常值为肌张力偏低,小于正常值为肌张力偏高。

(3) 足跟碰耳试验:小儿仰卧位,握住其一侧足趾,尽量将足向同侧的方向牵拉,注意腰背部不得抬离桌面,观察足跟及臀部连线与桌面的角度。小于表 16-1 中正常值为肌张力偏低,大于正常值数为肌张力偏高。

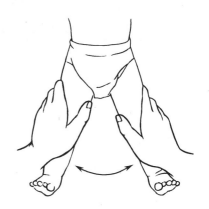

图 16-1　髋内收肌角度测量法

表 16-1　不同年龄小儿各关节正常活动范围

	1~3 个月	4~6 个月	7~9 个月	10~12 个月
内收肌角	40°~80°	70°~110°	100°~140°	130°~150°
腘窝角	80°~100°	90°~118°	110°~160°	150°~170°
足跟碰耳	80°~100°	90°~130°	118°~150°	140°~170°
足背屈角	60°~70°	60°~70°	60°~70°	60°~70°

(4) 足背屈角:伸直小腿,推足底,使足尽量背屈,观察足与小腿之间角度。小于表 16-1 中正常值为肌张力偏低,大于正常值为肌张力偏高。

(5) 围巾征:小儿半卧位,握住小儿一只手,横过胸前向对侧肩部尽量牵拉做围巾状,观察肘部与中线的关系,正常足月儿不能越过中线,4~6 个月时可达中线,6 个月以后超过中线。

如果患儿可配合检查,也可采用改良的 Ashworth 法进行肌张力的评定(表 16-2)。

(二) 关节活动范围

包括主动和被动活动范围,检查者应注意正确的检查方法和各关节正常的活动范围。

(三) 肌力

根据肌力的情况,一般将肌力分为以下 6 级(表 16-3)。

表 16-2 改良的 Ashworth 分级标准

级别	评定标准
0 级	正常肌张力
1 级	肌张力略微增加:受累部分被动屈伸时,在关节活动范围之末时呈现最小的阻力,或出现突然卡住和突然释放
1⁺ 级	肌张力轻度增加:在关节活动后 50% 范围内出现突然卡住,然后在关节活动范围后 50% 均呈现最小阻力
2 级	肌张力较明显增加:通过关节活动范围的大部分时,肌张力均较明显增加,但受累部分仍能较容易被移动
3 级	肌张力严重增加:被动活动困难
4 级	僵直:受累部分被动屈伸时呈现僵直状态,不能活动

表 16-3 Lovett 分级法评定标准

分级	名称	评级标准
0	零	未触及肌肉的收缩
1	微弱	可触及肌肉的收缩,但不能引起关节活动
2	差	解除重力的影响,能完成全关节活动范围的运动
3	可	能抗重力完成全关节活动范围的运动,但不能抗阻力
4	良好	能抗重力及轻度阻力,完成全关节活动范围的运动
5	正常	能抗重力及最大阻力,完成全关节活动范围的运动

注:肌张力、肌力和关节活动范围的评定,具体方法参见华夏出版社的《康复疗法评定学》一书。

(四)步态分析

痉挛型脑瘫患儿由于双腿内收肌的紧张,最经典的步态是剪刀步态;由于双小腿三头肌的紧张,往往表现的是尖足步态。所以,脑瘫患儿的步行周期短,步长小,不能很好地控制步行速度。如患儿髋关节周围的力量差可出现骨盆的控制能力差,出现摇摆步态;也有的患儿由于腘绳肌的紧张挛缩,股四头肌力量差,走路时膝关节不能伸直。总之,根据患儿的异常步态,仔细分析原因,就能找到合适的治疗与训练方法。

三、运动疗法的目的

1. 牵拉短缩的肌肉、肌腱、关节囊及其他软组织,扩大关节活动度。
2. 增强肌肉肌力和肌肉活动的耐力。
3. 抑制肌肉的异常张力,减缓肌肉的紧张性。
4. 改善异常的运动模式。
5. 提高平衡和协调功能。
6. 获得移动和站立行走的功能。
7. 增进日常生活活动能力。
8. 促进患者进行运动再学习,以改善神经肌肉功能和全身功能状态。

9. 增进体力,改善心肺等重要脏器的功能。

10. 预防和治疗各种临床并发症,如压疮、关节挛缩、骨质疏松等。

四、脑瘫运动疗法分类

1. **被动运动**　是指由治疗师徒手或借助器械对小儿进行的治疗活动。适用于年龄较小,不理解指令和障碍较重,自己无法主动完成动作的小儿。包括关节活动训练、手法治疗、牵引、压力等。

主要作用是预防软组织挛缩,恢复软组织弹性;保持肌肉休息状态时的长度、牵伸短缩的肌肉、肌腱;刺激肢体屈伸反射;增加本体感觉刺激;为诱发主动运动做准备。保持或改善肢体血液循环,促进静脉回流等。

2. **主动辅助运动**　是指在治疗师的帮助或借助器械的情况下,由小儿通过主动的肌肉收缩来完成运动训练。

主要作用是增强肌力和改善肢体功能。

3. **主动运动**　是指小儿自己主动完成动作时,无需任何外部的协助,也不予任何阻力。主动运动是运动疗法中主要的活动方式和获得运动能力的基础能力。包括肌肉力量、肌肉耐力、全身耐力、平衡、协调运动训练。

主要作用是在增强肌力、改善肢体功能的同时,通过全身主动运动达到改善全身状况。

4. **抗阻运动**　是指小儿主动地对抗治疗师徒手或器械施加于身体的阻力而进行的活动。主要作用是增强肌肉的力量。

5. **牵张运动**　是指由治疗师/应用器械对小儿进行被动、或由小儿主动对身体局部进行强力的牵张活动。

主要作用是恢复或缓解因软组织弹性丧失而致肢体活动范围受限,需通过牵拉减轻局部组织的压迫、缓解疼痛和扩大关节活动范围。

五、不同部位的运动疗法

(一)头部控制训练

正常小儿的发育顺序都是从头到足,因此,头部的控制能力是所有动作开始的基础。头能抬起,并维持在身体的正中线上,才能使身体得到平衡,进一步控制躯干和腰部的伸展,再发展到四肢的活动能力。脑瘫儿童头、颈、躯干经常出现一些不正常的动作模式,只有将这些动作控制住,患儿的发育才有机会趋向正常。

1. **痉挛型**　患儿仰卧位,治疗师将两手放在患儿头部的两侧,把颈部向上方拉,并用前臂将患儿的肩膀往下压,以增加向上的拉力,然后用手抓住患儿的前臂,将他的手臂抬高且外翻,拉坐起来,可使患儿的头抬高而保持正位(图16-2)。

2. **徐动型**　患儿仰卧位,治疗师将患儿的手臂拉直并内旋,稍往下压,慢慢将患儿拉坐起来,促进患儿的头部保持抬高而向前(图16-3)。

3. **肌张力低下型**　治疗师用手抓住患儿双肩,并用双手拇指顶在患儿胸前施加压力用以增加支持力,同时其余四指将肩关节做内收动作,这样可以给患儿较大的稳定性,协助将头抬起,并保持在身体正中位(图16-4)。

4. **其他**　若配合康复训练器械、音乐、玩具等,以听、看、玩的方式训练,效果更好。让

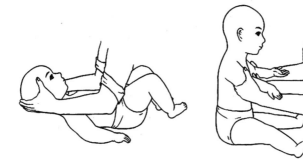

图 16-2　痉挛型脑瘫患儿头部控制训练方法

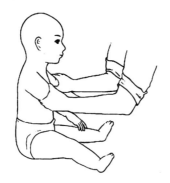

图 16-3　手足徐动型脑瘫患儿
头部控制训练方法

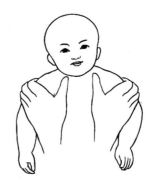

图 16-4　弛缓型脑瘫患儿头部
控制训练方法

年龄小的患儿趴在治疗球或滚筒上,在患儿前方用玩具逗引,使患儿头部进行上下左右的转动。如果能进行上肢的支撑或能解放出双手玩玩具,对提高上肢控制能力也起一定作用,也能促进头的抬起(图 16-5)。

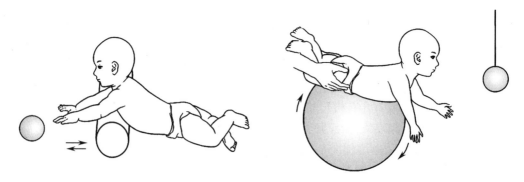

图 16-5　其他头部控制训练方法

(二) 上肢功能训练

治疗师用手握住患肢肘部外侧,肘适当外旋,使掌心向上。反复训练可使腕关节容易伸展,手放开,拇指较易外展伸直(图 16-6)。切忌以暴力拉伸。另外,上肢的支撑能力和双上肢的中线位活动能力也应加强,对患儿的自理自立能力的提高有着关键性的作用。

（三）下肢功能训练

患儿仰卧位,治疗师双手分别握住患儿两膝关节上部,先使髋关节旋外,然后再将大腿缓慢分开,反复训练,切不可抓住患儿双踝关节硬拉。两腿夹紧时,可将髋关节弯起来,并旋转活动髋关节,放松。患儿的脚呈尖足状,脚趾像鹰爪般勾起来,活动时先将下肢往外转,足背屈,然后将脚趾拉直。

（四）翻身训练

反射式翻身是指患儿仰卧位于床上,诱发患儿翻身时,使患儿的头转向一侧,用手仅仅固定其下颌,在第5肋间隙处往外压,并且推向胸骨的对侧,患儿的身躯就诱发出反射式的翻身动作(图16-7)。第二种方法是治疗师用双手分别握住患儿双踝部,首先使欲翻向内侧的下肢伸展并外展,另一侧下肢屈曲并内收,内旋转到对侧,这样由于

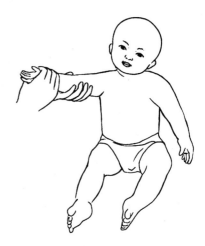

图 16-6 肩关节内收位挛缩的牵拉训练

双下肢的旋转带动髋部,使骨盆旋转,并以骨盆旋转带动躯干旋转,最后带动肩部,使患儿翻身,这一方法叫做腿部控制式翻身(图16-8)。第三种方法是手臂控制式翻身,治疗师一手握住患儿一侧的腕关节,并使这侧上肢先伸展、外展,继而再内收、内旋横跨身体到对侧,治疗师可在患儿翻转过程中,用另一只手在肩部给予一定帮助。由于手臂的翻转,头、躯干、下肢就会自然随上肢的旋转而翻到对侧(图16-9)。第四种是头部控制式翻身,治疗师用双手将患儿头部抬高并前屈,然后向对侧轻轻转动。这样患儿的肩、躯干、下肢会自然被带动而翻转过去(图16-10)。在进行这个动作时,一定要小心,注意防止患儿颈部扭伤。

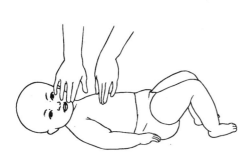

图 16-7 反射式翻身训练方法

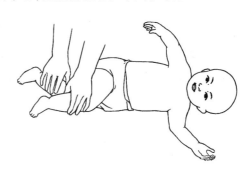

图 16-8 腿部控制式翻身训练

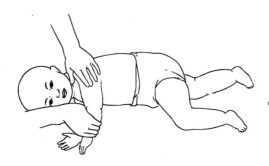

图 16-9 手臂控制式翻身训练

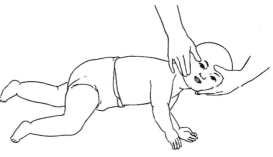

图 16-10 头部控制式翻身训练

(五) 从仰卧位到坐位的训练

训练患儿先翻身成侧卧,然后用上肢撑地,将上身推起呈不对称的坐姿。注意要使患儿学会仰卧位坐起,须做好翻身动作,还须掌握在俯卧位用上肢支撑身体负重。

(六) 坐位保持及坐位平衡训练

①痉挛型:先将患儿的两腿分开,上身前倾,并用手将下肢压直,鼓励患儿向前弯腰;②手足徐动型:将患儿两脚并拢弯曲,并用手握住肩膀,向前内方转动,让他自己用双手撑在两旁支持自己;③肌张力低下型:治疗师抱住患儿,用双手在患儿的腰椎部位向下压,并用大拇指压放在脊柱两旁,给予固定力,可促进头及躯干的伸直(图 16-11)。当患儿学会坐稳后,可常常将其前后左右推动,训练其动态平衡。

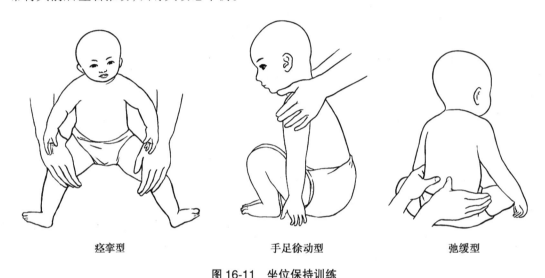

痉挛型　　　　　　　　手足徐动型　　　　　　　弛缓型

图 16-11　坐位保持训练

(七) 爬行训练

当患儿刚开始学爬行时,治疗师以手固定骨盆,练习手膝位的四点支撑,在患儿支撑力能够满足爬行需要时,轻轻将骨盆向上提,左右交替,帮助其向前练习爬行(图 16-12)。患儿刚开始时手脚同侧往前伸,逐渐变成左手右脚及右手左脚式的交替爬行,治疗师可握住其双腿进行纠正。

(八) 直跪训练

在维持直跪姿势中,髋部训练是关键,治疗师可用双手扶助患儿两侧髋部,或一手抵住胸部,使患儿髋部充分伸展;也可根据患儿上肢功能,在直跪时上肢提供适当支持。

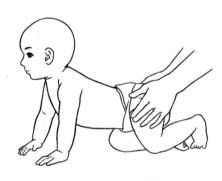

图 16-12　爬行训练

(九) 从直跪到站立训练

先训练患儿在直跪训练基础上练习左右半跪。在开始做左右半跪时,对患儿的髋部和膝部要给予适当扶持。当患儿已能正确保持半跪姿势时,治疗师可以面对面站在患儿面前,给他尽可能少的帮助,训练他将重心由后腿移到前腿,使他能够伸展髋、膝关节,上抬躯干,从半跪位站立起来。

（十）从椅子坐位站起训练

站起训练时,治疗师先帮助患儿将双腿收回到椅子面前,两脚稍稍分开,在帮助患儿上身前倾,屈曲髋部,使重心前移,直至其双眼与脚趾在同一垂直平面上,然后让患儿伸展膝关节和髋关节,从椅子上站起。

（十一）站立和行走训练

训练患儿从地上站立起来时,治疗师需注意保持患儿的两侧大腿分开和外转,并用手顶住膝盖,使重心往前倾,均匀地落在地上,然后扶住患儿站起来。在站立时,要求头部保持正中位,上身平直,髋、膝伸展,两腿分开,脚掌平放于地面。开始训练时,可让患儿扶站、靠墙站、利用站立架或倾斜板进行站立训练。在站立训练基础上,让患儿做分解跨步训练。当具备了使重心由两条腿向一条腿转移能力时,开始学习行走。患儿步行训练时,治疗师站在患儿后面,让患儿背部紧靠自己身体,双手抓握患儿上臂近腋窝处(或控制骨盆处),然后用自己的腿慢慢迈进,推动患儿的腿迈步。下肢功能稍好的患儿也可利用助行器、矫正鞋、拐杖、平行棒等进行步行训练,以后逐渐减少扶持和帮助,过渡到独立步行。脑瘫小儿学独立行走,常显步态蹒跚,双腿分开过大,手腿动作不协调,因此必须进行步态矫正。

（十二）躯干调节和平衡训练

让患儿在坐位或站位,伸手抓取置于患儿周围不同方向、距离略超过臂长的各种物体和玩具,达到躯干前屈、左右旋转、左右侧屈训练的目的。当患儿躯干活动困难时,治疗师可协助患儿完成躯干运动。对患儿的平衡能力训练,可利用平衡板、蹦床训练,也可让患儿走海绵垫、走斜面、上下楼梯、走平衡木等。

第三节　作业疗法

一、作业疗法的概念

作业疗法是让人们通过具有某种目的性的作业和活动,来促进其健康生活的一种保健专业。其目的是通过促进患者必需的日常生活能力,发展、恢复、维持功能,预防残疾,是患者从医院回归家庭生活、重返社会的桥梁。

它的重点是在作业治疗的过程中使患者积极地参与活动。作业疗法的内涵包括:作业疗法应以患者为中心,选择和设计有目的性的作业活动,并随着治疗对象的不同阶段的需求而改变;作业疗法应是一种创造性作业活动,常需协调、综合地发挥躯体、心理和情绪及认知等因素的作用,并且每种作业活动应符合患者的需求并能被患者所接受,使患者能积极主动地参加;作业活动应以治疗患者躯体和精神疾患为主,其目的是着眼于帮助患者恢复或取得正常的、健康的、独立而有意义的生活方式和生活能力。所以说作业治疗是一座桥梁,是患者从医院回归正常家庭生活、重返社会的桥梁。

二、作业疗法的目的和作用

作业疗法的目的是减轻致残因素所造成的障碍。通过专业化的训练、游戏、文娱活动、集体活动等,促进小儿感觉运动技巧、掌握日常生活活动技巧的发展,提高语言、认知和社会生活能力,争取达到生活自理和能够接受正常教育或特殊教育,为将来参与社会活动、劳动和工作奠定基础。

作业疗法的作用是减轻疼痛、增强肌力、增强耐力、增强协调性、改善关节活动范围、改善整体功能、调节精神和转移注意力的作业。

三、儿童作业疗法的特点

1. 治疗 - 教育 - 游戏的有机结合　由于儿童是一个发育的个体,在对儿童的障碍进行康复治疗过程中,可根据年龄特点,将知识与技能融汇在日常训练活动中。只有将治疗与教育有机地结合,同时使其具有趣味性和娱乐性,小儿就能主动参与并积极配合,从而达到事半功倍的效果。

游戏是儿童的天性,玩具是孩子的天使。游戏可激发小儿的积极性,使之能主动地参与到治疗活动中;游戏活动有利于小儿将所学的技能应用到实际生活中,并因其趣味性使得技能巩固和强化了;游戏活动可以调动小儿的各种感官共同参与,有利于感觉统合的发育。游戏中小儿利用自己的运动、感觉、认知、心理社会功能、娱乐中的反复挑战,来不断发展游戏水平,同时也达到了改善其身心功能的作用。所以寓教于乐是儿童作业疗法的特点。

2. 充分发挥家庭康复的作用　脑瘫是终生的残疾。家长能最早发现小儿异常,又是与小儿接触时间最久,小儿最信任和最依赖的人。因此,家长不但能向医师、治疗师提供小儿的各种信息,而且能将医师、治疗师对小儿康复治疗方法的指导融入到日常生活中,强化了在专业机构中治疗的效果。

四、作业疗法的评价

(一) 运动能力的评价

1. 姿势、运动发育的一般规律　①头尾方向发育的规律;②从肢体近端到远端的发育规律;③联合运动到分离运动的规律;④由原始反射向随意运动发育的规律;⑤由粗大运动向精细运动发育的规律。

2. 头部控制能力　①俯卧位;②拉坐位;③坐位;④站立位。

3. 翻身能力。

4. 坐位保持能力。

5. 坐位平衡能力。

6. 爬行能力。

7. 站立行走。

8. 上下楼梯。

9. 手功能的评定　①手的抓握伸展能力;②手的精细动作:a 指腹捏,b 指尖捏;③双手转移物品能力;④双手粗大协调性;⑤双手精细协调性;⑥手眼协调性。

相关评价量表包括粗大运动功能评价(gross motor function measure 66,GMFM 66)等。

(二) 日常生活活动能力(activities of daily living,ADL)评价及功能独立性评定(functional independence measure,FIM)

这项检查主要测试患儿生活自理自立的程度。

(三) 反射的评定

神经反射与神经系统成熟的程度以及髓鞘的形成有关。儿童反射的发育,随着神经系统的发育成熟,呈现一定的规律。新生儿时期的反射代表的是脊髓和脑干下部水平的神经发育。这时的反射称为原始反射。生后 2 个月时的神经反射代表脑桥水平的神经发育,表现为紧张性颈反射占优势。生后 4 个月时神经纤维髓鞘化的程度达中脑水平,原始反射逐渐消失,出现中脑水平的翻正反射。生后 10 个月时的神经发育达大脑皮质水平,这时儿童出现皮质水平的平衡反射。翻正反射和平衡反射是构成姿势反射的重要因素,是人类维持正常姿势和运动的基础。儿童反射的发育水平,反映了中枢神经系统发育的成熟程度(表 16-4)。

表 16-4　正常儿童原始反射的出现与消失

分类	反射名称	出现时间	存在时间
原始反射	拥抱反射	出生时	6 个月
	躯干侧弯反射	出生时	2 个月
	屈肌收缩反射	出生时	1~2 个月
	伸肌伸张反射	出生时	1~2 个月
	交叉伸展反射	出生时	1~2 个月
	反射行走	出生时	6 个月
	抓握反射	出生时	6 个月
姿势性反射	紧张性迷路反射	出生时	6 个月
	非对称性紧张性颈反射	生后 2 个月	4 个月
	对称性紧张性颈反射	生后 4 个月	10 个月
	阳性支持反射	出生时	2 个月
翻正与保护性反射	颈翻正反射	出生时 1~2 个月	4~6 个月
	迷路翻正反射	生后 2 个月	终生
	视觉翻正反射	7~12 个月	终生
	保护性伸展反射—向前方	6 个月	终生
	—向两侧	8 个月	终生
	—向后方	10 个月	终生
	平衡反射——俯卧位	6 个月	终生
	——仰卧和坐位	7 个月	终生

(四) 感知觉的评定

感知是通过各种感觉器官,从环境中选择性地获取信息的能力,如视觉、听觉等。其发育对大脑其他功能区的发育,可起重要的促进作用。一般感觉的检查按临床方法进行,失认、失用等高级脑功能障碍,由于患儿年龄小,加之常伴有智力障碍,检查起来困难,准确性差,所以一般只做智力评定,不再详细检查。

(五) 智能障碍的评定

脑瘫患儿的智商测试,一般从以下几个方面着手:进行智力测验(测智力年龄与智商分数)、调查家族史、妊娠情况、个人既往史、作业评定、现场观察、家长和老师介绍情况等。3 岁以下患儿适用格赛尔量表（Gesell's developmental schedule）；4~6 岁适用韦氏学龄前期和学龄初期儿童智力量表（Wechsler preschool and primary scale of intelligence，WPPSI）；6~16 岁患儿通常用斯坦福 - 比奈量表（Stanford-Binet intelligence scale）和韦氏儿童智力量表及其修订版（Wechsler intelligence scale for children，WISC 或 WISC-R）。

　　患儿的适应行为测试，我国一般采用湖南医科大学二院的"适应行为量表"和"婴儿——中学生社会生活能力测试表"。

　　根据以上的测试结果，结合智力低下和程度的诊断标准，作出患儿智力水平的判断。

五、脑瘫的作业治疗方法

　　在针对婴幼儿脑瘫的现代康复治疗中，物理治疗师和作业治疗师常常并不严格区分，可相互代替。儿童作业疗法的特点是治疗 - 游戏 - 教育三结合。治疗中应充分重视家属参与的重要性，康复辅助器具的设计应注重儿童发育的特点。与运动疗法相比，作业疗法更注重患儿的精细运动和能力，而不是功能，在进行作业活动的同时进行功能训练，强调患儿的主动参与，治疗师在选择作业活动时，既要注意它的治疗作用，又要要求该活动有一定的实用性，能够促进患儿在生活和工作中的自立。

（一）运动功能训练

　　手部的动作是由握到伸，从笨拙到灵巧。手功能训练的基本原则，是以功能较好的手为中心进行，不可勉强患儿一定要使用右手，以免增强训练的难度。手功能的训练方法：拿起和放下东西的训练；手指动作训练，指腹捏物，指尖捏物；双手协调性；手眼协调性；各种综合性手部动作训练，如折纸、弹琴；拼插的组合性玩具，可促进手部连贯动作训练。在解除患儿手部痉挛的问题上，我们可以为其做被动活动，一手握住患儿拇指，进行伸直和桡侧外展，另一只手握住其余四指并伸直，也可以利用分指板固定患手（图 16-13）。

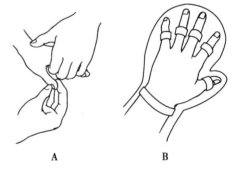

图 16-13　手屈曲内收挛缩训练
A. 牵拉训练　B. 负重训练

（二）促进感觉知觉功能

　　以运动障碍为主要症状的脑瘫患儿，多数不能自由地在空间活动，这是因为患儿缺乏感觉与运动相互作用的体验，缺乏感觉与运动的协调活动。因为，感觉和运动的综合功能与多方面的因素有关，与患儿的智力、视觉、听觉、触觉、嗅觉的障碍程度有明显的关系。这些患儿因智力低下，又存在着各种问题，所以，对图形的识别、背景的判断、空间的位置以及学习运动都存在一定的问题。因此，从运动发育与感觉运动发育需协调与逐步提高的观点出发，应该进行作业疗法训练，提高脑瘫患儿的作业活动能力，使患儿能自由地完成日常生活活动。针对感知觉障碍患儿的治疗，是以感觉统合理论为理念，通过一系列器具游戏来弥补儿童所缺乏的感觉体验、运动协调、结构和空间知觉、身体平衡、听觉、触觉等方面的不足，提供计划性和适宜的感觉输入，增强并改善脑神经的组合分析处理能力。治疗器具包括：触觉刺激物，如跳床软垫、泥沙等；视觉运动与手眼协调物，如迷宫、拼插组装玩具；大运动器械，如滑梯、滑板、平衡木、治疗球等；悬吊器械，如秋千等。

(三) 日常生活活动训练

脑瘫患儿的日常生活能够自理,是作业疗法的最终目的。上述促进运动发育、感知觉和认知功能改善的训练,必须和日常生活活动训练结合进行。日常生活活动训练实际上从家长抚育小儿即已开始,如抱的方法、协助进食、衣服的穿脱等。所以,指导家长进行家庭教育和康复,也是作业疗法的重要内容。

1. 正确的卧位姿势

(1) 痉挛型:以侧卧位为主,侧卧位不仅有利于阻断原始反射,有利于痉挛状况的改善,还有利于患儿姿势和动作的对称。侧卧位时,在针对存在非对称的痉挛型患儿,应使患儿双上肢在身体前方,双下肢屈曲;还可以在患儿背部加放枕头稳定姿势。

(2) 弛缓型:弛缓型患儿肌张力过于低下,缺乏抗重力和姿势维持能力。因此,最好采用仰卧位睡姿,还可在患儿肩部、髋部加放枕头给予支持。

(3) 偏瘫型:偏瘫型患儿也可采取侧卧位,但是注意尽可能采用健侧卧位,避免长时间压迫患侧,在上的患肢可自然屈曲,并在下面放一个枕头,有利于患肢血液循环和防止患儿关节过度内收。

2. 脑瘫患儿正确的抱法　首先应注意抱起的方法,选择容易抱起并预防异常体位。方法为将患儿滚向一侧并扶着他的头,弯腿,抱起他靠近你的身体,用同样的方式放下他。

(1) 痉挛型脑瘫患儿的正确抱法:让患儿双臂伸直,髋部和膝盖弯曲,将他放在身体一侧并扶着他的头,抱起靠近家长的身体,使患儿的双臂围着家长的颈部或伸向背部,把孩子的双腿分开放在自己的腰部两侧(图 16-14)。

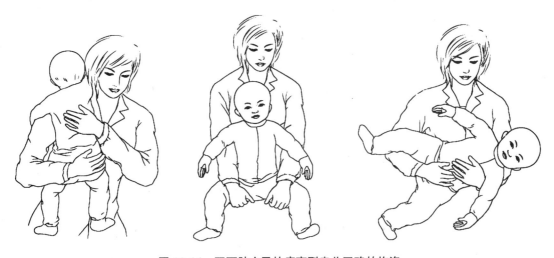

图 16-14　双下肢交叉的痉挛型患儿正确的抱姿

(2) 对于足徐动型患儿抱起前,让患儿的双手不再是分开而是合在一起,双腿靠拢,关节屈曲,并尽量贴近胸部,做好这一姿势后,才可把患儿抱在胸前,也可以抱在身体的一侧(图16-15)。

(3) 弛缓型患儿身体软弱无力,头颈部无自控能力,所以抱起时除了帮助他把双腿蜷起,头微微下垂外,最重要的是给其一个很好的依靠(图16-16)。

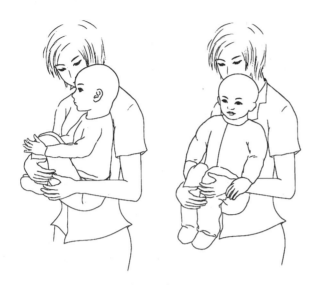

图 16-15 手足徐动型患儿正确的抱姿

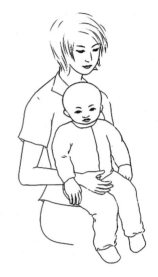

图 16-16 弛缓型患儿正确的抱姿

正确的抱起和抱着姿势,对患儿的生长发育和体位姿势纠正大有益处,家长一定要始终坚持。

3. 常见不同类型脑瘫的特征和日常生活训练

(1) 痉挛型四肢瘫儿童特征和日常生活训练:见表 16-5。

表 16-5 痉挛型四肢瘫儿童日常生活训练

特征	手、足、肢体痉挛,主动活动受限;对姿势变化感到不快,对外界应变能力差,只能承受被动活动	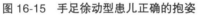
基本对策	辅助运动为主。活动从中枢开始,缓慢进行,使四肢与躯干伸展,体验体轴内回旋。重点在精细阶段的辅助	

230

续表

日常生活动作	育儿游戏	使小儿体验各种姿势和习惯活动,逐渐适应与他人交往。游戏中要慢慢地期待反应,同时协助完成并增加能做的项目。使其充分伸展身体,以抗重力的姿势做游戏。注意强握易引起手及上肢的屈曲	
	进食	首先保持进食姿势的稳定,使小儿能高兴地使用勺、叉、碗等餐具	
	更衣	边训练更衣,边提示或纠正不良的姿势,训练伸展、外展、回旋、抗重力的姿势,用语言或手势指导先从易操作侧进行	
	移动	培养自己主动移动的经验,如推三轮车、轮椅等	

(2) 痉挛型偏瘫儿童特征和日常生活训练:见表 16-6。

表 16-6　痉挛型偏瘫儿童日常生活训练

特征	无论是感觉或是运动都表现双侧不对称,忽视瘫痪侧。非瘫痪侧可充分游戏,但不能满足游戏,呈过度运动倾向	
基本对策	训练对称性感觉和运动经验,设法使瘫痪侧肢体参加运动,克服运动中的联合反应。最好设定集体游戏和环境	

续表

日常生活活动	育儿游戏	可从正面以声音呼唤,提高在对称姿势下的两侧肢体活动。诱发瘫痪侧肢体进入视野的活动,抑制健侧肢体的过度活动。在适宜的场地做大距离的抓握、松开动作。不做绕转游戏	
	进食	保持对称姿势(瘫痪侧手放置桌上),使用较易抓握的、粗、重的餐具,以防滑脱	
	更衣	穿脱衣裤先从瘫痪侧开始,以不增强联合反应的程序和姿势为好	
	移动	小儿几乎均能步行,可考虑以三轮车、带辅助的自行车训练对称性移动能力	

(3) 痉挛型双瘫儿童特征和日常生活训练:见表 16-7。

表 16-7　痉挛型双瘫儿童日常生活训练

特征	下肢运动障碍较上肢重,活动受限,因此小儿常用较好的上肢代偿运动,呈现异常的运动模式;缺乏对下肢的认识;多数伴有视觉问题	
基本对策	缩小上、下肢体运动障碍的差距;下肢做多样运动,以提高下肢的运动性、支撑能力;尽早体验自由地运用手;训练视觉与运动的统一和手眼的协调性	

日常生活活动	育儿游戏	给下肢以感觉刺激,关注下肢活动;设计双手活动的游戏(特别是空间位);实施从中间开始向周围扩大的游戏,以及能很好看见与操作的游戏	
	进食	从早期选用适宜小儿使用的餐具;应用时离口不要太近,在正中位使用	
	更衣	以稳定的姿势(在椅或床上)更衣;让小儿认识前、后、左、右衣服的方向	
	移动	以自己满意的模式移动。利用三轮车、电动车、椅子、丁字拐等,尽可能诱发正确的移动方式	

(4) 手足徐动型脑瘫儿童特征和日常生活训练:见表16-8。

表 16-8　手足徐动型脑瘫儿童日常生活训练

特征	身体在运动中缺少必要的稳定性。上、下肢在活动时有不随意运动;头部难保持在正中位,注视物体困难,手眼协调困难。运动姿势与稳定性受心理与情绪的影响而发生变化	
基本对策	应保持对称性、持续的稳定姿势。使头与上肢维持于正中位;重心置于前方(下方);促进持续性正位注视与身体前的抓握能力。年长儿需学会自我运动的控制	

日常生活活动	育儿游戏	从婴儿期起,反复参与功能活动;选择色彩鲜艳、有较大操作活动的玩具,摆在小儿视觉正中线位置,促进视觉注视,并关注其应激反应情况	
	进食	坐位重心向前;勺柄要粗,易于小儿抓握;若一侧上肢后伸,可用固定带向前固定于体侧	
	更衣	利用椅子协助进行更衣动作;注意防止诱发全身伸展样(角弓反张)运动模式;从后方脱衣,避免触及颜面	
	移动	利用电动车、椅子、步行器、拐杖等,进行移动训练;最大限度地保持头及上肢的对称性;发展已有的移动水平	

4. 摄食训练(喂食与独自进食) 在进食前,首先应保证患儿的姿势是稳定的,在坐位方式选择上要根据患儿的临床分型和肢体功能的具体情况,如果患儿只能辅助进食,治疗师在选择坐位前要保证可以随时控制患儿的下颌和嘴唇。如果患儿可独立进食,尽量为患儿选择易抓握的餐具,如较长较粗把柄的勺子、弯把的勺、万能袖带、带吸盘或防滑垫的盘子和碗,边缘有挡板的盘子等。

5. 牙齿的清洁与卫生 婴儿期可以用棉球或棉棒蘸水清洁口腔及牙齿。2 岁以后就可以改用婴儿牙刷蘸水来刷牙,尽量在餐外少吃甜食及黏性食物。

6. 更衣训练 脑瘫患儿要学习更衣动作,必须配合坐、立、上肢及手部动作等训练的进步,还需要患儿能理解和配合,同时更衣动作的训练也促进了这些功能的发展。更衣训练可分为以下三个阶段进行。

(1) 认识阶段:更衣训练时,要选择颜色单一、形式简单的衣服,衣服的质地要有弹性,领口要宽大,易于穿脱,尽量选择拉链或尼龙拉扣代替扣子,裤子采用松紧带式,也要教会患儿区别衣服的上、下、前、后、领、袖、扣各部位。

(2) 模仿穿衣阶段:可以让患儿用套圈来感受穿衣动作,反复练习直到熟练(图 16-17)。

(3) 实际更衣练习阶段:在患儿熟悉穿衣动作和顺序后,可选择仰卧位,靠着东西坐稳,独立坐位、立位等进行,依照患儿能力进行选择。

7. 如厕动作训练 在便器的选择上,要重视安全性,可以选择后面有靠背,前面有扶手,其高度以患儿坐上去,双足可平放地板上为宜。卫生纸应放在患儿伸手容易够到的地方。在训练时,注意环境的安静,以及通过饮水量来调节患儿的如厕频率。

8. 沐浴训练 脑瘫患儿沐浴时必须选择一个舒适、稳定安全的体位,才能顺利完成沐浴动作。对于年龄小、不能维持坐位、手功能极度低下的患儿,家长需全程提供辅助。对于平衡能力和手功能尚可的患儿,可让其自己练习洗浴(图 16-18)。为了安全和提供方便的角度考虑,可在浴盆周围安装扶手,在淋浴间内安放防滑垫及特殊装置。

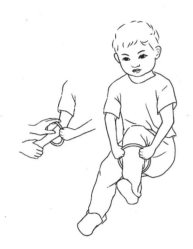

图 16-17 模仿穿衣训练

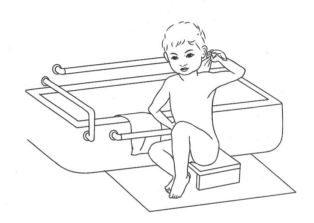

图 16-18 患儿独自沐浴方法

9. 书写动作 脑瘫患儿学习时,应注意铅笔要粗大易握,以使用圆珠笔为好;也可以在笔上套胶皮套便于持握,并设法固定笔记本。

(四) 社会的适应性

国外资料显示,脑瘫患儿就业率约为15%。其就业前评价和训练,也是作业治疗师的任务之一,即医学康复向职业康复的过渡。

作业疗法不仅侧重于个别指导,而且还要通过游戏、集体活动来发挥社会性和保证其情绪稳定。要注意自幼儿期起调整其社会环境,争取进入托幼机构,多接触社会,尽可能接受普通学校的教育,成年后尽可能参加就业。患儿自幼就应学习安全管理能力、金钱管理能力、趣味活动能力、家事活动等,提高其社会适应性。

(五) 辅助器具的应用

1. 改善患儿功能障碍和预防矫正畸形的辅助器具 如分指固定板,护腕矫形器,螺旋形腕关节矫形器,指间关节伸展矫形器,腕关节伸展矫形器,腕关节外展矫形器,双股内收畸形矫形器,膝部畸形矫形器,尖足畸形矫形器,外翻扁平足畸形矫形器,内翻足畸形矫形器等(图 16-19)。

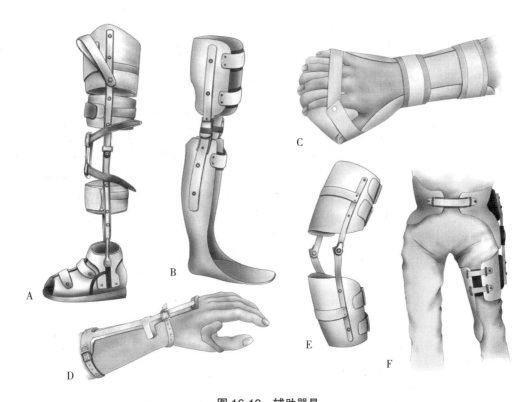

图 16-19 辅助器具
A、B. 大腿矫形器 C. 手 - 腕部矫形器 D. 对掌矫形器 E. 肘矫形器 F. 髋外展矫形器

2. 改善患儿日常生活能力的辅助用具 套掌式勺、握球式笔、有啜嘴式双手柄杯、自动辅助进食器、磁力书写辅助器等(图 16-20)。

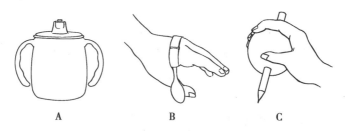

图 16-20 日常生活用辅助用具
A. 有啜嘴式双手柄杯 B. 套掌式勺 C. 握球式笔

(六) 教育康复

脑瘫患儿的教育目标如下：

1. 轻度脑瘫的教育目标 首先是培养基本能力；其次是培养良好的思想品德和个性；再次,要培养适应社会的能力。

2. 中度脑瘫的教育目标 首先要培养良好的思想品德和个性,其次发展与人交往的能力。

3. 重度脑瘫的教育目标 加强护理,尽量减少别人的监护和照顾程度。

第四节 语言障碍的矫治

一、言语治疗的概念

言语是音声语言(口语)形成的机械过程。言语治疗是指由言语治疗专业人员对各类言语障碍者进行治疗或矫治。言语障碍包括构音障碍、儿童语言发育迟缓、失语症、发声障碍和口吃。

语言障碍是脑瘫患儿常见的并发障碍,其发生率在脑瘫患儿中是比较高的。这种障碍在不同程度上阻碍了患儿与周围人的语言交流,不仅会影响患儿进一步接受康复训练,而且也会影响他们今后的学习和生活,因此语言障碍是脑瘫患儿致残的重要原因之一,在脑瘫康复中,是一个不容忽视的方面。脑瘫患儿语言障碍包括两种:运动性构音障碍和语言发育迟缓。其中,运动性构音障碍是指脑瘫儿童主要的言语障碍,其发病机制为由于神经病变,导致与语言运动有关肌肉的麻痹或运动不协调,因此常常会影响到语言产生,如发声的质量、发音、呼吸、共鸣和语言的韵律。轻至中度构音障碍儿童表现各种发音错误,说话费力,不连贯等;重度者甚至根本不能发音。语言发育迟缓是指在发育过程中的儿童其语言发育未达到与其年龄相应的水平,呈现语言发育迟缓的儿童多数具有精神发育延迟或异常。比如有些脑瘫患儿虽然构音器官结构和功能没有问题,但由于智力原因,始终不能通过语言这一人类惯常用的交流符号去理解和表达。

二、言语治疗的目的和评定方法

(一)目的

经过治疗师给予的某种刺激,使患者作出反应,对正确的反应反复强化,对错误的反应反复更正,以达到促进交流能力的获得或再获得。

(二)脑瘫儿童言语评定和治疗方法

脑瘫儿童由于脑损伤导致的构音器官运动障碍,出现发声和构音不清,称为运动障碍性构音障碍。

1. 构音障碍的评定　资料收集是对脑瘫患儿进行全面评价、诊断和制订训练计划的基础。其目的在于系统全面地掌握脑瘫患儿的语言障碍情况,并根据评价的结果制订系统的治疗目标。需要收集的资料有病史,包括现病史和教育史;相关专业的报告和目前的状况,包括儿科、耳鼻喉科、教育和心理评估等。

对脑瘫儿童语言障碍的了解,除了要从以上方面获得以外,更主要的是要对患儿的语言情况进行系统评价。要从语言的结构、功能、理解、表达、清晰情况以及与之产生有关的结构异常,肌肉运动障碍进行评价。应进行以下两方面检查:

(1)构音器官的评定:肺(呼吸情况)、喉、面部、口部肌肉、硬腭、腭咽机制、下颌、反射。

(2)构音检查:会话、单词、音节复述、文章水平、构音类型运动检查。常见的构音异常见表16-9。

语言发育迟缓评价:通过言语符号与指示内容的关系、交流态度、有关的基础性过程三方面对患儿的语言发展进行评价,确定患儿语言发育的水平以及与实际年龄的差别。国内

表 16-9 常见的构音异常

错误类型	举例	说明
省略	布鞋	物鞋
置换	背心	费心
歪曲	大蒜	
口唇化		相当数量辅音发成"b,p,f"
齿背化		相当数量的音发成"z,c,s"
硬腭化		相当数量的音发成"zh,ch,sh"和"j,q,x"
送气音化	布鞋	辅鞋
	大蒜	踏蒜
不送气音化	踏	大
边音化		相当数量的音发成"l"
鼻音化	怕	那
无声音化		发音时部分或全部音只有构音器官运动但无声音

应用比较广泛的评价系统是修订的汉语版的 S-S(sign-significance)检查法。

2. 构音障碍的治疗

呼吸训练——调整坐姿,头保持正中位,躯干伸直。

下颌、舌唇训练——用手辅助下颌上抬。用压舌板辅助舌的运动。利用冰块、刷子等刺激面部、口唇、舌。

发音训练——从无声发音动作,轻声引出目的音。

口腔知觉训练——使用各种形状较硬的物体和食物对舌和口腔进行刺激。注意防止小儿咽下训练物。

克服鼻音化训练——利用吹蜡烛、哨子、喇叭、肥皂泡等方法,训练小儿气流通过口腔的方法。

韵律训练——利用电子琴等乐器训练小儿音调与音量的变化。

三、语言训练的条件和基本要求

1. 场所 最好在有隔音和吸音的语言训练室进行,训练室的房间尽量大些,这样可以给较小年龄和多动的儿童较大的活动空间。地上可以铺地毯,因有时训练要在地毯上进行。训练室内要尽量避免视觉上的干扰,不要摆放与训练无关的器具以免影响患儿的注意力。一般情况下,亲属也不要在室内陪伴。

2. 训练的形式和时间 有一对一和集体训练两种,以一对一的形式为主。训练的时间最好选在儿童注意力比较集中的上午。每次训练的时间为半小时至 1 小时为宜。每次训练宜进行 2~3 个课题,每周 3~5 次。集体训练每 1~2 周 1 次。

3. 家庭指导 训练室中的训练是有限的,为了增加训练效果,还要对患儿家长进行指导,使患儿在家中也得到训练。但必须尽量让家长了解课题的做法,什么是正确和错误反应,如何鼓励和引导孩子配合训练等,这样才能取得良好效果。

四、脑瘫患儿构音障碍的康复治疗

脑瘫患儿在发音方面的异常称为运动障碍性构音障碍。目前多倾向对呼吸、喉、腭咽区、舌、下颌运动逐个进行康复治疗的途径。首先要分析以上结构与言语产生的关系,然后决定治疗先由哪一部分开始和顺序,这种顺序自然是根据构音器官和构音评价的结果。首先是运动功能方面的训练,然后是在此基础上的构音和表达的训练。在发音的顺序上应遵循由易到难的原则。

(一) 构音运动训练

1. 呼吸训练 呼吸是构音的动力,而且必须在声门下形成一定的压力才能产生理想的发声和构音。首先应调整坐姿,如果患儿可自己坐稳,应做到躯干要直,双肩水平,头保持正中位。如患儿年龄小又不能坐稳,可将这些患儿放进可以固定躯干和体位的椅子内,四周用毛巾等尽量使孩子保持正确的体位进行训练。如果患儿呼气时间短而且弱,可采取卧位,有治疗师帮助进行,如做双臂外展和扩胸运动的同时进行呼吸训练,也可在呼吸末向前下方轻轻按压腹部来延长呼气的时间和增加呼气的力量,这种训练也可以结合发声、发音一起训练。

2. 下颌、舌、唇的训练 当出现下颌的下垂或偏移而使口不能闭合时,可以用手拍打下颌中央部位和颞颌关节附近的皮肤,不仅可以促进口的闭合还可以防止下颌的前伸。也可利用下颌反射的方法帮助下颌的上抬,做法是把左手放在患儿的颌下,右手放在头部,左手用力协助下颌的上举和下拉运动,逐步使双唇闭合。另外也要训练舌的前伸、后缩、上举和侧方运动等,轻症者可以主动完成,重症者可以利用压舌板和手法帮助完成以上动作。用冰块摩擦面部、口唇和舌可以促进口腔的闭合和舌的运动,每次1~2分钟,每日3~4次。双唇的训练不仅可以为发双唇音做好准备,而且流涎也可以逐步减轻或消失。

(二) 发音训练

患儿可以做双唇、舌、下颌的动作后,要其尽量长时间保持这些动作,随后做无声的发音动作,最后轻声引出目的音。原则为先发元音,如[a][u],然后发辅音,先由双唇音开始如[b][p][m],能发这些音后,学习发较难的音,如舌根音、舌面音、卷舌音等。随后,将已经学会的辅音与元音结合,如[ana][apa],继续训练,最后过渡到单词和句子的训练。在训练过程中,治疗师可以利用压舌板或手指对患儿的构音器官做被动运动,对患儿进行触觉、视觉、听觉的联合刺激以帮助其构音运动,达到尽量使发音准确的目的。

(三) 韵律训练

由于运动障碍,很多患儿的语言缺乏抑扬顿挫及重音变化而表现出音调单一、音量单一及节律的异常。可用电子琴等乐器让患儿随音的变化训练音调和音量。也可以用"可视语音训练器"(Visi-Pitch)来训练,现国内已生产类似产品并配有软件,使患儿在玩的过程中进行韵律的训练。带有音量控制开关的声控玩具用做训练也很有效,特别适合年龄较小的儿童。对节律的训练,可以用节拍器,设定不同的节律和速度,患儿随节奏发音纠正节律异常。

(四) 交流辅助系统的应用

在部分脑瘫患儿中,通过各种手段治疗仍不能讲话或虽能讲话但清晰度极低,这种情况就是交流辅助系统的适应证。此类交流系统的种类很多,最简单的有用图片或文字构成的交流板,通过板上的内容表达各种意愿,也可应用肢体语言,如点头、摇头或手势等。随着电子科学技术的高速发展,许多发达国家已研制出多种体积小便于携带和操作的交流仪器,具有专门软件系统的计算机也逐步用于构音障碍患者的交流。这些特制的装置有的还可以合成言语声音,这些在我国还有待于开发。但是就我国目前的状况为患儿设计交流图板和词板是可行的,这种形式也可以发挥促进交流的作用,而且简单易行。

五、儿童语言发育迟缓的训练

语言发育迟缓的训练在实施时,要遵循以下原则:

1. 要根据每个患儿语言发育迟缓检查的结果、患儿的语言特征,来制订训练计划和内容。患儿语言发育所处的阶段即是训练开始的出发点。训练时要注意朝两个方面扩展,一是在同一阶段横向发展,如患儿可以理解部分名词的意思,要进一步扩大名词的理解;二是向上一水平扩展,如果横向扩展达到一定水平,便以下一阶段的能力为目标,即可训练动词的理解,而且还要使之将已训练的内容尽量在生活中应用,并加以巩固。

2. 要去除一切可能会影响患儿语言训练效果的因素,如智力障碍、听觉障碍、交流障碍等。如患儿有听力障碍要及时配上合适的助听器,智力低下要提高患儿的智力,患儿不合群,要鼓励他多和其他正常的儿童一起玩。家长也要给孩子创造一个良好的语言环境。

(吴卫红　周　莉)

参考文献

1. 关骅 . 临床康复学[M]. 北京 . 华夏出版社,2005.
2. 李胜利 . 言语治疗学[M]. 北京 . 华夏出版社,2014.
3. 励建安 . 临床运动疗法学[M]. 北京 . 华夏出版社,2005.
4. 王刚,王彤 . 临床作业疗法学[M]. 北京 . 华夏出版社,2005.
5. 赵悌尊 . 社区康复学[M]. 北京 . 华夏出版社,2005.
6. 恽晓平 . 康复疗法评定学[M]. 北京 . 华夏出版社,2005.
7. 李胜利 . 构音障碍的评价与治疗[J]. 中国组织工程研究,2001,5(23):24-26.

第十七章

干细胞移植治疗脑性瘫痪的现状和研究方向

近20年来,随着SPR的推广应用,脑瘫的外科治疗取得了长足的进步,明显提高了痉挛型脑瘫的治疗水平。但是,对于徐动型脑瘫、混合型脑瘫及其他少见类型脑瘫目前仍缺乏有效治疗手段。这是由于目前尚未找到一种直接针对脑瘫患儿脑损伤病理基础的治疗方法,治疗效果欠佳。

在胚胎发育晚期和出生后早期,神经前体细胞会从室管膜前下区(SVZ)、室管膜(VZ)及海马等神经干细胞密集的区域向嗅球、大脑皮质、中脑等特定部位迁移,到达特定目的地在局部微环境和内在基因调控作用下进一步分化为特定的神经元及周围的少量胶质细胞。婴幼儿期是大脑发育的关键时期,如何在脑损害发生后早期采取措施对受损脑组织进行修复,从根本上治愈脑瘫,是患者家长的殷切希望,也是医学研究发展的方向。干细胞具有多向分化潜能,干细胞移植研究方兴未艾,在多种疑难疾病的治疗方面显示出可喜的发展方向。利用干细胞移植对脑瘫患儿神经系统神经干细胞和神经前体细胞损伤进行修复,改善患儿的预后是一项重要研究课题。最近研究表明,干细胞能够分泌多种营养因子及细胞因子,可调节细胞生长的微环境,并具有抗炎效应,同时生成类神经元细胞及髓鞘产生细胞,以重塑神经回路。同时,干细胞还可修复损伤神经元并唤醒内生神经干细胞,共同产生作用,干细胞具有高度的自我更新及多向分化能力,在治疗包括脑瘫在内的神经科学领域的疾病方面具有巨大的潜能。对中重度脑瘫患儿,仅依靠常规综合康复方法效果有限,如果选择SPR手术治疗后或者患儿不适合行手术治疗,应越早给予干细胞移植,再加上常规综合康复方法,可明显加快运动能力和语言能力的康复,避免错过小儿早期脑细胞突触建立的关键时期,为促进脑瘫获得理想整体康复效果提供重要的治疗方法。

第一节　干细胞分类与来源

根据发育阶段不同,干细胞可分为胚胎干细胞(embryonic stem cell)和成体干细胞(adult stem cell)。胚胎干细胞包括ES细胞(embryonic stem cell)、EC细胞(cmbryonic germ cell);成体干细胞包括神经干细胞(neural stem cell,NSC)、血液干细胞(hematopoietic stem cell,HSC)、骨髓间充质干细胞(mesenchymal stem cell,MSC)和表皮干细胞(epidermis stem cell)等。

按分化潜能的大小,干细胞可分为三类:全能干细胞(totipotent stem cell),多能干细胞(multipotent stem cell)和专能干细胞。

当受精卵分裂发育成囊胚时,将内细胞团(inner cell mass)分离出来进行培养,在一定条件下,这些细胞可在体外"无限期"地增殖传代,同时还保持其全能性,因此称为胚胎干细胞。胚胎干细胞在培养条件下,若加入白血病抑制因子(leukaemia inhlbitory factor,LIF),则能保持在未分化状态,若去掉LIF,胚胎干细胞迅速分化,最终产生多种细胞系,如肌肉细胞、血细胞、神经细胞或发育成"胚胎体"。

成体干细胞可以由下列几个方面得到:①胚胎细胞:由胚胎干细胞定向分化,或移植分化而成;②胚胎组织:由分离胚胎组织、细胞分离或培养而成;③成体组织:由脐血、骨髓、外周血、骨髓间质、脂肪细胞等得到。

干细胞是自我复制还是分化成为功能细胞,主要由于细胞本身的状态和微环境因素所决定。干细胞本身的状态,包括调节细胞周期的各种周期素(cyclin)和周期素依赖激酶(cyclin-dependent kinase)、基因转录因子、影响细胞不对称分裂的细胞质因子。微环境因素,包括干细胞与周围细胞,干细胞与外基质以及干细胞与各种可溶性因子的相互作用。干细胞分化是一个非常复杂的过程,是干细胞研究的重点课题。目前应用于动物试验及部分临床治疗的干细胞种类主要有神经干细胞、骨髓间充质干细胞、胚胎干细胞、脐带间充质干细胞及脐血干细胞。

第二节 神经干细胞移植

神经干细胞(neural stem cell,NSC)是中枢神经系统的源泉细胞,具有两大特性——自我更新能力和多向分化潜能,可以分化为中枢神经系统的各种细胞,是修复中枢神经系统损伤的理想种子细胞。

神经干细胞临床应用的源头,最早可以追溯到20世纪80年代世界范围内的胎脑移植,只是当时还没有神经干细胞的概念。由于受技术水平的限制,还不能在体外分离、纯化和扩增胎脑中的神经干细胞,导致治疗效果并不十分显著,最后基本停止。随着人们概念的更新、细胞培养技术的进步,目前已经能够成功地在体外分离、纯化和扩增神经干细胞,为这一技术的新生打下了坚实的基础。

一、神经干细胞来源

神经干细胞的来源主要有神经组织和非神经组织两种。神经组织指位于哺乳动物胚胎期的大部分脑区,成年期的脑室下区、海马齿状回的颗粒下层、脊髓等部位,但在人体取材较难,因而临床应用受到限制。

非神经组织包括以下几类:①胚胎干细胞、胚胎生殖细胞:是最理想的种子细胞,但因伦理道德、潜在的致瘤性、组织相容性等问题使其应用受到一定的限制。②骨髓间充质干细胞:因取材方便等多方面原因目前受到重视。但因其没有特定的表面标志蛋白,目前人们只能应用排除法筛选之,纯化还不够精确。③永生化细胞系——C172、MHP36、NT2细胞系,这些干细胞系因来源于肿瘤组织或转导了原癌基因,其治疗疾病的安全性值得怀疑。④将体细胞核植入去核的卵母细胞浆中,再程序化后形成治疗性克隆,让其发育到一定阶段后在相应部位获得神经干细胞,可重建组织相容性。该技术较复杂,临床很难推广。

二、神经干细胞的生物学特性

神经干细胞(NSC)就是指具有分化为神经元、星形胶质细胞、少突胶质细胞等各种细胞的能力,可以自我更新并足以提供大量脑组织细胞的细胞。自我更新和多分化潜能是神经干细胞的两个基本属性。室管膜下层有较为丰富的能终生分裂增殖、自我更新的神经干细胞。

NSC 能分化成本系大部分类型的细胞即神经元、星形胶质细胞和少突胶质细胞,具有自我更新和自我维持的能力。NSC 通过两种细胞分裂方式,即不对称分裂和对称分裂。不对称分裂时由于启动了某种细胞机制,使细胞质中调节分化的蛋白质不均匀地分配而分裂产生一个新的干细胞和一个祖细胞,通过这种分裂方式产生一系列分化程度不同的子代细胞,以满足神经细胞多样性的需求。一次对称分裂产生两个干细胞或两个祖细胞。祖细胞仅具有单向或双向分化能力或其干细胞特性只能维持较短的时间。在多数情况下,成体干细胞分化为与其组织来源一致的细胞,但是在某些情况下,成体干细胞的分化并不遵循该规律,表现出很强的跨系或跨胚层分化潜能。Galli 等将从人胚胎和成年小鼠分离的 NSC 与骨骼肌的成肌细胞共培养,发现 NSC 可分化为骨骼肌细胞,用胚胎和成年的 NSC 及体外克隆的 NSC 移植给亚致死剂量照射的小鼠,结果证明 NSC 可转化为造血细胞。

神经干细胞和永生细胞系神经干细胞可在脑内特定部位进行增殖、迁移、分化,而不同的培养方式可对移植后细胞的行为产生显著的差异。胚胎神经干细胞在刚植入时增殖能力极强,但经过培养后再植入成年小鼠的脑室下层和纹状体后,增殖和分化能力明显降低。神经干细胞主要存在于脑室下区和海马齿状回颗粒下区,在实验室中所表现的特性与胚胎神经干细胞相似。细胞所具有的增殖和分化特性在脑内不同部位是不同的。

目前大量实验表明植入细胞可以成活,并且分化成特定的神经细胞,但这些植入的细胞是否与原存的细胞整合,并为实现一定的功能而形成有机的联系,需要进一步实验研究。通过显微镜和免疫组织化学的方法对移植后的标本进行观察,形态学上的证据是植入的细胞和脑组织可以融为一体。植入的 NSC 可整合入宿主的神经环路,并发育为有功能的锥体细胞,其可产生潜在活力、能接收邻近细胞兴奋或是抑制信息的细胞。然而,研究发现神经干细胞在宿主体内自然分化为神经元的比例仅为 1%。

无论选择何种方法,不论是细胞的直接作用还是经体液因子的辅助作用,功能是否得到改善是评价其好坏的主要标准。来源于小鼠的多能祖细胞系的 NSC 可在损伤的脑组织中存活,分化为神经系统的成分,改进运动功能障碍的症状。在实验中对单侧脑皮质损伤的 C57BL/6 小鼠 3 天后通过立体定向方法将 NSC 移植至脑皮质损伤区,在 13 周后在邻近损伤的海马与皮质区域可检测到移植神经干细胞的存活,它们可表达神经元标志 NeuN 或胶质细胞标志物 GFAP,通过转杆试验检测,结果表明移植后小鼠的运动功能较未移植小鼠明显改善。

三、神经干细胞的培养

目前,NSC 多采用无血清细胞培养和细胞克隆技术分离。培养液在使用合成培养基的基础上添加谷酰胺、胰岛素、转铁蛋白、黄体酮、腐胺和具有丝裂原作用的生长因子(如 EGF、bFGF 等)。待原代克隆形成后挑选单个克隆机械分离继续进行亚克隆培养,也可采用单细胞克隆分离。干细胞在无血清培养液中生长时呈悬浮球形,不贴壁也不生长突起,改变培养液(有血清培养液)后贴壁分化为成熟神经细胞。有研究表明,在琼脂糖抗贴壁培养瓶中培养神经干细胞有利于神经干细胞持续增殖并保持未分化状态,琼脂糖抗贴壁培养法适合神经干细胞在体外长期、大量扩增。此外,星形胶质细胞与 NSC 共培养时,神经干细胞贴壁分化加快,神经元特异性烯醇化酶(NSE)阳性细胞及酪氨酸羟化酶(TH)阳性细胞明显多于 NSC 单独培养组,提示星形胶质细胞可快速诱导神经干细胞向神经元细胞分化。

四、神经干细胞鉴定标志物

现在 NSC 还没有特异性的细胞表面标志物,人们鉴定了在 NSC 中表达的几种蛋白,包括 Nestin、GFAP vimentin、Musashi、CD133 等。体外培养的干细胞球表达神经上皮细胞的特异性抗原 Nestin,当神经细胞的迁移基本完成后 Nestin 的表达量开始下降,并随神经细胞分化的完成而停止表达,已被广泛应用于 NSC 的鉴定。GFAP vimentin 的表达也比较早,起始于神经迁移完成时,分化完成后其表达下降。Musashi 可选择性地在各种哺乳类动物的NSC、祖细胞表达,并在维持干细胞状态和分化中发挥重要的作用,因此 Musashi 被作为哺乳类 NSC 的标志蛋白。

五、中枢神经损伤的修复机制

受损神经细胞的修复途径是近年探索的重点,主要包括内源性和外源性途径。内源性途径是通过激活内源性神经干细胞,使其再进入细胞循环,并诱导其增殖、分化,产生各种神经细胞代替缺损的细胞,这对修复神经系统细胞损伤颇具潜力,但目前仍在积极的探索中,尚无成功的报道。事实上,中枢神经系统损伤导致内源性神经干细胞增殖产生的几乎全是胶质细胞,而且目前对神经干细胞的分化机制尚未清楚,诱导神经干细胞定向分化的调控机制及技术亦未成熟。在大多数情况下,仅由内源性神经干细胞产生的神经组织可能不足以代替损伤后缺失的神经组织,尤其在脊髓和纹状体等神经组织,这就限制了内源性神经干细胞的临床应用。

外源性途径包括细胞移植和基因治疗。在细胞移植领域,神经干细胞移植到不同脑区的研究表明,移植后干细胞分化方向与所在脑区的细胞相似,且同一来源的神经干细胞移植后其结果也各不相同。将神经干细胞注入成年鼠脑区后观察发现,神经干细胞随注入部位的不同而有不同的分化方向。在非神经组织发生区域及受损脑区主要分化为胶质细胞,而在神经发生区域如嗅球和纹状体,则主要分化为神经元。由此可知,神经干细胞移植入脑区后可以存活,且保持多分化潜能,但它的分化方向则由其所处的局部微环境而非神经干细胞内在的特性决定。根据最新研究结果显示,神经干细胞治疗脑瘫的机制可能为细胞迁移聚集到大脑损伤部分,分泌多种神经营养因子促进神经细胞的修复和再生,建立神经环路,增加神经突触联系修复神经损伤。杨万章等研究发现神经干细胞治疗脑瘫后肌张力和痉挛程度有所下降。但是,外源性神经干细胞的应用也存在着缺陷:定向诱导分化机制尚没有完全明确,微环境的调控技术复杂,无法完全达到按人的意志进行分化;神经干细胞存在成瘤性。

神经干细胞应用基因治疗主要是通过利用永生化细胞系作为体外转基因载体,植入病变的神经组织,从而转入神经生长因子、某些代谢酶等,使其在脑内表达,主要用于治疗病变比较弥散的神经变性病或以中枢神经系统为主要病损的遗传性代谢疾病。这一治疗技术弥补了以病毒为载体的一些不足,使外源性基因在脑内更易于表达,移植后可以定向迁移到受损部位。

综上所述,NSC 的体外培养成功为研究神经系统发育、分化及治疗中枢神经系统疾病提供了新的思路。随着研究的深入,NSC 移植将有可能成为治疗神经变性疾病和脑损伤的有效手段。NSC 可以分离、培养并用细胞因子进行分化之后将其移植,也可将体内的 NSC 激活、分化为神经元或胶质细胞。最理想的策略是从需要治疗的患者体内取出 NSC 用于自身治疗。

六、神经干细胞移植治疗存在的问题

目前,NSC 的研究已取得了很多成果,也存在许多问题需要解决。

1. NSC 的分化和功能修复机制还不甚清楚,移植后的细胞能否与体内细胞相结合,建立起正常的神经系统突触联系还需进一步研究。

2. 神经干细胞移植是异体移植,仍然存在免疫排斥反应,这可能是影响神经干细胞移植疗效持久、稳定的一个主要原因,采用基因修饰改变神经干细胞的免疫原性是一种有希望的手段。

3. 如何促进神经干细胞的快速增殖。对于中枢神经移植来讲,需要在短期内提供大量的细胞,而且最好是同批细胞。体外培养的神经干细胞也存在传代过多后活力下降,生物学性状部分改变的问题。

4. 如何实现神经干细胞的定向诱导分化。通过体外细胞因子诱导培养,促使神经干细胞分化为该类细胞的成体细胞或者其前体细胞。

5. 神经干细胞中枢移植疗效的评价标准。如何评价神经干细胞移植以后患儿的改善情况、移植时机、移植量、移植部位、移植方式等一系列问题均有待于基础和临床学科的共同研究和探讨。

6. 如何调控机体自身的神经干细胞增殖、分化和迁移?

总之,神经干细胞是一种具有广泛应用前景的干细胞,随着其研究的不断深入,神经干细胞将有望作为脑移植的供体细胞以及基因治疗的载体用于临床,对小儿脑瘫的治疗具有重要意义。神经干细胞增殖和定向诱导分化机制的最终阐明,将有赖于分子生物学、发育生物学、临床学科等学科的相互协作和研究方法的进一步完善。

神经干细胞治疗疾病已不再只是设想,干细胞及其衍生物组织器官的临床应用是人类在 21 世纪的最大科技成果之一,神经干细胞的发展对人类的意义是积极的,对中枢神经系统的损伤及病变部位实行干细胞替代或转基因治疗是新发展起来并极有前景的神经病学治疗策略。大量动物实验和临床实践也已证明干细胞移植可以治疗众多目前传统医学难以治疗的疾病。我国在干细胞基础研究和临床应用领域始终保持着快速发展的势头。随着研究的日益深入,神经干细胞在神经疾病治疗方面将有广阔前景。

第三节　骨髓干细胞移植

一、历史

130 年前,德国病理学家 Cohnheim 在研究伤口修复时,就提出骨髓中可能存在非造血

组织的干细胞。直到 20 世纪 70 年代中期,Friedenstein 等才首次报道,骨髓标本中小部分贴附细胞在培养过程中能够分化形成类似骨或软骨的集落。后来的研究表明 Friedenstein 粗糙分离所得到的细胞是多能的,可分化为成骨细胞、软骨细胞、脂肪细胞和成肌细胞。因此,骨髓基质中的这种多能细胞,由于能够分化成为多种中胚层来源的间质细胞,而被称为间充质干细胞(mesenchymal stem cell,MSC)。1999 年 Pittenger 等从人的髂骨骨髓样本中分离得到了 MSC;流式细胞术分析表明分离的细胞群体表型单一;在体外不同分化条件的诱导下,可以形成成骨细胞、软骨细胞或脂肪细胞,并且克隆化得到的细胞具有类似的分化特性,充分证明骨髓基质中 MSC 是多能干细胞。

二、骨髓干细胞的生物特性

骨髓基质干细胞(marrow mesenchymal stem cell,MSC),也称为间充质干细胞,是中胚层发育的早期细胞,具自我更新和横向分化潜能,在体外有成熟的扩增和诱导方法,一定条件下可分化出具有生理功能的神经细胞。但是有研究发现,随着年龄的不断增长,骨髓间充质干细胞的增殖分化能力会不断下降。在对接受原始骨髓组织移植患者的尸检中,研究人员发现受体脑组织中的一部分神经元就来源于移植的原始的骨髓组织。将 MSC 经脑室、腹腔、纹状体或直接脑局部移植后,同期给予脑源性神经营养因子,在脑内可检测到骨髓源性的神经元细胞。MSC 在大鼠脱髓鞘的脊髓中可形成髓鞘,在大脑中动脉阻塞的大鼠中可产生内皮细胞和神经元,这表明 MSC 是具有多潜能的成体祖细胞,可分化成具有中胚层、内胚层和神经胚层的细胞。

有多项动物实验表明,MSC 可促进脑出血及脊髓损伤的神经修复,即 MSC 在特定的条件下可转化为神经细胞。现代研究也表明静脉输入 MSC 细胞可以通过血液循环到达中枢神经系统,能够有效地透过血 - 脑屏障,到达受损的局部修复损伤组织,定向分化为神经细胞促进受损的神经组织的修复。如何诱导和强化这种修复机制是目前研究的重点。骨髓干细胞向神经元样细胞诱导分化方法较多,转化率低是主要问题。DMSO、β - 巯基乙醇等化学合成品对 MSC 有很强的向神经细胞诱导的作用,但明显的毒性、致畸性和致癌性限制了其应用。

与神经干细胞相比,间充质干细胞具有以下优势:①取材方便、分离获取容易。②扩增迅速、可诱导分化为神经细胞。在适宜条件下,能向神经元和神经胶质细胞转化,可在体外扩增诱导后,作为神经细胞移植的供体用于神经疾病的治疗。③能在脑组织中成活、迁移和分化。④免疫源性弱、安全性好。间充质干细胞注入脑组织后,未发现明显的炎症反应和淋巴细胞浸润,用于神经细胞移植时,不使用免疫抑制剂仍可取得满意的效果。⑤移植方法简单,可通过静脉途径移植,可透过血 - 脑屏障到达脑缺血损伤区并分化成神经元细胞及胶质细胞,以修复缺损的神经组织,无须实行具有创伤性的立体定向手术。⑥没有伦理方面的问题困扰。因此,间充质干细胞是神经细胞移植的理想载体。

目前,MSC 鉴定的方法都是通过在培养过程中出现分化表型,然后逆推得知是否为间充质干细胞,尚无直接方法可鉴定得到 MSC。这是因为至今还未能筛选到 MSC 特有的标记分子。

一般采用自体骨髓标本采集,采集前禁食 4~6 小时,禁饮水 1 小时,采集前 30 分钟给予苯巴比妥钠 5mg/kg,阿托品 0.01mg/kg,肌内注射,进入无菌采集室给予 4mg/kg 氯胺酮肌内注射,待患儿麻醉后常规骨髓穿刺从右侧髂后上嵴采集骨髓(按照 0.6~1ml/kg 体重)8~25ml。骨髓收集管中按 100U/ml 加入肝素抗凝,骨髓采集好立刻交与细胞实验室。然后进行常规细胞分离与培养,采用第 2 代或第 3 代细胞(第一次移植治疗时),制成(1~3)×10^6 的细胞悬液,用流式细胞仪进行检测显示 CD34(-),CD109 阴性,CD29 和 CD44 阳性率均 >95%。移植治疗之前对细胞培养上清液进行 EB 病毒、巨细胞病毒、HIV 病毒、乙肝病毒、支原体、细菌培养、真菌培养均阴性,并对配好的细胞悬液进行内毒素的检测。移植采用常规腰椎穿刺经蛛网膜下隙注射 2~3ml 转化的神经干细胞悬液,含神经干细胞(1~3)×10^7,同步外周静脉注射 15~20ml 间充质干细胞悬液,含间充质干细胞(1~3)×10^7 支持治疗。每间隔 4 周治疗 1 次,总疗程 4 次。

国内外已有关于自体骨髓间充质干细胞移植治疗脑瘫的实验报道,并且可以通过顺磁性氧化铁粒子(MPIO)标记自体骨髓间充质干细胞给脑损伤的动物移植,脑室注射后第 2 天头颅 MRI 即可显示 MPIO 标记的间充质干细胞向病变部位出现,而静脉注射后 1 周可检测到移植的间充质干细胞迁移到病变部位,移植后 120 天,病理检查发现不到 10% 的自体骨髓间充质干细胞分化为神经元和胶质细胞,而且病灶中心形态测量,发现动物脑白质量有增加。以上研究提示,间充质干细胞移植治疗脑损伤不仅仅是可以转化为神经元和神经胶质细胞,更重要的是可以产生并通过旁分泌的形式释放多种细胞因子,促进相关区域神经祖细胞的增殖,促进损伤区域的修复。骨髓间充质干细胞移植可促进血管的形成,并能产生大量的细胞因子在脑损伤局部,如血管内皮生长因子(VEGF)、神经营养因子等。国内外研究均表明,脊髓干细胞在改善神经功能方面存在重要作用。

三、中医药与干细胞移植

中药对 MSC 的干预作用目前主要集中在体外诱导其向神经细胞分化。有关中药在体内联合 MSC 治疗缺血性脑损伤虽未见报道,但已有研究表明补阳还五汤联合骨髓 MSC 经尾静脉移植后对大鼠脊髓损伤后神经功能恢复有促进作用,能在脊髓损伤区检测到经 Brdu 标记阳性的 MSC,且补阳还五汤加 MSC 组 Brdu 阳性细胞计数较 MSC 组有显著性差异,说明中药能在体内促进 MSC 向损伤部位的迁移。因此有关中药联合 MSC 的治疗作用的研究还有待进一步加强。中药对 MSC 影响作用的机制至今还不明确。张进等认为中医学的"精"在内涵上与干细胞有很大的相关性。认为受精卵作为全能干细胞,蕴藏了全部先天之精。将全能干细胞及多种成体干细胞的功能,与"先天之精"的繁衍生殖、生长发育、生髓化血等功能相比较,发现"先天之精"与干细胞的基本属性较相似。而不同干细胞可相互转化的现象,说明干细胞可能像先天之精一样,虽在人体内以不同面目出现,但却具有共同的特性。

中药联合 MSC 移植治疗缺血性脑损伤今后应加强以下几个方面的研究:①提高 MSC 体内外分化为神经细胞的比例。②增加分化后神经细胞的活力,并延长其存活时间。③增加 MSC 移植后血 - 脑屏障的透过率及进入损伤部位的靶向性。④促进神经结构的重建和功能的恢复,减少或消除移植后可能出现的不良反应。虽然 MSC 移植与中药联合运用治疗缺血性脑损伤的相关研究目前还不多,但却已逐渐显示出其独特的临床应用价值,如果能利用中医理论促进 MSC 移植对缺血性脑损伤的治疗作用,发挥中西医结合的优势,那么既为 MSC 移植建立了新方法,又为中医药走向生命科学研究前沿开辟一条新的有效的途径。

间充质干细胞治疗缺血性脑损伤的研究方兴未艾,迄今已取得较大的进展,具有巨大的应用前景,但也面临许多方面的问题,如提高 MSC 定向转化为神经细胞的转化率。现阶段的研究表明,MSC 无论在体外还是体内均能转化为神经细胞,但是其在体内的转化率比较低,仅为 3%~10%。许多研究显示,MSC 诱导分化后可完全取代受损的神经细胞,但重建环路相当困难,因此提高细胞的转化率是关键。

第四节 脐带间充质干细胞及脐带血干细胞移植

一、脐带间充质干细胞

脐带间充质干细胞(umbilical cord mesenchymal stem cell,UC-MSC)是选择正常孕周的健康剖宫产产妇,经其签署书面同意书后,于手术中取脐带约 10cm,无菌条件下去除其表面羊膜及脐带内血管,生理盐水中清洗 3 次,剪成体积约 0.5cm×0.5cm×0.5cm 的小块,置于含 10% 胎牛血清的 DMEM 培养液中进行培养。收集第 4 代以后的细胞用于移植,利用倒置相差显微镜和流式细胞仪进行鉴定。术前收集干细胞,并用生理盐水将其制备成细胞混悬液,备用。在临床应用之前,进行多项测试,以确保细胞的质量:①细胞在相差显微镜下呈典型的间充质细胞表型和成长旺盛;②用流式细胞仪检查细胞的表面标志物;③细菌培养试验阴性;④内毒素检测呈阴性。

脐带来源的 UC-MSC 与其他种类细胞相比具有以下优势:①来源不局限,并且易于采集、保存和运输;②无异体排异反应;③无伦理争议等诸多优点;④不同的条件诱导,脐带间充质干细胞可分化为成骨细胞、软骨细胞、脂肪细胞、肌细胞及血管内皮细胞等,而且还可分化为神经元、神经胶质细胞等。

已有多篇报道证明,脐带间充质干细胞对于脑瘫患儿运动功能的恢复有很好的疗效,且已经有基础实验证明,重复利用脐带间充质干细胞治疗对于中枢神经系统损伤性疾病具有叠加的效果。然而对于脑瘫患儿,最新的临床研究结果显示,多个疗程干细胞移植同样可以收到叠加的效果。

二、脐带血干细胞

脐带血里含有大量的干细胞。脐带血干细胞的采集是在新生儿出生以后,取婴儿端 3~8cm 脐带用两把止血钳结扎、断脐,婴儿被抱走处理,贴近母端止血钳处消毒并将针头插入脐静脉,采集脐血。脐血采集不同于传统的骨髓采集,不需要进行麻醉,无痛、无副作用。胎盘和脐带原本在胎儿出生后,就是作为废物扔掉的,脐血采集是在胎盘、脐带与母体和胎儿完全分离以后进行的,因此对母亲和孩子没有任何不良影响。

脐带血干细胞库有两种:一种为异体干细胞库,储存正常新生儿的脐带血干细胞库。通过各种检测和组织配型后,用于适合干细胞移植的无关患者。另一种为自体干细胞库,用来保存婴儿本人的脐带血干细胞,为将来婴儿本人或亲属需要时做储备。

相对于骨髓干细胞,脐带血干细胞移植所引发的后遗症更少,干细胞的排斥概率也更低。换言之,脐带血的干细胞与人体的配对率很高,与父母的配对率是 50%,兄妹则是 25%;即使使用非亲属的干细胞来移植,成功率也是比骨髓来得高,因为在 1 万人当中也许只有 1 人的骨髓是与患者配对的。

同时,脐带血干细胞的浓度十分高而且品质优良,约为骨髓干细胞浓度的 10~20 倍,细胞的增生能力也比较高。移植脐带血干细胞也比移植骨髓或周边血干细胞带感染到病毒的可能性低,因为胎盘有很好的过滤能力。

脐带血移植技术源自法国巴黎。在 1988 年,医生以及干细胞专家利用干细胞来为一位"范可尼"贫血的患者治病,这是脐带血干细胞首次正式被植入患者的血流内,结果手术成功,患者康复得很快。

从脐带静脉内抽取 80~180ml 的血液,然后在净空试验室内进行去掉干细胞样本内的红细胞,再检查干细胞的存活率,但是一般 90% 以上干细胞都可以收存。之后,就将干细胞样本隔离,待确定干细胞的纯度、没被病菌 / 病毒侵害后,将其送往零下 196℃的净空室冷藏起来;直到有患者需要,再次确定干细胞的存活率以及可用性,方才送往指定医院的专科医生,做移植手术。

脐血 MSC 同样也蕴含着分化成神经细胞的潜能。Sanchez-Ramos 等证实用维 A 酸 + 神经生长因子诱导脐血干细胞分化的神经细胞虽然在细胞总数上少于用 DMEM+10% 胎牛血清培养基,但是增加了 Musashi-1 蛋白、β- 微管蛋白及 nestin 阳性细胞的比例。脐血干细胞分化过程复杂,受很多因素影响。表皮生长因子和碱性成纤维因子除能作为有丝分裂原在体外促进神经干细胞分裂增殖外,还能对神经干细胞体外分化有一定影响。低浓度的 bFGF（0.1μg/L）促使 MSC 分裂增殖成神经元克隆,而高浓度的 bFGF（0.1~10μg/L）则倾向于产生神经胶质细胞克隆,且随着 bFGF 浓度的增加,产生胶质细胞的克隆也增加。

脐带血和脐带血基质细胞可作为神经元细胞的来源,可分化成多种神经细胞,包括神经元、少突胶质细胞、星形胶质细胞。给大脑中动脉阻塞的动物模型静脉注入脐带血,可见 2%的细胞表达了神经元标志物,2 周后动物的行为表现明显改善。脐带血基质细胞和脐带血细胞对于小儿脑瘫患者而言都有自体同源的优点,很有希望成为今后研究的细胞来源。此外,在移植的细胞不能太纯,应混有施万细胞,它可支持神经干细胞的生长,并有诱导其分化的作用。

第五节 干细胞移植的时机和途径

一、移植时机

移植时机是选择在脑组织损害的急性期还是后遗症期。前者,局灶性缺血后半暗带内的凋亡细胞会持续存在 4 周,并且释放兴奋性毒性神经递质、自由基和炎性介质等,可能会威胁到进入梗死周围的移植细胞;后者,瘢痕组织形成后也同样会影响神经组织的修复。最新研究证实,干细胞移植后半年内患者的疗效改善速度是最快的;随着时间的延长,其疗效改善日趋缓慢甚至接近停止。因此,脑瘫患者是否有必要接受第二疗程干细胞移植从而产生疗效的叠加,有待临床实验加以证实。

二、移植途径的选择

在临床中,干细胞移植的方法包括:①经局部注射途径;②经血液循环途径,即动、静脉注射途径;③经脑脊液循环途径,即脑室系统以及腰椎穿刺蛛网膜下隙注射的方式。

干细胞治疗脑瘫的疗效是可以肯定的。对于干细胞移植的方式对疗效的影响的研究却鲜有报道。血液循环系统移植创伤小、有利于干细胞的分布,但其穿越血-脑屏障进入脑组织的机制目前还不清楚。腰椎穿刺移植方法具有损伤小、手术时间短、操作简单、局麻进行等优势,但同时也会有细胞进入蛛网膜下隙后弥散分布、不能定向集中到运动区等缺点。头部立体定向方式具有可以将细胞定向集中注射到运动区的优点,但与腰椎穿刺相比较,其同时有创伤大、需要全身麻醉、术后恢复时间长、手术风险高等缺点。

经脑脊液循环的途径:①脑立体定向术:术前需利用磁共振成像系统进行定位。患者取仰卧位,全麻下行双额脑穿刺干细胞移植术。定位靶点:基底节区,内囊的膝部和内囊后肢的中间位置偏外侧。缓慢注入干细胞悬液(细胞总量 $2×10^7$)。术后生命体征监护 24 小时。该组先行 1 次腰椎穿刺治疗,5 天后采取头部立体定向治疗,头部手术后 7 天再行第 2 次腰穿治疗。②腰椎穿刺手术常规行蛛网膜下隙穿刺术,将干细胞悬液缓慢注入 2ml(细胞总量为 $1×10^7$)。术后去枕平卧 6 小时。监测生命体征。该手术组给予 4 次腰椎穿刺治疗方案,每次腰穿间隔 5~7 天。术后密切监测患者体温、低颅压头痛、颅内积气等情况,对症处理即可。根据研究结果显示,学龄期组患者,行头部立体定向手术的疗效要优于腰椎穿刺手术方式。其原因可能为神经系统早期脑在结构上和功能上都具有较强的适应力及重塑性。且以往有文献证明年龄越大头部立体定向手术方式效果优于腰椎穿刺手术方式。

第六节 干细胞移植的安全性

干细胞移植的安全性问题包括移植细胞造成感染、注入细胞所引起的炎症和排斥反应的危险、引发畸形的危险性等。如应用于临床,这些问题都需要进一步澄清。Farci 等对进行造血干细胞移植治疗的患者进行随访分析,发现部分患者出现严重的神经系统的并发症,272 例因不同的疾病而接受移植的患儿有 2 例出现免疫性疾病。最严重的风险出现在同种异体移植上,而行同种自体移植时出现神经系统并发症的概率就大大降低。大量报道认为此种方法是安全可行的。

细胞移植应用于临床需要具备固定的场所和团队、术前仔细检查患者并针对不同的患者制订特定的治疗方案、选择恰当的细胞类型和恰当的移植时机、方法,从而保证移植的安全和治疗的质量。

用于移植的细胞类型、来源、发育阶段是神经干细胞移植研究和讨论的主要内容,而用于临床试验的理想细胞应具有以下特征:容易获得,不涉及伦理问题,有足够的增殖潜能,没有感染、肿瘤转移的危险,并能改善临床症状。如果用自体细胞进行移植,还可免除排斥反应的影响。总之,临床上可供移植的细胞类型有成人或胚胎的神经干细胞、永生神经前体细胞(如 NT2-N 细胞)、原始骨髓组织、骨髓间质细胞、外周血单核细胞、脐带血细胞、脐带基质细胞等。

综上所述,虽然实验技术和方法现在得到了很大的改进,但是在很多方面都存在问题,如分化后细胞的功能问题、定向分化方法的选择、移植后免疫排斥的问题等。骨髓干细胞的分离纯化困难、表达率低等也是亟待解决的问题。中药干预的研究兴起较晚,目前也仅是局限于体外实验研究阶段。但是干细胞移植结合中药还是为临床实践带来了希望,尤其是在中枢神经疾患的治疗方面。

通过动物实验证实,用干细胞治疗脑瘫和脑损伤可明显改善功能。但其作用机制尚未明了,其长期的安全性和有效性也不清楚,在人体也没有严格对照实验数据。干细胞应用于临床将影响到医学的每个领域,并对脑瘫等许多疾病的治疗带来希望。然而此项技术应用于儿童之前,还有大量工作要做,比如在移植细胞的功能整合中细胞因子、生长因子、信号蛋白的作用,还有患者的个体化治疗,在最后的阶段应用灵长类动物模型进行实验也是必需的。总之,动物实验的数据强有力地证实将干细胞治疗应用于脑瘫临床是大有裨益的,我们相信在不远的将来应用干细胞治疗脑瘫就将成为现实。

(穆晓红)

参考文献

1. Zheng,Zhang XR,Yin SS,et al.Neuroprotection of VEGF-expression neural stem cells in neonatal cerebral palsy rats [J].Behavioural Brain Research,2012,230(1):108-115.

2. Azari H,Rahman M,Sharififar S,et al.Isolation and expansion of the adult mouse neural stem cells using the neurosphere assay [J].J Vis Exp,2010(45):2393.

3. Louis SA,Mak CKH,Reynolds BA.Methods to culture,differentiate,and characterize neural stem cells from the adult and embryonic mouse central nervous system [J].Methods in Molecular Biology,2013,946(946):479-506.

4. Rosenblum S,Wang N,Smith TN,et al.Timing of intra-arterial neural stem cell transplantation after hypoxia-ischemia influences cell engraftment,survival,and differentiation [J].Stroke,2012,43(6):1624-1631.

5. Daadi MM,Davis AS,Arac A,et al.Steinberg GK.Human neural stem cell grafts modify microglial response and enhance axonal sprouting in neonatal hypoxic-ischemic brain injury [J].Stroke,2010,41(3):516-523.

6. Lee JS,Hong JM,Moon GJ,et al.A long-term follow-up study of intravenous autologous mesenchymal stem cell transplantation in patients with ischemic stroke [J].Stem Cells,2010,28(6):1099-1106.

7. Jielu Tan,Xiangrong Zheng,Shanshan Zhang,et al.Response of the sensorimotor cortex of cerebral palsy rats receiving transplantation of vascular endothelial growth factor 165-transfected neural stem cells [J].Neural Regeneration Research,2014,9(19):1763-1769.

8. 杨万章,吴芳,张敏,等.脐血源神经干细胞移植治疗神经系统疾病临床总结和分析[J].中西医结合心脑血管病杂志,2009,7(3):287-290.

9. Nguyen TD,Widera D,Greiner J,et al.Prolonged cultivation of hippocampal neural precursor cells shifts their differentiation potential and selects for aneuploid cells [J].Biological Chemistry,2013,394(12):1623-1636.

10. Seo JH,Cho SR.Neurorestoration induced by mesenchymal stem cells:potential therapeutic mechanisms for clinical trials [J].Yonsei Medical Journal,2012,53(6):1059-1067.

11. Fortin JM,Azari H,Zheng T,et al.Transplantation of defined populations of differentiated human neural stem cell progeny [J].Scientific Reports,2016,6:23579.

12. Carlson AL,Bennett NK,Francis NL,et al.Generation and transplantation of reprogrammed human neurons in the brain using 3D microtopographic scaffolds [J].Nat Commun,2016,7:10862.

13. Mothe AJ,Tator CH.Review of transplantation of neural stem/progenitor cells for spinal cord injury [J].Int J Dev Neurosci,2013,31(7):701-713.

14. Johnson TV,Bull ND,Martin KR.Neurotrophic factor delivery as a protective treatment for glaucoma [J].Experimental Eye Research,2011,93(2):196-203.

15. Andres RH,Horie N,Slikker W,et al.Human neural stem cells enhance structural plasticity and axonal

transport in the ischaemic brain［J］.Brain A Journal of Neurology,2011,134(6):1777-1789.

16. Giese AK,Frahm J,Hübner R,et al.Erythropoietin and the effect of oxygen during proliferation and differentiation of human neural progenitor cells［J］.Bmc Cell Biology,2010,11(1):94.

17. 张瑞锋,吴金英,姚金凤,等.间充质干细胞的来源[J].中国组织工程研究,2007,11(15):2968-2970.

18. 孙颖健,郑雅娟.干细胞移植治疗视网膜神经节细胞损伤性疾病的研究进展[J].国际眼科杂志,2015(4):630-632.

19. 马寅仲,陈乃宏.诱导大鼠骨髓间质干细胞分化为神经细胞的研究进展[C]//第二届中国药理学会补益药药理专业委员会学术研讨会论文集.承德:第二届中国药理学会补益药药理专业委员会学术研讨会,2012.

20. Yin F,Meng C,Lu R,et al.Bone marrow mesenchymal stem cells repair spinal cord ischemia/reperfusion injury by promoting axonal growth and anti-autophagy［J］.Neural Regeneration Research,2014,9(18):1665-1671.

21. Lyros E,Bakogiannis C,Liu Y,et al.Molecular links between endothelial dysfunction and neurodegeneration in Alzheimer's disease［J］.Current Alzheimer Research,2014,11(1):18-26.

22. Shi PA,Isola LM,Gabrilove JL,et al.Prospective cohort study of the circadian rhythm pattern in allogeneic sibling donors undergoing standard granulocyte colony-stimulating factor mobilization［J］.Stem Cell Research & Therapy,2013,4(2):30.

23. Tang Z,Yan G,Qiang L,et al.CX3CR1 deficiency suppresses activation and neurotoxicity of microglia/macrophage in experimental ischemic stroke［J］.Journal of Neuroinflammation,2014,11(1):26.

24. 陈佳婧,李治.脐血干细胞移植治疗脑卒中的作用机制[J].中国医药指南,2013(11):66-67.

25. Grammas P,Sanchez A,Tripathy D,et al.Vascular signaling abnormalities in Alzheimer disease［J］.Cleve Clin J Med,2011,78(Suppl_1):S50-S53.

26. 张文学,江荣才,张建宁.骨髓间充质干细胞诱导血管内皮祖细胞治疗大鼠创伤性脑损伤[J].中华创伤杂志,2015,31(11):1014-1019.

27. 马建华,吴月奎,易波,等.脐血源神经干细胞移植改善局灶性脑缺血大鼠神经功能障碍[J].中华神经医学杂志,2014,13(4):353-357.

28. Sandlund M,Waterworth EL,Häger C.Using motion interactive games to promote physical activity and enhance motor performance in children with cerebral palsy［J］.Developmental Neurorehabilitation,2011,14(1):15-21.

29. Chen A,Siow B,Blamire AM,et al.Transplantation of magnetically labeled mesenchymal stem cells in a model of perinatal brain injury［J］.Stem Cell Research,2010,5(3):255-266.

30. Reddy AM,Kwak BK,Shim HJ,et al.In vivo tracking of mesenchymal stem cells labeled with a novel chitosan-coated superparamagnetic iron oxide nanoparticles using 3.0T MRI［J］.Journal of Korean Medical Science,2010,25(2):211-216.

31. 孙国军,赵文静,陈曦,等.脐血间充质干细胞的分离培养及生物学特性[J].中国组织工程研究,2011,15(14):2504-2507.

32. Divya MS,Roshin GE,Divya TS,et al.Umbilical cord blood-derived mesenchymal stem cells consist of a unique population of progenitors co-expressing mesenchymal stem cell and neuronal markers capable of instantaneous neuronal differentiation［J］.Stem Cell Research & Therapy,2012,3(6):57.

33. 周志刚,李志忠,林永新,等.人脐带间充质干细胞定向诱导分化成类神经元的实验研究[J].中国病理生理杂志,2015,31(2):229-233.

34. Park HW,Moon H,Kim HR,et al.Human umbilical cord blood-derived mesenchymal stem cells improve functional recovery through thrombospondin1,pantraxin3,and vascular endothelial growth factor in the ischemic rat brain［J］.Journal of Neuroscience Research,2015,93(12):1814-1825.

35. Rafieemehr H,Kheirandish M,Soleimani M.Improving the neuronal differentiation efficiency of umbilical cord blood-derived mesenchymal stem cells cultivated under appropriate conditions［J］.Iranian Journal of Basic

Medical Sciences,2015,18(11):1100-1106

36. 王向野,张芯友,杨小朋,等.神经干细胞侧脑室内移植治疗脑瘫鼠的实验研究[J].中国临床神经外科杂志,2012,17(6):354-357.

37. Castillo-Melendez M,Yawno T,Jenkin G,et al.Stem cell therapy to protect and repair the developing brain:a review of mechanisms of action of cord blood and amnion epithelial derived cells[J].Frontiers in Neuroscience,2013,7(article 194):194.

38. Hani Koh,Kyonjung Hwang,Hae-Young Lim,et al.Mononuclear cells from the cord blood and granulocyte-colony stimulating factor-mobilized peripheral blood:is there a potential for treatment of cerebral palsy?[J].Neural Regeneration Research,2015,10(12):2018-2024.

39. Orozco L,Soler R,Morera C,et al.Intervertebral disc repair by autologous mesenchymal bone marrow cells:a pilot study[J].Transplantation,2011,92(7):822-828.

40. Wan JF,Zhang SJ,Wang L,et al.Implications for preserving neural stem cells in whole brain radiotherapy and prophylactic cranial irradiation:a review of 2270 metastases in 488 patients[J].Journal of Radiation Research,2013,54(2):285-291.

41. Kharaziha P,Hellström PM,Noorinayer B,et al.Improvement of liver function in liver cirrhosis patients after autologous mesenchymal stem cell injection:a phase I-II clinical trial[J].European Journal of Gastroenterology & Hepatology,2009,21(10):1199-1025.

42. Yamout B,Hourani R,Salti H,et al.Bone marrow mesenchymal stem cell transplantation in patients with multiple sclerosis:A pilot study[J].Journal of Neuroimmunology,2010,227(2):185-189.

43. Venkataramana NK,Kumar SS,Radhakrishnan RC,et al.Open-labeled study of unilateral autologous bone-marrow-derived mesenchymal stem cell transplantation in Parkinson's disease[J].Translational Research,2010,155(2):62-70.

44. Jensen A,Hamelmann E.First autologous cell therapy of cerebral palsy caused by hypoxic-ischemic brain damage in a child after cardiac arrest- individual treatment with cord blood[J].Case Rep Transplant,2013,2013:951827.

45. Li M,Yu A,Zhang F,et al.Treatment of one case of cerebral palsy combined with posterior visual pathway injury using autologous bone marrow mesenchymal stem cells[J].Journal of Translational Medicine,2012,10(1):100.

46. Wang X,Cheng H,Hua R,et al.Effects of bone marrow mesenchymal stromal cells on gross motor function measure scores of children with cerebral palsy:a preliminary clinical study[J].Cytotherapy,2013,15(12):1549-1562.

47. Purandare C,Shitole DG,Belle V,et al.Therapeutic potential of autologous stem cell transplantation for cerebral palsy[J].Case Reports in Transplantation,2012,2012(6):825289.

48. Mehta T,Feroz A,Thakkar U,et al.Subarachnoid placement of stem cells in neurological disorders[J].Transplant Proc,2008,40(4):1145-1147.

49. van Velthoven CT,Kavelaars A,van Bel F,et al.Repeated mesenchymal stem cell treatment after neonatal hypoxiaischemia has distinct effects on formation and maturation of new neurons and oligodendrocytes leading to restoration of damage,corticospinal motor tract activity,and sensorimotor function[J].J Neurosci,2010,30(28):9603-9611.

50. 王海峰,李鲁生,张涵,等.脑瘫患者骨髓间充质干细胞传代过程中细胞表型和所分泌细胞因子变化特点[J].武警医学,2011,22(3):199-202.

51. Alexanian AR,Maiman DJ,Kurpad SN,et al.In vitro and in vivo characterization of neurally modified mesenchymal stem cells induced by epigenetic modifiers and neural stem cell environment[J].Stem Cells & Development,2008,17(6):1123.

52. Gaspard N,Vanderhaeghen P.From stem cells to neural networks:recent advances and perspectives for neurodevelopmental disorders［J］.Developmental Medicine & Child Neurology,2011,53(1):13-17.

53. Fan CG,Zhang QJ,Zhou JR.Therapeutic potentials of mesenchymal stem cells derived from human umbilical cord［J］.Stem Cell Reviews,2011,7(1):195-207.

54. Wang L,Ji H,Zhou J,et al.Therapeutic potential of umbilical cord mesenchymal stromal cells transplantation for cerebral palsy:a case report［J］.Case reports in transplantation,2013,2013(4):146347.

55. Chen G,Wang Y,Xu Z,et al.Neural stem cell-like cells derived from autologous bone mesenchymal stem cells for the treatment of patients with cerebral palsy［J］.Journal of Translational Medicine,2013,11(1):21.

56. 付晓君,王晓东,代广辉,等.两疗程脐带间充质干细胞治疗脑瘫患儿两年随访及疗效分析[J].武警后勤学院学报(医学版),2016(2):108-113.

57. van Velthoven CT,Kavelaars A,Van BF,et al.Mesenchymal stem cell treatment after neonatal hypoxic-ischemic brain injury improves behavioral outcome and induces neuronal and oligodendrocyte regeneration［J］.Brain Behavior & Immunity,2010,24(3):387-393.

58. 陈国军,王亚莉,方凤,等.脑瘫患者骨髓采集量与间充质干细胞体外扩增的关系[J].武警医学,2013,24(8):663-665.

第十八章

脑性瘫痪的传统医学康复疗法

第一节 概　　述

　　脑性瘫痪,为现代医学名词,在传统医学著作中无法找到"脑瘫"这一病名,但本病的相关临床症状及体征,历代医家却早有认识和记载。现代医学工作者根据脑瘫发育迟缓、肌肉僵硬、活动不利等特点,认为本病表现类似医籍所载"五硬""五迟""拘挛""筋挛"等症,故将本病归入中医学中的"五迟""五硬""五软"。

一、历史

　　隋代巢元方《诸病源候论》记载了"齿不生候""数岁不能行候""头发不生候"及"四五岁不能语候"等;宋代钱乙《小儿药证直诀》记载了"长大不行,行则脚细,齿久不生,生则不固,发久不生,生则不黑";清代吴谦《医宗金鉴》中将古代论述的各种迟证综合阐述为"五迟"一名。

　　元代曾世荣《活幼新书》最早记载了"五软",云"头、颈、手、足、身软,是名五软"。明代薛铠《保婴撮要·五软》所云"夫头软者,脏腑骨脉皆虚,诸阳之气不足也……项软者乃天柱骨弱,肾主骨,足少阴太阳经虚也……手足软者,脾主四肢,乃中州之气不足,不能营养四肢……肉软者,乃肉少皮宽,饮食不为肌肤也……口软者,口为脾之窍,上下龈属手足阳明,阳明主胃,脾胃气虚,舌不能藏而常舒出也",是对"五软"较为详尽的描述与分析。

　　"五硬"的特征是头项、肢体、肌肉僵硬,与"五软"相反。明代楼英《医学纲目》在"生下胎疾"一则中提出了五硬主因"小儿胎中有寒,生下不能将护,再伤于风"。清代陈复正《幼幼集成》云"小儿生后,有五软五硬之证……便尔五软见焉。五软者,头项软、身体软、口软、肌肉软、手足软,是为五软。五硬者,手硬、脚硬、腰硬、肉硬、颈硬也",第一次同时记载"五软"与"五硬"。清代王清任《医林改错》"论小儿半身不遂"篇记述的"手足痉挛,周身如泥塑,皆是经不达于四肢""小儿自周岁至童年皆有",正是对该病身体僵硬症状的描写。民国吴克潜《儿科要略》中提出"小儿仰头、哽气、手足心坚、口紧、肉硬"是为"五硬"。

　　清代张璐《张氏医通·婴儿门》指出"五迟"病因为"皆胎弱也,良由父母精血不足,肾气虚弱,不能荣养而然","五硬"病因为"此阳气不荣于四末,独阳无阴之候","五软"病因为"胎禀脾肾气弱也"。明代张景岳《景岳全书·先天后天论》道:"以人禀赋言,则先天强厚者多寿,后天薄弱者多夭。"可见父母精血充沛,孕妇身体强健等先天因素是胎儿健康的保证。

基于以上原因,近现代中医学者多将脑瘫一病归因于以下几点:父母精血亏虚,而致胎元不足,胎失所养;怀孕期间母体劳累、食摄不当、营养不良,母病累子;多胎、堕胎不下等因素阻碍了胎儿获得充分濡养;难产、窒息、颅内出血、缺血等产时因素造成瘀血内阻,脑失所养;孕胎受惊、产时着风、外邪侵袭等情况导致肝风内动。所以因先天禀赋不足或产伤而致瘀血阻于脑络,发生"五迟""五硬""五软"等病。

二、病因病机

关于病机的分析,依据中医传统理论,其关键为胎气怯弱,禀赋不足,肝肾两亏,故而精血亦足,而精不足则致脑髓空虚,血不足则致心失濡养;加之后天调养失当,肺脾亏虚,不能催动精血布达于四肢,致使肢体瘫软无力、拘挛不用。总而论之,不外先天和后天两方面原因。

明代薛铠《保婴撮要·五硬》中提及了手足痉挛与肝肾亏虚的密切关系:"若手拳挛者,禀受肝气怯弱,致两膝挛缩,两手伸展无力……足拳挛者,禀受肾气不足,血气未荣,脚趾缩,不能伸展。"清代陈复正《幼幼集成·头项囟证治》亦云:"有小儿生下颈便软者,胎气不足也,由禀父母之肾元虚败。"肾主骨生髓,先天之精充足,后天得养,精血可自充于髓,筋骨能得强健。因而如若父母精血不足、肾元亏虚,或母孕期调护失宜致胎元受损、气血耗伤等,均为脑瘫发生的重要因素。

《素问·太阴阳明论》有云:"四肢皆禀气于胃而不得至经,必因于脾乃得禀也。今脾病不能为胃行其津液,四肢不得禀水谷气,气日以衰,脉道不利,筋骨肌肉皆无气以生,故不用焉。"因此,小儿初生时逢大病、久病或喂养失宜,调摄不当导致脾胃虚弱,水谷运化输布失司,难以滋养经络四肢,后天无以补先天,则肾精无所填补,脑髓空亏失充,可造成脑瘫的发生。

近现代临床工作者在总结传统经验的同时融入了自己的观点。马丙祥认为该病的主要病理因素可归纳为虚、瘀、痰、风,其临床表现错综繁复,常伴随出现,因此临床上应详辨细察,审证求因。黄茂基于前人的研究提出脑瘫主要由先天不足加之后天失养造成,病位在脑,病情的发展密切关系着肝、脾、肾及经络系统的传导。其他相关文献中也多有论及脑瘫的病机,指出了肾主先天、脾主后天、肝主筋、心主神明,小儿先天禀赋不足或后天调护不周,未能濡养经络脏腑,加之气血亏虚、脑络受损,导致了脑瘫一病的发生。

三、辨证分型

历史上历代医家对脑瘫一病的辨证分型多有论述,但因诸学说各有所专、各有所长,论述分散、观点杂乱,难以统一。历史的不足给现代医学工作者提出了非常大的难题,但也提供了发展的空间,给了学者们努力前行的动力。由中华中医药学会儿科分会编写的《中医儿科常见病诊疗指南》(ZYYXH/T27~286-2012),于2012年7月1日发布并于同年8月1日实施,其中提出了脑性瘫痪辨证分型标准。

1. 肝肾亏损证 发育迟缓,翻身、坐起、爬行、站立、行走、生齿均落后于正常同龄小儿,伴反应迟钝,肢体僵硬,筋脉拘挛,屈伸不利,或伴筋骨萎弱,头项萎软,头颅方大,囟门迟闭,目无神采,或伴易惊,夜卧不安,盗汗,舌质淡,舌苔少,脉沉细无力,指纹淡红。

2. 心脾两虚证 发育迟缓,四肢萎软,肌肉松弛,咀嚼无力,语言迟滞,智力低下,发稀萎黄,或伴精神呆滞,吐舌,口角流涎,或伴神疲体倦,面色不华,食少纳差,大便秘结,舌淡胖,苔少,脉细缓或细弱,指纹淡红。

3. 痰瘀阻滞证　发育迟缓,肢体不遂,筋脉拘挛,屈伸不利,言语不利,耳窍不聪,反应迟钝,或伴吞咽困难,喉间痰鸣,口角流涎,或伴癫痫发作,舌胖有瘀斑瘀点,苔厚腻,脉沉涩或脉沉滑,指纹黯滞。

4. 脾虚肝亢证　发育迟缓,伴手足震颤,肢体扭转,表情怪异,或四肢抽动,时作时止,或伴吞咽困难,言语不利,口角流涎,或伴面色萎黄,神疲乏力,不思饮食,大便稀溏,舌淡苔白,脉沉弱或弦细,指纹淡红。

5. 脾肾虚弱证　发育迟缓,运动落后,出牙延迟,囟门迟闭,肢体萎软,肌肉松弛,头项低垂,头颅方大,甚者鸡胸龟背,肋骨串珠,多卧少动,言语低微,神疲倦怠,面色不华,纳呆食少,便溏,小便清长,舌淡红,苔薄白,脉沉细无力,指纹色淡。

此标准概括脑瘫一病的常见症状,进行了科学的发类,且易于学习掌握,使临床工作者特别是基层人员有了参考依据,为小儿脑瘫中医诊断的标准化奠定了基础。

第二节　针刺疗法

针刺疗法是以中医学基础理论为指导,通过经络、腧穴、刺灸方法治疗疾病的疗法。针刺疗法具有疗效显著、经济安全、应用方便等优点,患者易于接受。现针刺疗法种类繁多,主要包括头针、体针、夹脊穴针刺、穴位注射、穴位电刺激等方法,这些方法皆有调理气血、活血通络、舒筋活络等作用。廖丛等研究利用 Meta 分析来评价针灸治疗脑瘫的效果,通过检索中国知网、万方数据库、FMJS 等国内外数据库,在严格质量评价基础上,最终纳入 8 篇文献,分析结果显示:针灸治疗加基础康复治疗组明显优于单纯基础康复治疗组,针灸治疗脑瘫有一定的疗效。

一、穴位电刺激

穴位电刺激法又叫电针法,指将针刺入穴位得气后,在针具上通以低频脉冲电流,利用针和电流双重刺激,达到疏通经络、调节气血的目的。随着技术的革新,现多采用电极片放于特定穴位代替针刺途径,这就是经皮穴位电刺激仪。该仪器可通过计算机调节波幅、波频、波宽,结合中医经络理论来治疗疾病。彭源等通过研究 41 例脑卒中患者,随机分为穴位电刺激组和安慰刺激组,记录治疗前、治疗后 2 周、治疗后 3 周分别用 CSS 量表、Fugl-Meyer 运动评定量表和 FMA 量表,结果示实验组各项评分变化优于对照组,穴位电刺激可减轻偏瘫下肢痉挛程度,改善下肢运动功能。

二、头针

头针疗法是以针灸学中经络理论为基础,将钊刺疗法作用于脑部的一种治疗方法。在《素问·脉要精微论》中指出"头为精明之府"。中医经络学认为头为诸阳之汇,所有阳经经别和阴经相合后上行于头部,手足六阳经皆上行于头部,手少阴和足厥阴经直接循行于头,直接针刺头部可疏通全身经络,调理全身气血,诸医家根据这一理论将头针用来治疗脑瘫。

谢晓书等通过对 44 例脑瘫患者的研究,将其随机分为实验组(头皮针刺加小儿推拿和康复治疗)、对照组(仅康复治疗),观察其 Vojta 姿势反射情况、运动功能评价等指标,结果是治疗组的总有效率为 93%,明显高于对照组的 79%。根据现代解剖生理发现,针刺部位是大脑皮质功能定位的头皮相应投射区,针刺头部穴位可显著扩张椎动脉和基底动脉,增加脑部的血液供应,促进患者脑部神经细胞的发育和恢复,改善患者的运动功能和智力发育。现多将头针联合现代康复疗法治疗脑瘫患者,对于改善患者日常生活能力、运动功能有显著效果。

三、体针

脑瘫患者多因先天禀赋不足、后天失于濡养,而致精虚血少,精气不足以濡养筋脉肌肉,而致脑瘫。临床常以补肝益肾、填精生髓、疏通经络、强筋壮骨为法,以百会、四神聪、夹脊、合谷、足三里、悬钟为主穴,选穴足三里、环跳、悬钟健脾益气、舒筋活络;选穴合谷调理气血、化瘀通络。上肢瘫加曲池;下肢瘫加环跳、阳陵泉;腰部软弱加腰阳关。黄茂等通过对 80 例痉挛型脑瘫患者研究发现,头针加体针配合作业疗法能改善痉挛型脑瘫患者骨密度及微量元素的含量,对于改善脑瘫患者的运动能力有一定作用。

四、夹脊穴针刺

脑瘫患者的病因多为肝肾亏虚、气虚血少,正气虚弱,风寒湿邪易于侵入阻滞气机,导致气机阻滞,气血运行不畅,筋脉肌肉失于濡养而肌肉无力、痉挛。夹脊穴的部位在腰背部,与督脉平行。督脉为手足六阳汇聚之脉,可调节全身阳经,进而调节一身之气血。针刺颈部、腰部夹脊穴,可以疏通督脉和足太阳膀胱经,达到调和阴阳、舒筋活血通络的效果。王明甫等对 69 例痉挛型脑瘫患者进行研究,随机分成针刺夹脊穴组和假针刺组,观察治疗前后患者的粗大运动功能量表,结果显示针刺夹脊穴组总有效率(87.2%)明显高于对照组(63.3%),针刺夹脊穴疗法在改善脑瘫患者的粗大运动功能方面优于假针刺组。从现代解剖学分析,针刺夹脊穴可通过针刺效应作用于脊神经,促进神经细胞功能的恢复来改善痉挛;还可以缓解局部肌肉的紧张程度,改善腰背部的活动能力。

五、穴位注射法

穴位注射法指将具有活血化瘀、疏经活络的药物注射液注入穴位以达到治疗疾病目的的方法。脑瘫多因先天不足或后天失摄,致使精血不足、脑髓失充,五脏六腑、筋脉肌肉形成亏损之证,可注射活血化瘀或益气补血等药物调经理气、濡养筋脉。王志如研究穴位注射疗法配合针刺和康复对痉挛型脑瘫临床疗效分析,选取特定穴位百会、脑三针、四神聪、平衡区等,隔日注射维生素 B_{12}、维生素 B_1 溶液,配合针刺肝俞、三阴交等穴位和康复,经治疗后发现实验组较对照组疗效明显改善。结果表明,穴位注射疗法结合针刺和康复可更有效的改善患者的精细运动功能。

第三节 推拿疗法

史惟等认为中医传统小儿推拿手法具有疏通经络、舒筋活血、松解粘连等功效,可有效调节肌肉、关节的功能,因而在此传统手法基础上与 Bobath 和 Vojta 神经发育疗法相结合,提出了一种新的康复运动治疗方法,采用推、按、揉、压、扳和摇等中医小儿推拿传统手法,在瘫痪相应部位施以治疗,近期随访结果显示该方法对粗大运动发育有促进作用。

郑宏分析了辨证施治推拿按摩和基本随症推拿按摩治疗的有效性差异,将80例患儿随机分为两组对照观察,分别予辨证施治推拿按摩和基本随症推拿按摩治疗,经3个月治疗后,结果显示观察组和对照组患儿的粗大运动功能得到了改善,具体表现为 GMFM 分值的提高,但两组间则无明显差异,作者表明其原因可能为样本量小。在中医证候方面辨证施治法体现出其优越性,治疗组患儿的中医证候积分较治疗前有更明显的改善。说明在小儿脑瘫推拿治疗中,采用辨证施治推拿可起到与随症推拿相同的作用,同时更可以改善患儿相关中医征候症状。

第四节　中药疗法

自古以来,各位医家便对"五迟""五硬""五软"等进行了深入的研究,在中医理论的指导下辨证论治,形成了一系列有中医特色的疗法。对脑瘫患者的中药治疗按用法分为内服法和外用法。

一、内服法

因脑瘫患者多因先天禀赋不足,后天失于调摄,故内服法以补肾固本、填精益髓为基础,观其脉证,随证治之。

1. 肝肾亏损证　以滋补肝肾、填精益髓为法,以左归丸为基础加减,药物包括熟地、茯苓、山萸肉等;智力低下者,宜加用远志、菖蒲益智开窍;四肢逆冷,嗜睡昏沉者,宜加用附子、肉桂回阳救逆。

2. 心脾两虚证　以健脾益气、补血养心为法,以归脾汤为基础加减,药物包括党参、白术、黄芪、酸枣仁等。脾胃虚弱者,健脾养胃,和胃理湿为法,以参苓白术散为基础加减,药物包括党参、茯苓、白术、薏苡仁等;食欲差者,宜加用木瓜、山楂、神曲醒脾开胃。

3. 痰瘀阻滞证　痰瘀内阻者,以涤痰开窍、化瘀通络为法,以涤痰汤合通窍活血汤为主,药用茯苓、人参、甘草、橘红、胆星、半夏、竹茹、枳实、菖蒲、赤芍、川芎、桃仁、红花等。

4. 脾虚肝亢证　以健脾益气、补血养心为法,同时滋阴养血、息风止痉,以归脾汤合大定风珠为基础加减,药物包括党参、白术、黄芪、酸枣仁、熟地、当归、阿胶、龟甲、鳖甲等。

5. 脾肾虚弱证　以健脾补肾为法,以归脾汤合左归丸为基础,药物以白术、人参、黄芪、当归、甘草、茯苓、远志、酸枣仁、木香、龙眼肉、生姜、大枣、熟地、枸杞、鹿角胶、菟丝子等为主。痰瘀互阻者,合用半夏白术天麻汤合通窍活血汤加减;肝肾不足、虚风内动者,合用补肝汤。

二、外用法

外用法包括中药泡洗、熏蒸和中药蜡疗等疗法。外用法不仅疗效显著,而且便于操作,容易使患者接受。现代研究发现,长期服用药物容易造成肝肾损伤,影响胃肠道功能,因此外用法值得推广。中药泡洗包括应用具有滋补肝肾、活血通络作用的药物,包括杜仲、牛膝、菟丝子、鸡血藤、伸筋草等,水煎后局部外洗,具有舒筋活络、缓解痉挛的作用。中药熏蒸则是应用上述药物,在熏蒸仪器的辅助下,作用于躯干局部穴位,可疏通经络,促进气血运行,对于缓解肌张力、改善痉挛颇有效果。中药蜡疗指以医用石蜡为基质,将具有活血化瘀通络作用的药物(伸筋草、当归、杜仲、秦艽等)制成粉末,相互混合后外敷于肢体痉挛部位,可改善患者肢体痉挛症状,提高患者运动功能。

(穆晓红)

参考文献

1. 黄茂.中医学对脑瘫的病因病机认识及综合治疗探讨[J].河北中医药学报,2009,24(1):10-11.

2. 中华中医药学会发布.中医儿科常见病诊疗指南[M].北京.中国中医药出版社,2012.

3. 孙克兴,张海蒙.头针治疗小儿脑性瘫痪文献述评[J].上海针灸杂志,2004,23(8):38-41.

4. 刘振寰.针灸治疗脑性瘫痪的效果评估:150例随机分组对照[J].中国组织工程研究,2004,8(6):1091-1093.

5. 王敏,董继革.电针结合综合康复技术治疗小儿脑瘫68例疗效观察[J].中医儿科杂志,2014(6):48-51.

6. 刘建荣,孟娥,岳伟.穴位注射结合手法训练治疗小儿脑瘫临床观察[J].中国针灸,2007,27(4):267-268.

7. 史惟,王素娟,廖元贵,等.运动发育推拿法治疗小儿脑瘫疗效观察[J].中国康复理论与实践,2004,10(12):772-773.

8. 郑宏,张建奎,雷爽,等.辨证施术推拿按摩对痉挛型脑瘫粗大运动功能及中医证候积分的影响[J].中国康复医学杂志,2013,28(10):952-954.

9. 尤登攀,王兴宏.中药熏蒸及经络导推治疗痉挛型脑性瘫痪46例[J].中国实用医药,2011,6(16):161-162.

10. 马丙祥.小儿脑性瘫痪的中医辨证治疗[J].湖北中医杂志,1997(2):30-31.

11. 张蕾.中药熏蒸治疗不随意运动型小儿脑瘫的临床观察[J].光明中医,2009,24(3):484-485.

12. 宋西晓,刘凤,席慧萍,等.中药熏蒸治疗小儿痉挛型脑瘫24例[J].陕西中医,2009,30(11):1469-1470.

13. 廖丛,周江堡.针灸治疗脑瘫的Meta分析[J].中国全科医学,2011,14(4B):1229-1231.

14. 谢晓书,苏爱芳,孙旭红.头皮针联合推拿治疗小儿脑瘫44例[J].现代中西医结合杂志,2012,21(11):1186-1187.

15. 王明甫,朱清松.针刺夹脊穴治疗痉挛型脑瘫的临床效果分析[J].深圳中西医结合杂志,2014(3):27-28.

16. 王志如.穴位注射与针刺结合康复训练治疗痉挛型小儿脑瘫的临床观察[J].中医临床研究,2015(24):119-120.

17. 彭源,张瑾,张廷碧,等.经皮穴位电刺激对脑卒中患者偏瘫下肢运动功能的影响[J].广州医药,2015,46(1):19-22.

18. 贾佳,马丙祥.中医对小儿痉挛型脑瘫(瘀阻脑络证)的辨证探讨[J].中医临床研究,2014(7):35-36.

19. 张月.小儿脑瘫中医证候及证素规律的临床研究[D].沈阳:辽宁中医药大学,2016.

第十九章

脑性瘫痪的药物治疗

第一节 总 论

目前临床治疗脑瘫的药物品种还相对较少,暂时没有特效药。目前应用的药物并不能从根本上恢复脑损害,对症状的控制作用有限且不稳定,同时副作用也颇多。药物治疗可提高其他各项治疗的效果,但不应作为唯一的方法。药物如下:

1. 促进脑损伤修复和发育的药物 维生素、微量元素、必需脂肪酸;氨基酸、肽类、蛋白质。

2. 脑细胞活化剂 如脑活素、脑神经生长素、吡拉西坦等。

3. 改善运动障碍的药物

(1) 降低肌张力药:苯二氮䓬类、氯苯氨丁酸、硝苯呋海因。

(2) 控制不自主运动和震颤等锥体外系症状的药:苯海索、多巴丝肼。

4. 行为异常的治疗药物 对注意力缺陷,可使用哌甲酯、右旋苯丙氨;抑郁型行为可使用抗抑郁药;躁狂型行为可用氯丙嗪、氟哌啶醇。

5. 肉毒杆菌毒素 A 局部注射可缓解肌肉痉挛。

各类药物的治疗效果和特点都各有不同,目前效果得到肯定的有脑活素、巴氯芬、肉毒杆菌毒素 A 等。

第二节 治疗脑性瘫痪的药物

一、脑活素(cerebrolysin)

又名施普善、脑蛋白水解物注射液,在缺血性脑病发生的早期使用。脑活素是由动物脑蛋白水解、提取、精制而成的由 24 种器官特异性氨基酸组成的混合性溶液,氨基酸占 85%,其余 15% 为低分子肽的复合物。可直接通过血 - 脑屏障进入脑组织,促进神经细胞蛋白质合成,为严重损伤的神经元提供修复过程的必需材料,促进神经细胞蛋白合成,改善脑代谢功能的药物。

二、巴氯芬（baclofen，又名氯苯氨丁酸、枢芬）

能够抑制脊髓上行性神经元的兴奋性递质（谷氨酸、天门冬氨酸等）的释放，从而降低 α 运动神经元的兴奋性，缓解肌张力异常。

巴氯芬片剂口服需要注意治疗过程中根据治疗效果逐渐加量，停药过程中逐渐减量。定期复查肝功能。

巴氯芬鞘内注射或皮下埋泵（图 19-1）持续泵入，一次埋泵可保持 5 年的疗效。文献报道有效率为 90%。泵入的方法避免了反复注射的麻烦，优点是用药少、疗效好、副作用少，但是费用较高。

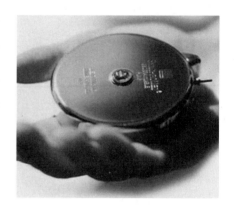

图 19-1 巴氯芬泵

三、肉毒杆菌毒素 A（botulinum-A toxin，BAT-A）

1. 概述与追溯 肉毒杆菌素是一种急性剧毒性生物毒素，是细菌中毒性最强的一种嗜神经毒。1895 年美国某俱乐部 34 名成员食用腌制火腿后，在 36 小时内都出现了以神经麻痹为特征的临床症状，并从人体和食物中都检出了肉毒杆菌，因此称该病为肉毒病（botulism）。1894 年，德国 EMengen 首先证明肉毒杆菌产生的毒素分 8 型（A、B、C_1、C_2、D、E、F 和 G），除 C 型属细胞毒外皆为神经毒。肉毒杆菌毒素 A 的毒性最强，稳定性最好，制备容易，在低温下可以较长时间地保存。1980 年 Scott 首先用于眼科临床，1989 年 FDA 批准为正式药品，1992 年用于脑瘫治疗。

2. 作用机制 肉毒杆菌产生的毒素是双链的嗜神经毒，由重链和轻链构成。重链起连接作用，轻链起毒性作用。肉毒杆菌毒素 A 注入肌肉后，与突触前膜有很强的亲和作用，毒素很少有机会进入血液或通过血 - 脑屏障，故不产生系统性或全身性临床副作用。其作用部位是神经肌肉接头的突触结构。当肉毒杆菌毒素 A 亲和突触前膜后，抑制乙酰胆碱（Ach）的释放，阻断神经对肌肉的控制，缓解肌肉痉挛，降低局部肌张力，肌痉挛缓解。这种肌松弛时间维持 3~6 个月后，运动神经末梢旁生新芽，并形成新的运动终板，保持支配肌肉的原有特性。因此会再出现肌痉挛症状。此时重复注射，一般仍可出现效果，3~10 天后起效。注射肉毒杆菌毒素能减少过度活跃的肌肉收缩 3~6 个月，对未出现肌肉或肌腱挛缩的患儿效果最好。对于脑瘫患儿来说可以充分利用这段肌张力降低的时期，加强肢体功能训练，在康复治疗中有重要意义。

3. 肉毒杆菌毒素 A 肌内注射辅助疗法 在局部麻醉下进行肌内注射操作，必要时给予镇静。多个部位需要注射或需要同时进行肌电图（特别是上肢细小肌肉）检查辅助定位时可以给予全麻。一般没有明显副作用，主要是注射部位疼痛和肌力明显无力。最大剂量 12U/kg，或不超过每次 400U。体积大的肌肉每次 3~6U/kg，体积小的肌肉每次 1~2U/kg。单个部位一次注射不要超过 50U。3 个月以后可以考虑再次注射。

4. 适应证 该方法适合仅 2~3 块肌肉痉挛为主，关节有动态畸形，没有固定挛缩的患者。该治疗的目的是延迟手术介入的时机，便于术前肌肉牵拉训练的进行。剂量过大时会出现肌肉麻痹。由于总剂量有限制，不适合多个部位有畸形的患者。肉毒素注射的适应证也在不断发展,目前主要适合动态性肌肉痉挛且受累肌群较少(少于 4 个)的患儿。适合注射的下肢肌群包括腓肠肌、腘绳肌、内收肌和胫骨后肌,上肢注射部位包括肱二头肌、尺侧屈腕肌、旋前圆肌和拇收肌。手足徐动型脑瘫伴有肌痉挛和功能障碍者,如椎旁肌肌张力不平衡导致脊柱侧弯或因疼痛限制着体位的变化难以护理者等也可应用。

5. 禁忌证

(1) 肌张力低下的脑瘫。

(2) 神经肌肉接头传递障碍性疾病,如重症肌无力。

(3) 患儿正处于发热期或正使用氨基苷类抗生素(庆大霉素、卡那霉素、新霉素、链霉素等)。因为这类药物可加强肉毒杆菌毒素副作用,所以应慎用或缓用肉毒杆菌毒素 A 注射。

四、解痉镇静药物

降低肌张力的常用药物还有地西泮、苯海索等,使用时要掌握一定的适应证,并根据患儿的反应,在医生的指导下进行剂量调整。

1. 作用机制

(1) 地西泮为长效苯二氮䓬类药:苯二氮䓬类为中枢神经系统抑制药,可引起中枢神经系统不同部位的抑制,随着用量的加大,临床表现可自轻度的镇静到催眠甚至昏迷。本类药的作用部位与机制尚未完全阐明,认为可以加强或易化 γ- 氨基丁酸(GABA)的抑制性神经递质的作用。GABA 在苯二氮䓬受体相互作用下,主要在中枢神经各个部位起突触前和突触后抑制作用。

(2) 地西泮(安定)有骨骼肌松弛作用:主要抑制脊髓多突触传出通路和单突触传出通路。地西泮由于具有抑制性神经递质或阻断兴奋性突触传递而抑制多突触和单突触反射。苯二氮䓬类也可能直接抑制运动神经和肌肉功能。

2. 用量　小儿常用剂量:6 个月以下不用,6 个月以上,每次 1~2.5mg 或按体重 40~200μg/kg 或按体表面积 1.17~6mg/m^2,每日 3~4 次,用量根据情况酌量增减。最大剂量不超过 10mg。

五、抑制锥体外系症状类药物

手足徐动型脑瘫是较常见的脑瘫类型,往往需要药物控制异常的肌张力,改善步态,稳定头部控制,提高手的操作能力,常用的药物有左旋多巴、多巴丝肼、金刚烷胺等。在使用方法上要参考《中华人民共和国药典》推荐剂量,还可根据患儿的反应情况进行剂量调整。

该类药物的副作用有胃肠道反应、直立性低血压、心律失常、不自主运动及精神障碍等。

第三节　脑性瘫痪伴随疾病的药物治疗

对脑瘫的伴随症状、合并障碍,可用药物对症处理。

一、呼吸道感染和呼吸障碍

小儿脑瘫重症常伴有呼吸障碍,可因慢性呼吸功能不全引起肺源性心脏病及呼吸道感染加重,需要进行及时处理。对有扁桃体肥大者应手术摘除,可以迅速改善阻塞性换气障碍。不管是肌张力低下还是亢进者，仰卧位时下颌下沉，加上紧张性迷路反射对全身的影响，成为最不良呼吸姿势，可出现换气障碍，严重者应取俯卧位或侧卧位，以减轻症状。重症脑瘫患儿平时呼吸道易潴留分泌物，咳痰功能差，所以呼吸道感染易重症化，成为支气管炎、肺炎。故在脑瘫患儿治疗中体位排痰、叩拍、辅助呼吸等胸部理疗有重要意义。使用强镇咳剂、抗组胺药物时剂量要慎重，首选祛痰剂、扩张支气管药物。避免滥用抗生素。

二、营养、消化系统障碍

脑瘫的治疗是一种以运动治疗为主的综合治疗，疗程长、体能消耗大，再加上脑瘫患儿咀嚼和吞咽能力差、肠道消化功能不良、异常体位下循环功能欠佳、肺功能低下等问题，患儿往往易患营养不良、肺部感染、多种维生素及微量元素缺乏等各种疾病，从而影响治疗和疗效。因此，适当使用复合维生素、微量元素、免疫增强剂等有助于体能恢复和康复治疗，但是不能过分依赖这些药物，在日常生活中通过改变食谱、喂养方式等方法，也可部分达到效果。

患儿营养标准难以确定，多以体重的增减、尿量多少、血中蛋白浓度等为指标。不能口服者可以用营养液补给，此时注意锌、铜等微量元素的添加。肌张力过高的患儿可有胃肠道反流，表现易呕吐、疼痛、哭泣、不眠，以及贫血、体重减少。这些症状主要由于胃酸加重食管黏膜的炎症和损伤所致。重者需要输血，给制酸剂和抑制反流的药物。反流物如误入支气管内可引起肺炎、难治性喘息，或造成突然死亡。重症患儿常有肥胖问题，可加重步行障碍，使运动量低下，更加重肥胖。所以其肥胖率超过 30% 时，应限制热量摄入。

三、体温异常

体温调节障碍引起的高体温罕见，使脑瘫患儿全身状态加重，即高热综合征。建议使用肾上腺皮质激素进行治疗，也有人主张补给水分和使用解热剂。

四、癫痫的治疗

脑瘫患者常常伴有癫痫。癫痫是一组由已知或未知病因所引起、脑部神经元高度同步化且常具自限性的异常放电所导致的综合征。以反复、发作性、短暂性、通常为刻板性的中枢神经系统功能失常为特征。由于异常放电神经元的位置不同，放电和扩散的范围不等，患者发作可表现为感觉、运动、意识、精神、行为、自主神经功能障碍或兼而有之。每次发作称为癫痫性发作，持续存在的癫痫易感性所导致的反复发作称为癫痫。癫痫的诊断并不难，治疗中的主要问题是癫痫药物治疗的用药不规范。癫痫药物治疗过程中应如何选择药物呢？

在癫痫中，由特定症状和体征组成的特定的癫痫现象称为癫痫综合征。难治性癫痫是指经系统正规应用 2 种以上抗癫痫药物治疗，且药物在体内达到有效浓度，并至少观察 2 年，发作仍然得不到有效控制。据统计，30% 癫痫患者经药物治疗后难以得到有效的控制，最终发展为难治性癫痫。这些患者长期承受着由癫痫发作可能引起的各种并发症的巨大风险和长期无效治疗带来不必要的药物不良反应和经济损失。因此。早期判断和治疗难治性癫痫非常重要。

（一）常用药物

脑瘫患儿常合并癫痫发作情况，治疗过程中需加用抗癫痫药物控制患儿癫痫发作的情况，常用药物有丙戊酸、卡马西平、托吡酯等。

1. 丙戊酸(valproic acid,VPA)　丙戊酸,又名二丙基乙酸、丙戊酸钠、德巴金。具有广谱抗癫痫作用。可增加脑和脑脊液中的 GABA 水平,从而加强血液中抑制性神经递质的作用。

丙戊酸或其缓释制剂德巴金,可控制癫痫发作。在为预防大发作发生而应用药物的患者中,不应该突然停用抗癫痫药物,因为如果突然停药,出现伴有缺氧和生命威胁的癫痫持续状态的可能性很大。

剂量:起始剂量通常为每日 10~15mg/kg,随后递增至疗效满意为止(见初始治疗)。一般剂量为每日 20~30mg/kg。但是,如果在该剂量范围下发作状态仍不能得到控制,则可以考虑增加剂量,但患者必须接受严密的监测。儿童:服用本品时,常规剂量为每日 30mg/kg;成人:服用本品时,常规剂量为每日 20~30mg/kg;老年患者:服用本品时,给药剂量应根据发作状态的控制情况来确定。

每日剂量应根据患者的年龄及体重来确定,但同时应考虑到临床上对丙戊酸盐的敏感度存在着明显的个体差异。

初始治疗:新诊断癫痫或没有使用过其他抗癫痫药的患者,每 2~3 天间隔增加药物剂量,1 周内达到最佳剂量。对于服用本药其他速效制剂的且病情已得到良好控制的患者,使用本品替代时推荐每日剂量仍维持现状。在以前已接受其他抗癫痫药物的患者,用本品缓释片要逐渐进行,2 周内达到最佳剂量,其他治疗逐渐减少至停用。如需加用其他抗癫痫药物,应逐渐加入。

到目前为止对每日剂量、血药浓度水平和疗效之间的相关性仍不十分清楚,给药剂量主要依据临床疗效来确定。当发作不能控制或怀疑有副作用发生时,除临床监测外,要考虑做丙戊酸钠血浆浓度水平的测定,已报道有效范围为 40~100mg/L(300~700μmol/L)。服药方法:口服。每日剂量应分 1~2 次服用。在癫痫已得到良好控制的情况下,可考虑每日服药 1 次。

2. 卡马西平(抗惊厥药和抗癫痫药)　卡马西平的药理作用表现为抗惊厥、抗癫痫、抗神经性疼痛、抗躁狂 - 抑郁症、改善某些精神疾病的症状、抗中枢性尿崩症。

(1) 作用机制:①阻滞各种可兴奋细胞膜的 Na^+ 通道,故能明显抑制异常高频放电的发生和扩散;②抑制 T- 型钙通道;③增强中枢的去甲肾上腺素能神经的活性;④促进抗利尿激素(ADH)的分泌或提高效应器对 ADH 的敏感性。

(2) 剂量

成人常用量:①抗惊厥,开始一次 0.1g,一日 2~3 次;第 2 日后每日增加 0.1g,直到出现疗效为止;维持量根据调整至最低有效量,分次服用,注意个体化,最高量每日不超过 1.2g。②镇痛,开始一次 0.1g,一日 2 次;第 2 日后每隔一日增加 0.1~0.2g,直到疼痛缓解,维持量每日 0.4~0.8g,分次服用,最高量每日不超过 1.2g。③尿崩症,单用时一日 0.3~0.6g,如与其他抗利尿药合用,每日 0.2~0.4g,分 3 次服用。④抗燥狂或抗精神病,开始每日 0.2~0.4g,每周逐渐增加至最大量 1.6g,分 3~4 次服用。每日限量,12~15 岁,不超过 1g;15 岁以上不超过 1.2g;有少数用至 1.6g。通常成人限量为 1.2g,12~15 岁每日不超过 1g,少数人需用至 1.6g。作止痛用每日不超过 1.2g。

小儿常用量:抗惊厥,6 岁以前开始每日按体重 5mg/kg,每 5~7 天增加一次用量,达每日 10mg/kg,必要时增至 20mg/kg,维持量调整到维持血药浓度 8~12μg/kg,一般为按体重 10~20mg/kg,0.25~0.3g,不超过 0.4g;6~12 岁儿童第 1 日 0.05~0.10g,服 2 次,隔周增加 0.1g 至出现疗效;维持量调整到最小有效量,一般为每日 0.4~0.8g,不超过 1g,分 3~4 次服用。

（3）不良反应：①较常见的不良反应是中枢神经系统的反应，表现为视物模糊、复视、眼球震颤。②因刺激抗利尿激素分泌引起水的潴留和低钠血症（或水中毒），发生率 10%~15%。③较少见的不良反应有变态反应，史 - 约综合征或中毒性表皮坏死溶解症、皮疹、荨麻疹、瘙痒；儿童行为障碍，严重腹泻，红斑狼疮样综合征（荨麻疹、瘙痒、皮疹、发热、咽喉痛、骨或关节痛、乏力）。④罕见的不良反应有腺体病，心律失常或房室传导阻滞（老年人尤其注意），骨髓抑制，中枢神经系统中毒（语言困难、精神不安、耳鸣、幻视）等其他疾病。

3. 苯二氮䓬类药

（1）作用机制：地西泮为长效苯二氮䓬类药。苯二氮䓬类为中枢神经系统抑制药，可引起中枢神经系统不同部位的抑制，随着用量的加大，临床表现可自轻度的镇静到催眠甚至昏迷。本类药的作用部位与机制尚未完全阐明，认为可以加强或易化 γ- 氨基丁酸（GABA）的抑制性神经递质的作用。GABA 在苯二氮䓬受体相互作用下，主要在中枢神经各个部位起突触前和突触后的抑制作用。本类药为苯二氮䓬受体的激动剂。苯二氮䓬受体为功能性超分子（supramolecular）功能单位，又称为苯二氮䓬 GABA 受体 - 亲氯离子复合物的组成部分。受体复合物位于神经细胞膜，调节细胞的放电，主要起氯通道的阈阀（gating）功能。GABA受体激活导致氯通道开发，使氯离子通过神经细胞膜流动，引起突触后神经元的超极化，抑制神经元的放电，这个抑制转译为降低神经元兴奋性，减少下一步去极化兴奋性递质。苯二氮䓬类增加氯通道开发的频率，可能通过增强 GABA 与其受体的结合或易化 GABA 受体与氯离子通道的联系来实现。

（2）药理作用：①抗焦虑、镇静催眠作用：通过刺激上行性网状激活系统内的 GABA 受体，提高 GABA 在中枢神经系统的抑制，增强脑干网状结构受刺激后的皮质和边缘性觉醒反应的抑制和阻断。分子药理学研究提示，减少或拮抗 GABA 的合成，本类药的镇静催眠作用降低，如增加其浓度则能加强苯二氮䓬类药的催眠作用。②遗忘作用：地西泮在治疗剂量时可以干扰记忆通路的建立，从而影响近事记忆。③抗惊厥作用：可能由于增强突触前抑制，抑制皮质 - 丘脑和边缘系统的致痫灶引起癫痫活动的扩散，但不能消除病灶的异常活动。④骨骼肌松弛作用：主要抑制脊髓多突触传出通路和单突触传出通路。地西泮由于具有抑制性神经递质或阻断兴奋性突触传递而抑制多突触和单突触反射。苯二氮䓬类也可能直接抑制运动神经和肌肉功能。

（3）剂量：小儿常用量：6 个月以下不用，6 个月以上，一次 1~2.5mg 或按体重 40~200μg/kg 或按体表面积 1.17~6mg/m^2，每日 3~4 次，用量根据情况酌量增减。最大剂量不超过10mg。

（二）使用过程中要遵循以下原则

1. 抗癫痫药物应用的总原则　临床上应用抗癫痫药物治疗时，总的原则是使用最少的药物和最小的药物剂量完全控制癫痫发作，同时在应用药物过程中又不产生明显的不良反应。

2. 早期治疗　癫痫的诊断一经确定，一般就应立即开始治疗，其目的是为了控制发作并最终改善患者的生活质量。但是在开始抗癫痫药物的治疗前，必须有正确的诊断，一定要区别癫痫或非癫痫发作，因为并非每个发作事件都是癫痫。一旦给患者下了癫痫的诊断，会给患者带来一系列治疗和社会问题，因此治疗前，一定要明确诊断。癫痫病程短治疗效果好，病程越长药物控制作用越差，所以治疗应尽早开始。

3. 寻找病因　在条件允许的情况下,应利用现代检查手段努力找出癫痫发作的原因,如颅内炎症、肿瘤、寄生虫、外伤、脑血管病等,并积极进行病因治疗。病因一时不明确者,为了控制发作可先选用适当的药物治疗。

4. 根据发作类型选用药物　常用的抗癫痫药各有特点,对不同类型的发作疗效也不一样。在明确癫痫发作类型的基础上选用适当的药物可以起到较好的效果。

5. 单一药物治疗　即只用一种药物进行治疗。抗癫痫药传统的使用方法是常先用一种药物,由小剂量开始逐渐加量,若继续发作,就加用第二种药物,逐渐增量。有的甚至一开始即采用两种药物,以希望达到协同作用,或希望两种药物小剂量使用可较一种药物大剂量使用更少产生中毒反应。这样治疗会出现如下问题:①慢性中毒:为多种药物治疗的总和作用。如两种同类化学结构药物的不良反应相加,或两种不同药物,但有相同不良反应相加,是慢性中毒增加的重要因素;②药物相互作用:这也是引起或加重其中毒作用的重要因素,相互作用还可引起血药浓度下降而降低疗效;③增加发作:多种药物治疗有时可使发作频繁,甚至出现癫痫状态;④目前临床上能应用的有效药物不多,任意联合两种以上药物治疗使以后选择的余地大大缩小;⑤增加患者的经济负担。现在大多数人认为如果有针对性地使用一种有效的抗癫痫药物能解决问题的话,最好不再配合使用第二种抗癫痫药物。特别是有了抗癫痫药物血浓度监测方法,为单一药物治疗提供了便利。由于实施血中药物浓度测定可使 2/3 的单一形式发作的患者免用多种药物,只有 10% 的患者在首选有效药物治疗后仍需要加用第二种药物。在排除某些因素(如剂量不足、选药错误、服药不规则等)而确认单一药物治疗失败,或在发作类型多样,或发作严重时才考虑用第二种药物。

6. 注意抗癫痫药物的相互作用　癫痫患者常需长期服药,有时服两种或两种以上的抗癫痫药物,或因患有其他疾病而服用抗癫痫药物之外的药物,这些药物间都会发生复杂的相互作用,通过抗癫痫药物血浓度监测已经发现抗癫痫药物之间以及抗癫痫药物同其他药物间的这种相互干扰现象。

7. 注意观察药物的不良反应　抗癫痫药物都有各种各样的不良反应,在较长时间的服药过程中要特别注意观察,并将有关情况及时向医生报告,而且在用药早期要注意血象、肝功能、肾功能的检查,检查的频度由医生酌情而定。

8. 停止药物治疗的原则与时机　癫痫患者需长期服药,各种抗癫痫药物均有不良反应,特别是长期服用时出现不良反应的机会就更多。约 70% 的患者在得到一定的缓解后并不复发,所以对大多数患者无疑是应该停止药物治疗的。但不应该突然停药,必须遵循逐渐停药的原则。突然停药可能导致发作增多,甚至出现癫痫持续状态。一般认为在发作完全控制了 3~4 年,且脑电图无癫痫波后方可考虑逐渐停药。但脑电图异常、有加重倾向者或脑电图呈持续异常者原则上不能停药。有资料表明,减药速度慢,复发率低。减药时间超过半年复发率明显降低。全身性大发作减药、停药过程以 1 年为宜,小发作则需半年。如同时服用两种以上的药物,应先逐渐停用半衰期短的药物。有人认为发病年龄 >30 岁不应停药,必须长时间或终身服药。停药后如癫痫发作,应查找诱因并应恢复治疗。

9. 遵医嘱坚持治疗　患者在有效的医学监督下坚持长期服药,同时也将自己在药物治疗过程中的效果、不良反应等有关情况不断地向医生反映,如有必要由医生根据病情加减或更换药物或调整服药时间。患者或家属切不可轻易自行停药、换药,以免诱发病情恶化,或使已经取得的某些疗效化为乌有。药物治疗过程中,患者和家属的配合是治疗取得成功的关键。应尽可能地让患者及其家属了解病情和治疗方案,做到不随意改变治疗计划,定期复查,准确记录发作的次数和类型,以便根据病情及时调整治疗方案。如果必须更换药物,那么原有药物也要在 1~2 周内逐步停下来,而新用药物要从小剂量开始逐渐在 1~2 周或更长一点的时间内加上去,宜逐步替换。更换药物可根据药物的半衰期及达到稳态血浓度所需的时间,达到稳态血药浓度的时间一般 5~7 倍于药物的半衰期,所以半衰期愈长,则血药浓度达到稳定状态所需的时间也愈长,反之亦然,至少有 3~7 日作为过渡时间,即递减旧药及递增新药,以免因血中浓度不足而发作加频,并且可以减少药物副反应的发生。

10. 治疗要取得患者及家属的合作 必须向患者和家属说明药物治疗的意义、注意事项、服药方法、大致的疗程、可能发生的不良反应,并向他们说明要合理地安排患者的生活、工作和学习,消除患者的精神负担和自卑心理。

五、改善行为障碍的药物

脑瘫患儿常常合并精神发育迟滞、多动等情况,影响患儿的相关的康复训练,临床上可应用一些控制患儿多动的药物辅助以控制患儿多动的情况,如氟哌啶醇、氯硝西泮等。

(许世刚 徐 林)

参考文献

1. 王新德,吴逊.神经病学:癫痫和发作性疾病[M].北京.人民军医出版社,2001.
2. 肖侠明.小儿神经疾病诊断与治疗[M].北京:人民卫生出版社,2008.
3. 李树春.小儿脑性瘫痪[M].郑州:河南科学技术出版社,2000.
4. Meythaler JM,Guin-Renfroe S,Law C,et al.Continuously infused intrathecal baclofen over 12 months for spastic hypertonia in adolescents and adults with cerebral palsy [J].Archives of Physical Medicine & Rehabilitation,2001,82(2):155-161.
5. Gerszten PC,Albright AL,Johnstone GF.Intrathecal baclofen infusion and subsequent orthopedic surgery in patients with spastic cerebral palsy [J].Journal of Neurosurgery,1998,88(6):1009-1013.
6. Albright AL,Barry MJ,Painter MJ,et al.Infusion of intrathecal baclofen for generalized dystonia in cerebral palsy [J].Journal of Neurosurgery,1998,88(1):73-76.
7. Latash ML,Penn RD.Changes in voluntary motor control induced by intrathecal baclofen in patients with spasticity of different etiology [J].Physiother Res Int,1996,1(4):229-246.
8. Koman DLA,Smith BP,Balkrishnan R.Spasticity associated with cerebral palsy in children [J].Pediatric Drugs,2003,5(1):11-23.
9. Song CS.Effects of task-oriented approach on affected arm function in children with spastic hemiplegia due to cerebral palsy [J].Journal of Physical Therapy Science,2014,26(6):797-800.

第二十章

脑性瘫痪常用矫形器及辅助器具

第一节　矫形器及辅助器具的应用目的与作用

应用矫形器及辅助器具的目的就是辅助、补救患儿的功能缺陷,以最小的辅助方式发挥出患儿最大功能,进而提高他们的步行能力、生活自理能力,接受教育、职业培训能力,以便回归社会,达到生活自理、自立,能更好地独立适应社会。

具体矫形器及辅助器具的作用包括以下几个方面:

1. 保持良肢位和抑制痉挛作用　矫形器具有保持正常肢位、稳定关节、抑制痉挛以及矫形手术后矫正位置的保持等作用。矫形器具有抑制痉挛的作用,合适的矫形器可降低双下肢关节,包括骨盆周围肌肉的紧张度。矫形器还可抑制足的原始反射。原始反射易在脑瘫患儿中长期存在,并导致患儿姿势异常。

2. 预防及矫形治疗作用　矫形器可预防肢体挛缩变形,同时还可对轻度挛缩具有矫形作用。矫形器可改善已固定化的运动范型,改善功能,增强代偿和补偿失去的功能。与成人使用矫形器不同,脑瘫患儿使用矫形器的目的偏重于改善功能障碍,因而短时间使用矫形器的较多,以提高能力为目的而长期使用者少些,并且只是些个别的病例。另外,较严重的手足徐动型脑瘫患儿使用矫形器治疗的较少,因为此型患儿全身不自主的动作难以用局部矫形器加以控制。

3. 支撑与稳定关节作用　矫形器具有对身体的支撑如长下肢矫形器对髋腰的支撑与稳定作用,以及控制不随意运动和不自主的关节运动。大部分脑瘫患儿,尤其是痉挛型脑瘫患儿双下肢肌张力增高,步行时呈剪刀步态,双足尖足内翻,使患儿行走功能受限。而踝、足是人体承受力的最大支撑部位,因此保持足踝的稳定性是十分重要的。还有部分脑瘫患儿下肢肌张力增高的同时股四头肌肌力不足,站立行走时屈膝状,不能长距离行走,如佩戴膝关节稳定矫形器就达到支撑稳定作用。

4. 促进运动功能发育,改善整体能力　矫形器与辅助用具通过对瘫痪肢体的辅助作用,改善坐、站立和步行能力,促进运动发育。同时还可以提高患儿的生活自理能力,培养患儿自强自立的精神,塑造坚强的性格。

5. 保护功能　利用保护帽及肘腕护具等保护行走不稳易摔倒的脑瘫患儿避免头部撞伤,使用各种安全带,适当限制肢体活动范围,减少手足徐动型患者的不自主运动,以免自伤。

但是,矫形器使用也有其不足之处,在使用时应更加注意。例如对痉挛型脑瘫患儿,矫形器不合适会引起持续性肌肉牵张和挛缩的副作用,因而会加重痉挛和联合反应从而加重功能障碍。所以,必须要求脑瘫患儿到正规医院找有经验的医师就诊,并且需要做定期复查和功能评定,定期更换不适的矫形器。

第二节 应用矫形器及辅助器具的注意事项

矫形器及辅助器具在临床上虽然有着明确的治疗作用,但在实际应用过程中应该注意:

1. 佩戴要合适,防止矫形器对身体的压迫。应随着年龄的增长及时调整更新矫形器。

2. 矫形器辅助器具的质地要轻,外形要美观。

3. 穿戴要越容易越好;制作要越简单越好。

4. 材料应结实不易破损;出现故障问题要知道对策,并能及时维修。

5. 患儿日常生活活动的辅助器具要根据患儿不同年龄、不同生活能力而有所区别。

6. 要训练患儿自己或指导患儿家长能正确使用、穿戴矫形器。

7. 患儿和家长要了解使用矫形器的目的和使用时间。

8. 矫形器及辅助器具必须与康复训练、矫形手术相结合应用。在脑瘫患儿及成人患者一般是治疗训练过程中应用,而在家庭的日常生活长期应用者很少,如需应用也需在专科医师、康复治疗师的严格指导下使用。

9. 矫形器及辅助器具的应用一般流程

(1) 由医师提出配用矫形器及辅助器具的要求、目的和需达到的效果。

(2) 请有关康复工程技术人员(矫形器技师)看患者,技师表示能制作。

(3) 征得患儿家长同意。

(4) 医生开具矫形器处方(包括制作目的、种类、材料及注意事项)。

(5) 验收和随访:矫形器制作完成后其生物力学性能如何? 实际应用效果如何? 需通过验收评价。随着时间的推移,患者的情况、矫形器的情况都可能发生变化,必须定期进行复查随访。

第三节 矫形器及辅助器具的分类及其应用

一、分类

脑瘫患儿常用的辅助器具有以下六大类:①用于治疗和训练的辅助器具;②矫形器;③生活自理和防护矫形器具;④个人移动辅助器具;⑤维持坐姿等正确姿势的辅助器具;⑥用于娱乐的游戏用具等。

临床上常根据矫形器及辅助器使用目的、使用材料、使用部位进行分类。

1. 根据使用目的分类 医疗用矫形器、恢复用矫形器、固定保持用矫形器、矫正用矫形器、负荷用矫形器、步行用矫形器、立位保持用矫形器、夜间用矫形器、牵引用矫形器、体育用矫形器等。

2. 根据制作材料分类 软性矫形器、硬性矫形器、塑料矫形器、带金属矫形器等。

3. 根据应用于身体的某部位分类　矫形鞋、足矫形器、短下肢矫形器、长下肢矫形器、膝矫形器、髋矫形器、骨盆带长下肢矫形器、骨盆带膝矫形器、脊柱长下肢矫形器、脊柱膝矫形器等。

二、脑瘫患儿常用的矫形器

(一) 下肢矫形器

1. 足部矫形器(FO)　包括各种定制的矫形鞋垫、足托、矫形鞋。

(1) 矫形足垫、足托:多用皮革、塑料海绵板、硅橡胶、热塑性塑料板制成。鞋垫、足托要尽量做到与足底全面接触,均匀承重,使之能良好地矫正前足外展、横弓、纵弓下陷、跟骨外翻等足部异常姿势。为此,用于脑瘫患儿的足部矫形器多为模塑成型制品,在定制时需要细致地塑取矫正位的石膏阴模。矫形鞋垫、足托主要用于较容易被动矫正的麻痹性外翻平足畸形,可使之保持接近正常的承重力线。为了增加矫正力量,足垫、足托的边缘可以适当加高(图 20-1)。

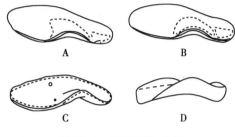

图 20-1　矫形足垫、足托

(2) 矫形鞋:是指治疗足部疾患的特制皮鞋。它通过改变体重的传递方式,稳定踝关节,矫正足外翻、足内翻、平足等足部畸形,从而提高站立行走功能;适用对象与矫形足垫、足托相似。高腰的矫形鞋对垂足有一定矫正作用。优点是穿用方便;缺点是随着儿童的生长发育必须及时更换新鞋。

2. 踝足矫形器(AFO)　踝足矫形器(过去称为下肢短支具)常用于纠正各种足、踝关节的异常姿势,尤以纠正尖足最常见。踝足矫形器可起到扩大足与地面的接触、加强体重的支持、稳定踝足关节、改善步态、防止足部变形等作用,一般用于被动矫正的痉挛尖足畸形脑瘫患儿。痉挛较严重或因使用矫形器后有可能诱发痉挛加重的患儿则不宜使用。踝足矫形器分金属条踝足矫形器和塑料踝足矫形器两大类。目前,脑瘫治疗中多使用塑料踝足矫形器。

塑料踝足矫形器多用热塑性塑料板按患足的石膏模型制成,与金属条踝足矫形器相比具有与肢体服贴性好、穿着舒服、重量轻、易清洁、不生锈、使用中无响杂音、可以穿普通鞋、外观较好、容易为患儿及家长普遍接受等特点。缺点是踝部的耐用性较差、破损后不易修理、制成后踝关节角度不易调节以及透气性和吸湿性不好,制作得不好会引起局部压痛或皮肤压伤溃烂。

这类矫形器可按其踝部性能分为无踝关节的(硬踝、半硬踝、桡性踝)和带踝关节的;按塑料板材放置的位置分为后侧放置和前侧放置等多种形式。这里简单介绍几种目前脑瘫患儿常用的矫形器。

(1) 后侧弹性塑料踝足矫形器:这种矫形器是用特殊的高弹性热塑性塑料板材制成,塑料半壳置于小腿后侧,踝部相当窄,具有良好的弹性,可以帮助踝关节的背屈助动和跖屈阻动,对足的内、外侧没有稳定作用。步行中足跟触地时矫形器踝部具有跖屈弹性阻力,可以缓冲来自地面的冲击力;支撑后期不限制背屈,便于身体重心前移;摆动期具有背屈助力,避免足尖拖地。此种矫形器适用于较容易矫正的外翻足、平足和垂足畸形。

（2）后侧硬踝塑料踝足矫形器:这也是一类抗地面反作用力的踝足矫形器,特点是足托、踝部、小腿各个部位与相应部位的皮肤全面接触并尽量加宽(以不妨碍矫形器的穿脱为原则),以便将踝关节尽量可靠地固定在功能位。目前,我国脑瘫治疗中这类矫形器用得最多,主要用于治疗中度痉挛性尖足。此类矫形器的主要作用:通过托起足的纵弓、横弓,矫正足的外翻、内翻和平足畸形;通过足底全面承重,抬起足趾,使用足趾痉挛抑制横条、分趾垫固定踝关节,减少对小腿三头肌、屈趾肌的牵拉,抑制跖屈肌的痉挛,改善步行功能。此类矫形器由于固定了踝关节,因此必须在穿好鞋后仔细检查、调节对线(即承重力线)。正确的对线是:患儿穿好鞋,站立位,侧方观察患儿的小腿应前倾约5°,小腿前倾角度小,甚至后仰可以引起膝关节的过伸畸形,膝关节微屈,以利步行中足向前滚动。

（3）带侧方压垫的硬踝塑料踝足矫形器:以上述的硬踝塑料踝足矫形器为基础,增加了侧方海绵压力垫,具有较好的控制足内翻、外翻的能力(图20-2)。

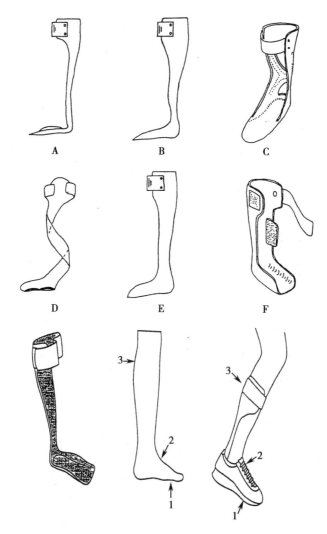

图20-2 带侧方压垫的硬踝塑料踝足矫形器

临床上的尖足变形多是由于小腿三头肌紧张性增高导致的,这种状态下可在矫形器上装上制动关节,以限制踝关节的跖屈。如果小腿三头肌的紧张度并不很高,则可应用带有向一个方向活动的弹簧活动关节的短下肢矫形器。如果放任尖足发展而不予以矫正,患者以尖足站立与行走时,体重都负荷于足的前部,长此以往会形成外翻扁平尖足。在小腿三头肌、胫骨后肌、蹈长屈肌、趾长屈肌等肌肉紧张性都增高时,则非常容易形成足内翻变形。

膝反张大部分并不是由膝伸展肌的紧张度增高而引起的,多数是由尖足状态下负重站立、行走而引起的继发性膝反张。这种情况下如果患者的双下肢能充分支持体重,可应用限制踝关节跖屈的短下肢支具来矫正膝反张。

3. 动态踝足矫形器(dynamic ankle-foot orthosis,DAFO)　这是目前国际上应用最广泛的一种肌张力抑制型矫形器,用薄而比较软的塑料板模塑制成。由于此种矫形器的内外上缘超过踝部,因此又称为踝上矫形器(supramalleolar orthosis,SMO)。这种矫形器要求与足部全面接触,有较强的矫正足内翻、外翻和平足畸形的作用,能保持足部的正常承重力线。如将矫形器踝部的前方、后方切除后,踝关节可保持一定的跖屈、背屈活动。这样,既可以一定程度抑制痉挛、矫正畸形、保持正常对线,又能使踝关节有一定的活动范围,促进下肢肌肉运动的协调发展,不断改善步态。动态踝足矫形器适用于轻度痉挛、足部畸形比较容易矫正的脑瘫患儿。对于痉挛比较严重的患儿则应选用硬踝塑料踝足矫形器(图20-3)。

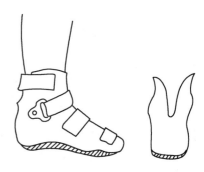

图20-3　硬踝塑料踝足矫形器

4. 膝踝足矫形器(KAFO)和髋膝踝足矫形器(HKAFO)　也称长下肢矫形器,常用于膝踝关节姿势异常、站立行走困难的患儿。

如果患儿的膝关节屈曲,可以在膝踝足矫形器的膝关节处安装附件,使膝关节保持伸展位,这样在矫正膝关节畸形的同时,还可以使下肢得到支持。如果患儿合并有足尖、外翻平足,可以使用膝踝足矫形器的同时应用矫形鞋垫、足托。穿戴膝踝足矫形器后可以开展站立、行走训练。注意,在应用这种矫形器后,步行中摆动期膝关节不能屈曲,呈直腿步行,属非生理性步态,所以这种矫形器只在训练时使用。

痉挛性尖足合并膝关节过伸是脑瘫患儿的常见症状,膝关节过伸常来源于尖足,其中大部分患儿穿用正确对线的硬踝踝足矫形器不但可以矫正尖足畸形,而且可以矫正膝关节过伸畸形。此外,也可使用膝踝足矫形器,使膝关节轻度屈曲5°~10°,这样膝关节屈曲保持自由,但过度伸展受限。矫形器穿戴后就开始练习拄拐或独立步行,当患肢的支持功能逐渐增强后可去除矫形器。

手足徐动型的患儿即使已经能够扶站,但往往由于不随意运动一侧下肢呈屈曲状,致使独立步行困难。此时应设法使屈曲的膝关节伸展,而应用长下肢矫形器将膝关节伸展,可以达到患儿站立和步行的目的(图20-4)。

5. 髋关节外展矫形器　此种矫形器可以限制髋关节内收肌群

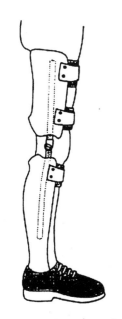

图20-4　长下肢矫形器

因痉挛而出现的不随意内收运动,改善步态,还可以防止和治疗继发性髋关节脱位,适用于有剪刀步态的脑瘫患儿(此类患儿内收肌紧张,造成步行时两足相绊,经常摔倒)。

目前,常用以矫正手足徐动型脑性瘫痪患者的髋关节内收、内旋变形,以保证髋关节处于外展位,并能自由屈伸髋关节(图20-5)。

6. 下肢扭转矫形器(twister orthosis) 这类矫形器分两种:一种是弹力带式的,由腰带、弹力带构成,弹力带一端接于腰带上,然后从大腿内侧或外侧缠绕下肢,另一端固定在鞋底的外侧或内侧,依靠弹力带的弹力矫正髋关节的旋转畸形;另一种是轴索式的,也是一端连接在腰带上,另一端连接在鞋底的侧缘,其特点是扭力较大、穿戴比较舒服。下肢扭转矫形器一般适用于小儿,年龄越大矫治效果越差。膝关节或踝关节松弛、承重力线异常者慎用(图20-6)。

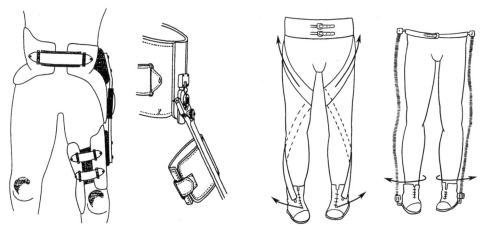

图 20-5 髋关节外展矫形器　　　　图 20-6 下肢扭转矫形器

7. 下肢夜间矫形器 下肢夜间矫形器用于夜间睡眠时为防止关节变形与挛缩及维持矫正位的矫形器。对于有尖足变形的患者,夜间可应用热塑性矫形器。一般原则上为防止膝关节变形应该用长下肢矫形器,但夜间穿戴长下肢矫形器比较难受,患者难以配合,并且夜间使用会妨碍患儿发育,易出现压伤,所以使用要谨慎。

对于内收肌紧张有明显剪刀步态的患者,可应用保持髋关节外展的夜间矫形器。由于矫形手术已经普及,目前常常用于内收肌切断或闭孔神经阻滞术后以维持术后治疗效果,防止复发。

（二）上肢矫形器

主要是以促进上肢功能的发挥为目的的矫形器。常用的有:

1. 肩关节矫形器 可使肩关节保持各种功能位的矫形器以及矫正肩关节变形的矫形器。

2. 肘矫形器 目的是抑制肘屈曲使肘支撑负重。

3. 腕关节伸展矫形器 适用于屈腕肌痉挛患儿。

4. 拇指外展矫形器 目的是抑制拇内收,改善手的功能。

5. 伸指板 适用于握拳患儿,使五指伸展(图20-7)。

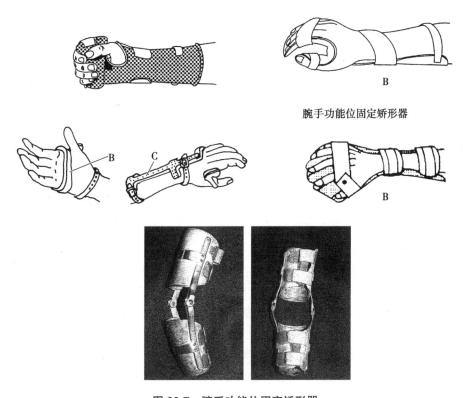

腕手功能位固定矫形器

图 20-7　腕手功能位固定矫形器

(三) 躯干部矫形器

即胸、腰、骶椎矫形器,常用于进行性肌营养不良症和脑瘫患儿选择性后根切断术后腰部保护及预防患儿脊椎侧弯、前凸、后凸等(图 20-8)。

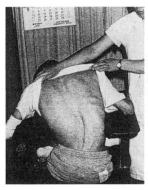
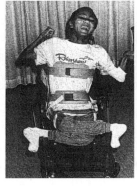
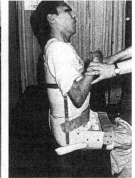

图 20-8　躯干部矫形器

275

第四节 辅助坐位的用具

辅助坐位的用具主要是辅助患儿保持坐位、维持坐位稳定,其目的是诱发患儿正确的坐位姿势,抑制异常姿势。常常需要康复医师与治疗师根据患者的不同情况与假肢工程技术人员共同设计制作而成,完全是个性化制作,无固定的模式。

对重症脑瘫患儿而言,如何维持坐位是十分重要的。患儿能保持坐姿稳定,对上肢的使用、与周围人们的交往以及对患儿的心理、防止躯干变形、防止食物逆流等有着重要的意义。

患儿保持正确的坐姿应该是:头部处于正中位维持稳定,躯干稍往前倾,髋屈曲外展,膝屈曲90°,双足平放地面。但对不同类型脑瘫患儿,坐姿的要求亦不同。例如:

迟缓型脑瘫:患儿肌肉活动不足,难以保持坐姿,仰卧位时多呈蛙式姿势,易出现胸椎或腰椎前凸或后凸,且常因髋关节发育不全导致关节脱位。此型患儿使用的坐姿椅应使患儿保持前倾,采取适当的抗重力姿势。

痉挛型四肢瘫:患儿因屈肌群肌张力过高、四肢活动受限,同时颈后肌群短缩造成头后仰、胸腰椎弯曲、上下肢屈曲、内收或内旋,故坐位时呈蜷缩状态,易出现脊椎后突、胸廓变形、肋骨隆起、髋关节脱位、各部位关节挛缩等。因此,此类型患儿应旋转躯干,在全身肌肉放松的情况下做伸展运动;坐姿椅应能使患儿上下肢呈外展、外旋位。

伸肌占优势的手足徐动型患儿手足出现紧张性手足徐动,伸展时左右肢体呈非对称性,坐位时伸展过度或肢体肌张力低下时呈屈曲姿势,身体非对称性明显,可见脊椎侧弯、腰椎前突、胸廓变形、肩髋关节脱位或各部位关节挛缩。此型患儿必须使用有力的支撑器具,使颈部能维持在正中位置,同时屈曲髋关节以缓解全身的过度紧张。

由于患儿的肌紧张异常及其不同姿势的影响,易从座位上滑脱摔伤,故必须在坐位辅助用具上安装合适的安全系带。同时要防止长时间坐在辅助用具上引起关节挛缩,防止局部皮肤压疮(图20-9)。

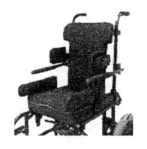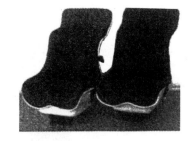

图20-9 坐位辅助用具

第五节 辅助立位的用具

1. 保持立位用的立位辅助用具 要根据患者的实际情况,将各种矫形器灵活地组合在一起应用。比如把长下肢矫形器固定在一个稳定的板之上就成为一个稳定器,这种稳定器可以有如下的作用。

（1）预防脑性瘫痪患者下肢的变形与挛缩。

（2）辅助支持体重的抗重力肌,同时让患者体验到平衡的感觉。

（3）强化不支持体重的躯干与髋关节的抗重力肌。

另外,根据患者的情况可以加一些附件,如髋关节不稳定,可在稳定器上再加上骨盆带和髋关节的连接部件。重症患儿往往躯干也不稳定,可以将躯干矫形器加在髋的连接部件之上。经过一段时间训练之后,患儿可以自己控制髋关节抗重力肌的稳定性之后,即可除去连接部件及连接部分,作为一个单独的短下肢矫形器来应用。这种立位辅助用具也可用于由坐位向立位、或由立位向坐位的体位变换时,控制膝部抗重力肌的训练之中,通过训练使患儿立位更加稳定,可以根据情况逐渐除去小腿部的固定装置,以取得足部的稳定。

2. 其他的立位辅助用具　在一部分脑性瘫痪患者身上残存原始反射,这部分患者多数在俯卧位时呈全身屈曲,长此以往会出现下肢的屈曲挛缩、变形,影响站立。因此治疗的要点是,抑制屈曲模式,强化在立位时参与髋、膝伸展的抗重力肌,以达到伸展髋、膝,达到站立、行走的最终目标。

临床上常用的箱式立位站立柜、起立台、俯卧台等都有利于抑制屈曲模式。也可以在这些辅助用具下面装上轮子,使它可以在训练室、教室、餐厅间移动。这些立位辅助用具同时可以促进患者抗重力的能力,也可以同时进行上肢及手的功能的训练,同样可使患者体验到立位平衡的感觉(图 20-10)。

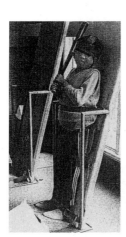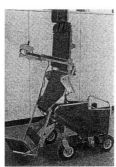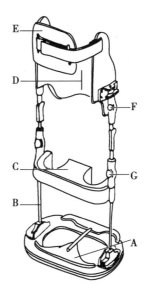

图 20-10　箱立式站立柜、起立台、俯卧台

第六节　步行及移动用辅助用具

1. 爬行器　爬行器是用于脑性瘫痪患儿在训练过程中,为了诱发腹爬运动、四肢爬位移动的训练器具。

2. 斜板车　斜板车是在轮椅的前面安装一块倾斜的板改造成一种移动用辅助用具。应用它可以得到与前节所述的俯卧台同样的效果。用于上肢功能较好,而又难以应用拐与步行器的患者。在步行训练之外的时间,患者可用这种斜板车来移动。

3. 步行器　在康复治疗中应用的步行器种类繁多、大小不一,主要适用于幼儿与低龄儿或不能独立行走、平衡能力差借助步行器可以达到行走的患儿。为了达到抑制异常姿势与运动的目的,促进运动的发育,常常应用步行器。步行器可以带有轮,使其活动范围扩大,交往能力可大大增强(图 20-11)。

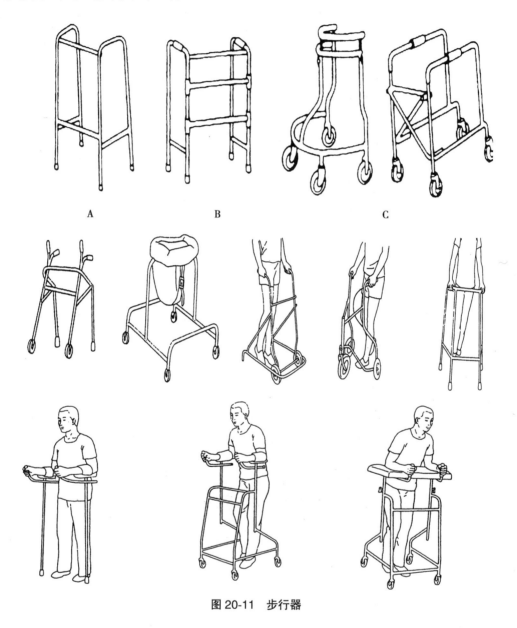

图 20-11　步行器

4. 拐杖　根据患儿障碍的不同,拐杖分为手拐、臂拐和腋拐 3 种基本类型,其中手拐和臂拐又有单脚和多脚之分。各种拐杖都必须以手握杖柄,并由手承担一部分体重。因此,要求使用者手的握力和上肢各关节的功能基本正常。脑瘫患儿常为四肢受累,因此使用拐杖一般适用于上肢症状较轻的截瘫型脑瘫患儿。

　　用腋拐比较稳定,但因应用这种拐时患者的肘关节呈屈曲状态,容易诱发屈曲模式。而应用臂拐时,肘必须处于伸展位,同时可以诱发上肢、躯干、下肢的伸展模式,所以手拐的训练效果更好些。

　　手足徐动型脑性瘫痪患者在上肢的控制不理想时,为了一段时间的训练,可以在拐的前面加上一些重的物体。另外,为了使手能牢牢握住拐,可以用类似高尔夫用的手袋类的物品套住瘫痪的手,也可以用绳、带将手固定于拐上(图 20-12)。

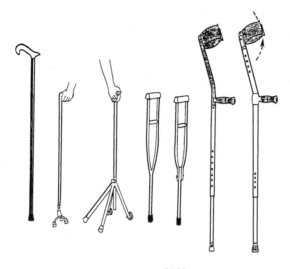

图 20-12　拐杖

　　5. 轮椅　上肢功能好的脑瘫患儿如 3 岁以后仍不能独行,应考虑配用轮椅。四肢功能障碍均较严重的患儿应考虑配用能保持坐姿的手推车协助移动。

　　重症不能步行的脑性瘫痪患儿可借助轮椅自己移动,轮椅可以使患儿得到安定的坐位,也可通过各种方式自己驱动轮椅移动,从而使自己到达目的地。驱动轮椅可用一手或两手,困难时也可以用足。医生与训练师要根据患者的实际情况指导他如何驱动轮椅,并设法使患儿能在轮椅上做一些活动,并使患儿坐轮椅时能正确抑制异常姿势模式。比如,扶物站尚不能平衡身体的患者,应设法将椅座与脚踏板放低,使患者站立起来较为容易。坐位容易取屈曲模式的患者,应该应用标准型(后轮驱动式)轮椅,因为这种轮椅便于驱动。而以伸展模式为主的患者,则应该应用前轮驱动式轮椅。轮椅靠背的高度一般是其上缘在患者肩胛骨下缘处,如果为了抑制肩的伸展模式,也可以提高靠背的高度。用足来驱动轮椅的脑性瘫痪患儿(多数为手足徐动型患者),因为有时需要向后移动,最好加上铃或类似警笛的信号器,以保安全。

第七节　日常生活活动辅助用具

　　脑性瘫痪患儿由于各种功能障碍,不同程度地影响日常生活活动。应设法让他们借助各种辅助用具来完成日常生活活动。

　　日常生活活动用辅助用具,主要用于协助与代偿上肢与手的功能,可以参考正常儿童在日常生活中所应用的器具来设计制造。比如手足徐动型的患儿,当他只能进行一些伴有不随意运动的粗大运动,而不能进行精细运动时,可以制作一些带有握柄的粗大的勺与叉子,以及带有双耳的杯、重量较重且稳定的浅盘子等。若患儿手功能无法发挥作用,可训练用足辅助进行日常生活活动。

临床常用的辅助器具:

1. 粗柄汤勺和弯把勺 适用于握力差、握不紧细柄的患儿;对痉挛型患儿可将粗柄重量加重,再根据上肢功能障碍的不同而配备弯把勺。

2. 长柄汤匙 适用于抓握能力差的患儿,便于其用整个手掌握住。长柄与勺的角度可因人而异。

3. 汤匙、铅笔固定带 将带有小袋的尼龙搭扣固定在手掌上,然后将餐具、铅笔等插入小袋里使用,适用于手不会持物的患儿。

4. 带环的杯子 此种杯子能挂在手掌上,适用于拿不住杯子的患儿。

5. 带圈的吸管和杯子固定台 适用于不能自己喝水的患儿。为防止插在杯子里的吸管转动,可通过上下方的孔将其固定住或利用塑料的弹力像夹子那样固定。如不用吸管,插上软管便可躺在床上喝饮料。

6. 盘碗吸垫 适用于使用勺叉不灵活的患儿,在其进食时能将碗盘固定在桌上,防止滑动。

7. 碗盘一侧加高、弧度加大的餐具 适用于不能独立吃饭的患儿训练用,与防滑垫、弯把勺等配合使用效果更佳。

8. 带胶带的梳子 适用于不能握住梳柄的患儿,把梳柄用尼龙搭扣固定在手掌上梳理头发。

9. 安全帽 适用于能独立行走、但平衡功能不好易摔跤的患儿,如用于手足徐动型患儿或合并有癫痫的患儿在癫痫发作时保护头部。

通过上述方法仍不能自立的患者,则要设法改造患者所居住的环境条件,要设法让患者在医生、训练士、保姆、教师及家属的严密观察下尽可能独立地洗漱、如厕、洗浴等。只能翻身的患儿,应该想办法让他适应床上的生活。对于极重症需要完全辅助的患儿需要研究在协助他进行一些活动时,如何能使患者与协助者都能感到轻松和省力些。

矫形器与辅助用具是脑瘫患者康复治疗的手段之一,合理恰当应用可以取得相当满意的效果,可以达到功能的最大的改善和辅助。

目前,在我国辅助器具特别是矫形器在脑瘫患儿康复治疗方面的应用还远远落后于发达国家。作者曾于 20 世纪 90 年代初期留学日本 1 年,专门学习脑性瘫痪的康复治疗,2002 年又到美国就儿童康复进行访问交流,看到我国和日美国家的差距和不足。但随着我国康复事业的迅速发展,相信矫形器和辅助器具定会有一个广泛的应用和发展,这将会给广大残疾人特别是给脑瘫患儿的康复带来新的希望。

(王安庆)

参考文献

1. 加仓井周一 . 矫形器学[M].孙国凤,译 . 北京:华夏出版社,1996.

2. 岩博光.小児リハビリテーション脳性麻痺［M］.東京:医歯薬出版株式会社,1990.

3. 岩谷力.小児リハビリテーションⅡ［M］.東京:医歯薬出版株式会社,1991.

4. 胡莹媛.小儿脑瘫康复常用矫形器及其他辅助器具的临床实践［J］.中国康复理论与实践,2003,9(8): 454-456.

5. 赵辉三.假肢与矫形器学［M］.北京:华夏出版社,2005.

6. 李树春.小儿脑性瘫痪［M］.郑州:河南科学技术出版社,2000.

第二十一章

脑性瘫痪的主要康复治疗方法 ⸺⸺⸺⸺⸺⸺⸺⸺⸺

第一节 总 论

脑瘫的手法治疗是目前脑瘫康复中的主要方法。从 20 世纪 30 年代开始,大批学者对脑瘫的手法治疗进行了深入研究,多种手法流派逐步形成。这些手法治疗体系与我国传统医学中应用推拿、按摩有着较大的区别,它们各具特色,各有其适用范围,临床应用过程中可以相互补充。

Bobath 疗法是脑瘫治疗体系中较早形成的体系之一,经过 Bobath 博士夫妇 20 多年的努力,于 1965 年问世,并很快流传到世界各国。Bobath 疗法又称发育神经治疗法,是从神经生理学、神经生理发育学的观点认识和治疗脑瘫。Vojta 疗法是德国学者 Vojta 博士经过 10 余年的研究,于 1966 年创立的著名诱导疗法。Vojta 疗法不仅是治疗脑瘫的重要手法,Vojta 博士提出的早期诊断脑瘫的 Vojta 七种姿势反射和中枢性协调障碍的概念,当今仍然被广泛应用,对解决临床工作的实际问题,有着十分重要的指导意义。1970 年,匈牙利 Pote 教授经过近 40 年的研究,创立了引导式教育法,又称 Pote 法。该法主张全面系统的康复训练,为避免各种方法在各自训练中只强调局部而出现混乱,提出由引导者组织多个脑瘫儿童共同完成训练内容的集团方法。

日本一直致力于脑瘫的研究,在此之前未能形成有影响力的手法流派。Bobath 夫妇、Vojta 博士、Pote 教授曾先后多次到日本讲学。这些疗法在日本得到了较好的应用。1988 年,日本小儿整形外科医生、上田正博士创立了一种治疗小儿脑瘫的新手法——上田正法,对处于痉挛的颈、躯干、手足采取手法。上田正法与传统的方法相反,是顺着其屈曲、伸展的方向,应用一定力度加大屈曲及旋转的程度,并保持一定时间,以降低肌张力,达到治疗目的;适合于重度、极重度及年龄较大的痉挛型脑瘫儿童治疗,得到了一定程度的推广。

我国脑瘫康复比日本起步更晚,20 世纪 80 年代佳木斯医学院开始派出医生到日本学习。此后,这些治疗手法传入我国佳木斯医院,以李树春、卢庆春为代表的我国脑瘫康复前辈们经过举办脑瘫培训班、出版专著等方式,对上述治疗方法进行推广,现在这些疗法已在我国很多医院和康复机构得到了应用,是康复机构进行治疗的主要方法。国内任永平等应用 Bobath 疗法、Vojta 疗法等对 95 例脑瘫患儿进行治疗后评价发现,脑瘫患儿治疗前运动功能严重落后,其总分平均为(1.28±0.34)分 / 月,治疗后其运动功能显著改善,总分平均为 8 分 / 月左右,较治疗前增加 5~6 倍,较正常儿童的运动发育率亦增加 1 倍左右;李邦惠等对

74 例脑瘫患儿应用 Bobath 疗法、Vojta 疗法进行治疗 2 个月后,对治疗前后运动功能进行评价,差异有统计学意义,表明 Bobath 疗法和 Vojta 疗法治疗脑瘫疗效确切。这些手法的广泛应用使很多脑瘫患者得到有效的康复,改善了运动功能,减轻了残疾程度,开辟了我国脑瘫康复工作的新局面。

第二节　Bobath 疗法

一、概述

Bobath 疗法由英国学者 Berel Bobath、Karel Bobath 夫妇于 1965 年创立。Bobath 夫人是奥地利人,原是体操舞蹈老师,对人体的平衡运动进行了广泛的分析和研究,尤其是对肢体残障儿的平衡运动抱有极大的兴趣,对此进行了长期的潜心研究,在多年的实践中,积累了丰富的经验,以她自己的直接感受和体会,开创了这一有效的治疗方法,最初称为松弛法。Bobath 先生是捷克人,后移居英国,是著名的小儿神经学科博士。经过多年积极筹备,Bobath 夫妇于 1943 年在伦敦建立了首家 Bobath 疗育中心,正式开始了小儿脑瘫的治疗。训练绝大部分由 Bobath 夫人进行,Bobath 先生则从神经生理学方面进行深层次的理论研究。标志着 Bobath 疗法的正式形成是 1965 年他们对 Bobath 疗法的理论依据、治疗原则、训练方法、各种评价等系统论述。1975 年他们将这些内容以及多年的临床经验进一步系统地加以总结,出版了完整的小儿脑性瘫痪专著,形成了完整的 Bobath 体系。为了推广 Bobath 疗法,夫妇俩也多次到各国讲学,为世界各国培养了一大批脑性瘫痪康复治疗专家。世界各地也先后成立了多家 Bobath 疗育中心,使 Bobath 疗法在全世界得到广泛推广和运用。

我国 1986 年由佳木斯医学院最早引进 Bobath 疗法。他们应用 Bobath 疗法治疗脑瘫患儿 1000 余例,总有效率 83.8%。尤其是初治年龄小的单纯痉挛型患儿,只要坚持治疗,疗效显著。现 Bobath 疗法已在国内推广 20 余年,在国内多数脑瘫康复机构进行了推广应用。

核心内容:用恰当的刺激抑制异常姿势反射与运动模式,利用正常的自发性姿势反射、平衡反射诱发与促进正常的动作。主要方法有抑制性手法、促通性手法、感觉刺激法。

适应证:任何年龄、任何类型、任何程度、任何异常模式脑瘫患儿均可应用 Bobath 疗法进行训练。也可应用于语言功能、作业疗法,以及日常生活能力的训练。

二、Bobath 疗法的理论基础

Bobath 认为对于脑瘫患儿一定要按着小儿生长发育的规律进行综合观察,从儿童神经发育学的角度分析脑瘫。Bobath 提出运动发育的未成熟性和运动发育的异常性两个基本观点。脑在发育过程中受到损伤后,脑组织和外界之间建立了异常的感觉 - 运动传导路。由于运动异常,患儿体会不到正常运动的感受,相反却不断体会异常感觉 - 运动的传导。长期下去,这种异常姿势与异常运动就会固定下来,病情逐渐加重。因此 Bobath 认为要抓住有利时机,进行早期治疗和系统治疗,可以最大限度地抑制异常感觉 - 运动传导路的异常传导,最大限度地促通正常感觉 - 运动传导路的正常传导,阻断异常感觉 - 运动传导的恶性循环。

(一)姿势反射

姿势反射指小儿身体的位置在空间发生变化时所表现的姿势反应性。构成正常人姿势反射的基本因素有三点。

1. 正常的姿势紧张 姿势紧张是用来表示肌肉性状的,是叙述脑瘫肌肉性状的专有名词,由 Bobath 博士最先提出并应用的。姿势紧张要对重力保持恰当的高度,同时在运动中又需要保持一定的低度,才能保证弛缓的可动性。但在神经病学中我们仍然只用肌张力一词。

2. 相反神经支配 人的各种动作,都是在相反神经支配下,拮抗肌的抑制与主动肌的刺激互相协调完成的。而脑瘫患儿相反神经支配出现障碍,因此就出现了异常的姿势与运动。其中痉挛型脑瘫是相反神经支配过剩,而手足徐动型脑瘫则因为相反神经支配过少。

3. 协调运动 协调运动与神经系统的功能有着十分密切的关系。协调运动出现障碍时,姿势反射必然表现异常。人体的姿势反射虽然有很多种,但都是在中枢神经调节下的一种协调运动。脑瘫患儿因为协调运动障碍,紧张性姿势反射群的影响,立直反射与平衡反射有时难以出现,所以 Bobath 强调协调运动,必须促通立直反射与平衡反射的训练,才能取得良好的疗效。

(二) 抑制功能

正常人在大脑皮质的调节下,中枢神经具有抑制功能,抑制下级中枢的紧张性姿势反射,调节肌紧张,保持正常的运动功能。Bobath 称反射性抑制姿势为"伴有促通的抑制机制",它是把由于紧张性姿势反射固定下来的异常姿势,通过突触抑制,相反神经支配的刺激再从末梢给予,正常姿势运动的感觉刺激向中枢传入,在中枢形成新的抑制功能;同时促通正常姿势,以不断传入正常姿势的感觉刺激。

(三) 控制短路

Bobath 所谓"控制短路"就是关闭短路,开放向高级中枢的正常传导路,促通中枢神经对姿势运动的调节作用。脑瘫儿童由于脑损伤不能进行正常的神经传导,外界的刺激只能在损伤部位以下的低级中枢传导,这就是 Bobath 所谓的"短路"。短路循环就是因为"短路",所以得不到高级中枢的调节和抑制而被限制在一定的范围内固定下来,形成脑瘫特有的异常姿势和异常运动。Bobath 认为,脑瘫的治疗必须关闭(切断)这种异常运动的短路循环,激活开放正常运动的神经传导路,抑制异常姿势,促通正常姿势。

(四) 叩击机制

叩击法又称为叩打法,是 Bobath 疗法中的一种刺激手法。叩击法可增加特定肌群的肌张力,其作用机制主要有时间加强、空间加强等几个方面。

三、Bobath 疗法的基本手技

Bobath 疗法治疗的目标就是通过一定手技,抑制异常姿势,促通立直反射与平衡反射,形成人生最重要的自动反射,促通肌系统正常协调,使动作肌与拮抗肌保持协调,脑瘫患儿能逐步获取正常感觉运动的体验,获得翻身、爬行、独坐、站立等人生最基本的运动功能。

掌握 Bobath 疗法的关键:如何给予适当的刺激,使脑瘫患儿出现正常的反应模式和自发动作,出现立直反射和平衡反射,再现正常儿的发育。

Bobath 疗法治疗原则:①抑制异常运动姿势和异常的紧张性姿势反射;②促通正常的运动姿势特别是立直反射与平衡反射。常用的有抑制伸展姿势与抑制屈曲姿势两种手法,使痉挛减轻,不随意运动减少,恢复正常的肌张力和正常的运动。抑制与促通须同时进行,并采用关键点调节。

Bobath 疗法的基本治疗手法主要有以下几种：

(一) 反射性抑制手法

反射性抑制手法有两种：反射性抑制伸展姿势手法适宜于手足徐动型脑瘫与痉挛型脑瘫，头背屈、全身呈明显的伸展姿势，或者呈非对称性紧张性颈反射姿势，严重者呈角弓反张的患儿；反射性抑制屈曲姿势手法适宜于全身屈曲姿势的脑瘫患者，或者患儿头前屈、脊柱弯曲成拱背状，或受紧张性迷路反射(TLR)影响，臀高头低，脊柱伸展不充分的患者。

1. 反射性抑制伸展姿势手法　患儿取仰卧位，治疗师面对患儿跪坐在患儿足下方，首先屈曲呈紧张性颈反射姿势患儿后头侧下肢，然后再屈曲前头侧的下肢，使两下肌均呈屈曲姿势并固定于治疗师胸前；然后治疗师再双手握住患儿双手，使上肢内收、内旋固定于患儿胸前方；治疗师一手固定患儿上肢，一手托起患儿后头部，使患者坐在治疗师大腿上；治疗师再将患儿双下肢伸直，并渐渐增大患儿股角，同时治疗师的双腿可压在患儿伸直外展的双腿上，双手握住患儿拇指，让患儿上肢屈曲、伸展，向上、向下调节头部位置，保持头部正中位置。如患儿头背屈时，可让患儿呈仰卧位，治疗师屈曲患儿下肢置于腹部，然后双手固定患儿两侧臀部并轻轻上提，让患儿头颈部接触床面，治疗师轻轻地左、右、上、下做移动动作，调节头部成正中位。

2. 反射性抑制屈曲姿势手法　患儿取俯卧位，双上肢向前方伸展，使头与脊柱形成一条直线，然后治疗师移到患儿身体一侧(右侧为例)，将右手从患儿胸前伸到左上肢处，紧握住左上肢后轻轻拖起，左手放在患儿臀部上方，然后右手轻轻摇动，左手用力按压，让屈曲的躯干逐渐伸展。在患儿脊柱伸展充分后，治疗师移到患儿头上方，使患儿用肘关节支撑，抬前头部，这时可用一侧肘支撑，一侧上肢向上伸展，治疗师可轻轻上下抖动向上伸展的上肢，两侧交替进行，这种手法有利于脊柱伸展、头部调节和抗重力肌的发育。如果患儿不能抬头，可在用一手固定患儿上臂的同时，用中指支撑患儿下颌帮助其抬头，反复进行，让患儿体会到抬头的感觉。

(二) 促通手法

通过使患儿学习体会正常的姿势反射，引导出患儿最大潜能，形成功能活动的运动姿势，达到治疗目的。现以临床上最常用的从头部操作的颈立直反射介绍该促通手法。

患者呈仰卧位姿势，治疗师在患儿头部上方操作，左手固定患儿下颌部(以左手为例)，右手固定患儿的后头部(图 21-1A)，双手缓慢上提后头部、使背部抬高离开床面，下颌抵胸，使颈部周围肌群同时收缩并波及肩部及腹部，这时治疗师手中的头部有变轻的感觉后，继续上提头部，使头部向左侧回旋，当头部向左侧旋转时，肩部、上肢、躯干、髋关节、下肢都顺序向左旋转形成侧卧位(图 21-1B)。

从侧卧位，继续牵引头部向左侧旋转形成俯卧位(图 21-1C)。此时，治疗师两手位置不变，左右旋转头部，小儿用肘关节或手支撑，前胸离开床面，然后治疗师继续牵引头部，左右旋转并向前牵拉，诱导出一侧下肢屈曲向前方移动(图 21-1D)。这时患儿出现用双手支撑，继续左右旋转躯干，使骨盆从床面上抬起，形成四爬位(图 21-1E)。然后治疗师缓慢牵引头部向上，让体重向后移动，体位因为髋关节与躯干的抗重力伸展作用而逐渐变成膝立位。

患儿膝立位形成后，治疗师移动到患儿侧方，继续用手固定头部，让体重向一侧移动并旋转头部向治疗师侧，另一侧下肢向前伸出形成单膝立位，然后治疗师继续固定患儿头部，

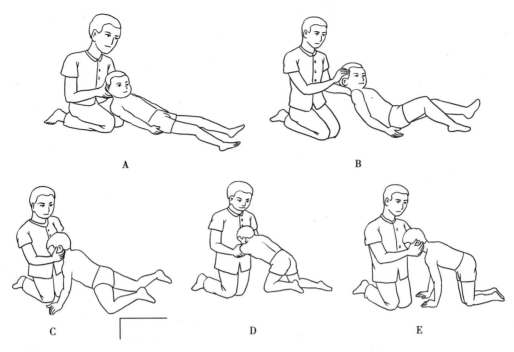

图 21-1 姿势反射的促通手法

位于患儿前方,用力诱导让体重移动到向前伸出的下肢的足底,并慢慢地支撑体重。治疗师仍用双手固定头部,向上牵引,患儿髋关节伸展,并向另一侧旋转头部,此时患儿站起用双侧足底支撑体重,立位姿势被诱导出。

(三)关键点调节技术

关键点调节是指治疗师在患者身上特定部位进行的调节,使患者痉挛减轻,促通正常姿势和运动的手法。Bobath 把这个特定的部位称为关键点,主要部位的关键点调节如下。

1. 头部 头部前屈,抑制全身伸展状态促通屈曲运动;头部背屈,抑制全身屈曲状态,促通伸展运动;头部回旋,抑制和破坏全身屈曲和伸展姿势,促通躯干回旋,四肌外展、外旋及内收、内旋姿势。如果痉挛明显,要避免直接在头部操作,改为在其他如肩、躯干等部位的关键点上操作。

2. 上肢与肩部 肩关节前屈,抑制头背屈及全身伸展姿势,促通全身屈曲姿势;肩关节后伸,抑制头前屈及全身屈曲姿势,促通全身伸展姿势。

3. 躯干部 躯干前屈,对全身伸展姿势起到抑制作用,对屈曲姿势及屈曲运动起促通的作用;躯干背伸,对全身屈曲姿势起到抑制作用,对伸展姿势及伸展运动起促通作用。

4. 下肢 屈曲下肢,促通髋关节外展、外旋,促通踝关节背屈;下肢伸展并外旋,可促通下肢外展与踝关节背屈;足趾背屈,可抑制下肢伸直痉挛,促通踝关节背屈与下肢外展、外旋,抑制髋关节与膝关节的伸展。

5. 骨盆 主要用于坐位与立位训练。骨盆后倾,坐位时使骨盆后倾,可引起上部躯干屈曲优势姿势及下肢伸展优势姿势,立位时可促通全身伸展姿势;骨盆前倾,坐位时可引起上部躯干伸展优势姿势及下肢屈曲姿势,立位时可使全身向前倾斜,促通全身屈曲姿势。

关键点调节技术的应用要根据患儿的肌紧张情况,可用一种或多种手法。轻度脑瘫,常用促通的方法;中度脑瘫,常用抑制与促通同时作用的方法;重度脑瘫,常用抑制的目的采用关键点调节。随着治疗的深入,可根据患儿情况,逐渐减少治疗师的被动操作,并逐渐发挥诱导出的患儿主动调节能力,让患儿在训练中更多地体会正常运动的感觉。

(四) 叩击法

叩击法是对固有感受器和浅表感受器加强刺激的手法。常用于不随意运动型和共济失调型脑瘫,以保持一定姿势。叩击法分以下4种:

1. 轻抹叩击法　治疗师伸开手指,沿着引出运动的方向,在局部肌肉对应的皮肤上,做快速的轻抹叩击,以刺激特定的肌群收缩,激活肌肉的协同姿势。这是一种在特定的肌群及对应皮肤上给予强烈刺激,使主动肌与拮抗肌发生协同作用,增强肌紧张的手法。

2. 压迫性叩击法　患者取坐位,两手在前方支撑,治疗师在患者后方,从肩部向下给予压迫性叩击,首先向下压迫,然后再松开、一压一松反复进行,使肩关节肌肉收缩、维持对称的姿势。适用于不随意运动型或共济失调型脑瘫,因其不随意运动、活动范围过大、稳定性差而不能维持一定姿势。压迫性叩击可在各种体位下进行。

3. 交替性叩击法　治疗师用手叩击患儿身体使其失去平衡,然后再用另一手叩击使之恢复平衡的状态。这是一种交替叩击脑瘫患儿身体以诱发立直反射、平衡反射出现的一种手法。

4. 抑制性叩击法　当局部肌紧张时,治疗师不直接触及该部位的肌肉,而是在小范围内激活拮抗肌的功能,这就是抑制性叩击法,常用于刺激固有感受器和浅表感受器。如肱二头肌痉挛致上肢屈曲,可叩击拮抗肌使肱三头肌收缩,出现肘关节伸展的效果。

叩击疗法在治疗初期,效果常不明显,这是因为刺激未达到阈值,不要停止,如果坚持下去就可以出现效果。同时注意根据患者的反应进行叩击强度的调整。如果叩击过强可能引起异常反应,过弱刺激则可能达不到治疗效果。治疗时如出现异常肌紧张,应立即停止叩击,找寻其原因。

四、Bobath 疗法的注意事项

1. 脑瘫患儿完成一个动作比正常儿童要困难很多,所以不要要求脑瘫患儿做过多的动作。完成动作时容易引起患儿异常姿势反射加重,要注意控制训练节奏,促使其自然完成。

2. 治疗过程中注意启发自主性运动,注意应用可以调动患儿积极性的语言方式。

3. 对原始运动模式不必抑制,只要促通正常姿势反射即可促使其消失。

4. 治疗过程中注意要根据患者对于训练的不同反应以及运动模式的变化等进行评价分析,不断调整和修改治疗方法。

5. 训练过程中要避免采用可能增加患侧肌张力或异常反应的运动和活动,不要利用联合反应诱发患者的随意运动;不要强化联带运动,应及时破坏刻板和全身性运动模式。

6. 在痉挛和异常运动模式出现时,主要应用抑制手法,同时也要交叉或配合易化训练,对痉挛的控制要与简单的随意运动相结合。对弛缓状态和维持姿势有困难的患者,则以易化手法为主。

7. 训练过程中,要让孩子真正体会到正常的运动感觉,治疗过程中孩子睡觉、哭、兴奋等都会使疗效受到很大的影响。治疗师在治疗前要与患者交流,使其尽可能明白训练目的;治疗师要对周围环境进行设计,保证患者能够全神贯注地接受治疗。

8. 每个患儿情况不同,肢体障碍不一样,不宜做出统一的治疗程序。

第三节 Vojta 疗法

一、概述

Vojta 疗法是 Vojta 博士 1966 年创立的。Vojta 博士 1919 年出生于捷克,是著名的小儿神经科医生,毕业于布拉格大学医学系,1968 年移居德国,就职于慕尼黑小儿疗育中心。Vojta 博士在德国疗育中心工作期间,对脑瘫康复工作产生极大兴趣。他发现对脑瘫患儿给予压迫刺激及一定的抵抗后,患儿肌张力会逐渐降低,如果连续给予抵抗时,各关节的肌张力还会进一步降低。他认为这种现象与脑干以上高级中枢有关,不只是脊髓水平的反应。他在给痉挛型脑瘫训练时发现,脑瘫患儿俯卧位时,踝关节背屈,小腿三头肌伸展,头部伸展;若使头部背屈,踝关节跖屈,又形成尖足。他认为这种现象肯定不是局部反应,而应该是一种全身的反射运动。所以在纠正尖足时,只要在头部给予抵抗、防止头背屈,在足部给予抵抗、防止足跖屈,尖足就可以被纠正。于是 Vojta 设想,如果在运动的关键部位,如头部、脊柱上给予抵抗刺激,就能诱发出脊髓水平的反射动作,刺激越强,反应越强,在关键部位加强刺激做等长收缩运动,肌张力会逐渐降低,就可使脑瘫的异常姿势得到纠正。Vojta 把肱骨内上髁、股骨内髁、头部等刺激部位互相组合,在一定的姿势下给予刺激,就会在四肢与躯干上反复地诱导出同样的运动,这种运动是一种复合运动,也是一种移动运动,这就是形成反射性移动运动概念的起源。1966 年,Vojta 出版了专著《小儿脑性运动障碍》,标志着 Vojta 运动发育治疗法系统理论的形成,简称 Vojta 疗法,又称 Vojta 诱导疗法。Vojta 疗法适用于早期以及超早期诊断患儿的训练。黑龙江省佳木斯医学院脑瘫疗育中心在我国最早开始了这项治疗,已经在全国的脑瘫康复机构推广,并且取得了良好疗效。

核心内容:应用反射性翻身与反射性俯爬的训练模式,抑制脑瘫患儿异常姿势,促进正常发育。

适应证:主要适合于 1 岁以内的儿童的治疗,一般不能超过 3 岁。同时,Vojta 七种姿势反射也是早期诊断脑瘫的重要检查手段。

二、Vojta 姿势反射与中枢性协调障碍

正常婴儿在新生儿时期已经形成对姿势变化反应的能力,这种能力称为姿势反应性。它是通过中枢神经协调作用来实现的。中枢神经如果被损伤,协调作用就会出现障碍,姿势反应性将会发生异常,即出现异常姿势和异常运动,形成脑瘫。中枢性协调作用对各种外界刺激产生正常反应具有关键作用,Vojta 博士提出中枢性协调障碍作为早期或超早期诊断脑瘫的新概念,目前已被多国专家学者认可和采用。中枢性协调障碍新概念的提出,对脑损伤性疾病的早期诊断和家长从心理接受早期干预,对减轻脑损伤儿童的残疾程度有着十分重要的意义。

Vojta 姿势反射是指 Vojta 用于早期诊断脑瘫与脑损伤性疾病的 7 种姿势反射。婴儿身体位置在空间发生变化时所采取的姿势反应性变化,即应答反应性和自发动作。这种反应性随着月龄的增长表现出一定的规律与特点,所以检查 Vojta 姿势反射,可以早期发现异常,

早期诊断脑瘫。Vojta 姿势反射,可准确反映神经系统的功能,检查方法简单。现简要概述 Vojta 七种姿势反射及其诱发方法(详见本书第四章第三节相关内容)。

1. 拉起反射　患儿呈仰卧位,头正中,检查者面对患儿,将两手拇指从小儿手掌尺侧伸入其手掌中,其余四指固定小儿腕部,注意不要触碰小儿手背。当检查者确定小儿发生手握持反射后紧紧地握住检查者的拇指时,将小儿用力从床上拉起,使患儿躯干与床面成 45°时,观察小儿头部与下肢的变化。

2. 立位悬垂反射　小儿呈俯卧位,检查者双手扶持小儿腋下,将小儿垂直提起,不要触碰小儿背部,仔细观察双下肢动作反应。

3. 俯卧位悬垂反射　小儿呈俯卧位,检查者用双手掌扶持小儿腋下并呈水平状提起,注意仔细观察头部、躯干和四肢的变化。

4. Collis 水平反射　小儿呈仰卧位或者侧卧位,手指伸开,检查者站在被检查孩子的身后或一侧,一手握住小儿一侧的上臂,另一手握住小儿同侧股根部,从检查台上向上水平提起,注意仔细观察对侧肢体的姿势变化。

5. 斜位悬垂反射　小儿呈俯卧位,检查者用双手托住小儿胸腹部垂直上提,然后迅速向一侧倾斜,注意仔细观察上侧上下肢、头部和躯干的变化。

6. Collis 垂直反射　小儿呈仰卧位,检查者位于小儿头上方,用手握住小儿一侧大腿,待肌紧张发生后,向上迅速提起,使小儿呈垂直倒立姿势,观察另一侧下肢的反应,然后再检查另一侧。

7. 倒位悬垂反射　小于 5 个月的小儿取仰卧位,大于 5 个月的小儿可取俯卧位,足底向着检查者,躯干与检查者垂直。检查者双手分别握住小儿的两股,迅速上提呈倒位悬垂状,观察小儿头、颈、躯干的伸展状态以及上肢与躯干的夹角。

经过多年调查研究,Vojta 将 7 种姿势反射调查数据,经过统计学处理得出 Vojta 七种姿势反射标准月龄,并绘制成 Vojta 七种姿势反射标准月龄姿势量表图(图 4-15)。

我国佳木斯地区孙世远等于 1980—1982 年对 1265 例正常新生儿做了调查,得出佳木斯地区正常婴儿 Vojta 姿势标准月龄量表图,其结果与 Vojta 量表一致。

Vojta 七种姿势反射也适用于正常小儿。检查 7 种姿势可以衡量小儿发育是否正常,更是早期发现高危儿异常的重要检查手段,对于新生儿行为评分 28 天小于 35 分的高危儿应该作为常规检查。

中枢性协调障碍的诊断与分度依据,主要根据 7 种 Vojta 姿势反射进行:①极轻度:1~3种反射异常;②轻度:4~5 种反射异常;③中度:6~7 种反射异常;④重度:7 种反射均出现异常并有肌张力改变。

三、Vojta 疗法的理论基础

Vojta 疗法的核心是利用诱发带的压迫和刺激,促进反射性翻身与反射性俯爬两个移动运动的完成与协调发展,通过移动运动反复规律地出现,促进正常反射通路和运动,抑制异常反射通路和运动,达到治疗目的。其运动功能恢复的神经学基础如下:

(一)脑的可塑性

脑的可塑性又称塑性,指脑的适应能力,可在结构与功能上修改自身,适应改变了的客观现实,使脑损伤有恢复的可能。年龄越小,脑的可塑性越大。它是脑损伤后运动功能恢复的解剖学基础,主要是指从一个神经细胞的胞体、树突及轴突长出树突芽或轴突芽,这些芽向空白区生长。神经细胞的出芽有两种,一个是再生性出芽,一个是侧支性出芽,以侧支性出芽为主,指从未受损伤的神经轴突上长出新的轴突芽,向病变部位轴突变性的空缺内生长,在中枢神经系统失去神经支配作用的部位出现侧支芽。当新的轴突芽长到原来失去神经支配的部位,重新建立起新的突触联系,恢复兴奋传递,发挥代偿作用。Vojta 疗法,通过诱导刺激,不断强化突触的传递功能,促进递质释放,增加突触电位,激活或建立新的突触联络,恢复正常的移动运动功能。

(二) 阴性体征和阳性体征

促进功能与抑制功能是中枢神经的两种功能。当脑受到损伤时,促进功能损伤被称为阴性体征,抑制功能损伤被称为阳性体征。脑瘫的症状是促进功能损伤即阴性体征消失与抑制功能损伤即阳性体征出现的疾病,所以治疗脑瘫的原则是:抑制异常运动和姿势,即抑制阳性体征的出现,同时促进正常运动功能的恢复,即促进阴性体征的恢复。抑制异常恢复正常运动功能是 Vojta 治疗脑瘫的主要原则。

(三) 层次性构造

神经系统构造的层次是按着脊髓、延髓、脑桥、中脑、间脑、皮质下、皮质顺序的,上位中枢统一控制下位中枢,高级的姿势与运动的形成有高级中枢参与调节。如果出现脑损伤,上位中枢发生器质性异常时,运动由下位中枢控制,上位中枢失去抑制作用,下位中枢出现释放现象,因而出现异常的姿势与运动。Vojta 疗法就是通过促进移动运动的促进手法促进正常运动功能形成,从而抑制异常姿势异常运动的出现,以达到治疗脑瘫的目的。

(四) 正反馈回路机制

神经系统的反馈调节种类很多,主要是反射活动的反馈调节。Vojta 诱导疗法正是利用反馈的调节作用治疗脑瘫。Vojta 利用患儿身体上的诱发带,不断地给予压迫性刺激,刺激引起的结果又作为第二刺激信号,经深部感觉传入中枢,经过反复刺激、反复强化,可使运动模式得到记忆和加强,进而通过反馈调节达到治疗目的。

(五) 加强移动运动

移动运动是指用双手或双膝支撑,进行翻身、俯爬或四肢爬进行移动的运动,是反复协调的运动功能。

1. 移动运动可使全身骨骼肌发生收缩,是各种运动的基础。Vojta 疗法,就是通过刺激诱发带,改变肌肉收缩方向。如仰卧位时,支点在肩部,肌肉收缩向着肩部呈向心方向。治疗时可使患儿俯卧位,用肘支撑,这时支点在肘部,肌肉收缩则向肘部呈离心方向变换,从而促进了移动运动的形成。

2. 采用 Vojta 疗法治疗脑瘫时,利用时间与空间积聚的原理,随着治疗时间的延长和多个诱发带的刺激,由于刺激时间与空间的加重,即可引起阈上兴奋出现相应反应,诱导出移动运动。

四、Vojta 治疗手法

Vojta 疗法包括反射性俯爬与反射性翻身两种移动运动。这两种移动运动是人类系统发生中最原始、最基本的全身移动形式。在治疗时为了激活这种功能,Vojta 利用一定的出发姿势,一定的诱发方法,在患儿身体上一定部位的诱发带上给予刺激,诱导出移动运动。

以下分别介绍这两种移动运动。

(一)反射性俯爬(R-K)

反射性俯爬(R-K),是在俯卧位姿势下,促进头部回旋、上抬、肘支撑、手支撑、膝支撑等功能,以及促进爬行移动的刺激手法。

1. 出发姿势　小儿呈俯卧位姿势,头颈躯干在一条直线上,颜面向一侧旋转30°,头略前屈,前额抵床、颈部伸展,肩胛部、髋部与床面平行。颜面侧上肢的肩关节外旋上举110°~135°,肘关节屈曲40°,手在肩的延长线上,手指半张开。后头侧上肢的肩关节内收内旋,位于躯干一侧。肘关节伸展,前臂内旋。手指呈自然半伸展状态。颜面侧下肢与后头侧下肢的髋关节外展、外旋30°,膝关节屈曲40°,踝关节取中间位,足跟在坐骨结节的延长线上(图21-2)。

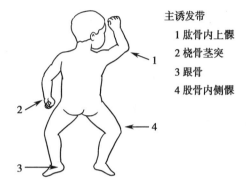

主诱发带
1 肱骨内上髁
2 桡骨茎突
3 跟骨
4 股骨内侧髁

图21-2　反射性俯爬出发姿势与诱发带

2. 诱发带　主诱发带分布在四肢远位端;辅助诱发带分布在躯干伸肌群部位。主、辅助诱发带部位见图21-2。

3. 反射性俯爬标准反应模式　在主诱发带与辅助诱发带上的压迫抵抗刺激,出现的反应是典型的爬行动作。由出发姿势开始,颜面侧的上肢,由于肩胛内收,肩关节向后移位,因而肩关节后伸并抬高。后头侧的上肢,因斜方肌上部、三角肌与前锯肌作用,肩胛在水平位出现上举,使后头侧上肢向前、小指伸展、拇指外展,形成向前的移动运动。后头侧下肢伸展,使头向另一侧旋转,颜面侧下肢屈髋、屈膝90°、骨盆抬高,下肢向前移动。这时颜面侧上肢向后,后头侧上肢向前,头向对侧旋转。颜面侧下肢屈曲,后头侧下肢伸展的移动运动反复规律出现,这就是反射性俯爬移动运动标准的反应模式(图21-3)。通过主诱发带与辅助诱发带的反复刺激,最终目的就是要诱导出这种反应,激活人类在种系发生中早就存在的移动潜能。

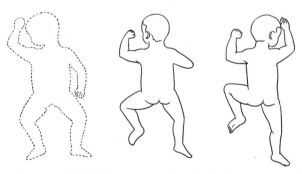

出发肢位 ➝ 中间肢位 ➝ 终了肢位

图21-3　反射性俯爬移动运动标准的反应模式

4. 反射性俯爬移动运动的其他类型　诱发反射性俯爬移动运动的方法很多,除了R-K之外,还有以下3种常用的方法。

(1) R-K$_1$法:该法要求2位训练师完成,出发姿势与R-K相同,但主诱发带选用颜面侧肱骨内上髁、后头侧跟骨,辅助诱发带选用肩胛骨下角或肩胛骨内侧缘下1/3处等3个以上的诱发带。

(2) R-K₂ 法:该法分 A、B 两种方法,R-K₂A 法适宜于上半身障碍症状严重的儿童,R-K₂B 法适宜于下半身障碍症状严重的儿童。

(3) R-K 变法:与 R-K 法的区别就是出发姿势的不同,故也称位置变法。

(二)反射性翻身(R-U)

1. **出发姿势** 患者呈仰卧位,头部正中或向一侧旋转 30°,颈部伸展、头部略前屈,颜面侧上肢伸展、后头侧上肢屈曲,或者两侧上肢呈自由伸展姿势。两侧下肢轻度外展、外旋、髋关节与膝关节呈轻度屈曲状态,头部、颈部、躯干成一条直线。

2. **诱发带** 主诱发带在颜面侧胸部、锁骨中线上,膈肌附着处附近,也就是从锁骨中线画一直线,与第 7、8 肋间(相当于剑突水平)画一横线的交点,约相当于在小儿乳头下两横指与乳头外侧一横指交点处。辅助诱发带在后头侧肩峰和下颌骨(图 21-4)。

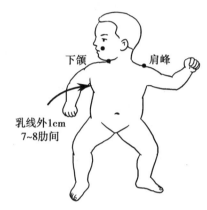

图 21-4 反射性翻身出发姿势与诱发带

3. **反射性翻身移动运动标准反应模式** 从出发姿势开始,治疗师一手将患者头部向右侧旋转 30°(以右侧为例),一手在右侧胸部主诱发带上向脊柱方向给予压迫刺激,使脊柱向左侧突出,由此使右肋弓部与左髂前上棘间的距离缩短,左肋弓部与右髂前上棘间的距离加大,使腹肌(左侧腹外斜肌、右侧腹内斜肌)收缩,骨盆向左侧旋转、双下肢屈曲、颜面侧骨盆抬高并向左侧旋转、左下肢伸展、右下肢屈曲。

右上肢伸展、肩关节水平内收、越过胸部翻向左侧、头部与躯干一起向左侧旋转成左侧卧位,完成翻身的移动运动(图 21-5)。

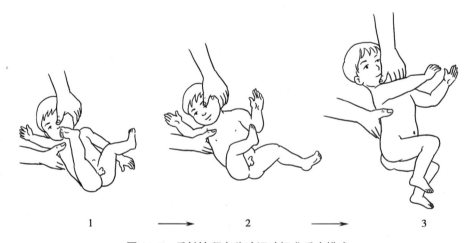

图 21-5 反射性翻身移动运动标准反应模式

4. 反射性翻身移动运动其他类型

(1) R-U₂:更容易促进腹肌、躯干的旋转分离动作。

(2) R-U₃:较 R-U₂ 更容易促进腹肌活动。

(3) R-U$_4$:较 R-U$_2$ 更容易诱发出下肢的交互动作。

五、Vojta 疗法的注意事项

1. 治疗前必须明确诊断,并做好功能评估。

2. 必须按小儿生长发育规律循序渐进地进行康复训练。

3. 脑瘫患者常常需要较长时间的治疗,所以可以开展家庭疗育,可鼓励或动员家长参与训练,学习 Vojta 疗法的基本内容。

4. 治疗人员在治疗训练前,要与患儿多接触,消除其恐惧心理,避免哭闹,有时可以配合玩具,使患儿能愉快地配合治疗。

5. 要在温暖的室内进行,光线充足,最好裸体进行。

6. 进食 1 小时后开始治疗,治疗前要处理好大小便。

7. 治疗后不可马上洗澡。

8. 治疗前后的情况要有书面记录,定期总结,找出不足,适当调整以取得最佳的治疗效果。

9. 原则上每日最好训练 4 次,每次一个部位 3~5 分钟。

10. 孩子出现其他疾病时应该先休息,暂停治疗。

第四节　Peto 疗法

一、概述

Peto 疗法,又称引导式教育法,是匈牙利 Andras Peto 教授于 1938 年创立。Peto 是一位具有显著多方面才能的学者。他出生于 1893 年,1911 年在 WEIN 大学医学部就读,毕业后担任内科医生,1921 年开始从事康复医学工作。第一次世界大战期间,战争造成大批伤员,为了解决伤员存在的后遗症问题,著名骨科专家 Robert Jones 开展了伤员的职业训练,这种训练就是现代康复医学的雏形,同时也带给了 Peto 启示。第二次世界大战期间,大批学者开展了康复医学研究,Peto 也在酝酿新的康复方法,他再次从一些残障人士与疾病的斗争中得到启示,也就是说残障人士通过学习可以改善功能。通过适当的引导和主动学习过程,可以促进受损的神经系统形成新神经连接代偿其功能,这就是 Peto 疗法的含义所在,即"引导"和"教育"。引导式教育的作用不是直接改变某种障碍,而是通过运用认知和知觉能力,主动学习和完成整合的、协调的日常生活所需要的活动。为了证实自己的观点,Peto 在布达佩斯建立了 Peto 疗法运动障碍研究中心和引导员培训学院,研究中心处理各种运动功能障碍,如脑瘫、脊柱裂、成人卒中、脑外伤等。1938 年,Peto 带领 4 名同事正式开展了引导式教育,这也标志着 Peto 疗法正式形成。由于效果良好,很快受到关注,也激起了国际社会对其理论和方法的广泛兴趣,很多国家和地区如英国、美国、澳大利亚和中国香港等都先后开展了引导式教育,设立了很多引导式教育训练机构。

1967 年 Peto 逝世,他的学生进一步发展和壮大了 Peto 疗法。20 世纪 80 年代,Peto 疗法在全球迅猛发展,匈牙利政府为了进一步扩大 Peto 疗法的国际影响,1988 年专门组建了 Peto 财团,建立了国际 Peto 研究所和国际引导式教育协会。国内张清华等在 Vojta 疗法、上田正法等基础上应用 Peto 疗法对 24 例脑瘫患儿治疗 3 个月后评价,运动功能明显改善,与对照组比较差异有统计学意义。康复机构对 Peto 疗法已进行了广泛推广。

核心内容:强调以主动训练为主,以娱乐性、节律性意向激发患儿的兴趣和参与意识,促进患儿全方位的发展,并强调家长参与学习和训练,是一种融康复与教育为一体的教育体系,属于神经心理学的方法。

适应证:适合于各种年龄的脑瘫,但以 3 岁以上的手足徐动型脑瘫患儿效果最佳。

二、Peto 疗法的理论基础

(一) 脑的可塑性

Peto 认为,脑虽然被损伤,但仍具有潜能,这就是脑的可塑性。在治疗过程中,应尽可能地发挥和利用脑的可塑性。以此为理论基础,一些具有创造性价值的方法不仅能够发挥儿童的人格,而且还能促进他们获得适应环境的能力。

"以儿童学习和获得教育为中心,通过教育方式给予功能障碍儿适当指导和引导,进而达到康复目的。"引导式教育体系认为,功能障碍儿童和正常儿童一样,都是通过同样方法学习功能。但因其学习过程受阻,适当指导和引导也就成为这一过程中必不可少的重要组成部分。在实际训练过程中,引导式教育体系往往把神经生理学和神经心理学紧密地结合起来,并应用教育学原理,由引导员将欲达到的目的以课题形式传达给功能障碍儿,使其通过传入神经系统传达到脑,并在头脑中形成意图化,使其知道自己将要做什么,然后经传出神经系统传达到执行命令器官,最终完成课题,以达到他们的目标,并获得生活能力。

(二) 学习理论与应用

一般来说,为了立足于社会和高质量的生活,学习是人一生所必须经历的过程。对功能障碍儿来说,首先应当赋予他们学习的意义,只有有意义的学习才能带来积极的转变,并能在他们的一生中不断产生积极作用;其次,必须以学习的动机为引发条件,才能产生效果,而学习的效果又可以进一步引发学习动机,形成一种良性循环关系;再次,要用多种方法来巩固学习后所得到的成果,最主要的方法是通过在实践中应用已经学习到的知识来巩固。

在学习过程中,学习的整体性和连贯性不可忽视。一方面,人的一生要学习的知识来自各个方面,而每一类知识本身既是一个整体,又不可与其他知识孤立,因而学习也具有严格的整体性和不可分割性。在对功能障碍儿的教育过程中,不是单纯追求改善不正常的神经性功能问题,而是使其在体能、语言和智能活动等多方面达到同步发展。另一方面,帮助功能障碍儿建立新的动作模式还需要不断巩固,只是间歇地在治疗室进行半小时的治疗收效甚微。因而,每一个治疗人员都要有整体的认识,要把学习的目标融合到全天程序中,对患儿的要求也应该是全天一致的,讲究应用学习的连贯性。换句话说就是,学习并非局限于特定的时间、环境或情况,而是参加的每一项工作和所处的每一个地方都能为患儿提供学习的机会。

此外,儿童都具有极强的感官能力,任何气味、声音、质感、颜色及味道都会引起其兴奋。他们还有特定的敏感时期,对某种事物或知识会特别容易吸收或学习。功能障碍儿童可能会有这种感觉能力的降低,但也可能是成人没有给他提供适度的刺激机会。因此,在学习教育的过程中,应利用环境刺激激起儿童完成某一动作的兴趣和动机。同时,主动地尝试、主动地用自己的语言或内在语言控制活动,患儿才能学习如何控制自己所用的力,并能更主动地去做,这一点也尤其重要。

(三) 节律性意向在 Peto 疗法中的意义

Peto 疗法是一种促进学习的方法,运动障碍人士运用语言和节奏,帮助他们计划、组织和完成运动。意向是指在运动开始前,必须在意识上有一个想要达到的目标,并用语言表达出来,在精神上为进行运动做好准备,然后运用有节奏的数数、重复词语或歌曲,帮助协调和控制运动。

1. 节律性意向的概念　在引导式教育体系中使用的节律性调节动作的方法就是节律性意向。节律就是动作的节拍,意向是实施某种动作的意图,实际就是要达到某一个目标,我们可以通过某种方法来帮助脑瘫儿童发展动作的节拍感,儿童同时通过运用自己的语言诱发并调节自己的动作和活动,这就是节律性意向在引导式教育中的技巧与策略。

2. 节律性意向的意义

(1) 树立自强、自立、自信的精神:由于应用意向性节律的方法是将课题直接传达给每一个功能障碍患儿,使他们能感觉到"自我"的存在,并且能够树立自强、自立、自信的精神。

(2) 知道将要做的事情:使孩子对自己的活动具有一定的目标,同时在这种有节奏的氛围中,可以帮助他们排除干扰,专心致志地学习。

(3) 有意识地准备:帮助脑瘫患儿在自己的大脑中有意识地准备一个学习活动,并且教育孩子学会将自己的意向表达出来。

(4) 调节行为速度:节律性意向可以调节行为速度,经过一段时间后,语言就会和行为意向性结合,有助于形成内在语言模式和无声意向性,最终形成近似无意识地、可以像具有正常功能的儿童那样去活动。

(5) 提高孩子的注意力:具有意向性的、有节律的活动方式,可以使儿童的注意力集中于活动之中,并且可以帮助他们产生对活动中运动的记忆能力。

(6) 将节律性意向变成孩子自己的工具:在开始实施课题应用节律性意向时,孩子会随着引导员的指导和小组的节律进行活动,随着不断地重复同一活动,孩子会逐渐将这种节律性意向当成自己的工具,并可以借助它以自己的方式进行活动,最终脱离引导员的管理,自己进行活动。

(7) 培养孩子的音乐感与节奏感:节律性意向使用节拍可使孩子产生节奏感,在充满节奏韵律氛围的环境中学习,可以增加儿童的音乐感。

(8) 节律不同产生的作用不同:意向性节律有帮助脑瘫患儿调整和控制肌肉的作用,从而可以提高运动功能。如生动的、快速的节律具有使弛缓肌肉增加紧张性的作用,而缓慢的节律则可以抑制肌肉紧张性,从而使痉挛的肌肉弛缓。所以对不同类型的脑瘫患儿要选择不同的节律,如失调型应选择较快的节律,而痉挛型则选择缓慢的节律。

(9) 调节学习气氛,建立孩子信心:意向性节律可以营造一种活泼、向上、轻松、愉快的学习气氛,有助于功能障碍患儿建立自信心,树立积极的态度,从而能积极、主动地选择自己的活动方式,完成课题和面对生活。

(10) 训练组织思维模式:使用语言编排动作和顺序,每个任务按步骤完成,反复进行,最终培养孩子可以自己解决问题。

三、Peto 疗法的实施

1. 分组　在 Peto 疗法时,每个孩子按年龄、疾病种类及功能障碍的程度划分小组,以便孩子们的活动均以小组形式进行,脑瘫患儿常常远离正常的儿童,而单个孩子学习会给孩子增加压力,克服困难的精神差,在小组中这些孩子们有在家的感觉,既觉得安全,又熟悉每个孩子和引导员,大家互相帮助,一起学习和活动。每一个小组实际是一个社会团体,每个人在引导者指挥下各自发挥独自特点,学习各种运动功能、提高语言能力,甚至改善智力等。

2. 环境与家具　脑瘫 Peto 疗法需要一些家具的辅助。这些家具可以帮助孩子进行抓握放松、坐直、站立、步行,学习刷牙、洗脸、吃饭、穿衣等。一般常用的家具有长条床、梯背椅、脑瘫凳。所以在活动和课程的安排中,如何合理地摆放和移动,可以帮助孩子们更有效地完成一系列活动。

3. 引导者　引导员既是一个教育者,也是协调者。他指挥着本组整体,创建合适的条件,与每个孩子建立密切的联系。引导员必须了解每个孩子完成动作的能力,观察他的进展,及时修改方案,并确保习作是有目标的。引导员应该通过正规训练才能获得从业资格。

4. 节律性意向　节律性意向是 Peto 疗法采用的一种诱发技巧之一,是通过叙述语言来诱发动作的,所以必须根据孩子的能力编写。它可以协助受损的脑部再发展,增强儿童对声音的感觉,使活动成为孩子主动的努力,帮助调和整个小组及统筹小组的活动。

5. 日常计划项目　引导员根据各组特点设计日常训练课程,包括床上、坐位、步行及语言训练等;日常生活活动课题,如洗漱、就寝、就餐、穿脱衣服、排便、洗浴等;手的精细动作课题,如辨色,分左、右手,拼图、书写绘画练习等;应人能力的训练,如外出购物模拟训练、组织外出郊游、宿营活动等。如果是学龄儿童还需要有文化教育与文体活动的课题。上述训练课目可以安排在不同时间内,可有日计划、周计划与月计划。

Peto 疗法必须结合知识、语言、运动及有良好学习环境进行互相学习,并透过心理思想活动帮助神经系统的发展,相对地神经系统的活动亦能影响心理思想。如在平衡训练时采用引导式教育,把平衡当作游戏,内容如:

(1) 我双手抓住梯背架,抓住、抓住。

(2) 我把双腿伸直,伸直、伸直。

(3) 我把双脚分开平放板上,1、2。

(4) 我抬头双眼向前看,1、2。

(5) 我腰伸得直直,1、2。

(6) 我把重心向左移,1、2、3、4、5。

(7) 我左腿伸直、伸直、伸直。

(8) 我右腿屈曲、屈曲、屈曲。

(9) 我把重心向右移,1、2、3、4、5。

(10) 我右腿伸直、伸直、伸直。

以上例子"抓住、伸直、抬起"每个都是反复动作,这些动作增强患儿对感觉的输入及空间、方向感的控制。而"1、2"则是在治疗时使患儿间接把知识吸纳于自己的思想中。

患儿通过节律性意向活动使对人体形象、空间、时间、目标的认识,还可以训练患儿的专注力、思考力、方位辨认,表达及理解能力。因此,在儿童康复训练中 Peto 疗法是起着重要的作用。

四、Peto 疗法的注意事项

1. 要遵循儿童生长发育的规律,结合每个孩子的功能残疾程度,有重点地进行治疗和教育。所有治疗措施都要以孩子的迫切需要为依据,首先解决孩子的行走和日常生活能力问题。

2. 以娱乐性、节律性意向激发脑瘫患儿的兴趣和参与意识,最大限度地引导调动患儿自主运动的潜力,激发孩子的学习动力,并注意有目的地解决他们所面临的实际困难。鼓励和引导孩子主动思考,逐步培养他们有成功的欲望或需求;利用环境设施、学习实践机会和小组动力诱发学习动机。

3. 训练要从简单的动作开始,难度较大的动作在进行训练时要分解成若干个小的动作。待小的动作熟练后再串联起来进行训练,这样做可以增强孩子的信心,使其较容易获得成就感。进行教育训练后,注意与日常生活流程进行结合,使患儿在丰富多彩的生活环境中,轻松愉快地完成各项习作程序,让其生活的每一个时刻都有学习的机会,以提高和巩固康复效果。

4. Peto 疗法实施工程中的每个小组成员都必须要有爱心和高度的责任感,必须要了解和关爱每个孩子的问题和需求。小组成员之间要注意合作,发挥团队精神,用自己的行动身教言传,在潜移默化中引导小组患儿培养互相帮助、互相鼓励的团队精神。

5. Peto 疗法实施工程中的每个小组成员都必须要有全面康复的观点,对脑瘫患儿的语言、智力、情绪、性格、人际关系、意志、日常生活技能、体能和文化课学习等结合起来进行全面的教育和训练,让孩子们积极参与社会,各个方面得到全面的发展,这些发展有助于他们战胜自己的行动障碍。

第五节　上田正法

一、概述

上田正法,是日本爱知县身心障碍儿童疗育中心第二青岛学园园长、小儿整形外科医生上田正博士于 20 世纪 80 年代创立的治疗脑瘫的一种新疗法。在长期临床实践中,上田正对 Bobath 疗法、Vojta 疗法提出了质疑,对抑制异常姿势反射、诱发正常的翻正反应和平衡反应的治疗方法提出了不同看法:①脑瘫的挛缩或过紧张的发生机制,至今虽有不同解释,而实际尚不清楚;②用四肢近位的关键点来控制异常模式效果并不理想,效果只限于治疗师训练时,对日常生活场面波及不到;③对于是异常的反射性姿势模式导致挛缩,还是由于过紧张而产生了异常姿势模式,他认为挛缩、过紧张是"元凶",如足外翻也是因挛缩而产生。因此,他认为解除四肢、躯干的过紧张,异常姿势便会"云消雾散"。所以,上田正结合自己的临床实践创立了一种新的治疗脑瘫的疗法,这就是上田正法,1988 年 7 月首次在仙台的第 13 回日本运动疗法学会上发表,同年日本北海道的高桥武院长到我国佳木斯传授该疗法。自此,上田正法在我国开始推广应用。

佳木斯医学院吴军等于 1991 年从日本学习引进上田正法,对 168 例脑瘫患儿进行了康复治疗后评价发现:患儿运动发育指数明显进步,关节活动度增加,姿势异常减轻,总有效率为79.76%,其中痉挛型疗效明显优于手足徐动型和混合型。治疗前后诱发电位的各项测定结果也表明,上田正法不但可以缓解肌痉挛,促进正常运动发育,而且可以促进脊髓、皮质下及皮质的神经发育和功能恢复。武汉大学人民医院凌伟等认为综合康复治疗加用上田正法治疗脑瘫疗效较好。但范艳萍等对30例脑瘫患儿比较中医康复法与上田正法治疗痉挛型双瘫患儿肌张力、扩大踝关节被动关节活动度的临床疗效后认为:中医康复法降低肌张力、扩大踝关节被动关节活动度的效果优于上田正法。

核心内容:抑制异常相反神经兴奋与抑制,抑制异常回路,调节相反神经兴奋与抑制。手法为顺着肢体屈曲、伸展的方向,用一定力度加大屈曲或伸展的程度,并固定数分钟,以达到降低肌张力、缓解痉挛的目的。

适应证:3岁以上重度痉挛型脑瘫儿童,也可用于成人痉挛型瘫痪的治疗。

二、上田正法的理论基础

上田正法又称相反性神经兴奋抑制法,它的基本原理是根据 Myklebus 相反神经兴奋与抑制的网络学说,认为正常人姿势、反射运动活动的完成,是依赖于正常完整的相反神经兴奋与抑制网络的作用,即神经兴奋主动肌收缩的同时,由于相反抑制抵抗肌受到抑制而弛缓,正常的运动功能以此而调节。当各种原因所致脑损伤时,脊髓的相反神经兴奋抑制网络不能正常发挥调节作用,表现为相反神经支配障碍。如果主动肌收缩的同时拮抗肌也收缩,说明对抵抗肌抑制不足,即出现肌张力增高,表现为痉挛型脑瘫。如主动肌收缩的同时拮抗肌弛缓,说明对拮抗肌抑制过度,则出现不随意运动增多,表现为不随意运动型脑瘫。健全的相反神经支配是保证正常姿势与运动的基础,上田正认为脑瘫就是由于相反神经支配障碍,存在异常兴奋回路所致。上田正法就是利用该原理,应用抑制异常相反神经兴奋与抑制的手法,抑制异常回路,调节相反神经兴奋与抑制,从而达到降低肌张力、缓解痉挛的目的。所以上田正法用于治疗痉挛型脑瘫疗效优于不随意运动型脑瘫。

也有人认为,异常姿势是由于手、足部位的过度紧张形成的。如果去掉手足的过度紧张,异常姿势自然会消除,而出现小儿自然的运动发育姿势。上田正法的原理就是从去掉手、足和躯体的过度紧张为目的的手法。

三、上田正法的基本手法

上田正认为脑瘫患儿存在着主动肌和拮抗肌同时过度收缩的异常相反性兴奋回路。因此在临床康复训练中,为了降低肌张力,缓解肢体痉挛,上田正应用了9种抑制异常回路的手技,其中颈部法、肩-骨盆法、肩胛带法、上肢法、下肢法为基本手法,颈部第2法、骨盆带法、下肢第2法,上、下肢对角线法为辅助手法。

1. 颈部法 患儿取仰卧位姿势,颜面朝向易回旋的方向。颈部回旋到最大位置为止,并保持3分钟。实施右颈部法时,治疗师坐在患儿头部后方,左单膝立位。以右手掌置患儿右肩背面并抬举,接着患儿一侧头部、颊、颌都贴在治疗师左手上。治疗师在以手掌抬举右肩的同时,以左手将颜面向右做最大限度回旋,并保持原样3分钟(图21-6)。

2. 肩-骨盆法 患儿取仰卧位姿势,治疗由两人配合操作,以便小儿的躯干能够最大限度地回旋。首先治疗师左单膝立坐在患儿头后方。左手放在患儿左肩关节部固定,右手托

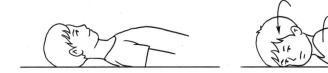

图 21-6　颈部法

在患儿右肩的背部,向一侧扭转躯干上部。另一治疗师跨过患儿下肢,取右单膝立的坐位。把小儿骨盆轻轻地向逆时针方向回旋,保持 3 分钟。一般要向两个方向进行治疗,共需要 6 分钟(图 21-7)。

3. 肩胛带法　患儿取俯卧位姿势,在患儿肩部和胸下部垫适量棉垫。治疗师的左拇指和小儿指直角相对,示指回绕手背,用中指、环指、小指夹住患儿前臂的末端部,使其前臂做最大内收动作。患儿肘屈曲呈 50°~70° 角,手掌置于腰部。肩关节轻度外展。治疗师右手拇指贴在小儿前臂腕骨内侧、第 2~4 指面向小儿腕关节方向来保持肘与前臂部。治疗师的肘渐移向床和躯干方向,而使肩关节到最大的内旋位。肩关节充分内旋,则肩胛骨的内侧缘会浮出体表面(图 21-8)。

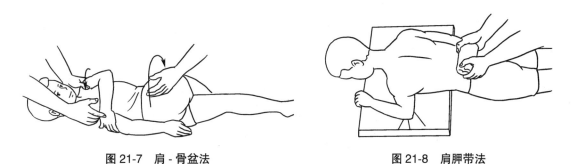

图 21-7　肩 - 骨盆法　　　　　　　　　　图 21-8　肩胛带法

4. 上肢法　上肢法的一个治疗过程由三部分构成:①屈曲相:患儿取仰卧位。该相的肢位为肩关节中间位,肘关节屈曲位,前臂内收位,腕关节掌屈位,手指屈曲位,拇指内收位。保持时间为 3 分钟。②屈曲相和伸展相的交换运动 15~20 次。③与屈曲相类似,使上肢保持屈曲位 3 分钟(图 21-9)。

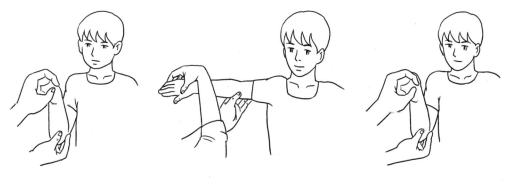

图 21-9　上肢法

299

5. 下肢法　下肢法的一个治疗过程也由三部分构成:①伸展相:患儿取仰卧位,先轻屈曲髋关节和膝关节。治疗师右手拇指和示指间托住患儿足跟。即右拇指贴在外踝中央部,右示指放在内踝中央部,治疗师的左手用拇指与示指从侧面来保持足前部,用中指和无名指按住拇指的末端。然后治疗师用双手将患儿的左跟骨向患儿左膝关节方向抬举,拇指深度屈曲。保持3分钟。②屈曲相:此肢位为髋关节屈曲位、膝关节屈曲位,足关节内翻、背屈位,拇指伸展位。伸展相和屈曲相交互运动15~20次。③最后使患儿踝关节屈曲,再保持伸展相的动作3分钟(图21-10)。

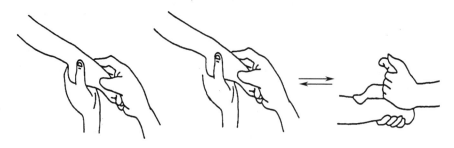

图 21-10　下肢法

6. 颈部第2法　患儿取俯卧位姿势,治疗师用右手按托患儿下颌,将颌向上方抬起逐渐使颈椎过伸展。患儿取颈椎最大限度的伸展位,保持约3分钟。

7. 骨盆带法　患儿取仰卧位姿势。治疗师在骨盆的右侧方,右单膝立坐位。患儿髋关节最大限度的内旋位,并保持3分钟。

8. 下肢第2法　下肢第2法和下肢法一样由三阶段组成。首先使右下肢保持下肢法伸展相,左下肢屈曲相肢位3分钟。然后右下肢的屈曲相,左下肢的伸展相保持3分钟。最后一侧单腿伸展相时一定要另外一侧足呈屈曲相,两足同时交互运动20次。

9. 上、下肢对角线法　该手法就是上述的上肢法加上、下肢法。该法应用于上肢和下肢可同时治疗的场合,患儿的右手和左足,或左手和右足同时治疗。

四、上田正法的注意事项

1. 尽量坚持每天治疗,确保疗效巩固。
2. 上田正法主要是改善患儿的肌痉挛状态,选择治疗手法时要注意结合患儿的症状和体征。
3. 各种治疗手法的效果有相辅相成的作用,可同时选用多种。
4. 上田正法手法简单,易于掌握,可开展家庭疗育。
5. 上田正法与其他方法结合起来应用,取长补短,可提高治疗效果。

第六节　Rood 疗法

一、概述

Rood 疗法由美国 Margaret S.Rood 于 1940 年提出。Rood 具有物理治疗师、作业治疗师双重资格。她的著作虽少,但因为她具有极强的理解力和洞察力,在国际上享有盛誉。她在临床教学中不断推广自己的学说,很多著名的治疗师受到了她的影响。Rood疗法在神经生理学疗法的领域中占有重要的位置。

核心思想:通过确切的感觉刺激诱发出特定的运动反应,按照发育的顺序对感觉感受器施以适当的感觉刺激,通过大脑皮质诱发出运动反应,再遵循神经生理学原则,就可以建立适当的运动记忆。

适应证:任何存在控制障碍的患者。

二、Rood疗法的理论基础

在原始反射的基础上形成人的各种基本运动模式。生长发育过程中,外界的刺激不断被人体接受,反复修正原始反射,通过大脑皮质获得高级控制,从而运动的记忆被产生。Rood认为,对感觉感受器按照发育的顺序施以适当的感觉刺激,通过大脑皮质诱发出运动反应,并遵循以下神经生理学原则,适当的运动记忆就可以被建立。

1. 肌张力的正常化 脑瘫患儿都存在肌张力异常,因此调整肌张力是改善脑瘫运动障碍的前提。形成正确的运动反应的基础是正确的感觉输入。所以,肌张力的正常化和诱发预期的肌肉反应可以通过输入适当的特定感觉刺激实现。为诱发运动反应,Rood将发育的运动模式作为一种运动感觉来输入,作为治疗的第一方案。

2. 反复强化肌肉反应 运动所产生的感觉可以帮助患者学习运动。治疗师可以根据患者存在的问题设计训练活动,这些活动要充分考虑到如何提供相同运动的重复机会。

3. 易化运动功能要与目的性活动相结合 主动肌、拮抗肌及协同肌根据目的或计划产生的运动组合是反射性的程序。Rood运用目的性活动来诱发某种运动模式。皮质并不控制某一块肌肉,如当皮质发出某一指令时,所有与这一指令有关的皮质下中枢引起有关肌群的易化或抑制,使其在一个协调的方式下完成这一目标动作。此时患者的注意力不是集中在运动本身,而是在目标或目的上。因此,某种复杂的运动模式是目的性动作在受到皮质功能的调节与整合的同时皮质下中枢作用的结果。要想获得协调性运动,必须促进皮质下中枢的发育。

4. 治疗方案与功能发育水平相适应 发育水平是运动控制的基础,如果随意运动的控制能力没有达到某一水平时,那么感觉运动发育就不能继续向下一个阶段发展。Rood将运动控制的发育顺序分为活动性控制、稳定性控制、在稳定的基础上活动以及难度较高的技能活动四个水平。所以,治疗必须从脑瘫患者的实际发育水平开始,按照发育的顺序向运动控制的高级水平进行。

三、Rood疗法的基本手法

Rood疗法可以用于任何存在控制障碍的患者,也是脑瘫儿童的治疗手法之一。常用的刺激技巧如下。

1. 经皮易化法 经皮易化是对位于皮肤的外感受器进行刺激而产生的反应。一般皮肤感受器的结构可以促进保护性的屈曲反应,使之产生警戒状态和四肢的快速运动。刺激技术对神经系统疾病所致的痉挛具有理想的疗效。擦刷技巧分快速擦刷和慢刷两种。前者用一小型电动刷子,一头装有成束的软毛,电刷转动时软毛张开,刺激肌肉表面的皮肤或毛发,刺激量为每次持续 3~5 秒,间隔 30 秒,该法兴奋了高阈的 C 感觉纤维,促进 γ 运动神经元。效应在刺激后 30~40 分钟出现高峰,所以在其他刺激手法以前使用。这种方法成功的关键是对被易化肌肉的同髓节水平的皮肤感觉区进行快刷手法。后者也称轻刷手法,常用驼毛刷子、棉棒或手指进行,刺激的频度为每秒 1 次,每组反复 10 次,每组间隔 30 秒,每次治疗 3~5 组,该法可以使交互神经支配发挥作用而出现屈曲反应。

2. 叩打法　用指尖对肌腹或肌腱进行轻轻地叩打,可以易化这些被叩打的肌群,用于患者随意肌收缩开始之前和完成收缩的过程中,可使骨骼肌的紧张度改变。轻叩可以使局部肌肉松弛,适合于肌张力增高患儿;重叩可以使局部肌肉收缩,适合于肌张力降低患儿。

3. 缓慢轻擦法　患儿俯卧位,治疗师用指尖于患儿脊柱两侧缓慢施压,促使神经末梢和自主神经系统的副交感神经兴奋。治疗师两手交替,手法从后头部开始,然后到尾骨连续交替进行,即一只手从头部开始施以手法,另一只手到达脊柱底部,缓慢进行 3 分钟。

第七节　脑性瘫痪其他康复治疗手法

一、山本疗法

山本疗法是日本学者山本浩博士在近 20 年的工作经验总结各种理学疗法精髓的基础上而创立的。他主张小儿脑瘫应该从 0 岁就开始治疗,原因是可以防止继发性障碍,包括关节挛缩和精神障碍,更主要是可以在各种异常运动模式形成之前,学会正常运动模式,进而达到治疗目的。它包括呼吸调整、仰卧位抬头、翻身、四肢爬等 14 种治疗手技。根据不同年龄,可以选择不同的治疗手技组合,每天治疗 1~3 遍。

二、本体感觉神经肌肉促通技术(PNF)

Kabat 是美国神经生理学家,于 20 世纪 40 年代创立该疗法。他把与功能有关的运动组合起来,以最大阻力和牵张技术通过近端较强肌力力量的扩散作用促进远端较弱的肌肉力量。其特点是神经肌肉再训练方法,用于对中枢性运动障碍、肌无力、骨关节疾病和软组织损伤等的治疗。以刺激本体感觉器为主,同时配合其他感觉刺激,从而使动作易于完成,其理论基础是充分运用神经肌肉生理功能特点,在动作前或同时,尽量使更多的感受器同时兴奋,并作用于运动中枢从而加强肌肉表达,获得稳定性后指导患者缓慢回到初始位。

三、Brunnstrom 技术

Aigne Brunnstrom 是瑞典物理治疗师,他创立的 Brunnstrom 技术的基本点是在脑损伤后恢复过程的任何时期均可利用运动模式诱发运动反应,以便让患者可以观察到瘫痪的肢体仍然可以运动,刺激患者有主动参加康复和治疗的欲望;强调在整个康复过程中逐渐向正常、复杂的运动模式发展,从而达到中枢神经系统的再次组合;主张在恢复早期,利用这些异常的模式帮助患者控制肢体的共同运动,从而达到最终能进行独立运动的目的。

四、Phelps 法

Phelps 是美国骨科医生,该方法是他从运动学和整形外科观点出发创造的一种适用于较大脑瘫儿童的康复治疗方法。包括 15 种治疗手技：按摩、被动运动、协助运动、附带条件运动、抵抗运动、主动运动、自主运动、复合运动、休息、松弛、舒张、平衡、交替运动、伸手取物、精巧性锻炼等。根据脑瘫患儿疾病情况互相配合使用。此疗法已逐渐在世界各国进行较广泛的临床应用。

五、Tempie-Fay 法

Tempie-Fay 是美国神经外科博士。Tempie-Fay 法是他利用原始反射运动模式设计的一种治疗方法，可以使被动运动逐渐转变为主动运动，以解除脑瘫患儿的肢体痉挛。

（袁海斌）

参考文献

1. 卢庆春.脑性瘫痪的现代诊断与治疗［M］.北京：华夏出版社，2000.

2. 唐久来.小儿脑瘫引导式教育疗法［M］.北京：人民卫生出版社，2007.

3. 林庆.小儿脑性瘫痪［M］.北京：北京医科大学出版社，2000.

4. 高根德，藤佳林.康复疗法学［M］.上海：上海科学技术出版社，2008.

5. 务学正.脑瘫儿的疗育［M］.郑州：郑州大学出版社，2004.

6. 纪树荣.运动疗法技术学［M］.北京：华夏出版社，2004.

7. 陈秀洁，李晓捷.小儿脑性瘫痪的神经发育学治疗法［M］.郑州：河南科学技术出版社，2006.

8. 于兑生.运动疗法与作业疗法［M］.北京：华夏出版社，2002.

9. Knox V，Evans AL.Evaluation of the functional effects of a course of Bobath therapy in children with cerebral palsy：a preliminary study［J］.Developmental Medicine & Child Neurology，2002，44（7）：447-460.

10. Kim SJ，Kwak EE，Park ES，et al.Differential effects of rhythmic auditory stimulation and neurodevelopmental treatment/Bobath on gait patterns in adults with cerebral palsy：a randomized controlled trial［J］.Clinical Rehabilitation，2012，26（10）：904-914.

11. 张清华，郑达，刘素芹，等.Peto 法对脑性瘫痪患儿运动功能恢复的疗效［J］.中国组织工程研究，2004，8（15）：2902-2903.

12. 李树春.小儿脑性瘫痪［M］.郑州：河南科学技术出版社，2000.

13. 李邦惠，任永平，蔡方成.运动疗法对痉挛性脑性瘫痪患儿运动功能发育的影响［J］.中国组织工程研究，2004，8（18）：3582-3583.

14. 吴军，李珂静.脑性瘫痪新理学疗法——上田法的临床应用研究［J］.中华实用儿科临床杂志，1995（3）：137-138.

15. 凌伟，余翠华，姚宝珍，等.上田法治疗痉挛型小儿脑性瘫痪［J］.骨科，2004，28（3）：155-156.

16. 范艳萍，许洪伟，赵发文，等.中医康复法与上田法治疗痉挛型双瘫脑瘫患儿疗效的对比研究［J］.中国康复理论与实践，2008，14（6）：562-563.

第二十二章

脑性瘫痪的社区康复

第一节 社区康复的基本概念和作用

一、社区康复的定义

社区康复是指以社区为基地开展残疾人康复工作。它是一种康复方式和制度,与过去一向实行的"医院康复"完全不同。

1981年,世界卫生组织康复专家委员会对社区康复所下的定义是:"在社区的层次上采取的康复措施,这些措施是利用和依靠社区的人力资源而进行的,包括依靠有残损、残疾、残障的人员本身,以及他们的家庭和社会。"1994年世界卫生组织、联合国教科文组织、国际劳工组织联合发表的《关于残疾人社区康复的联合意见书》对社区康复做了新的定义:"社区康复是社区发展计划中的一项康复策略,其目的是使所有残疾人享有康复服务、实现机会均等、充分参与的目标。社区康复的实施要依靠残疾人、残疾人亲友、残疾人所在的社区以及卫生、教育、劳动就业、社会保障等相关部门的共同努力。"

根据国际上对社区康复的定义,目前,我国对社区康复的定义是:社区康复是社区建设的重要组成部分,是指在政府领导下,相关部门密切配合,社会力量广泛支持,残疾人及其亲友积极参与,采取社会化方式,使广大残疾人得到全面康复服务,以实现机会均等,充分参与社会生活的目标。

二、社区康复的特点

(一)管理方式

社区康复是社区经济和社会发展事业的一个组成部分,因此,由社区负责计划、组织和领导,全社区参与、给予支持,主要依靠社区资源(人力、物力、财力)开展社区残疾人的康复服务。

(二)服务策略

按照全面康复的方针,为社区残疾人提供医疗、教育、职业、社会等方面的康复服务。在为残疾人进行身心的功能训练,帮助上学和就业,促进残疾人回归社会,融入社会的同时,也是充分利用专业的康复中心、康复医院、康复机构和省、市、县的残疾人康复服务指导中心(部、站)的帮助,尽量使社区的残疾人得到全面康复。

（三）服务方法

依靠社区康复原有的卫生保健、社会保障、社会服务网络，协力开展康复服务。运用专业康复机构指导的康复技术；训练方法简单易行；训练器材就地取材，因地制宜；训练场地就近方便；训练对象为家庭邻里；训练时间可持续性。

（四）服务对象

残疾人、慢性病人、老年人等需要康复服务的人群都是社区康复的对象。

三、社区康复的作用

康复是帮助病、伤、残者恢复或补偿功能，提高他们的生活质量，促进其参与社会生活和活动能力的重要途径。社区康复是康复的主要方式之一。

（一）调查社区康复资源和社区人群的康复需求

为开展社区服务而进行的调查，是社区康复服务整体工作中的重点工作之一。它为社区康复服务的人群、分布、需求内容提供准确的依据，是保证社区康复服务的科学、有效发展的先决条件。

（二）开展康复训练和服务

1. 进行功能评估，制订康复计划　社区康复人员在训练前需认真对康复对象进行体格、功能、学习与自理能力、社会活动能力等方面的评估，而后根据评估情况，制订康复计划。

2. 选择适宜的康复项目，有针对性地进行训练。

3. 选用及制作康复训练器材　根据所选的康复项目和康复对象的社区与家庭情况，配置相应的康复器材，如平行杠、沙袋、滚筒、训练垫等。

4. 指导康复训练　社区基层康复训练员根据康复计划，指导和帮助康复对象进行自易至难、自简至繁、自少至多的循序渐进的康复训练，并定期进行功能的评估。

5. 提供残疾人用品用具的信息和供应、维护服务有条件的社区，可针对康复对象的需要，制作有效的自助具、矫形器。对无条件的社区，康复工作者则需及时提供有关产品和供应的信息。

6. 进行康复知识的普及与心理支持服务　在社区举办康复知识讲座，开展咨询活动，发放科普读物，传授训练方法。鼓励与宣传残疾人及其家属树立信息，共同面对残疾，积极进行康复。

第二节　脑性瘫痪社区康复的主要内容

一、康复目标

脑瘫儿童的社区康复目标：使患儿的功能和能力得到最大程度的改善和提高，尽可能实现生活自理或部分自理，为接受学校教育及步入社会做准备。因此，在为患儿设计康复的长、短期目标时，应从患儿的障碍程度、现存能力、自身需要、发展潜力、家庭条件和亲属期望以及所处的社区环境等方面综合考虑。通过长期持续的康复训练，促进患儿运动和感觉功能的发育，扩大关节活动范围，增强肌力，改善平衡和运动协调能力或重新建立适当的运动方式，提高身体正中位运动的能力，预防继发性固定畸形，改善和发展认知能力，培养健全人格,尽早融入社会生活。

二、功能评估

由于脑瘫是以运动障碍为主的综合征,因此,对脑瘫儿童运动障碍的评估是制订康复计划和实施康复手段的基础。

通过评估可以较好地了解脑瘫儿童现存的障碍程度、功能缺陷与发展的潜能;定期的评估可以具体掌握脑瘫儿童障碍与功能改善情况,并对进一步康复训练提出指导性建议。通过评估了解脑瘫患儿在康复训练中是如何根据自身的残疾进行适应性调整的。

1. 功能评估　在康复机构对脑瘫儿童可进行粗大运动功能(GMFM)、手功能(MACS)、智力(Gesell)、语言(S-S 法)、心理(CDCC)等方面的评估。在社区中,依照目前全国社区脑瘫儿童康复训练统一采用的评估标准,对脑瘫儿童训练评估的重点是运动能力与日常生活的能力。其具体的内容与操作方法如表 22-1 所示。

表 22-1　脑瘫儿童康复训练的评估

评估项目	评估内容
翻身	指患儿在仰卧、侧卧、俯卧时,于各种体位之间进行任一项的转换
坐位	指患儿在长坐位,双下肢伸展,双手支撑或不支撑保持独立坐位 3~5 分钟
爬行	患儿以双手、双膝同时着地支撑身体后,四肢交替移动 3m
站立	指患儿能以双足全脚掌着地站立 1 分钟
移动	指患儿在适当高度的床、轮椅、椅子、便器之间,以任何方式进行的任一项转移移动
步行	指 1 岁半以上患儿连续独自步行 6 步以上而未出现跌倒
上下楼梯	登梯能力的评估指患儿可双脚交替或不交替连续上或下 15cm 高度的台阶 6 级
进食动作	患儿可以将手中或合适器具中的食物送入口中的过程
更衣动作	指患儿拿起衣或裤,以其自己适应的姿势穿或脱的过程
洗漱	可以完成洗脸、刷牙、梳头动作之中的任意一项(不包括准备动作)
如厕	指患儿可以完成便器的使用或便后清洁之中的任何一项
交流	指患儿用表情、言语、体态或其他方法对言语、手势、文字、图示等任何一种方式的理解和表达
社会交流	指参与社会的过程,如能完成在幼儿园、学校及与其他孩子一起游戏之中的任何一项

2. 评估标准　见表 22-2。

表 22-2　康复训练评估标准

标准	意义	评分
独立完成	指不需要任何人的帮助,但可以借助生活自助具、假肢、矫形器等辅助器具独立完成训练项目的动作、活动和要求	2
需他人部分帮助	指在完成训练项目的过程中,受测对象可以完成部分动作,当他人帮助时即可完成全部动作	1
完全依赖他人帮助	全部由他人帮助完成训练项目的动作、活动和要求	0

3. 效果判定　对脑瘫儿童康复训练要进行定期的评估。疗效的结果判定是指末次评估与初次评估分值之差,标准如下:①显效:分值差≥8分;②有效:分值差在1~7分;③无效:分值差为0。

三、康复训练计划

康复训练计划应由医疗、康复机构或社区、基层康复站的康复指导人员组织康复员、脑瘫儿童亲属、志愿工作者等根据对患儿进行初次康复评估结果,结合社区和家庭条件,共同制订。

康复训练计划应完整,训练计划内容应包括针对康复训练对象主要功能障碍和困难所确定的训练项目、训练场所、采取的训练方法以及康复目标等。康复训练计划实施后,应由训练人员及时记录训练情况,定期评估训练效果,发现问题,并对训练计划进行必要的修改、调整。

由于脑瘫儿童年龄、类型、障碍程度各不相同,所以,没有任何一套特定的训练计划能够解决所有患儿的问题。因此,康复训练计划应在评估脑瘫儿童现存障碍的程度、功能缺陷与可开发潜能的基础上,根据脑瘫儿童所处的年龄阶段和各型脑瘫训练的原则及特点制订。

1. 根据年龄阶段制订训练计划

(1) 乳幼儿的训练:对出生后6个月至3岁小儿的干预训练。在保证营养与生长发育、预防感染的基础上,抑制原始反射与异常的姿势,诱发后天的保护性反应与运动能力。能够改善功能,提高运动发育水平。学会站、行,姿势矫正,发语发音等。

(2) 学龄前儿童的训练计划:对3~6岁小儿的功能训练,可借助辅助器具,学会与日常生活活动相关的运动;防止继发的挛缩畸形,可采取必要的外科手术治疗;提高语言交往能力,为入学做准备。

(3) 年长儿的训练计划:为了提高生活自理和社会适应能力而进行的社会适应期训练。

2. 根据脑瘫儿童运动障碍的类型制订训练计划

(1) 痉挛型:放松痉挛、僵硬的肌肉;尽量避免引起痉挛体位的运动;预防固定挛缩畸形的发生;减低痉挛;扩大关节活动范围;增加躯干、四肢的分离运动;提高平衡和运动能力。

(2) 手足徐动型:实施压迫、负重、抵抗等方法,减少运动中的不自主动作;增强头颈、躯干、四肢在运动中的对称性控制;在训练中给予适当感觉刺激,提高平衡能力。

(3) 共济失调型:对肌肉进行一定程度的叩打、拍击,提高肌张力和收缩力;持续姿势控制训练;反复进行感觉的教育及距离测定能力的训练,提高平衡能力。即改善跪位、站立位和行走时的辨距能力;提高站立行走的稳定性;控制不稳定的抖动,尤其是双手。

四、康复训练的原则

1. 早期发现、早期康复　由于小儿大脑在不断成熟和分化,有较大的可塑性,早期发现、早期康复可以使受损的大脑功能得到充分的代偿,促进中枢神经系统的正常发育,改善异常姿势,预防继发性关节、肌腱挛缩畸形的发生。

2. 家长参与训练　脑瘫是由于脑损伤所致的终生存在的运动功能障碍,所以持之以恒的康复训练,可取得较好的康复效果。社区康复的基本点是建立在家庭与社区。婴幼儿早期的康复治疗,需要在满足小儿本身生长发育的良好条件下,家长及早掌握康复训练及护理方面的知识与方法,将训练和日常生活活动有机地联系在一起。年长的脑瘫儿康复训练仍需家长的监督指导。

3. 注意营养,增强机体抵抗力,预防感染 保持健康是康复训练的基础。

4. 抑制异常的姿势与运动模式 进行正常运动发育的易化训练是脑瘫康复的重要的方法之一。

5. 扩大关节活动范围的训练 预防关节挛缩、骨骼变形,提高其移动能力,尤其对痉挛型脑瘫儿尤为重要。

6. 寓治疗于游戏中 用游戏的方式引导患儿的主动运动,以达到要求其做的动作,如抬头、翻身、爬等。

7. 生活动作训练 是脑瘫儿童最基本的生存训练,从进食、清洁、穿脱衣、大小便以及语言交往诸方面逐渐达到自理。

8. 根据小儿的具体情况,可以使用矫形器协助改善功能,预防畸形的发生,亦可以外科手术矫正挛缩畸形、减轻痉挛、固定关节等。两者均需配合训练。

五、康复训练方法

(一) 头部的控制训练

抬头和头部控制是正常儿童运动发育过程中最先需要掌握的技能之一。只有在头部控制良好的基础上,才能发展出其他运动。

1. 仰卧位训练方法

(1) 痉挛型:康复训练员可将两手放在小儿头部两侧,用前臂向下压小儿肩膀的同时,把头部向上抬,使头部抬起呈前倾位(图 22-1A)。

(2) 手足徐动型:康复训练员将小儿上肢伸直往内旋并稍向下压,将小儿慢慢自仰卧位拉至坐位,可促使小儿头部向前保持抬高(图 22-1B)。

(3) 弛缓型:康复训练员用手抓住小儿肩膀,同时以大拇指顶在其胸前,将肩膀向前拉,使肩关节呈内收状,抬起肩膀的同时将其头抬起(图 22-1C)。

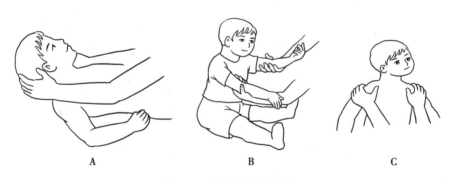

A B C

图 22-1 仰卧位训练方法

2. 俯卧位训练方法 通过使用色彩鲜艳且能发出声音的玩具来吸引小儿主动抬头或使用手指用力自头至上胸部按压脊柱两侧肌肉,以刺激小儿抬头。也可以在其前胸下垫毯子等柔软物品,以头高足低的形式,帮助小儿抬头;或使小儿俯卧在大人身上,以面对面的游戏来诱发训练其头部控制(图 22-2)。

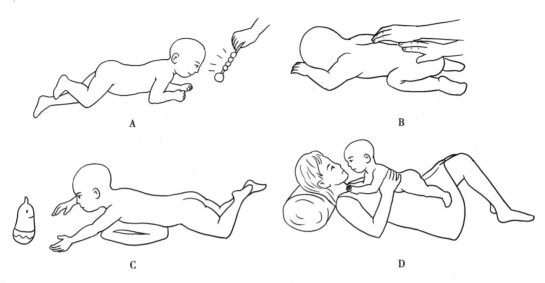

图 22-2　俯卧位训练方法

(二) 翻身训练

这是在小儿获得较好的头部控制后应立即开始的训练。

1. 主动诱发训练　小儿在俯卧位时,用带声响的玩具在其前面吸引他的注意,然后将玩具移至侧方,鼓励向侧方伸手取玩具。再将玩具逐渐抬高,吸引其转身至侧卧直至俯卧。反之,可以诱发自仰卧至俯卧翻身(图 22-3)。

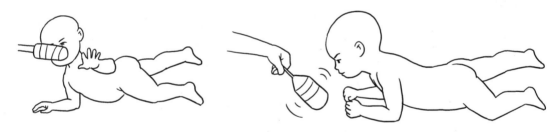

图 22-3　主动诱发翻身训练

2. 被动诱发训练

(1) 反射性翻身:将仰卧位的小儿头转向一侧,用手紧紧固定其下颌,另一手在颜面转向侧胸部第 7~8 肋间与锁骨中线乳头的交点上,向脊柱的方向,在胸部给予压迫刺激,以诱发翻身反射(图 22-4A)。

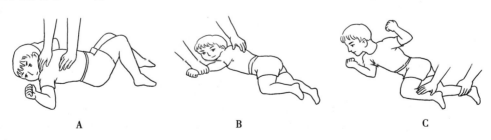

图 22-4　被动诱发翻身训练

(2) 利用上肢进行翻身:康复训练员用手握住小儿一侧手腕,使该侧上肢自伸肘、外展位向对侧内收、内旋方向运动,直至运动到身体对侧。利用上肢的运动过程,促使小儿头和身体及下肢自然反转到对侧(图 22-4B)。

(3) 利用下肢进行翻身:康复训练员用双手分别握住小儿两踝关节,先使一侧的下肢伸直外展,而将另一侧下肢屈曲内收,并且内旋到对侧,以带动骨盆与躯干旋转到对侧(图 22-4C)。

3. 坐位训练 在获得较好的头部控制能力与躯干和骨盆控制能力的基础上进行双上肢的支撑与保护性伸展反应的训练是坐位训练的基础。

(1) 上肢保护性伸展反应的诱发训练:将小儿俯卧或仰卧于球或滚筒上,慢速、大幅度地前后左右滚动球或滚筒,促使小儿头上抬,向下方支持地面(图 22-5)。

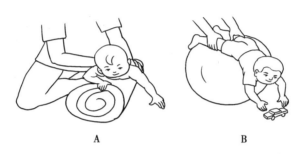

A   B

图 22-5 上肢保护性伸展诱发训练

(2) 长坐位姿势训练

痉挛型:康复训练员可从小儿身后将其两腿分开,用手按压小儿的膝关节,保持其膝关节伸直,同时鼓励小儿躯干自前倾位逐渐伸直,以纠正由于骨盆后倾造成的圆背(图 22-6A)。

手足徐动型:康复训练员可先将小儿的两脚并拢弯曲,再用手抓住其肩膀向前内方旋转,促使其肩关节内收后,双上肢置于身体两侧支撑自己坐稳,增强其在坐姿时的稳定性和上肢及头部对称性姿势的保持(图 22-6B)。

弛缓型:康复训练员可以抱住小儿,用双手固定骨盆,并用大拇指放在脊柱两侧予以压力,促进头和身体的伸直(图 22-6C)。

坐位的平衡能力训练:当小儿学会坐稳后,可以经常向两侧或前后摇晃小儿,使其学会在动态中保持平衡,也可在球上进行坐位平衡训练(图 22-6D)。

4. 爬行训练 爬行是儿童早期移动的方式,是今后行走的基础动作之一。爬行可锻炼四肢的本体感觉协调能力和躯干与四肢的控制能力。

(1) 手膝位支撑训练:在被动活动降低下肢肌张力后,可以让小儿双手和双膝同时四点着地进行垂直于地面的负重训练。康复训练员可在两肩部或臀部向斜内侧施加适当的压力,以提高四肢的抗重力伸展能力(图 22-7A)。

如果患儿四点支撑能力差,还可以辅助其抬高臀部和躯干(图 22-7B)。

(2) 手膝位重心移动训练:在手膝位姿势控制较好的情况下,可令其抬起一侧上肢变为三肢支撑。双上肢交替训练,然后同样分别交替抬起下肢。在三点支撑平衡训练后,再进行两点支撑训练,即同时抬起一侧上肢与对侧下肢,交替练习(图 22-8)。

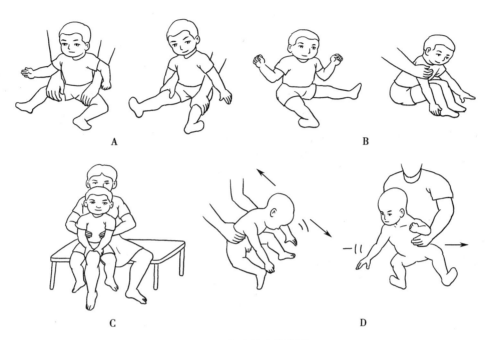

图 22-6　长坐位姿势训练

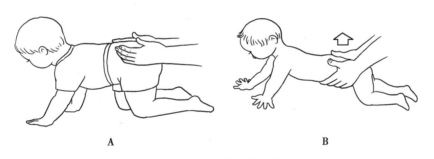

图 22-7　手膝位支撑训练

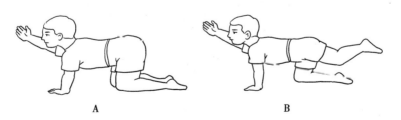

图 22-8　手膝位重心移动训练

（3）爬行：在掌握了上述动作的基础上，康复训练员可在小儿身后令其向前伸出一侧上肢支撑后，辅助小儿将对侧小腿向前送，使小儿较顺利地完成四肢模式爬行的体验（图22-9）。

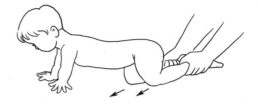

图22-9　爬行

5. 站立训练　站立训练，需要小儿双下肢有一定的控制和支撑能力，同时骨盆和躯干的控制也是获取稳定的站立姿势的必备条件。

（1）跪立位训练：患儿双膝跪立，康复训练员将双手置于小儿骨盆两侧，分别向对侧给予一定的推动力量，在破坏小儿已有平衡的同时，鼓励其尽量保持好跪立姿势，从而诱发出小儿双膝跪立位的平衡能力（图22-10A）。

单膝跪立的姿势是在上述动作的基础上，下肢支撑能力与骨盆控制能力的进一步提高。当小儿在双膝跪立时，康复训练员命令小儿将重心逐渐转移到一侧膝关节上，然后嘱其将另一侧下肢抬起，全足着地支撑，即髋、膝关节呈90°。如小儿无法主动抬起该侧下肢，康复训练员可辅助其做出动作（图22-10B）。

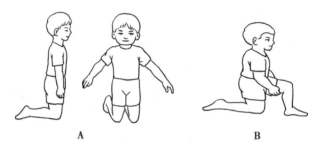

图22-10　跪立位训练

（2）从椅坐位到站立：小儿椅坐位双足全足掌着地，令小儿躯干前倾重心前移后，训练员需在背后辅助其在站起的过程中保持下肢的轻度外展与外旋，站起过程中可辅助膝关节的伸展；也可在前方牵小儿手逐渐引导站起动作（图22-11）。

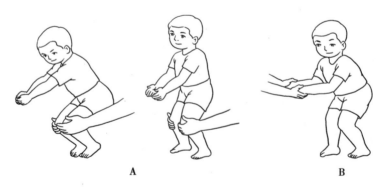

图22-11　从椅坐位到站立

（3）单下肢支撑到站立：小儿呈单膝跪立位，牵其上肢使躯干重心前倾，当重心移至置于身体前的下肢上，再逐渐向上牵引小儿至站起（图22-12）。

312

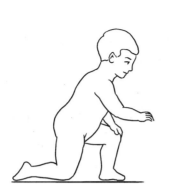
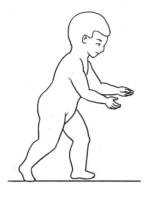

图 22-12 单下肢支撑到站立

(4) 立位平衡的训练:立位平衡训练最基础的是重心移动。在双下肢支撑静止站立姿势较好的情况下,康复训练员可以分别从前、后、侧方向小儿对侧方向施加一定的压力,另一手则在对侧做保护防止摔倒。可以发现当小儿重心充分转移时,其一侧下肢可完全释放出来,仅用另一下肢负重。

6. 行走训练 可让小儿在简易平行杠中练习行走,控制骨盆处或使用学步车等(图 22-13)。

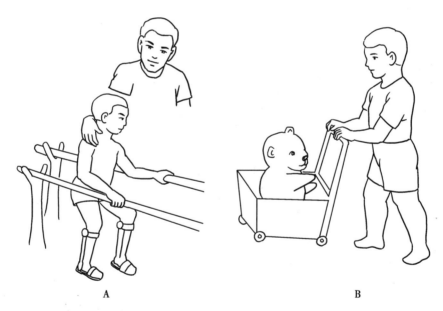

A   B

图 22-13 行走训练

第三节 脑性瘫痪的预防和早期发现

一、脑瘫的早期发现

任何原因所致的脑瘫都无法自然痊愈,必须早期发现并经过长期的康复治疗,才有可能将障碍减少到最低程度,太晚治疗效果不佳。因此,要早期发现,最好在脑发育最旺盛的时期(0~3岁)抓紧康复治疗,否则异常的运动模式,不但会因肢体肌肉、肌腱的挛缩,骨关节的畸形,进一步加重运动障碍,还会给小儿及其家庭带来沉重的心理负担,减少了其回归家庭、学校,参与社会的机会。

1. 引起脑瘫常见的高危因素

(1) 母亲妊娠期:宫内感染(如风疹病毒、单纯疱疹病毒和巨细胞病毒引起呼吸道、消化道的感染,养宠物引起的弓形虫感染等);遭受放射线照射;一氧化碳中毒;胎儿染色体异常或遗传代谢性疾病,使母亲出现先兆流产;妊娠中毒症;多胎妊娠;糖尿病等慢性疾病;重症贫血以及胎儿先天发育畸形、宫内发育迟缓;外伤,胎盘老化。

(2) 母亲分娩期:宫缩无力至难产、臀位产、巨大儿、胎盘早剥、前置胎盘;新生儿脐带绕颈/下垂、新生儿窒息、低体重儿、早产儿、产钳助产至头部产伤、小儿呼吸心肺异常等。

(3) 新生儿期:各种感染(吸入性肺炎、脐炎、败血症、脑膜炎),颅内出血(产伤、维生素 K 缺乏等),惊厥,胆红素脑病,外伤,呼吸系统发育异常(肺不张、肺透明膜病、肺水肿)等。

2. 早期发现异常儿的表现 脑瘫的早期表现,一般指患儿在出生后至 9 个月前所出现的异常表现。

(1) 新生儿期或 3 个月以内婴儿易惊,啼哭不止,入睡困难或睡后易醒;吸吮无力,使喂养困难;吞咽咀嚼困难,婴儿期只能进食流质饮食;进食有呛咳。由于营养,睡眠障碍使得小儿体重增长缓慢。

(2) 感觉过敏:听到噪声或体位改变时,可见双上肢张开,下肢伸展、躯干后伸并伴有哭闹。

(3) 照料困难:变换体位或做卫生护理时,小儿突然四肢和躯干变得紧张僵硬,难以进行穿衣、洗澡等活动。在仰卧时,下肢的主动交替屈伸活动少,牵双手即可将小儿自卧位牵至站立位。

(4) 运动发育落后:3 个月俯卧时,不能用双肘支撑抬头;4~5 个月身体软,竖头不稳,且不能使身体保持在某一体位;手握拳,不会伸手抓握玩具;不会翻身或像滚筒样翻动;扶腋窝站立时无双腿站立表示或仅以双足尖着地,或站立时脚踝不稳;6~8 个月仍不会独自坐;10 个月以后仍无爬行意识与动作,不会扶站。

(5) 异常与不自主运动的出现:仰卧时头喜偏向一侧,上肢/下肢不对称;喜"W"形坐,如坐在床上,可见双膝无法伸直,圆背;下肢交叉尖足站立;兔跳样爬行、腹部着地双腿拖行;手拇指位于掌心,其他四指握拳状;上肢易后背;1 岁后出现不能控制的肢体和面部怪异表情。

(6) 其他异常:对物品无追视、对声音无反应、癫痫发作等。对具有脑瘫高危因素、同时有异常的发育表现的小儿,需及早进行神经运动发育的监测,及时进行相应的辅助检查,以便实施早期诊断与干预。

二、脑瘫的预防

脑瘫是继脊髓灰质炎控制后常见的造成儿童肢体残疾的原因之一。早期发现以采取早期康复措施是减少不良预后、提高患儿生命质量重要的二级预防措施。这不仅可以使患儿得到及时诊治,减轻其障碍程度,也能减轻社会和家庭的负担。

1. 一级预防 脑瘫的一级预防是指预防可造成脑损伤的高危因素的发生,如做好孕产妇孕期保健的监测工作。预防先天性遗传性疾病,防止近亲婚配,做好优生优育的宣传和营养管理等工作。

2. 二级预防　加强对脑损伤高危因素的危害和早期症状的宣教。对有脑损伤高危因素的新生儿进行严密监测,争取做到早发现,早干预、治疗,防止残疾的发生。

3. 三级预防　当脑瘫的残疾症状明显出现,要积极采取各种手段和措施进行康复治疗,挖掘功能潜力,减轻残疾的程度,减少残疾障碍,并积极提供教育和职业康复的机会,减少残疾障碍给个人、家庭和社会造成的不利影响。

第四节　脑性瘫痪的社会康复

一、社会康复的概念

社会康复是针对以残疾人为主的特殊人群开展服务的社会工作;是指从社会的角度,采取各种有效的措施为病伤残者创造一种适合其生存、创造、发展、实现自身价值的环境,并使残疾人享受与健全人同等的权利,达到全面参与社会生活的目的。

社会康复主要指康复机构和社区中的社会工作的一种方法。

二、社会康复的意义

社会康复的工作内容主要是通过各种康复机构和社区康复、家庭康复工作来体现,康复机构中开展的是个案和小组工作,社区中的社会康复工作也主要由社会工作者承担。

社会康复的措施,有些是针对病伤残者个人的,如帮助解决各种各样的社会问题,帮助他们回归社会、重新参与社会生活;有些是社会整体性的,如法律、政策保护、无障碍环境、良好的人际关系等。因此,社会康复的实现,一方面依靠病伤残者自己不懈的努力,另一方面则需依靠社会对其提供尽可能的帮助。

三、脑瘫社会康复的内容

针对脑瘫儿童实施全面康复的方法和回归家庭与学校的目的,社会康复工作的主要内容有:

1. 用法律、法规和各种政策帮助脑瘫患者保护自己的合法权益不受侵害,其中包括意外伤害、交通事故等的赔偿。

2. 保障脑瘫患者基本的生存权利,不受歧视和虐待,有适合生存的必需条件。

3. 建造残疾人的无障碍设施,使脑瘫患者能方便地进行生活起居和享受社会公共服务。

4. 动员社会力量消除对残疾人的歧视和偏见、激励残疾人自强自立的精神,建立和谐的家庭生活与社会生活环境。

5. 组织脑瘫患者与医护人员、正常同龄儿童共同举办互动联谊活动,使患儿能像同龄儿一样享受快乐。同时,鼓励家长教育正常儿童从小学会关爱弱势群体,帮助有需求的儿童。

6. 为脑瘫儿童的发展提供帮助,创造接受教育和培训的机会,以提高生活自理能力,回归学校参与社会。

(吴卫红)

参考文献

1. 关骅. 临床康复学[M]. 北京:华夏出版社,2005.
2. 王刚,王彤. 临床作业疗法学[M]. 北京:华夏出版社,2005.
3. 赵悌尊. 社区康复学[M]. 北京:华夏出版社,2005.
4. 恽晓平. 康复疗法评定学[M]. 北京:华夏出版社,2005.
5. 李胜利. 构音障碍的评价与治疗[J]. 中国组织工程研究,2001,5(23):24-26.

457